中医医术确有专长人员
医师资格考核习题集

主　编　徐　雅

副主编　王丽涛　刘政申　薛贝珊

编　委　（以姓氏笔画为序）

丁　苗　王　冬　王丽涛

田　甜　全　锐　刘政申

闫鑫兰　杜庆红　杨　凤

周雨玫　饶晨晨　谈　博

韩晶杰　穆　岩

中国中医药出版社

·北　京·

图书在版编目（CIP）数据

中医医术确有专长人员医师资格考核习题集/徐雅主编．—北京：中国中医药出版社，2018.12（2024.10重印）

ISBN 978－7－5132－5347－5

Ⅰ.①中…　Ⅱ.①徐…　Ⅲ.①中医师－资格考试－习题集　Ⅳ.①R2－44

中国版本图书馆 CIP 数据核字（2018）第 260112 号

中国中医药出版社出版

北京经济技术开发区科创十三街 31 号院二区 8 号楼

邮政编码　100176

传真　010 64405721

廊坊市佳艺印务有限公司印刷

各地新华书店经销

开本 889×1194　1/16　印张 23.75　字数 760 千字

2018 年 12 月第 1 版　2024 年 10 月第 8 次印刷

书号　ISBN 978－7－5132－5347－5

定价　128.00 元

网址　www.cptcm.com

服务热线　010－64405510

购书热线　010－89535836

维权打假　010－64405753

微信服务号　zgzyycbs

微商城网址　https://kdt.im/LIdUGr

官方微博　http://e.weibo.com/cptcm

天猫旗舰店网址　https://zgzyycbs.tmall.com

如有印装质量问题请与本社出版部联系（010－64405510）

编写说明

2017 年 11 月 10 日国家卫生和计划生育委员会颁布了《中医医术确有专长人员医师资格考核注册管理暂行办法》，这一办法的出台无疑为广大师承/确有专长人员带来了曙光。而中医医术确有专长人员医师资格考核如何考、考什么、如何复习成了困扰广大学员的难题。鉴于以上种种，中国中医药出版社特组织在教学培训一线的著名专家、学者，针对中医医术确有专长人员医师资格考核的特点以及实际考试的形式和内容编写了本书。

本书是根据《中医医术确有专长人员医师资格考核注册管理暂行办法》要求，严格参照《中医医术确有专长人员医师资格考核指导》的内容，并在借鉴历年考试真题的基础上编写的。全书按照新大纲的要求，分章编写，采取 A1、A2、B 型题的形式，广泛覆盖考点，兼顾重点难点，以便读者系统地掌握中医理论，夯实基础，顺利通过考核。

全书内容翔实，紧贴执业医师资格考试特点，权威性强，适合需要参加中医医术确有专长人员医师资格考核的考生练习、备考使用。

编者

2018 年 10 月

目　录

上篇　基础篇

第一章　中医基础理论……3
第一单元　中医学理论体系的主要特点……3
第二单元　精气学说……4
第三单元　阴阳学说……5
第四单元　五行学说……9
第五单元　五脏……13
第六单元　六腑……21
第七单元　奇恒之腑……23
第八单元　气、血、津液……23
第九单元　经络与腧穴……28
第十单元　病因……34
第十一单元　发病……39
第十二单元　病机……40
第十三单元　防治原则……44
第二章　中医诊断学……47
第一单元　中医诊断疾病的基本原则……47
第二单元　问诊……47
第三单元　望诊……54
第四单元　望舌……63
第五单元　闻诊……70
第六单元　脉诊……74
第七单元　按诊……79
第八单元　八纲……80
第九单元　病性辨证……82
第十单元　脏腑辨证……86
第三章　中药学……95
第一单元　药性理论……95
第二单元　中药的配伍……98
第三单元　中药的用药禁忌……99
第四单元　中药的剂量与用法……100
第五单元　解表药……101
第六单元　清热药……107
第七单元　泻下药……113
第八单元　祛风湿药……114
第九单元　化湿药……116
第十单元　利水渗湿药……118
第十一单元　温里药……121
第十二单元　理气药……123
第十三单元　消食药……126
第十四单元　驱虫药……127
第十五单元　止血药……128
第十六单元　活血化瘀药……130
第十七单元　化痰止咳平喘药……133
第十八单元　安神药……135
第十九单元　平肝息风药……137
第二十单元　开窍药……139
第二十一单元　补虚药……141
第二十二单元　收涩药……147
第二十三单元　攻毒杀虫止痒药……149
第四章　方剂学……150
第一单元　总论……150
第二单元　解表剂……151
第三单元　泻下剂……153
第四单元　和解剂……155
第五单元　清热剂……156
第六单元　祛暑剂……158
第七单元　温里剂……159
第八单元　补益剂……161
第九单元　固涩剂……165
第十单元　安神剂……167
第十一单元　开窍剂……168
第十二单元　理气剂……168
第十三单元　理血剂……171
第十四单元　治风剂……173
第十五单元　治燥剂……175
第十六单元　祛湿剂……176
第十七单元　祛痰剂……179
第十八单元　消食剂……181

第十九单元 驱虫剂…………………………………… 182

中篇 技能篇

第一章 针灸技术…………………………………… 185
第一单元 毫针法…………………………………… 185
第二单元 艾灸法…………………………………… 186
第三单元 拔罐疗法………………………………… 187
第四单元 刮痧疗法………………………………… 187
第五单元 其他针法………………………………… 189
第六单元 针灸异常情况处理……………………… 189
第二章 推拿技术…………………………………… 191
第一单元 基本手法………………………………… 191
第二单元 复合手法………………………………… 193
第三单元 运动关节类手法………………………… 193
第四单元 小儿推拿手法…………………………… 194

下篇 临床篇

第一章 常见急症…………………………………… 199
第一单元 晕厥……………………………………… 199
第二单元 虚脱……………………………………… 199
第三单元 高热……………………………………… 200
第四单元 抽搐……………………………………… 201
第五单元 内脏绞痛………………………………… 201
第六单元 痛经……………………………………… 203
第七单元 牙痛……………………………………… 204
第二章 中医内科学………………………………… 205
第一单元 感冒……………………………………… 205
第二单元 咳嗽……………………………………… 206
第三单元 哮病……………………………………… 207
第四单元 喘证……………………………………… 208
第五单元 肺痈……………………………………… 209
第六单元 肺胀……………………………………… 210
第七单元 肺痨……………………………………… 211
第八单元 心悸……………………………………… 212
第九单元 胸痹……………………………………… 213
第十单元 不寐……………………………………… 214
第十一单元 癫狂…………………………………… 215
第十二单元 痫病…………………………………… 217
第十三单元 胃痛…………………………………… 218
第十四单元 呕吐…………………………………… 219
第十五单元 腹痛…………………………………… 220
第十六单元 泄泻…………………………………… 221
第十七单元 痢疾…………………………………… 222
第十八单元 便秘…………………………………… 223
第十九单元 胁痛…………………………………… 224
第二十单元 黄疸…………………………………… 225
第二十一单元 鼓胀………………………………… 226
第二十二单元 积聚………………………………… 228
第二十三单元 头痛………………………………… 229
第二十四单元 眩晕………………………………… 230
第二十五单元 中风………………………………… 231
第二十六单元 水肿………………………………… 232
第二十七单元 淋证………………………………… 234
第二十八单元 郁证………………………………… 235
第二十九单元 血证………………………………… 236
第三十单元 消渴…………………………………… 237
第三十一单元 汗证………………………………… 238
第三十二单元 虚劳………………………………… 239
第三十三单元 痹证………………………………… 240
第三十四单元 腰痛………………………………… 241
第三十五单元 痿证………………………………… 242
第三章 中医外科学………………………………… 244
第一单元 中医外科学概论………………………… 244
第二单元 疮疡……………………………………… 247
第三单元 乳房疾病………………………………… 249
第四单元 瘿病……………………………………… 250
第五单元 瘤、岩…………………………………… 251
第六单元 皮肤及性传播疾病……………………… 252
第七单元 肛门直肠疾病…………………………… 254
第八单元 泌尿男性疾病…………………………… 256
第九单元 周围血管疾病…………………………… 258
第十单元 其他外科疾病…………………………… 260
第四章 中医妇科学………………………………… 261
第一单元 女性的生理特点………………………… 261
第二单元 妇科疾病的病因病机…………………… 261
第三单元 月经病…………………………………… 263
第四单元 带下病…………………………………… 277
第五单元 妊娠病…………………………………… 278
第六单元 产后病…………………………………… 281
第七单元 妇科杂病………………………………… 284
第五章 中医儿科学………………………………… 288
第一单元 小儿生长发育…………………………… 288
第二单元 小儿生理、病因、病理特点…………… 289
第三单元 四诊概要………………………………… 290

第四单元 儿科治法概要…………………… 292
第五单元 喂养与保健…………………… 293
第六单元 胎怯…………………………… 294
第七单元 胎黄…………………………… 295
第八单元 感冒…………………………… 296
第九单元 咳嗽…………………………… 297
第十单元 肺炎喘嗽……………………… 298
第十一单元 哮喘………………………… 300
第十二单元 鹅口疮……………………… 302
第十三单元 口疮………………………… 303
第十四单元 泄泻………………………… 304
第十五单元 厌食………………………… 306
第十六单元 积滞………………………… 307
第十七单元 疳证………………………… 308
第十八单元 汗证………………………… 309
第十九单元 惊风………………………… 310
第二十单元 水肿………………………… 311
第二十一单元 尿频……………………… 312
第二十二单元 遗尿……………………… 313
第二十三单元 五迟、五软……………… 314
第二十四单元 麻疹……………………… 315
第二十五单元 风疹……………………… 317
第二十六单元 猩红热…………………… 318
第二十七单元 水痘……………………… 319
第二十八单元 流行性腮腺炎…………… 320
第二十九单元 流行性乙型脑炎………… 321
第三十单元 寄生虫病…………………… 323
第三十一单元 夏季热…………………… 323
第三十二单元 紫癜……………………… 324
第六章 中医眼科学……………………… 326
第一单元 眼科概论……………………… 326
第二单元 暴风客热……………………… 328
第三单元 圆翳内障……………………… 329
第四单元 视瞻昏渺……………………… 330
第五单元 针眼…………………………… 331
第六单元 白睛溢血……………………… 332
第七单元 近视…………………………… 332
第八单元 椒疮…………………………… 333
第九单元 天行赤眼……………………… 334
第十单元 聚星障………………………… 335
第七章 中医耳鼻喉科学………………… 337
第一单元 耳鼻咽喉科学概论…………… 337
第二单元 脓耳…………………………… 338
第三单元 耳鸣、耳聋…………………… 339
第四单元 鼻窒…………………………… 340
第五单元 鼻鼽…………………………… 342
第六单元 鼻衄…………………………… 342
第七单元 喉痹…………………………… 343
第八单元 喉喑…………………………… 344
第八章 中医骨伤科学…………………… 346
第一单元 骨折概论……………………… 346
第二单元 肱骨干骨折…………………… 350
第三单元 肱骨髁上骨折………………… 351
第四单元 尺骨上 1/3 骨折合并桡骨头脱位
……………………………………………… 353
第五单元 尺、桡骨干双骨折…………… 354
第六单元 尺、桡骨干单骨折…………… 355
第七单元 桡骨下 1/3 骨折合并桡尺远侧关节脱位…………………………………… 355
第八单元 桡骨下端骨折………………… 356
第九单元 股骨颈骨折…………………… 357
第十单元 股骨干骨折…………………… 358
第十一单元 踝部骨折…………………… 359
第十二单元 脱位概论…………………… 360
第十三单元 肩关节脱位………………… 361
第十四单元 肘关节脱位………………… 362
第十五单元 小儿桡骨头半脱位………… 363
第十六单元 筋伤概论…………………… 364
第十七单元 落枕………………………… 365
第十八单元 颈椎病……………………… 365
第十九单元 肩关节周围炎……………… 366
第二十单元 踝关节扭挫伤……………… 367
第二十一单元 腰部扭挫伤……………… 367
第二十二单元 腰椎间盘突出症………… 368
第二十三单元 骨性关节炎……………… 369
第二十四单元 强直性脊柱炎…………… 370
第二十五单元 骨质疏松症……………… 370

上篇　基础篇

第一章 中医基础理论

第一单元 中医学理论体系的主要特点

A1 型题

1. 中医学的基本特点是（ ）
   A. 五脏为中心的整体观
   B. 阴阳五行和脏腑经络
   C. 整体观念和辨证论治
   D. 望闻问切和辨证论治
   E. 辨证求因和审因论治
2. 下列不属于中医学整体观念内涵的是（ ）
   A. 人体是一个有机的整体
   B. 自然界是一个整体
   C. 时令晨昏与人体阴阳相应
   D. 五脏六腑是一个有机整体
   E. 人体是一个有机整体，人与自然环境相统一
3. 关于证候的认识，不正确的是（ ）
   A. 证候是疾病过程中某一阶段或某一类型的病理概括
   B. 证候能够揭示病变的机理及发展趋势
   C. 证候可以反映疾病的阶段性本质
   D. 病机是证候的外在反映
   E. 相同的证候可以见于不同的疾病过程当中
4. 下列属于“证候”的是（ ）
   A. 脉数　B. 心脉痹阻
   C. 寒热往来　D. 头身困重
   E. 痢疾
5. 下列属于“疾病”的是（ ）
   A. 疟疾　B. 脉象沉迟
   C. 恶寒发热　D. 恶心
   E. 面红
6. 下列不属于“症状”的是（ ）
   A. 心血不足　B. 舌质紫暗
   C. 恶寒发热　D. 脉弦
   E. 面色萎黄
7. 下列属于“体征”的是（ ）
   A. 胸闷　B. 头痛
   C. 恶寒发热　D. 恶心欲吐
   E. 脉紧
8. 中气下陷所致的久痢、脱肛及子宫下垂，临床上均可采用升提中气法治疗，以下说法最为恰当的是（ ）
   A. 辨病论治　B. 同病异治
   C. 审因论治　D. 异病同治
   E. 因人制宜
9. 以下关于病、证、症的说法不正确的是（ ）
   A. 疾病反映的是一种疾病全过程的总体属性、特征和规律
   B. 证反映的是疾病某一阶段或某一类型的病理性质
   C. 证具有时相性特征，也具有空间性特征
   D. 症状和体征是构成病和证的基本要素
   E. 症可以反映疾病或证候的本质特征
10. “肝火上炎”属于下列哪项概念（ ）
    A. 症状　B. 疾病
    C. 体征　D. 病因
    E. 证候
11. “恶寒发热”属于下列哪项概念（ ）
    A. 症状　B. 疾病
    C. 体征　D. 病因
    E. 证候
12. “脉弦数”属于下列哪项概念（ ）
    A. 症状　B. 疾病
    C. 体征　D. 病因
    E. 证候
13. “感冒”属于下列哪项概念（ ）
    A. 症状　B. 疾病
    C. 体征　D. 病因
    E. 证候
14. 关于疾病的认识，不正确的是（ ）
    A. 是正气与邪气抗争引起机体阴阳失调、脏腑组织损伤或生理功能障碍的过程

B. 疾病的过程体现了一个完整的生命过程
C. 疾病一般都有一定的发病原因和病理演变规律
D. 疾病的概念反映了某一种疾病全过程的总体属性
E. 是疾病过程中某一阶段或某一类型的病理概括

B1 型题

A. 痢疾　B. 淋证
C. 心脉痹阻　D. 发热
E. 胸痹

1. 以上属于证候的是（　）
2. 以上属于症状的是（　）

A. 肾　B. 脑
C. 心　D. 经络
E. 五脏

3. 人体是一个有机整体，其中心是（　）
4. 人体是一个有机整体，其主导是（　）

A. 天人合一　B. 整体观念
C. 辨证论治　D. 阴平阳秘
E. 形神合一

5. 中医学理论体系的指导思想是（　）
6. 中医学的诊疗特点是（　）

A. 因人制宜　B. 同病异治
C. 异病同治　D. 审因论治
E. 辨病论治

7. 同一疾病，在治疗过程中，由于疾病发生的时间、地域、年龄、体质等因素不同而采用不同的治疗方法，体现了（　）
8. 胃下垂、脱肛、子宫下垂等疾病，临床上均可采用升提中气法治疗，体现了（　）

参考答案

A1 型题

1. C；2. B；3. D；4. B；5. A；6. A；7. E；8. D；9. E；10. E；11. A；12. C；13. B；14. E

B1 型题

1. C；2. D；3. E；4. C；5. B；6. C；7. B；8. C

第二单元　精气学说

A1 型题

1. 古代哲学中，精的概念源于（　）
A. 阴阳说　B. 五行说
C. 水地说　D. 元气说
E. 云气说
2. 古代哲学中，气的概念源于（　）
A. 阴阳说　B. 五行说
C. 水地说　D. 元气说
E. 云气说
3. 古代哲学中构成宇宙本原的是（　）
A. 天气　B. 地气
C. 阳气　D. 阴气
E. 精气
4. 天地万物相互联系的中介是（　）
A. 精气　B. 天气
C. 阴阳　D. 阳气
E. 清气
5. 古代哲学中，构成人体的本原物质是（　）
A. 天气　B. 精气
C. 阳气　D. 清气
E. 阴阳
6. 关于精气，下列说法不正确的是（　）
A. 升降与出入是精气运动的基本形式
B. 精气的存在形式有两种，“无形”和“有形”
C. 是构成宇宙万物的原始物质
D. “精气”首见于《道德经》
E. 精气学说进一步构建和完善了中医学的整体观念

B1 型题

A. 阴阳说　B. 水地说
C. 五行说　D. 元气说
E. 云气说

1. 古代哲学中，气的概念源自于（　）
2. 古代哲学中，精的概念源自于（　）

A. 阴阳　B. 五行
C. 精气　D. 男女之精
E. 水地

3. 天地万物相互联系的中介是（ ）
4. 精气学说的产生之源是（ ）

A. 精气 B. 气机
C. 气化 D. 升降出入
E. 升降聚散

5. 古代哲学中，气的运动形式主要有（ ）
6. 人体之气运动的主要形式有（ ）

参考答案

A1 型题

1. C；2. E；3. E；4. A；5. B；6. D

B1 型题

1. E；2. B；3. C；4. E；5. E；6. D

第三单元 阴阳学说

A1 型题

1. 中医理论中阴阳的概念是（ ）
A. 代表相互对立的两种事物
B. 代表相互关联的两种事物
C. 中国古代哲学的一对范畴
D. 对事物矛盾双方的概括
E. 自然界相互对立又相互关联的事物

2. “阴阳之征兆”指的是（ ）
A. 内与外 B. 明与暗
C. 上与下 D. 左与右
E. 水与火

3. 下列选项属于“阴”的属性特点的是（ ）
A. 上升 B. 运动
C. 洪脉 D. 涩脉
E. 面红目赤

4. 属于阴中之阴的时间是（ ）
A. 上午 B. 下午
C. 前半夜 D. 后半夜
E. 以上都不是

5. 属于阴中之阳的时间是（ ）
A. 上午 B. 下午
C. 前半夜 D. 后半夜
E. 以上都不是

6. 属于阳中之阴的时间是（ ）
A. 上午 B. 下午
C. 前半夜 D. 后半夜
E. 以上都不是

7. 属于阳中之阳的时间是（ ）
A. 上午 B. 下午
C. 前半夜 D. 后半夜
E. 以上都不是

8. 下列选项中，能够体现事物阴阳属性相对性的是（ ）
A. 互根互用 B. 对立制约
C. 互为消长 D. 平衡协调
E. 互相转化

9. “阴损及阳，阳损及阴”，说明了阴阳之间哪种关系（ ）
A. 互根互用 B. 对立制约
C. 互为消长 D. 平衡协调
E. 互相转化

10. “寒者热之”体现的阴阳关系是（ ）
A. 阴阳交感
B. 阴阳互根
C. 阴阳对立制约
D. 阴阳消长
E. 阴阳转化

11. “寒极生热”体现的阴阳关系是（ ）
A. 阴阳交感
B. 阴阳互根互用
C. 阴阳对立制约
D. 阴阳消长
E. 阴阳转化

12. “重阴必阳”体现的阴阳关系是（ ）
A. 阴阳交感
B. 阴阳互根互用
C. 阴阳对立制约
D. 阴阳消长
E. 阴阳转化

13. “无阴则阳无以化”说明的阴阳关系是（ ）
A. 阴阳交感
B. 阴阳互根互用
C. 阴阳对立制约
D. 阴阳消长
E. 阴阳转化

14. 阴阳交感是指（ ）
A. 阴阳二气的运动
B. 阴阳二气的和谐状态
C. 阴阳二气相互对立的状态

D. 阴阳二气相互感应
E. 阴阳二气在运动中相互感应而交合的过程

15. 言人体五脏之阴阳，则心为（ ）
A. 阳中之阳 B. 阳中之阴
C. 阴中之阳 D. 阴中之阴
E. 阴中之至阴

16. 言人体五脏之阴阳，则脾为（ ）
A. 阳中之阳 B. 阳中之阴
C. 阴中之阳 D. 阴中之阴
E. 阴中之至阴

17. 言人体五脏之阴阳，则肾为（ ）
A. 阳中之阳 B. 阳中之阴
C. 阴中之阳 D. 阴中之阴
E. 阴中之至阴

18. 言人体五脏之阴阳，则肝为（ ）
A. 阳中之阳 B. 阳中之阴
C. 阴中之阳 D. 阴中之阴
E. 阴中之至阴

19. 言人体五脏之阴阳，则肺为（ ）
A. 阳中之阳 B. 阳中之阴
C. 阴中之阳 D. 阴中之阴
E. 阴中之至阴

20. 关于阴阳转化的说法最恰当的是（ ）
A. 绝对的 B. 相对的
C. 必然的 D. 无条件的
E. 有条件的

21. 下列选项可用阴阳对立制约解释的是（ ）
A. 寒极生热 B. 寒者热之
C. 重阴必阳 D. 阴损及阳
E. 阴中求阳

22. 下列选项可用阴阳转化解释的是（ ）
A. 寒极生热 B. 寒者热之
C. 阳盛伤阴 D. 阴损及阳
E. 阴中求阳

23. 下列选项可用阴阳互根互用解释的是（ ）
A. 寒极生热 B. 寒者热之
C. 重阴必阳 D. 阳盛伤阴
E. 阴中求阳

24. “热者寒之”的治疗方法主要适用于（ ）
A. 实寒证 B. 实热证
C. 虚寒证 D. 虚热证
E. 表实证

25. 阴盛而致的实寒证，其治疗方法是（ ）
A. 实则泻之 B. 虚者补之
C. 热者寒之 D. 寒者热之
E. 阴病治阳

26. “阳病治阴”的方法适用于（ ）
A. 阳偏盛 B. 阴偏盛
C. 阳偏衰 D. 阴偏衰
E. 阴阳两虚

27. “阴病治阳”的方法适用于（ ）
A. 阳偏盛 B. 阴偏盛
C. 阳偏衰 D. 阴偏衰
E. 阴阳两虚

28. “阴中求阳”的方法适用于（ ）
A. 阳偏盛 B. 阴偏盛
C. 阳偏衰 D. 阴偏衰
E. 阴阳两虚

29. “阳中求阴”的方法适用于（ ）
A. 阳偏盛 B. 阴偏盛
C. 阳偏衰 D. 阴偏衰
E. 阴阳两虚

30. “益火之源，以消阴翳”的治法适用于（ ）
A. 实寒证 B. 实热证
C. 虚寒证 D. 虚热证
E. 阴阳两虚证

31. “壮水之主，以制阳光”的治法适用于（ ）
A. 实寒证 B. 实热证
C. 虚寒证 D. 虚热证
E. 阴阳两虚证

32. 引起实热证的阴阳失调是（ ）
A. 阳偏盛 B. 阳偏衰
C. 阴偏盛 D. 阴偏衰
E. 阴盛则阳病

33. 引起实寒证的阴阳失调是（ ）
A. 阳偏盛 B. 阳偏衰
C. 阴偏盛 D. 阴偏衰
E. 阴盛则阳病

34. 引起虚热证的阴阳失调是（ ）
A. 阳偏盛 B. 阳偏衰
C. 阴偏盛 D. 阴偏衰
E. 阴盛则阳病

35. 引起虚寒证的阴阳失调是（ ）
A. 阳偏盛 B. 阳偏衰
C. 阴偏盛 D. 阴偏衰
E. 阴盛则阳病

36. 阴气虚损不足，日久影响阳气化生，引起阳气也不足的病理变化是（ ）
A. 阳偏衰 B. 阴偏衰
C. 阳损及阴 D. 阴损及阳
E. 阴阳互损

37. 脉象分阴阳，属于阳的脉象是（ ）
A. 浮 B. 沉 C. 小
D. 涩 E. 细

38. 脉象分阴阳，属于阴的脉象是（ ）
A. 浮 B. 大 C. 迟
D. 滑 E. 洪

39. 下列症状选项中，属于阴的是（ ）
A. 声低气微 B. 脉象洪大
C. 面色鲜明 D. 脉象滑数
E. 咳声有力

40. 补阴时适当配伍补阳药的方法是（ ）
A. 阴中求阳 B. 阳中求阴
C. 阴病治阳 D. 阳病治阴
E. 阴阳双补

41. 补阳时适当配伍补阴药的方法是（ ）
A. 阴中求阳 B. 阳中求阴
C. 阴病治阳 D. 阳病治阴
E. 阴阳双补

42. 治疗疾病的基本原则是（ ）
A. 损其有余 B. 补其不足
C. 寒者热之 D. 热者寒之
E. 调整阴阳

43. 下列药味，属阳的是（ ）
A. 酸、苦、咸
B. 辛、苦、咸
C. 辛、甘、淡
D. 甘、淡、涩
E. 甘、苦、淡

44. 宇宙万物赖以生成和变化的根源是（ ）
A. 互根互用 B. 对立制约
C. 交感互藏 D. 消长转化
E. 阴阳自合

45. 阴阳的互为消长体现了阴阳的（ ）
A. 互根互用 B. 对立制约
C. 交感互藏 D. 消长转化
E. 阴阳自合

46. 阴阳的皆消皆长体现了阴阳的（ ）
A. 互根互用 B. 对立制约
C. 交感互藏 D. 消长转化
E. 阴阳自合

47. 阴阳双方交感和合的动力源泉是（ ）
A. 互根互用 B. 对立制约
C. 交感互藏 D. 消长转化
E. 阴阳自合

48. 阴阳相互转化的内在根据是（ ）
A. 互根互用 B. 对立制约
C. 交感互藏 D. 消长转化
E. 阴阳自合

49. “本乎天者亲上，本乎地者亲下”，说明了阴阳学说的哪种关系（ ）
A. 互根互用 B. 对立制约
C. 交感互藏 D. 消长转化
E. 阴阳自合

50.《素问·阴阳应象大论》言：“地气上为云，天气下为雨，雨出地气，云出天气。”说明了阴阳之间的哪种关系（ ）
A. 互根互用 B. 对立制约
C. 交感互藏 D. 消长转化
E. 阴阳自合

51. 用阴阳说明药物的性能，以下属于阳的是（ ）
A. 收敛 B. 沉降
C. 渗泻 D. 缓急
E. 发散

52. 温热的药物多用于治疗（ ）
A. 热证 B. 寒证
C. 表证 D. 里证
E. 虚证

53. 寒凉的药物多用于治疗（ ）
A. 热证 B. 寒证
C. 表证 D. 里证
E. 虚证

54. 阴阳学说在疾病预防中的作用主要体现在（ ）
A. 顺时养生 B. 保养正气
C. 谨避邪气 D. 调摄精神
E. 保养形体

55. 根据自然界四时季节变化的规律而保养人体生命所体现的养生法则是（ ）
A. 法于阴阳 B. 和于术数
C. 起居有常 D. 谨避邪气

E. 形神兼养

B1 型题

A. 阳中之阳　B. 阳中之阴
C. 阴中之阳　D. 阴中之阴
E. 阴中之至阴

1. 以时间分阴阳，则上午为（　）
2. 以时间分阴阳，则下半夜为（　）

A. 阳中之阳　B. 阳中之阴
C. 阴中之阳　D. 阴中之阴
E. 阴中之至阴

3. 以时间分阴阳，则上半夜为（　）
4. 以时间分阴阳，则下午为（　）

A. 阳中之阳　B. 阳中之阴
C. 阴中之阳　D. 阴中之阴
E. 阴中之至阴

5. 以五脏分阴阳，则心为（　）
6. 以五脏分阴阳，则脾为（　）

A. 地气上为云，天气下为雨，雨出地气，云出天气
B. 动极者镇之以静
C. 阴在内，阳之守也
D. 寒极生热，热极生寒
E. 重阴必阳，重阳必阴

7. 上述选项可用阴阳互根互用说明的是（　）
8. 上述选项可用阴阳对立制约说明的是（　）

A. 阴中求阳　B. 寒因寒用
C. 热因热用　D. 阳病治阴
E. 阴病治阳

9. 上述选项适用于阴偏衰的是（　）
10. 上述选项适用于阴盛格阳的是（　）

A. 阴阳对立　B. 阴阳互根
C. 阴阳转化　D. 阴阳消长
E. 阴阳平衡

11. “寒极生热，热极生寒”，体现的阴阳关系是（　）
12. “阴在内，阳之守也；阳在外，阴之使也”，体现的阴阳关系是（　）

A. 寒者热之　B. 热者寒之
C. 阳病治阴　D. 阴病治阳
E. 补阴扶阳

13. “益火之源，以消阴翳”在《黄帝内经》中指的是（　）
14. “壮水之主，以制阳光”在《黄帝内经》中指的是（　）

A. 阴阳二气的交感
B. 阴阳二气的制约
C. 阴阳二气的互藏
D. 阴阳二气的平衡
E. 阴阳二气的互根

15. 万物发生和变化的根源是（　）
16. 阴阳交感的动力根源是（　）

A. 此消彼长
B. 此长彼消
C. 此消彼亦消
D. 此长彼亦长
E. 彼此皆不消长

17. 属彼此制约不及者为（　）
18. 属互根互用不及者为（　）

A. 阳盛则阴病，阴盛则阳病
B. 雨出地气，云出天气
C. 阴在内，阳之守也
D. 重阴必阳，重阳必阴
E. 阴损及阳，阳损及阴

19. 以上说法体现了阴阳互藏关系的是（　）
20. 以上说法体现了阴阳对立制约关系的是（　）

A. 阳中之阳　B. 阳中之阴
C. 阴中之阳　D. 阴中之阴
E. 阴中之至阴

21. 四季的阴阳属性中，春天属于（　）
22. 四季的阴阳属性中，秋天属于（　）

A. 阴消阳长　B. 阳消阴长
C. 由阴转阳　D. 由阳转阴
E. 热极生寒

23. 从春天到夏天的过程中，气候变化可以理解为（　）

24. 从秋天到冬天的过程中，气候变化可以理解为（　）

A. 实热证　B. 实寒证
C. 虚热证　D. 虚寒证
E. 寒热错杂证

25. 阴偏盛所致的证候是（　）
26. 阴偏衰所致的证候是（　）

A. 实热证　B. 实寒证
C. 虚热证　D. 虚寒证
E. 寒热错杂证

27. 阳偏盛所致的证候是（　）
28. 阳偏衰所致的证候是（　）

A. 阳中求阴　B. 阳病治阴
C. 阴阳双补　D. 阴病治阳
E. 阴病治阴

29. 根据阴阳互根互用确定的治法是（　）
30. 适用于阳偏衰的治法是（　）

A. 阴虚　B. 阳虚
C. 阴盛　D. 阳盛
E. 阴阳两虚

31. “阳中求阴”治疗方法适用的病机是（　）
32. “阴中求阳”治疗方法适用的病机是（　）

A. 阴虚　B. 阳虚
C. 阴盛　D. 阳盛
E. 阴阳两虚

33. “阴病治阳”的适用病机是（　）
34. “阳病治阴”的适用病机是（　）

A. 热者寒之　B. 寒者热之
C. 阳病治阴　D. 阴病治阳
E. 阴中求阳

35. 适用于实寒证的治法是（　）
36. 适用于虚热证的治法是（　）

参考答案

A1 型题

1. D；2. E；3. D；4. C；5. D；6. B；7. A；8. E；9. A；10. C；11. E；12. E；13. B；14. E；15. A；16. E；17. D；18. C；19. B；20. E；21. B；22. A；23. E；24. B；25. D；26. D；27. C；28. C；29. D；30. C；31. D；32. A；33. C；34. D；35. B；36. D；37. A；38. C；39. A；40. B；41. A；42. E；43. C；44. C；45. B；46. A；47. C；48. C；49. C；50. C；51. E；52. B；53. A；54. A；55. A

B1 型题

1. A；2. C；3. D；4. B；5. B；6. C；7. C；8. B；9. D；10. C；11. C；12. B；13. D；14. C；15. A；16. C；17. A；18. C；19. B；20. A；21. C；22. B；23. A；24. B；25. B；26. C；27. A；28. D；29. A；30. D；31. A；32. B；33. B；34. A；35. B；36. C

第四单元　五行学说

A1 型题

1. 五行中具有“曲直”特性的是（　）
A. 木　B. 火　C. 土
D. 金　E. 水

2. 五行中具有“炎上”特性的是（　）
A. 木　B. 火　C. 土
D. 金　E. 水

3. 五行中具有“稼穑”特性的是（　）
A. 木　B. 火　C. 土
D. 金　E. 水

4. 五行中“水”的特性是（　）
A. 炎上　B. 润下
C. 稼穑　D. 曲直
E. 从革

5. 五行中“金”的特性是（　）
A. 炎上　B. 润下
C. 稼穑　D. 曲直
E. 从革

6. 属于五行之“火”的五音是（　）
A. 宫音　B. 商音
C. 角音　D. 徵音
E. 羽音

7. 四时季节属于五行之“土”的是（　）
A. 春　B. 夏
C. 长夏　D. 秋
E. 冬

8. 五行中，木之子是（　）
A. 木　B. 火　C. 土

D. 金 E. 水

9. 五行中，水之“母”是（ ）
A. 木 B. 火 C. 土
D. 金 E. 水

10. 五行中，金的“所胜”之行是（ ）
A. 木 B. 火 C. 土
D. 金 E. 水

11. 五行中，金的“所不胜”之行是（ ）
A. 木 B. 火 C. 土
D. 金 E. 水

12. 五行中，水是金的（ ）
A. 母 B. 子
C. 所胜 D. 所不胜
E. 所乘

13. 五行中，水是火的（ ）
A. 母 B. 子
C. 所胜 D. 所不胜
E. 所生

14. 五行中，水是木的（ ）
A. 母 B. 子
C. 所胜 D. 所不胜
E. 所乘

15. 五行中，水是土的（ ）
A. 母 B. 子
C. 所胜 D. 所不胜
E. 所生

16. 下列不符合五行生克规律的是（ ）
A. 木为水之子
B. 水为火之所不胜
C. 火为土之母
D. 金为木之所胜
E. 金为土之子

17. 下列说法中，不符合五行相克规律的是（ ）
A. 金为木之所不胜
B. 水为土之所胜
C. 木为土之所不胜
D. 火为水之所不胜
E. 木为金之所胜

18. 下列属于母子关系的是（ ）
A. 水和火 B. 土和金
C. 金和木 D. 木和土
E. 金和火

19. 下列归属于五行之“土”的是（ ）
A. 目 B. 舌 C. 口
D. 鼻 E. 耳

20. 下列归属于五行之“金”的是（ ）
A. 筋 B. 脉 C. 肉
D. 皮 E. 骨

21. 下列归属于五行之“水”的是（ ）
A. 恐 B. 喜 C. 怒
D. 思 E. 忧

22. 肺病及肝的五行传变是（ ）
A. 母病及子 B. 相乘
C. 子病犯母 D. 相侮
E. 相克

23. 肺病及肾的五行传变是（ ）
A. 母病及子 B. 相乘
C. 子病犯母 D. 相侮
E. 相克

24. 肺病及脾的五行传变是（ ）
A. 母病及子 B. 相乘
C. 子病犯母 D. 相侮
E. 相克

25. 肺病及心的五行传变是（ ）
A. 母病及子 B. 相乘
C. 子病犯母 D. 相侮
E. 相克

26. “亢则害，承乃制”说明了五行之间的什么关系（ ）
A. 相生关系 B. 相克关系
C. 制化关系 D. 相乘关系
E. 相侮关系

27. 以下不属于五行相克关系传变的是（ ）
A. 木旺乘土 B. 土虚木乘
C. 木火刑金 D. 水不涵木
E. 土虚水侮

28. 按五行相克规律确立的治法是（ ）
A. 培土生金 B. 滋水涵木
C. 金水相生 D. 佐金平木
E. 益火补土

29. 根据五行相生规律确立的治法是（ ）
A. 泻南补北 B. 益火补土
C. 抑木扶土 D. 培土制水
E. 佐金平木

30. “泻南补北”法适用于（ ）
A. 肾阴虚而相火妄动

B. 心阴虚而心阳亢
C. 肾阴虚而心火旺
D. 肾阴虚而肝阳亢
E. 肾阳虚而心火旺

31."培土生金"法的理论基础是（ ）
A. 五行相生 B. 五行相克
C. 五行制化 D. 五行相乘
E. 五行相侮

32."抑木扶土"法的理论基础是（ ）
A. 五行相生 B. 五行相克
C. 五行制化 D. 五行相乘
E. 五行相侮

33."泻南补北"法的理论基础是（ ）
A. 五行相生 B. 五行相克
C. 五行制化 D. 五行相乘
E. 五行相侮

34. 下列能以五行相生关系来解释的是（ ）
A. 补脾气以益肺气
B. 养心血以补肝血
C. 补肾阴以滋心阴
D. 补脾气以益肾气
E. 补肾阳以助心阳

35. 五脏变动，下列选项错误的是（ ）
A. 肝之变动为握
B. 心之变动为笑
C. 脾之变动为哕
D. 肺之变动为咳
E. 肾之变动为栗

36. 下列不按五行相生顺序排列的是（ ）
A. 呼、笑、歌、哭、呻
B. 筋、脉、肉、皮、骨
C. 青、赤、黄、白、黑
D. 角、徵、商、宫、羽
E. 酸、苦、甘、辛、咸

37. 临床常见的心火引动肝火的病证属（ ）
A. 相乘传变 B. 母病及子
C. 子病犯母 D. 相侮传变
E. 反克传变

38. 应用五行学说指导诊断，若面见青色，脉见弦象，则病位在（ ）
A. 肝 B. 心 C. 脾
D. 肺 E. 肾

39. 应用五行学说指导诊断，若面见赤色，脉见洪象，则病位在（ ）
A. 肝 B. 心 C. 脾
D. 肺 E. 肾

40. 五志相胜，怒所胜的是（ ）
A. 喜 B. 思 C. 悲
D. 恐 E. 惊

41. 五志相胜，思所胜的是（ ）
A. 喜 B. 怒 C. 悲
D. 恐 E. 惊

42. 下列情志相胜关系中，错误的是（ ）
A. 惊胜怒 B. 恐胜喜
C. 怒胜思 D. 喜胜忧
E. 思胜恐

43."佐金平木"法的适应证是（ ）
A. 肝脾不调证
B. 肝火犯肺证
C. 肝肾阴虚证
D. 肝火上炎证
E. 肝胆湿热证

44."金水相生"法的适应证是（ ）
A. 肺阴虚证
B. 肾阴虚证
C. 肺肾阴虚证
D. 肺气虚证
E. 肺肾气虚证

B1 型题

A. 曲直 B. 炎上
C. 稼穑 D. 从革
E. 润下

1."土"的特性是（ ）
2."水"的特性是（ ）

A. 角音 B. 徵音
C. 宫音 D. 商音
E. 羽音

3. 属于"金"的五音是（ ）
4. 属于"火"的五音是（ ）

A. 酸 B. 苦 C. 甘
D. 辛 E. 咸

5. 属于"木"的五味是（ ）
6. 属于"水"的五味是（ ）

A. 青　B. 赤　C. 黄
D. 白　E. 黑

7. 属于“金”的五色是（　）
8. 属于“火”的五色是（　）

A. 春　B. 夏　C. 长夏
D. 秋　E. 冬

9. 属于“木”的季节是（　）
10. 属于“土”的季节是（　）

A. 风　B. 暑　C. 寒
D. 湿　E. 燥

11. 属于“水”的五气是（　）
12. 属于“金”的五气是（　）

A. 怒　B. 喜　C. 恐
D. 思　E. 悲

13. 属于“火”的五志是（　）
14. 属于“土”的五志是（　）

A. 目　B. 舌　C. 鼻
D. 口　E. 耳

15. 属于“水”的五官是（　）
16. 属于“木”的五官是（　）

A. 筋　B. 脉　C. 肉
D. 皮　E. 骨

17. 属于“土”的五体是（　）
18. 属于“水”的五体是（　）

A. 握　B. 忧　C. 哕
D. 咳　E. 栗

19. 属于“火”的变动是（　）
20. 属于“金”的变动是（　）

A. 呼　B. 笑　C. 歌
D. 哭　E. 呻

21. 属于“水”的五声是（　）
22. 属于“木”的五声是（　）

A. 肝　B. 心　C. 脾
D. 肺　E. 肾

23. 面青，嗜酸，脉弦，病多在（　）
24. 面赤，口苦，脉洪，病多在（　）

A. 母病及子　B. 子病犯母
C. 相乘传变　D. 相侮传变
E. 制化传变

25. 肺病传肝属于（　）
26. 肺病传心属于（　）

A. 母病及子　B. 子病犯母
C. 相乘传变　D. 相侮传变
E. 制化传变

27. 水气凌心属于（　）
28. 木火刑金属于（　）

A. 母病及子　B. 子病犯母
C. 相乘传变　D. 相侮传变
E. 制化传变

29. “见肝之病，知肝传脾”属于（　）
30. “水寒射肺”属于（　）

A. 泻南补北法
B. 金水相生法
C. 培土制水法
D. 益火补土法
E. 抑木扶土法

31. 肾阴不足，心火亢盛，以致心肾不交，其治疗宜用（　）
32. 肾阳虚，不能温脾，以致脾阳不振，其治疗宜用（　）

参考答案

A1 型题

1. A；2. B；3. C；4. B；5. E；6. D；7. C；8. B；9. D；10. A；11. B；12. B；13. D；14. A；15. C；16. D；17. D；18. B；19. C；20. D；21. A；22. B；23. A；24. C；25. D；26. C；27. D；28. D；29. B；30. C；31. A；32. B；33. B；34. A；35. B；36. D；37. C；38. A；39. B；40. B；41. D；42. A；43. B；44. C

B1 型题

1. C；2. E；3. D；4. B；5. A；6. E；7. D；8. B；9. A；10. C；11. C；12. E；13. B；14. D；15. E；16. A；17. C；18. E；19. B；20. D；21. E；22. A；23. A；24. B；25. C；26. D；27. C；28. D；29. C；30. B；

31. A；32. D

第五单元　五脏

A1 型题

1. 藏象学说主要是研究（　）
   A. 脏腑生理
   B. 脏腑病理
   C. 脏腑生理、病理之间的关系
   D. 脏腑生理、病理及其相互关系
   E. 脏腑、组织、器官结构形态
2. 藏象的基本含义是（　）
   A. 五脏六腑的形象
   B. 内在组织器官的表象
   C. 五脏六腑和奇恒之腑
   D. 脏腑藏于内，其生理、病理表现于外
   E. 五脏的形象
3. 五脏共同的生理特点是（　）
   A. 传化物
   B. 实而不能满
   C. 藏精气
   D. 泻而不藏
   E. 受盛传化水谷
4. 五脏的生理特性是（　）
   A. 传化物而不藏，实而不能满
   B. 藏精气而不泻，实而不能满
   C. 传化物而不藏，满而不能实
   D. 藏精气而不泻，满而不能实
   E. 虚实交替，泻而不藏
5. 区分五脏、六腑、奇恒之腑的最主要依据是（　）
   A. 解剖形态的差异
   B. 分布部位的不同
   C. 功能特点的不同
   D. 经脉阴阳属性的不同
   E. 病理表现的不同
6. 下列各项中，哪一项最确切地说明了脏与腑的区别（　）
   A. 实质性器官与空腔性器官
   B. 实而不满与满而不实
   C. 化生贮藏精气与受盛传化水谷
   D. 与水谷直接接触与不直接接触
   E. 经络属表、属阳与属里、属阴
7. 对“满而不实”理解正确的是（　）
   A. 精气充满且流通布散
   B. 形态中空且贮藏精气
   C. 形态中空且传化水谷
   D. 水谷充满且化生精气
   E. 形态充实但不传化水谷
8. 对“实而不满”理解正确的是（　）
   A. 精气充满且流通布散
   B. 形态中空且贮藏精气
   C. 传化水谷但不化生精气
   D. 水谷充满且化生精气
   E. 形态充实且传化水谷
9. “五脏六腑之大主”是（　）
   A. 心　B. 肺　C. 肝
   D. 脾　E. 肾
10. 与精神意识思维活动关系最密切的是（　）
    A. 心主血脉的生理功能
    B. 肝主疏泄的生理功能
    C. 脾主运化的生理功能
    D. 肺主治节的生理功能
    E. 肾主藏精的生理功能
11. “生之本”是（　）
    A. 肝　B. 肺　C. 心
    D. 脾　E. 肾
12. 五行中属火的脏是（　）
    A. 肝　B. 心　C. 脾
    D. 肺　E. 肾
13. 与心相应的季节是（　）
    A. 春　B. 夏
    C. 长夏　D. 秋
    E. 冬
14. 具有主脉生理功能的脏是（　）
    A. 肝　B. 心　C. 脾
    D. 肺　E. 肾
15. 具有主神明生理功能的脏是（　）
    A. 肝　B. 心　C. 脾
    D. 肺　E. 肾
16. 具有“壅遏营气，令无所避”作用的是（　）
    A. 肝　B. 脉　C. 脾
    D. 髓　E. 三焦
17. 观察心主血脉的功能是否正常与哪项关系较小（　）
    A. 面色　B. 舌色

C. 爪色　D. 脉象

E. 胸部的感觉

18. 心主神志最主要的物质基础是（　）

A. 津液　B. 血液

C. 精气　D. 宗气

E. 营气

19. 古代医家将其喻为人身之“日”的脏是（　）

A. 肝　B. 心　C. 脾

D. 肺　E. 肾

20. 称为“华盖”的脏是（　）

A. 肝　B. 心　C. 脾

D. 肺　E. 肾

21. 称为“娇脏”的是（　）

A. 肝　B. 心　C. 脾

D. 肺　E. 肾

22. 将肺称为“娇脏”的主要依据是（　）

A. 肺主一身之气

B. 肺外合皮毛

C. 肺气通于天，不耐寒热

D. 肺为水之上源

E. 肺朝百脉

23. 肺主一身之气体现在（　）

A. 吸入清气

B. 宣发卫气

C. 生成宗气和调节气机

D. 助心行血

E. 呼出浊气

24. 气之本指的是（　）

A. 肝　B. 心　C. 脾

D. 肺　E. 肾

25. 肺吸入清气主要靠下列哪项功能（　）

A. 宣发　B. 肃降

C. 疏通　D. 调节

E. 朝百脉

26. 主行水的脏是（　）

A. 肝　B. 心　C. 脾

D. 肺　E. 肾

27. 肺的行水功能主要依赖于（　）

A. 肺主一身之气

B. 肺司呼吸

C. 肺输精于皮毛

D. 肺朝百脉

E. 肺气宣发肃降

28. 肺为“水之上源”的主要依据是（　）

A. 肺位最高，通调水道

B. 肺具有布散津液的功能

C. 肺为脏腑之华盖

D. 肺具有输精于皮毛的功能

E. 饮入于胃，上归于肺

29. 具有“朝百脉”生理功能的脏是（　）

A. 肝　B. 心　C. 脾

D. 肺　E. 肾

30. 肺主治节是指（　）

A. 肺主气的调节作用

B. 肺主宣发和肃降的调节作用

C. 对肺生理功能的高度概括

D. 肺协助心调解全身血行的作用

E. 肺对津液的调节作用

31. 称为“相傅之官”的脏是（　）

A. 肝　B. 心　C. 脾

D. 肺　E. 肾

32. 称为“清虚之脏”的脏是（　）

A. 肝　B. 心　C. 脾

D. 肺　E. 肾

33. 下列不属于肺气宣发的具体体现的是（　）

A. 排出体内浊气

B. 输布卫气于体表

C. 将津液输布全身，外达皮毛

D. 将代谢后的津液化为汗液排出体外

E. 使全身的血液会聚于肺

34. 下列不属于肺气肃降的具体体现的是（　）

A. 吸入自然界清气

B. 排出体内的浊气

C. 将宗气下蓄丹田

D. 将津液向内布散各脏腑

E. 将代谢后的水液下输肾或膀胱

35.《素问·玉机真脏论》称其“为孤脏，中央土以灌四傍”的脏是（　）

A. 肝　B. 心　C. 脾

D. 肺　E. 肾

36. 称为“后天之本”的脏是（　）

A. 肝　B. 心　C. 脾

D. 肺　E. 肾

37. 具有“主运化”功能的脏是（　）

A. 肝　B. 心　C. 脾

D. 肺　E. 肾

38. 脾主运化是指（　）
A. 运化水液
B. 运化水湿
C. 运化食物和水液
D. 运化食物
E. 化生血液

39. 脾统血的主要作用机理是（　）
A. 控制血液的流速
B. 控制内脏的血液容量
C. 控制外周的血液容量
D. 控制血液在脉道内运行
E. 控制血液上荣头目

40. 脾统血是通过下面哪项实现的（　）
A. 气的固摄作用
B. 气的温煦作用
C. 气的气化作用
D. 气的卫外作用
E. 气的防御作用

41. 脾的生理特性是（　）
A. 喜和降　B. 喜清肃
C. 喜燥恶湿　D. 喜润恶燥
E. 喜条达

42. 具有化湿而恶湿特点的脏腑是（　）
A. 肝　B. 心　C. 脾
D. 肺　E. 肾

43.《临证指南医案》所谓"宜升则健"的脏是（　）
A. 肝　B. 心　C. 脾
D. 肺　E. 肾

44. 脾主升清的确切内涵是（　）
A. 脾的阳气主升
B. 脾以升为健
C. 脾气散精，上归于肺
D. 与胃的降浊相对而言
E. 脾输布津液，防止水湿内生

45. 具有"升举内脏"功能，维持内脏位置相对稳定的脏是（　）
A. 肝　B. 心　C. 脾
D. 肺　E. 肾

46. 脾为气血生化之源的生理基础是（　）
A. 脾主统血
B. 脾喜燥恶湿
C. 脾主升清
D. 脾主运化水谷精微
E. 脾为后天之本

47. 藏象学说用来概括整个消化系统的功能活动的是（　）
A. 胃的通降　B. 脾的运化
C. 胃的受纳　D. 脾升胃降
E. 小肠的泌别清浊

48. 脾虚最易致（　）
A. 出血　B. 血瘀
C. 血行加速　D. 血行迟缓
E. 血脱

49. 下列属于脾胃虚弱导致血虚的基本机制的是（　）
A. 脾失健运　B. 脾失统血
C. 脾不升清　D. 化源不足
E. 升降失常

50. 四肢肌肉的壮实主要取决于（　）
A. 心主血脉的功能
B. 肾主骨的功能
C. 脾主运化的功能
D. 肺主气的功能
E. 肝主筋的功能

51. 下列不属于肝的主要生理功能的是（　）
A. 调节全身水液代谢
B. 调节全身血量
C. 调节全身阴阳
D. 调畅全身气机
E. 调节一切心理活动

52. 下列不属于肝的疏泄功能的是（　）
A. 疏通全身气机，促使气机畅达
B. 调节气机，促进血液运行
C. 调节气机，促进津液输布
D. 调节气机，促进水湿代谢
E. 调节气机，促进脾胃运化作用

53. 下列与肝气的疏泄关系最不密切的是（　）
A. 情志的舒畅
B. 脾胃的运化
C. 血液的循行
D. 津液的输布
E. 呼吸运动的正常

54. 对肝主疏泄影响最大的情志活动是（　）
A. 喜　B. 怒　C. 思
D. 惊　E. 恐

55. 在肝主疏泄作用的各种表现中，最根本的是（ ）
A. 调畅情志　B. 调畅气机
C. 调节血量　D. 疏通水道
E. 促进脾胃运化功能

56. 具有贮藏血液、调节血量和防止出血作用的脏是（ ）
A. 肝　B. 心　C. 脾
D. 肺　E. 肾

57. 下列对肝的描述错误的是（ ）
A. 人卧血归之处
B. 体阴而用阳
C. 喜条达而恶抑郁
D. 刚强躁急，主升主动
E. 中正之官，决断出焉

58. 称为“刚脏”的是（ ）
A. 肝　B. 心　C. 脾
D. 肺　E. 肾

59. 具有向上升动和向外发散以调畅气机生理特性的是（ ）
A. 肝　B. 心　C. 脾
D. 肺　E. 肾

60. 称为“封藏之本”的是（ ）
A. 肝　B. 心　C. 脾
D. 肺　E. 肾

61. 主管生长发育的脏是（ ）
A. 肝　B. 心　C. 脾
D. 肺　E. 肾

62. 主管生殖功能的脏是（ ）
A. 肝　B. 心　C. 脾
D. 肺　E. 肾

63. “天癸”的产生取决于（ ）
A. 先天禀赋的强弱
B. 元气的充沛
C. 肾阴、肾阳的协调平衡
D. 肾中精气的充盈
E. 后天之精的充养

64. 称为“先天之本”的脏是（ ）
A. 肝　B. 心　C. 脾
D. 肺　E. 肾

65. 在肾气的闭藏功能中，最基本的是（ ）
A. 纳气归肾，促进元气的生成
B. 固摄二便，防止二便失禁
C. 固摄水液，防止水液无故流失
D. 固摄肾精，防止精的无故散失
E. 摄纳阳气，防止阳气浮越于上

66. 为全身阴阳之根本的脏是（ ）
A. 肝　B. 心　C. 脾
D. 肺　E. 肾

67. 能够推动和调控脏腑气化功能的脏是（ ）
A. 肝　B. 心　C. 脾
D. 肺　E. 肾

68. 下列不属于“肾气不固”的临床表现的是（ ）
A. 浮肿　B. 遗精
C. 小便失禁　D. 早泄
E. 带下清稀量多

69. 下列说法错误的是（ ）
A. 心在液为汗
B. 肝在液为泪
C. 脾在液为涎
D. 肺在液为涕
E. 肾在液为尿

70. 对机体具有凉润、宁静、抑制和凝聚等作用的是（ ）
A. 肾精　B. 肾气
C. 肾阴　D. 肾阳
E. 肾血

71. 对机体具有温煦、推动、兴奋和宣散等作用的是（ ）
A. 肾精　B. 肾气
C. 肾阴　D. 肾阳
E. 肾血

72. 具有主水功能的脏是（ ）
A. 肝　B. 心　C. 脾
D. 肺　E. 肾

73. 具有主纳气功能的脏是（ ）
A. 肝　B. 心　C. 脾
D. 肺　E. 肾

74. 与肾主水液关系最密切的是（ ）
A. 肾精的濡养作用
B. 肾气的固摄作用
C. 肾阴的凉润作用
D. 肾阳的蒸化作用
E. 肾血的荣养作用

75. 肾主纳气的主要生理作用是（ ）

A. 有助于元气的生成
B. 有助于肺气的宣发
C. 有助于气道的清洁通畅
D. 有助于精气的固摄
E. 有助于吸气保持一定深度

76.《素问·水热穴论》所谓“肾者，胃之关也”，主要是指（　）
A. 肾阳的蒸化作用
B. 肾主纳气作用
C. 肾气的固摄作用
D. 肾主藏精作用
E. 肾为脏腑阴阳之本

77.“肾为气之根”主要是指（　）
A. 肾阳生气
B. 肾为先天之本
C. 肾藏精
D. 肾主纳气
E. 肾主水液

78. 气机升降之枢是指（　）
A. 肺主呼气，肾主纳气
B. 心火下降，肾水上升
C. 脾主升清，肺主肃降
D. 脾气主升，胃气主降
E. 肝主升发，肺主肃降

79. 五脏关系中主要体现在气血方面的两脏是（　）
A. 心与肺　B. 心与肾
C. 心与脾　D. 脾与肾
E. 肺与肾

80. 心与肺的关系主要体现在（　）
A. 心气与宗气的关系
B. 神与魄的关系
C. 心阳与肺阴的关系
D. 气与血相互为用的关系
E. 火克金的关系

81. 下列脏腑关系中，主要表现为血液生成及运行的是（　）
A. 心与肺　B. 心与肾
C. 心与脾　D. 脾与肝
E. 肺与肝

82. 下列脏腑关系中，主要表现为血液运行与精神调节的是（　）
A. 心与肺　B. 心与肾
C. 心与脾　D. 心与肝
E. 肺与脾

83.“水火既济”指的是哪两个脏之间的关系（　）
A. 心与肺　B. 肺与肝
C. 肝与脾　D. 脾与肾
E. 心与肾

84. 脏与脏之间具有先后天互相资生关系的是（　）
A. 心与肺　B. 心与肾
C. 心与脾　D. 脾与肾
E. 肺与脾

85. 以下脏腑中，多见气血两虚病变的是（　）
A. 心与肺　B. 心与肾
C. 心与脾　D. 脾与胃
E. 肺与肝

86. 精血互生主要反映哪两脏之间的关系（　）
A. 心与肾　B. 肝与脾
C. 心与肺　D. 肝与肾
E. 心与脾

87. 精神互用主要反映哪两脏的关系（　）
A. 心与肾　B. 心与脾
C. 心与肺　D. 心与肝
E. 肺与脾

88. 具有君相关系的两脏是（　）
A. 心与肺　B. 心与肾
C. 肺与脾　D. 脾与肝
E. 肺与肝

89. 肝肺之间的关系主要表现在（　）
A. 气机的调节
B. 血液的运行
C. 津液的输布
D. 气的生成
E. 血的生成

90. 在机体水液代谢中具有输布水液作用的是（　）
A. 肺与肝　B. 肺与脾
C. 脾与肝　D. 肺与肾
E. 心与肺

91. 在机体水液代谢中起主要作用的脏腑是（　）
A. 肺、胃、脾
B. 脾、肝、肾
C. 肺、脾、肾

D. 肺、肝、肾
E. 心、肝、肾

92. 与呼吸关系最密切的两脏是（　）
A. 心、肺　B. 肝、脾
C. 肺、脾　D. 心、脾
E. 肺、肾

93. “生气之源”指的是（　）
A. 肝　B. 心　C. 脾胃
D. 肺　E. 肾

94. “生气之主”指的是（　）
A. 肝　B. 心　C. 脾
D. 肺　E. 肾

95. “生痰之源”指的是（　）
A. 肝　B. 心　C. 脾
D. 肺　E. 肾

96. “贮痰之器”指的是（　）
A. 肝　B. 心　C. 脾
D. 肺　E. 肾

97. “乙癸同源”指的是（　）
A. 心肺关系　B. 肺肝关系
C. 肝脾关系　D. 肝肾关系
E. 心肾关系

98. 在水液代谢、呼吸运动及阴阳互资等方面密切相关的两脏是（　）
A. 心与脾　B. 脾与肾
C. 肾与肝　D. 肝与肺
E. 肺与肾

99. 具有藏泄互用关系的两脏是（　）
A. 心与肺　B. 肺与肾
C. 肾与肝　D. 肝与脾
E. 脾与心

100. 机体阳气不足与下列哪组脏腑关系最密切（　）
A. 心与脾　B. 脾与肝
C. 脾与肾　D. 心与肺
E. 肝与肾

101. 机体的阴气不足与下列哪项关系最为密切（　）
A. 心阴　B. 胃阴
C. 肾阴　D. 肺阴
E. 肝阴

102.《素问·痿论》所说“主身之骨髓”的脏是（　）
A. 肝　B. 心　C. 脾
D. 肺　E. 肾

103. 下列各项中与女子月经来潮不相关的是（　）
A. 天癸的至与竭
B. 肝气的疏泄和藏血
C. 脾气的运化和统血
D. 肺气的宣发和肃降
E. 肾精、肾气的充盛

104. 心开窍于（　）
A. 目　B. 舌　C. 口
D. 鼻　E. 耳

105. 脾开窍于（　）
A. 目　B. 舌　C. 口
D. 鼻　E. 耳

106. 肺之“门户”是（　）
A. 鼻　B. 口　C. 喉
D. 皮毛　E. 玄府

107. 肾的“外华”是（　）
A. 发　B. 爪　C. 毛
D. 面　E. 唇

108. 心的“外华”是（　）
A. 发　B. 爪　C. 毛
D. 唇　E. 面

109. “血之余”是指（　）
A. 发　B. 爪　C. 毛
D. 唇　E. 面

110. “筋之余”是指（　）
A. 发　B. 爪　C. 毛
D. 唇　E. 面

111. 肺在志为（　）
A. 怒　B. 喜　C. 思
D. 悲　E. 恐

112. 肾在志为（　）
A. 怒　B. 喜　C. 思
D. 悲　E. 恐

113. 称脾为“后天之本”是因为（　）
A. 脾主运化水液
B. 脾主运化水谷
C. 脾主升清
D. 脾主统摄血液
E. 以上都不是

114. 毛发的荣枯主要与体内哪两种物质的盛衰有关（　）

A. 精与气　B. 精与液
C. 精与血　D. 津与气
E. 气与血
115. 与脑髓充盈关系最密切的脏是（　）
A. 心　B. 肝　C. 脾
D. 肺　E. 肾

B1 型题

A. 肝　B. 心　C. 脾
D. 肺　E. 肾
1. “娇脏”是（　）
2. “刚脏”是（　）

A. 肝　B. 心　C. 脾
D. 肺　E. 肾
3. “生之本”是（　）
4. “气之本”是（　）

A. 肝　B. 心　C. 脾
D. 肺　E. 肾
5. “先天之本”是（　）
6. “后天之本”是（　）

A. 君主之官　B. 将军之官
C. 作强之官　D. 仓廪之官
E. 相傅之官
7. 肺为（　）
8. 肾为（　）

A. 肝　B. 心　C. 脾
D. 肺　E. 肾
9. “气之根”是（　）
10. “气之主”是（　）

A. 肝　B. 心　C. 脾
D. 肺　E. 肾
11. 喜燥恶湿，是指（　）
12. 体阴而用阳，是指（　）

A. 生气　B. 纳气
C. 主气　D. 载气
E. 调气
13. 肾的生理功能是（　）
14. 肺的生理功能是（　）

A. 行血　B. 统血
C. 藏血　D. 纳气
E. 主气
15. 心的生理功能是（　）
16. 肝的生理功能是（　）

A. 皮肤　B. 汗孔
C. 头发　D. 津液
E. 卫气
17. 与肺的宣发关系不密切的是（　）
18. 与人体抵御外邪关系最密切的是（　）

A. 肝　B. 心　C. 脾
D. 肺　E. 肾
19. “气血生化之源”是（　）
20. “五脏六腑之大主”是（　）

A. 肝　B. 心　C. 脾
D. 肺　E. 肾
21. 主行血的是（　）
22. 主统血的是（　）

A. 肝　B. 心　C. 脾
D. 肺　E. 肾
23. 具有通调水道功能的脏是（　）
24. 具有运化水液功能的脏是（　）

A. 肝　B. 心　C. 脾
D. 肺　E. 肾
25. 司呼吸的是（　）
26. 主纳气的是（　）

A. 肝　B. 心　C. 脾
D. 肺　E. 肾
27. 主身之血脉的脏是（　）
28. 主四肢肌肉功能的脏是（　）

A. 肝　B. 心　C. 脾
D. 肺　E. 肾
29. 具有朝百脉功能的脏是（　）
30. 具有藏血功能的脏是（　）

A. 肝　B. 心　C. 脾
D. 肺　E. 肾
31. 主疏泄的脏是（ ）
32. 具有闭藏特性的脏是（ ）

A. 肝　B. 心　C. 脾
D. 肺　E. 肾
33. 具有藏神功能的脏是（ ）
34. 具有调畅情志功能的脏是（ ）

A. 肝　B. 心　C. 脾
D. 肺　E. 肾
35. 主治节的是（ ）
36. 主升清的是（ ）

A. 脾、胃　B. 肝、胆
C. 心、肾　D. 肝、肾
E. 肝、肺
37. “精血同源”指的是（ ）
38. “水火既济”指的是（ ）

A. 心、肾　B. 肝、肾
C. 脾、肾　D. 肺、脾
E. 肺、肾
39. 与水液代谢和呼吸运动关系密切的是（ ）
40. 与气的生成和津液的输布关系密切的是（ ）

A. 脾、胃　B. 肝、胆
C. 心、肾　D. 肝、肾
E. 肝、肺
41. 气机升降之枢是（ ）
42. 与气机调节关系最密切的是（ ）

A. 筋　B. 脉　C. 肉
D. 皮　E. 骨
43. 心在体为（ ）
44. 肝在体为（ ）

A. 筋　B. 脉　C. 肉
D. 皮　E. 骨
45. 肺在体为（ ）
46. 肾在体为（ ）

A. 目　B. 舌　C. 口
D. 鼻　E. 耳
47. 脾在窍为（ ）
48. 肝在窍为（ ）

A. 目　B. 舌　C. 口
D. 鼻　E. 耳
49. 肺在窍为（ ）
50. 肾在窍为（ ）

A. 爪　B. 面　C. 唇
D. 毛　E. 发
51. 脾其华在（ ）
52. 心其华在（ ）

A. 爪　B. 面　C. 唇
D. 毛　E. 发
53. 肝其华在（ ）
54. 肾其华在（ ）

A. 怒　B. 喜　C. 思
D. 忧　E. 恐
55. 心在志为（ ）
56. 肾在志为（ ）

A. 怒　B. 喜　C. 思
D. 忧　E. 恐
57. 肝在志为（ ）
58. 肺在志为（ ）

A. 泪　B. 汗　C. 涎
D. 唾　E. 涕
59. 心在液为（ ）
60. 肾在液为（ ）

参考答案

A1 型题

1. D；2. D；3. C；4. D；5. C；6. C；7. A；8. C；9. A；10. A；11. C；12. B；13. B；14. B；15. B；16. B；17. C；18. B；19. B；20. D；21. D；22. C；23. C；24. D；25. B；26. D；27. E；28. A；29. D；30. C；31. D；32. D；33. E；34. B；35. C；36. C；37. C；38. C；39. D；40. A；41. C；42. C；43. C；

44. C；45. C；46. D；47. D；48. A；49. A；50. C；51. C；52. D；53. E；54. B；55. B；56. A；57. E；58. A；59. A；60. E；61. E；62. E；63. D；64. E；65. D；66. E；67. E；68. A；69. E；70. C；71. D；72. E；73. E；74. D；75. E；76. A；77. D；78. D；79. A；80. D；81. C；82. D；83. E；84. D；85. C；86. D；87. A；88. B；89. A；90. B；91. C；92. E；93. C；94. D；95. C；96. D；97. D；98. E；99. C；100. C；101. C；102. E；103. D；104. B；105. C；106. C；107. A；108. E；109. A；110. B；111. D；112. E；113. B；114. C；115. E

B1 型题

1. D；2. A；3. B；4. D；5. E；6. C；7. E；8. C；9. E；10. D；11. C；12. A；13. B；14. C；15. A；16. C；17. C；18. E；19. C；20. B；21. B；22. C；23. D；24. C；25. D；26. E；27. B；28. C；29. D；30. A；31. A；32. E；33. B；34. A；35. D；36. C；37. D；38. C；39. E；40. D；41. A；42. E；43. B；44. A；45. D；46. E；47. C；48. A；49. D；50. E；51. C；52. B；53. A；54. E；55. B；56. E；57. A；58. D；59. B；60. D

第六单元　六腑

A1 型题

1. 六腑共同的生理特点是（　）
　A. 化生精气　B. 贮藏精气
　C. 满而不实　D. 藏而不泻
　E. 受盛传化水谷

2. “六腑以通为用，以降为顺”最为确切的含义是（　）
　A. 胃实而肠虚
　B. 肠实而胃虚
　C. 六腑保持虚实更替
　D. 传化物而不藏
　E. 六腑气机通降下行

3. “中精之腑”指的是（　）
　A. 胃　B. 胆
　C. 膀胱　D. 小肠
　E. 三焦

4. 与胆相表里的脏是（　）
　A. 肝　B. 心　C. 脾
　D. 肺　E. 肾

5. 胆的生理功能是（　）
　A. 受盛化物　B. 传化糟粕
　C. 主持诸气　D. 受纳腐熟
　E. 主决断

6. 有“太仓”之称的是（　）
　A. 胃　B. 胆
　C. 膀胱　D. 小肠
　E. 三焦

7. 下列哪项属于胃的生理特性（　）
　A. 喜燥　B. 喜满
　C. 喜润　D. 喜运
　E. 喜升

8. 胃的生理功能是（　）
　A. 受盛化物　B. 传化糟粕
　C. 主持诸气　D. 受纳腐熟
　E. 通调水道

9. “水谷之海”指的是（　）
　A. 胃　B. 胆
　C. 膀胱　D. 小肠
　E. 大肠

10. “中焦如沤”是描绘（　）
　A. 胃的受纳功能
　B. 脾的散精功能
　C. 小肠的泌别清浊功能
　D. 脾胃肝胆等脏腑消化饮食物的生理过程
　E. 心肺输布气血的作用

11. “孤腑”指的脏腑是（　）
　A. 胃　B. 胆
　C. 膀胱　D. 小肠
　E. 三焦

12. 具有“通行诸气”和“运行水液”生理功能的腑是（　）
　A. 胆　B. 膀胱
　C. 胃　D. 三焦
　E. 小肠

13. 三焦的生理功能是（　）
　A. 通行元气　B. 传化水谷
　C. 化生精气　D. 调畅气机
　E. 宣发肃降

14. 具有“喜润恶燥”生理特性的是（　）
　A. 胆　B. 胃
　C. 小肠　D. 大肠
　E. 膀胱

15. 具有泌别清浊功能的脏腑是（ ）
A. 胆 B. 胃
C. 小肠 D. 大肠
E. 膀胱
16. “利小便以实大便”的依据是（ ）
A. 肾司二便，故利小便既可以实大便
B. 中气不足，溲便为之变，故二便相关
C. 淡渗利水，则脾阳得健而大便实
D. 二便之源均来自小肠的泌别清浊
E. 利小便的药物本身具有止泻作用
17. 具有“受盛化物”功能的腑是（ ）
A. 胆 B. 胃
C. 小肠 D. 大肠
E. 膀胱
18. 具有“主液”功能的腑是（ ）
A. 胆 B. 胃
C. 小肠 D. 大肠
E. 膀胱
19. “主津”的腑是（ ）
A. 胆 B. 胃
C. 小肠 D. 大肠
E. 膀胱
20. 大肠的功能是（ ）
A. 排泄胆汁 B. 受纳通降
C. 受盛化物 D. 传化糟粕
E. 运行水液
21. 大肠功能失常，可直接导致（ ）
A. 肾失气化 B. 肝失疏泄
C. 肺失肃降 D. 脾失健运
E. 脾失升清
22. “受盛之官”指的是（ ）
A. 胆 B. 胃
C. 小肠 D. 大肠
E. 膀胱
23. “州都之官”指的是（ ）
A. 胆 B. 胃
C. 小肠 D. 大肠
E. 膀胱
24. “中正之官”指的是（ ）
A. 胆 B. 胃
C. 小肠 D. 大肠
E. 膀胱
25. “决渎之官”指的是（ ）
A. 胆 B. 胃
C. 小肠 D. 三焦
E. 膀胱
26. 与肺相表里的是（ ）
A. 胆 B. 胃
C. 小肠 D. 三焦
E. 大肠
27. 上焦的功能特点是（ ）
A. 如雾 B. 如沤
C. 如渎 D. 开发
E. 宣化
28. 中焦的功能特点是（ ）
A. 如雾 B. 如沤
C. 如渎 D. 开发
E. 宣化
29. 下焦的功能特点是（ ）
A. 如雾 B. 如沤
C. 如渎 D. 开发
E. 宣化

B1 型题

A. 孤府 B. 中精之府
C. 精明之府 D. 血之府
E. 筋之府
1. 三焦为（ ）
2. 胆为（ ）

A. 胆 B. 胃
C. 小肠 D. 三焦
E. 膀胱
3. “中正之官”指的是（ ）
4. “州都之官”指的是（ ）

A. 胆 B. 胃
C. 小肠 D. 三焦
E. 大肠
5. “主津”的是（ ）
6. “主液”的是（ ）

A. 胆 B. 胃
C. 小肠 D. 三焦
E. 膀胱
7. 具有受纳腐熟水谷功能的是（ ）

8. 具有泌别清浊功能的是（　）

A. 大肠　　B. 小肠
C. 三焦　　D. 膀胱
E. 肾

9. 主运行水液的是（　）
10. 主传化糟粕的是（　）

参考答案

A1 型题

1. E；2. E；3. B；4. A；5. E；6. A；7. C；8. D；9. A；10. D；11. E；12. D；13. A；14. B；15. C；16. D；17. C；18. C；19. D；20. D；21. C；22. C；23. E；24. A；25. D；26. E；27. A；28. B；29. C

B1 型题

1. A；2. B；3. A；4. E；5. E；6. C；7. B；8. C；9. C；10. A

第七单元　奇恒之腑

A1 型题

1. 奇恒之腑的主要功能是（　）
A. 行血气　　B. 藏精气
C. 传化物　　D. 主生殖
E. 溢奇邪
2. 既属于六腑，又属于奇恒之腑的是（　）
A. 胃　　B. 小肠
C. 三焦　　D. 胆
E. 膀胱
3. 下列说法中错误的是（　）
A. 脑为元神之府
B. 脉为血之府
C. 腰为肾之府
D. 肺为气之府
E. 胆为中精之府
4. 下列说法中错误的是（　）
A. 冲脉为血海
B. 脑为髓之海
C. 肺为气海
D. 胃为水谷之海
E. 膻中为气海
5. 关于脑与脏腑精气的关系，以下说法不恰当的是（　）
A. 脑为元神之府，其功能与五脏皆相关
B. 以五脏为中心的整体观将脑的生理病理归于心而分属于五脏
C. 脑所主元神可分为神、魂、魄、意、志五种不同的表现
D. 五脏精气充沛畅达是脑功能正常发挥的基础
E. 脑的病变当从五脏论治
6. 与女子胞的功能活动关系密切的是（　）
A. 心、肝、脾、肺、冲脉、督脉
B. 心、肺、肝、肾、冲脉、带脉
C. 心、肝、肺、肾、冲脉、督脉
D. 心、肺、脾、冲脉、带脉、任脉
E. 心、肝、脾、肾、冲脉、任脉、督脉、带脉

B1 型题

A. 胆　　B. 脑　　C. 脉
D. 头　　E. 骨

1. “元神之府”指的是（　）
2. “血之府”指的是（　）

A. 髓海　　B. 气海
C. 水谷之海　　D. 血海
E. 经脉之海

3. 脑为（　）
4. 胃为（　）

参考答案

A1 型题

1. B；2. D；3. D；4. C；5. C；6. E

B1 型题

1. B；2. C；3. A；4. C

第八单元　气、血、津液

A1 型题

1. 精的本始含义是指（　）
A. 脏腑之精　　B. 津液
C. 生殖之精　　D. 水谷之精
E. 血液
2. 由父母遗传的生命物质，称之为（　）

A. 先天之精　B. 后天之精
C. 肾精　D. 水谷之精
E. 生殖之精

3. 人体之精分藏于各脏腑，但主要贮藏于（　）
A. 肝　B. 心　C. 脾
D. 肺　E. 肾

4. 肾精化为生殖之精以施泄，依靠于（　）
A. 肾阳温煦　B. 肾阴凉润
C. 天癸促发　D. 脾胃运化
E. 肝气疏泄

5. 人体中活力很强、运行不息的精微物质是（　）
A. 精　B. 气　C. 血
D. 津　E. 液

6. 与气的生成密切相关的脏腑是（　）
A. 心、肝、脾、胃
B. 肺、胃、肝、肾
C. 肺、脾、胃、肾
D. 肝、脾、胃、肾
E. 心、肺、胃、肾

7. “生气之根”指的是（　）
A. 肝　B. 心
C. 脾胃　D. 肺
E. 肾

8. “生气之源”指的是（　）
A. 肝　B. 心
C. 脾胃　D. 肺
E. 肾

9. “生气之主”指的是（　）
A. 肝　B. 心
C. 脾胃　D. 肺
E. 肾

10. 人体之气的运动称作（　）
A. 气机　B. 气化
C. 升降出入　D. 气机调畅
E. 阴阳转化

11. 维持人体相对恒定的体温，属于气的（　）
A. 推动与调控作用
B. 温煦与凉润作用
C. 固摄作用
D. 防御作用
E. 中介作用

12. 维持血液不溢出于脉外，属于气的哪项功能（　）
A. 推动作用　B. 温煦作用
C. 防御作用　D. 固摄作用
E. 中介作用

13. 易于感冒表明气的哪项功能减退（　）
A. 推动作用　B. 温煦作用
C. 防御作用　D. 固摄作用
E. 中介作用

14. 人体生长发育迟缓，责之于气的哪项功能减退（　）
A. 推动作用　B. 温煦作用
C. 防御作用　D. 固摄作用
E. 中介作用

15. 人体中最根本、最重要的气是（　）
A. 元气　B. 宗气
C. 营气　D. 卫气
E. 脏腑之气

16. 元气生成的主要物质来源是（　）
A. 肾中精气　B. 水谷精气
C. 清气　D. 脏腑精气
E. 经气

17. 元气运行的道路是（　）
A. 心脉　B. 胸腔
C. 全身　D. 脉外
E. 三焦

18. 推动人体生长发育，激发各脏腑经络组织生理功能的气是（　）
A. 元气　B. 宗气
C. 营气　D. 卫气
E. 脏腑之气

19. 聚于胸中之气指的是（　）
A. 元气　B. 宗气
C. 营气　D. 卫气
E. 脏腑之气

20. 对血运和呼吸运动均有推动作用的气是（　）
A. 元气　B. 宗气
C. 营气　D. 卫气
E. 脏腑之气

21. 清气与水谷之气结合，称为（　）
A. 元气　B. 宗气
C. 营气　D. 卫气
E. 中气

22. 影响宗气盛衰的脏腑是（　）
A. 心、肺　B. 肝、肾

C. 肺、肾　D. 肺、脾
E. 肝、脾

23. 上出息道的气是（　）
A. 元气　B. 宗气
C. 营气　D. 卫气
E. 脏腑之气

24. 下注于气街，并下行于足的气是（　）
A. 元气　B. 宗气
C. 营气　D. 卫气
E. 脏腑之气

25. 宗气的分布是（　）
A. 上出息道，下走气街
B. 熏于肓膜，散于胸腹
C. 通过三焦，流行全身
D. 上荣头目，达于周身
E. 与血同行，环周不休

26. 连接“肺主呼吸”和“心主血脉”的中心环节是（　）
A. 经脉的互相连接
B. 气血的相互关系
C. 心主营，肺主卫的相互作用
D. 宗气的贯通和运行
E. 津液的环流通畅

27. 与语言、声音、呼吸强弱有关的气是（　）
A. 元气　B. 宗气
C. 营气　D. 卫气
E. 脏腑之气

28. 膻中又称作（　）
A. 气海　B. 血海
C. 髓海　D. 水谷之海
E. 经脉之海

29. 观察“虚里”变化，以了解其盛衰的是（　）
A. 元气　B. 宗气
C. 营气　D. 卫气
E. 脏腑之气

30. 称为“水谷之悍气”的是（　）
A. 元气　B. 宗气
C. 营气　D. 卫气
E. 脏腑之气

31. 称为“水谷之精气”的是（　）
A. 元气　B. 宗气
C. 营气　D. 卫气
E. 脏腑之气

32. 行于脉内的气是（　）
A. 元气　B. 宗气
C. 营气　D. 卫气
E. 脏腑之气

33. 行于脉外的气是（　）
A. 元气　B. 宗气
C. 营气　D. 卫气
E. 脏腑之气

34. 营气的分布特点是（　）
A. 上出息道，下走气街
B. 熏于肓膜，散于胸腹
C. 通过三焦，流行全身
D. 上荣头目，达于周身
E. 与血同行，环周不休

35. 卫气的分布特点是（　）
A. 上出息道，下走气街
B. 熏于肓膜，散于胸腹
C. 通过三焦，流行全身
D. 上荣头目，达于周身
E. 与血同行，环周不休

36. 具有营养全身和化生血液作用的气是（　）
A. 元气　B. 宗气
C. 营气　D. 卫气
E. 脏腑之气

37. 具有调解汗孔开阖作用的气是（　）
A. 元气　B. 宗气
C. 营气　D. 卫气
E. 脏腑之气

38. 具有温养全身作用的气是（　）
A. 元气　B. 宗气
C. 营气　D. 卫气
E. 脏腑之气

39.《灵枢·本脏》所谓“分肉解利，皮肤润柔，腠理致密”，主要取决于（　）
A. 营卫和调　B. 卫气和利
C. 营气和利　D. 宗气充盛
E. 元气充盛

40.《灵枢·决气》说：“中焦受气取汁，变化而赤，是谓血。”其“气”是指（　）
A. 自然界清气　B. 脾胃之气
C. 水谷之气　D. 饮食水谷
E. 胸中宗气

41. 脏腑之精、脏腑之气、脏腑之阴、脏腑之阳之

间的关系是（　）
A. 脏腑之精化生脏腑之气，脏腑之气分为脏腑之阴与脏腑之阳
B. 脏腑之精即是脏腑之气，脏腑之精分为脏腑之阴与脏腑之阳
C. 脏腑之精包含脏腑之气，脏腑之气分为脏腑之阴与脏腑之阳
D. 脏腑之气包含脏腑之精，脏腑之气分为脏腑之阴与脏腑之阳
E. 脏腑之精即是脏腑之阴，脏腑之气即是脏腑之阳

42. 具有"壅遏营气，令无所避"功能的是（　）
A. 脾　B. 心　C. 脉
D. 气　E. 三焦

43. 与血液生成关系密切的脏是（　）
A. 心、脾、肝、肾
B. 心、脾、肝、肺
C. 心、肝、肺、肾
D. 脾、肺、肝、肾
E. 心、脾、肺、肾

44. 与血液运行关系密切的脏腑是（　）
A. 心、脾、肝、肾
B. 心、脾、肝、肺
C. 心、肝、肺、肾
D. 脾、肺、肝、肾
E. 心、脾、肺、肾

45. 推动血液运行的基本动力是（　）
A. 心的功能　B. 脾的功能
C. 肝的功能　D. 肺的功能
E. 肾的功能

46. 逸出脉外的血称为（　）
A. 血府　B. 瘀血
C. 离经之血　D. 坏血
E. 血瘀

47. 灌注于骨节、脏腑、脑髓的是（　）
A. 精　B. 气　C. 血
D. 津　E. 液

48. 布散于皮肤、肌肉和孔窍中的是（　）
A. 精　B. 气　C. 血
D. 津　E. 液

49. 与津液的生成最为密切的脏腑是（　）
A. 脾、肺　B. 脾、胃
C. 脾、肾　D. 肝、胆
E. 肺、肾

50.《素问·厥论》中称"为胃行其津液"者是指（　）
A. 肝　B. 肺　C. 肾
D. 脾　E. 三焦

51. 与津液输布代谢的关系最为密切的脏腑是（　）
A. 心、肝、肾
B. 心、脾、肾
C. 脾、肝、肾
D. 脾、肺、肾
E. 脾、胃、肾

52. 血液的运行离不开气的功能，说明了气与血之间的什么关系（　）
A. 气能生血　B. 气能行血
C. 气能摄血　D. 血能载气
E. 血能养气

53."夺血者无汗，夺汗者无血"的理论依据是（　）
A. 气能生血　B. 气能化津
C. 气能摄血　D. 津能载气
E. 津血同源

54."亡血家不可发汗"的理论依据是（　）
A. 气能生血　B. 气能化津
C. 气能摄血　D. 津能载气
E. 津血同源

55."吐下之余，定无完气"说明的病理变化是（　）
A. 气血两虚　B. 气随血脱
C. 气不化水　D. 气不摄血
E. 气随津脱

56. 血虚引起气虚病变的理论依据是（　）
A. 气能生血　B. 气能行血
C. 气为血帅　D. 血能养气
E. 血能载气

57. 治疗大出血时用益气固脱法的理论基础是（　）
A. 气能生血　B. 气能行血
C. 气能摄血　D. 血能载气
E. 血能养气

58. 气随汗脱的理论基础是（　）
A. 气能生津　B. 气能化津
C. 气能摄津　D. 津能载气

E. 气能行津

59. 气随血脱的理论基础是（ ）

A. 气能行血 B. 气能生血

C. 气能摄血 D. 血能载气

E. 血能养气

B1 型题

A. 精 B. 气

C. 血 D. 津液

E. 神

1. 具有繁衍生命功能的是（ ）
2. 具有主宰生命活动功能的是（ ）

A. 肝 B. 心 C. 脾

D. 肺 E. 肾

3. “生气之根”为（ ）
4. “生气之源”为（ ）

A. 推动与调控作用

B. 温煦与凉润作用

C. 防御作用

D. 固摄作用

E. 中介作用

5. 人体生长发育与气的哪项作用有关（ ）
6. 维持人体体温体现了气的哪项作用（ ）

A. 推动作用 B. 温煦作用

C. 防御作用 D. 固摄作用

E. 中介作用

7. 血行脉中，不逸出脉外依靠气的（ ）
8. 津液运行依靠气的（ ）

A. 元气 B. 宗气

C. 营气 D. 卫气

E. 谷气

9. 以先天之精化生者为（ ）
10. 以后天之精化生者为（ ）

A. 元气 B. 宗气

C. 营气 D. 清气

E. 精气

11. 肾所摄纳之气是（ ）
12. 肺主一身之气主要体现于（ ）

A. 元气 B. 宗气

C. 营气 D. 卫气

E. 精气

13. 脾肺共同化生的气是（ ）
14. 肺所宣发的气是（ ）

A. 上出息道，下走气街

B. 熏于肓膜，散于胸腹

C. 通过三焦，流行全身

D. 上荣头目，达于周身

E. 与血同行，环周不休

15. 宗气的分布是（ ）
16. 卫气的分布是（ ）

A. 心、肺 B. 肝、肾

C. 脾、胃 D. 脾、肺

E. 肺、肾

17. 在血液的化生中，起着最重要作用的是（ ）
18. 在津液的化生中，起着最重要作用的是（ ）

A. 元气 B. 宗气

C. 卫气 D. 营气

E. 中气

19. 行于脉外的气是（ ）
20. 行于脉内的气是（ ）

A. 气 B. 血 C. 津

D. 液 E. 精

21. 布散于体表皮肤，并能渗入血脉的是（ ）
22. 灌注于骨节、脏腑、脑髓的是（ ）

A. 气能生血 B. 气能行血

C. 气能摄血 D. 血能载气

E. 血能养气

23. 治疗血虚证，常用补气药的理论基础是（ ）
24. “气随血脱”的理论基础是（ ）

A. 气能生津 B. 气能行津

C. 气能摄津 D. 津能载气

E. 津血同源

25. “夺血者无汗”的理论基础是（ ）
26. “吐下之余，定无完气”的理论基础是（ ）

参考答案

A1 型题

1. C；2. A；3. E；4. C；5. B；6. C；7. E；8. C；9. D；10. A；11. B；12. D；13. C；14. A；15. A；16. A；17. E；18. A；19. B；20. B；21. B；22. D；23. B；24. B；25. A；26. D；27. B；28. A；29. B；30. D；31. C；32. C；33. D；34. E；35. B；36. C；37. D；38. D；39. B；40. C；41. A；42. C；43. E；44. B；45. A；46. C；47. E；48. D；49. B；50. D；51. D；52. B；53. E；54. E；55. E；56. D；57. C；58. D；59. D

B1 型题

1. A；2. E；3. E；4. C；5. A；6. B；7. D；8. A；9. A；10. B；11. D；12. B；13. B；14. D；15. A；16. B；17. C；18. C；19. C；20. D；21. C；22. D；23. A；24. D；25. E；26. D

第九单元　经络与腧穴

A1 型题

1. 在人体内具有“溢奇邪”“通荣卫”作用的是（　）
   A. 浮络　B. 皮部
   C. 经别　D. 别络
   E. 孙络
2. 手三阴经的走向规律是（　）
   A. 从足走头　B. 从头走足
   C. 从胸走手　D. 从手走头
   E. 从足走腹
3. 手三阳经的走向规律是（　）
   A. 从足走头　B. 从头走足
   C. 从胸走手　D. 从手走头
   E. 从足走腹
4. 行于上肢外侧中线的经脉是（　）
   A. 手太阳小肠经
   B. 足阳明胃经
   C. 手厥阴心包经
   D. 手阳明大肠经
   E. 手少阳三焦经
5. 手足三阳经交接于（　）
   A. 手　B. 足
   C. 头　D. 腹
   E. 胸
6. 手足三阴经交接于（　）
   A. 手　B. 足
   C. 头　D. 腹
   E. 胸
7. 手太阳经分布在（　）
   A. 上肢内侧前缘
   B. 上肢外侧前缘
   C. 上肢内侧后缘
   D. 上肢外侧中线
   E. 上肢外侧后缘
8. 手太阴经分布在（　）
   A. 上肢内侧前缘
   B. 上肢外侧前缘
   C. 上肢内侧中线
   D. 上肢外侧中线
   E. 上肢内侧后缘
9. 手厥阴经分布在（　）
   A. 上肢内侧前缘
   B. 上肢外侧前缘
   C. 上肢内侧中线
   D. 上肢外侧中线
   E. 上肢内侧后缘
10. 足阳明经分布在（　）
    A. 下肢内侧前缘
    B. 下肢外侧前缘
    C. 下肢外侧中线
    D. 下肢内侧后缘
    E. 下肢外侧后缘
11. 在头面部，手太阳经主要行于（　）
    A. 头顶　B. 头后
    C. 侧头部　D. 面颊部
    E. 额部
12. 十二经脉中循行于腹部的经脉，自内向外的顺序是（　）
    A. 足少阴、足阳明、足太阴、足厥阴
    B. 足少阴、足阳明、足厥阴、足太阴
    C. 足太阴、足阳明、足少阴、足厥阴
    D. 足阳明、足少阴、足太阴、足厥阴
    E. 足阳明、足太阴、足厥阴、足少阴
13. 按十二经脉流注次序，小肠经下接（　）
    A. 膀胱经　B. 胆经
    C. 心经　D. 肾经

E. 三焦经

14. 手太阳小肠经与足太阳膀胱经的交接部位是（ ）

A. 目外眦 B. 鼻根部
C. 小指端 D. 目内眦
E. 胸中

15. 与足太阴经相表里的经脉是（ ）

A. 足厥阴经 B. 足少阳经
C. 足阳明经 D. 手太阳经
E. 手少阳经

16. 十二经脉气血充盛有余时，则渗注于（ ）

A. 经别 B. 别络
C. 浮络 D. 孙络
E. 奇经

17. 主司眼睑开合的经脉是（ ）

A. 跷脉 B. 维脉
C. 冲脉 D. 任脉
E. 督脉

18. 督脉的主要生理功能是（ ）

A. 总督一身之阴经
B. 总督一身之阳经
C. 分主一身左右之阴阳
D. 约束诸经
E. 调节十二经气血

19. 督脉又称（ ）

A. 阳脉之海 B. 阴脉之海
C. 气海 D. 血海
E. 髓海

20. 任脉又称（ ）

A. 阳脉之海 B. 阴脉之海
C. 气海 D. 血海
E. 髓海

21. 称为血海的经脉是（ ）

A. 冲脉 B. 带脉
C. 督脉 D. 阴维脉
E. 任脉

22. 分主一身左右阴阳的经脉是（ ）

A. 冲脉 B. 任脉
C. 督脉 D. 跷脉
E. 维脉

23. 加强十二经脉与头面联系的是（ ）

A. 正经 B. 经筋
C. 经别 D. 皮部
E. 奇经

24. 可用“离、合、出、入”概括其循行分布特点的是（ ）

A. 十五别络 B. 十二经别
C. 十二经筋 D. 十二经脉
E. 奇经八脉

25. 加强十二经脉相为表里两经在体内联系的是（ ）

A. 经别 B. 经筋
C. 别络 D. 皮部
E. 奇经

26. 以下不具有表里经关系的是（ ）

A. 阳跷脉与阴跷脉
B. 手太阴肺经与手阳明大肠经
C. 足阳明胃经与足太阴脾经
D. 足厥阴肝经与足少阳胆经
E. 手少阳三焦经与手厥阴心包经

27. 腧穴的分类包括（ ）

A. 十四经穴、奇穴、特定穴
B. 十四经穴、原穴、阿是穴
C. 十四经穴、奇穴、阿是穴
D. 十二经穴、奇穴、阿是穴
E. 十四经穴、奇穴、五输穴

28. 下列关于“阿是穴”的说法，不正确的是（ ）

A. 又被称为“不定穴”
B. 没有具体数目
C. 位置不固定
D. 属于十二经脉
E. 以痛为腧

29. 以下不属于腧穴的特殊作用的是（ ）

A. 大椎退热
B. 近治作用
C. 特异性治疗某些病证
D. 双向调整作用
E. 心动过速与心动过缓均可用内关调节

30. 根据骨度分寸法，肘横纹至腋前横纹为

A. 9 寸 B. 14 寸
C. 12 寸 D. 13 寸
E. 8 寸

31. 以下关于骨度分寸的说法正确的是（ ）

A. 肘横纹至腕横纹 12 寸
B. 脐中至曲骨 6 寸

C. 髀枢至膝中16寸
D. 臀横纹至膝中19寸
E. 膝中至外踝高点13寸

32. 不属于肺经腧穴主治病证的有（　）
A. 咳嗽　B. 肘臂挛痛
C. 胸痛　D. 肩痛
E. 头痛

33. 手太阴肺经的止穴是（　）
A. 少商　B. 中府
C. 商阳　D. 迎香
E. 列缺

34. 在肘横纹，肱二头肌腱桡侧缘凹陷中的是（　）
A. 曲泽　B. 曲池
C. 少海　D. 尺泽
E. 太冲

35. 针刺时，要注意避开血管的是（　）
A. 尺泽　B. 孔最
C. 少商　D. 太渊
E. 鱼际

36. 以下经脉循行"入下齿中"的是（　）
A. 小肠经　B. 大肠经
C. 肺经　D. 胃经
E. 脾经

37. 以下腧穴不属于手阳明大肠经的是（　）
A. 商阳　B. 合谷
C. 手三里　D. 臑俞
E. 迎香

38. 手三里穴的定位在前臂，阳溪穴与曲池穴的连线上，肘横纹下（　）
A. 1寸　B. 1.5寸
C. 2寸　D. 2.5寸
E. 3寸

39. 颈部手术针刺麻醉常用的腧穴是（　）
A. 曲池　B. 曲泽
C. 尺泽　D. 合谷
E. 手三里

40. 下面关于胃经循行的说法，错误的是（　）
A. 起于鼻旁
B. 与足少阳经相汇合
C. 入上齿中
D. 入属于胃，联络于脾
E. 支脉从足背分出，沿足大趾内测直行到末端

41. 以下不属于胃经主治病证的是（　）
A. 胃肠病　B. 神志病
C. 热病　D. 下肢痿痹
E. 善太息

42. 不属于胃经循行部位的是（　）
A. 下齿　B. 口
C. 目　D. 鼻
E. 膈

43. 位于面部颧弓下缘中央与下颌切迹之间凹陷中的是（　）
A. 上关　B. 下关
C. 四白　D. 颊车
E. 耳门

44. 以下不属于脾经主治的是（　）
A. 脾胃病　B. 妇科病
C. 前阴病　D. 下肢痿痹
E. 腰背痛

45. 足太阴脾经的起止穴是（　）
A. 隐白、大敦
B. 隐白、大包
C. 隐白、鸠尾
D. 大包、陷谷
E. 隐白、厉兑

46. 内踝高点上3寸，胫骨内侧面后缘是（　）
A. 光明　B. 绝骨
C. 复溜　D. 三阴交
E. 悬钟

47. "起于大指之端""连舌本，散舌下"的经脉是（　）
A. 脾经　B. 胃经
C. 肝经　D. 心包经
E. 肾经

48. 归属心经的穴组是（　）
A. 神门、大陵
B. 通里、少冲
C. 少冲、少泽
D. 天池、关冲
E. 极泉、中冲

49. 阴郄穴位于（　）
A. 神门穴上1寸
B. 神门穴上1.5寸
C. 神门穴上2寸

D. 神门穴上0.5寸
E. 神门穴下0.5寸

50. 与目内眦和目外眦均发生联系的经脉是（　）
A. 小肠经　　B. 胆经
C. 膀胱经　　D. 三焦经
E. 胃经

51. 经络循行“绕肩胛”的经脉是（　）
A. 小肠经　　B. 胆经
C. 膀胱经　　D. 三焦经
E. 胃经

52. 养老穴主治的病证是（　）
A. 乳痈　　B. 吐血
C. 目视不明　　D. 心悸
E. 疟疾

53. 起于内眼角，循行至头顶并入颅内络脑的经脉是（　）
A. 膀胱经　　B. 胃经
C. 肝经　　D. 三焦经
E. 胆经

54. 脊柱旁开1.5寸的经络是（　）
A. 膀胱经　　B. 胃经
C. 肝经　　D. 三焦经
E. 胆经

55. 属于膀胱经的穴组是（　）
A. 天柱、攒竹、睛明、光明
B. 昆仑、京骨、丘墟、至阴
C. 承山、肺俞、心俞、大肠俞
D. 承山、委中、大杼、风市
E. 睛明、肾俞、承山、光明

56. 治疗骨蒸潮热、阴虚盗汗首选的腧穴是（　）
A. 肺俞　　B. 天柱
C. 攒竹　　D. 大肠俞
E. 委中

57. 起于足小趾下，斜走足心的经脉是（　）
A. 肾经　　B. 胃经
C. 膀胱经　　D. 胆经
E. 小肠经

58. 以下病证不属于肾经主治的是（　）
A. 耳聋耳鸣　　B. 月经失调
C. 阳痿　　D. 内踝肿痛
E. 口苦吞酸

59. 腹正中线旁开0.5寸是（　）
A. 肺经　　B. 肝经
C. 胃经　　D. 脾经
E. 肾经

60. 心包经的循行部位是（　）
A. 上肢内侧前缘　　B. 上肢内侧后缘
C. 上肢外侧前缘　　D. 上肢内侧中线
E. 上肢外侧后缘

61. 内关穴属于（　）
A. 心经　　B. 肺经
C. 三焦经　　D. 大肠经
E. 心包经

62. 肩峰角与肱骨大结节两骨间凹陷中的腧穴是（　）
A. 肩髃　　B. 肩髎
C. 肩贞　　D. 天宗
E. 肩井

63. 在颈部，耳垂后方，乳突下端前方凹陷中的腧穴是（　）
A. 翳风　　B. 扶突
C. 耳门　　D. 角孙
E. 头临泣

64. 经脉循行“其支者，从耳后入耳中，出走耳前，至目锐眦后”的经脉是（　）
A. 小肠经　　B. 大肠经
C. 胆经　　D. 三焦经
E. 胃经

65. 足少阳胆经的起止穴是
A. 瞳子髎、侠溪
B. 瞳子髎、足临泣
C. 瞳子髎、丝竹空
D. 丝竹空、足窍阴
E. 瞳子髎、足窍阴

66. 以下经脉中，循行“环阴器”的是（　）
A. 小肠经　　B. 大肠经
C. 胆经　　D. 三焦经
E. 肝经

67. 足厥阴肝经的起止穴是（　）
A. 太冲、期门
B. 期门、行间
C. 大敦、日月
D. 期门、侠溪
E. 大敦、期门

68. 督脉循行起始于（　）
A. 小腹　　B. 会阴

C. 尾骨　D. 上唇
E. 颠顶

69. 以下对百会穴的描述，错误的是（　）
A. 前正中线直上7寸
B. 可治疗神志疾病
C. 可治疗头痛
D. 可治疗热病
E. 可治疗气虚下陷证

70. 任脉的终止穴是（　）
A. 承浆　B. 廉泉
C. 会阴　D. 气海
E. 神阙

71. 以下不属于任脉腧穴的是（　）
A. 承浆　B. 廉泉
C. 关元　D. 气海
E. 水沟

72. 四神聪穴位于（　）
A. 百会穴前后左右各旁开1寸
B. 百会穴前后左右各旁开0.5寸
C. 百会穴前后左右各旁开1.5寸
D. 百会穴前后左右各旁开1.7寸
E. 百会穴前后左右各旁开1.2寸

73. 以下不属于太阳穴主治的是（　）
A. 头痛　B. 目疾
C. 面瘫　D. 面痛
E. 牙痛

74. 手太阴肺经的井穴为（　）
A. 少商　B. 鱼际
C. 太渊　D. 经渠
E. 尺泽

B1 型题

A. 别络　B. 经别
C. 浮络　D. 孙络
E. 经筋

1. 属于经脉的是（　）
2. 最细小的络脉是（　）

A. 心经　B. 心包经
C. 肺经　D. 小肠经
E. 三焦经

3. 行于上肢内侧前缘的是（　）
4. 行于上肢内侧后缘的是（　）

A. 上肢外侧前缘
B. 上肢外侧后缘
C. 上肢外侧中线
D. 上肢内侧前缘
E. 上肢内侧后缘

5. 手阳明大肠经分布在（　）
6. 手少阳三焦经分布在（　）

A. 经筋　B. 经别
C. 皮部　D. 奇经八脉
E. 别络

7. 具有加强足三阴、足三阳经脉与心脏联系的是（　）
8. 具有加强十二经脉表里两经在体表联系的是（　）

A. 皮部　B. 经筋
C. 奇经八脉　D. 经别
E. 别络

9. 对全身无数细小络脉起主导作用的是（　）
10. 具有涵蓄和调节十二经气血功能的是（　）

A. 加强足三阴、足三阳经脉与心脏的联系
B. 加强体表与体内、四肢与躯干的向心性联系
C. 加强十二经脉中相为表里的两经在体内的联系
D. 调节十二经脉的气血
E. 分主一身左右之阴阳

11. 冲脉的功能是（　）
12. 跷脉的功能是（　）

A. 冲脉　B. 任脉
C. 督脉　D. 带脉
E. 阴阳维脉

13. 称为“十二经脉之海”的是（　）
14. 具有约束纵行诸经功能的是（　）

A. 冲脉　B. 任脉
C. 督脉　D. 带脉
E. 阴阳维脉

15. “阳脉之海”指的是（　）
16. “阴脉之海”指的是（　）

A. 有固定的位置
B. 属于十四经脉
C. 腧穴的主要组成部分
D. 主治病证较多
E. 以按压痛点取穴
17. 属于奇穴特点的是（ ）
18. 属于阿是穴特点的是（ ）

A. 中脘治胃痛
B. 翳风治耳病
C. 至阴矫正胎位
D. 合谷治五官病
E. 养老治手腕痛
19. 属于腧穴远治作用的是（ ）
20. 属于腧穴特殊作用的是（ ）

A. 16 寸 B. 14 寸
C. 15 寸 D. 19 寸
E. 18 寸
21. 耻骨联合上缘至髌底的距离为（ ）
22. 髌尖（膝中）至内踝尖的距离为（ ）

A. 尺泽 B. 列缺
C. 少商 D. 太渊
E. 鱼际
23. 可以治疗无脉症的穴位是（ ）
24. 可以治疗小儿疳积的穴位是（ ）

A. 瘾疹、湿疹
B. 齿痛、咽喉肿痛、热病
C. 心悸、头晕
D. 呕吐、吞酸
E. 咳嗽、无脉症
25. 曲池穴的主治病证是（ ）
26. 商阳穴的主治病证是（ ）

A. 足三里 B. 梁丘
C. 厉兑 D. 丰隆
E. 商阳
27. 强壮保健的要穴是（ ）
28. 治疗便秘的穴位是（ ）

A. 隐白 B. 公孙
C. 地机 D. 三阴交
E. 阴陵泉
29. 脾湿证优先选择（ ）
30. 月经过多、崩漏等出血证优先选择（ ）

A. 少海 B. 通里
C. 神门 D. 小海
E. 内关
31. 在肘前区，平肘横纹，肱骨内上髁前缘的是（ ）
32. 在前臂前区，腕掌侧远端横纹上 0.5 寸，尺侧腕屈肌腱桡侧缘的是（ ）

A. 癫狂痫 B. 齿痛
C. 乳痈 D. 气喘
E. 目视不明
33. 后溪的主治病证是（ ）
34. 听宫的主治病证是（ ）

A. 肝俞 B. 脾俞
C. 肺俞 D. 胃俞
E. 肾俞
35. 第 9 胸椎棘突下旁开 1.5 寸的腧穴是（ ）
36. 第 11 胸椎棘突下旁开 1.5 寸的腧穴是（ ）

A. 复溜 B. 涌泉
C. 照海 D. 太溪
E. 阴谷
37. 治疗汗证首选（ ）
38. 治疗奔豚气首选（ ）

A. 内关 B. 劳宫
C. 曲泽 D. 少海
E. 小海
39. 治疗失眠、郁证、癫狂痫等神志病证首选（ ）
40. 治疗中风昏迷、中暑等急证首选（ ）

A. 2 寸 B. 2.5 寸
C. 3 寸 D. 4 寸
E. 5 寸
41. 外关距离腕背侧远端横纹（ ）
42. 支沟距离腕背侧远端横纹（ ）

A. 风池　B. 悬钟
C. 阳白　D. 风市
E. 翳风

43. 常用于治疗内外风证的腧穴是（　）
44. 常用于治疗中风、痴呆的腧穴是（　）

A. 大敦　B. 行间
C. 期门　D. 太冲
E. 章门

45. 常用于治疗奔豚气、乳痈的腧穴是（　）
46. 常用于治疗小儿惊风、月经不调、黄疸、呃逆的腧穴是（　）

A. 大椎　B. 百会
C. 腰阳关　D. 哑门
E. 神庭

47. 退热首选的腧穴是（　）
48. 治疗中气下陷首选的腧穴是（　）

A. 气海　B. 关元
C. 膻中　D. 中极
E. 承浆

49. 气虚首选（　）
50. 气机不畅首选（　）

A. 在小腿前侧上部，当犊鼻下 5 寸，胫骨前缘旁开一横指
B. 屈膝，在髌韧带的两侧凹陷处
C. 在脊柱区，第 1 胸椎至第 5 腰椎棘突下两侧，后正中线旁开 0.5 寸，共 17 穴
D. 在脊柱区，第 1 胸椎至第 5 腰椎棘突下两侧，后正中线旁开 1 寸，共 17 穴
E. 在小腿外侧，腓骨小头直下 2 寸

51. 胆囊穴的定位是（　）
52. 夹脊穴的定位是（　）

参考答案

A1 型题

1. E； 2. C； 3. D； 4. E； 5. C； 6. E； 7. E； 8. A； 9. C； 10. B； 11. B； 12. A； 13. A； 14. D； 15. C； 16. E； 17. A； 18. B； 19. A； 20. B； 21. A； 22. D； 23. C； 24. B； 25. A； 26. A； 27. C； 28. D； 29. B； 30. A； 31. A； 32. E； 33. A； 34. D； 35. D； 36. B； 37. D； 38. C； 39. D； 40. B； 41. E； 42. A； 43. B； 44. E； 45. B； 46. D； 47. A； 48. B； 49. D； 50. A； 51. A； 52. C； 53. A； 54. A； 55. C； 56. A； 57. A； 58. E； 59. E； 60. D； 61. E； 62. B； 63. A； 64. C； 65. E； 66. E； 67. E； 68. A； 69. A； 70. A； 71. E； 72. A； 73. E； 74. A

B1 型题

1. B； 2. D； 3. C； 4. A； 5. A； 6. C； 7. B； 8. E； 9. E； 10. C； 11. D； 12. E； 13. A； 14. D； 15. C； 16. B； 17. A； 18. E； 19. D； 20. C； 21. E； 22. C； 23. D； 24. E； 25. A； 26. B； 27. A； 28. D； 29. E； 30. A； 31. A； 32. B； 33. A； 34. B； 35. A； 36. B； 37. A； 38. B； 39. A； 40. B； 41. A； 42. C； 43. A； 44. B； 45. C； 46. D； 47. A； 48. B； 49. A； 50. C； 51. E； 52. C

第十单元　病因

A1 型题

1. 既有季节性特点，又不受季节限制，常为外感致病先导的邪气是（　）
A. 热邪　B. 风邪
C. 疠气　D. 寒邪
E. 湿邪
2. 易袭阳位，具有升发向上特性的邪气是（　）
A. 暑邪　B. 燥邪
C. 风邪　D. 火邪
E. 寒邪
3. 下列病邪致病最易出现发热恶风、汗出等症状的是（　）
A. 风邪　B. 寒邪
C. 火邪　D. 湿邪
E. 燥邪
4. 六淫致病，具有发病急、传变较快特点的邪气是（　）
A. 风邪　B. 寒邪
C. 火邪　D. 湿邪
E. 燥邪
5. 风邪伤人，病变部位不固定是由于（　）
A. 风性数变　B. 风性善行
C. 风性主动　D. 风性轻扬
E. 风性开泄

6. 风邪致病，发病急，传变快是由于（　）
A. 风性数变　B. 风性善行
C. 风性主动　D. 风性轻扬
E. 风性开泄
7. 下列属于风邪性质和致病特点的是（　）
A. 为阳邪，其性炎热
B. 为阳邪，其性开泄
C. 为阳邪，伤津耗气
D. 为阳邪，易生风动血
E. 为阳邪，其性炎上
8. 具有收引特性的邪气是（　）
A. 风邪　B. 寒邪
C. 火邪　D. 湿邪
E. 燥邪
9. 寒邪的性质是（　）
A. 其性开泄　B. 其性重浊
C. 其性凝滞　D. 其性黏腻
E. 其性干涩
10. 寒邪的致病特点是（　）
A. 凝滞而主痛
B. 黏滞而病程缠绵
C. 病证善行而数变
D. 病状沉重而易困
E. 升散而袭阳位
11. 常引起筋脉拘挛、屈伸不利、腠理闭塞、气机收敛的邪气是（　）
A. 风邪　B. 寒邪
C. 湿邪　D. 瘀血
E. 痰饮
12. 感受寒邪而致“中寒”是指（　）
A. 寒邪伤于肌表
B. 寒邪入中经脉
C. 寒邪自内而生
D. 寒邪直中脏腑
E. 寒邪侵及血分
13. 寒邪致病，症见肢体屈伸不利的主要原因是（　）
A. 寒为阴邪，易伤阳气
B. 寒客肌表，卫阳被遏
C. 寒性凝滞，痹阻经脉
D. 寒性收引，筋脉挛急
E. 寒邪入里，直中三阴
14. 寒邪致病，多发作疼痛的主要原因是（　）
A. 寒为阴邪，易伤阳气
B. 寒性收引，气机收敛
C. 寒性收引，经脉拘急
D. 寒客肌表，卫阳被郁
E. 寒性凝滞，气血阻滞不通
15. 寒邪伤人，出现脘腹冷痛、呕吐等症的主要原因是（　）
A. 寒性凝滞，气血运行不畅
B. 寒邪伤阳，直中脾胃
C. 寒性收引，气血凝滞不通
D. 寒性收引，经脉拘急
E. 寒性黏滞，气机不畅
16. 具有升散耗气特性的邪气是（　）
A. 风邪　B. 寒邪
C. 暑邪　D. 湿邪
E. 燥邪
17. 其性趋下的病邪为（　）
A. 风邪　B. 寒邪
C. 火邪　D. 湿邪
E. 燥邪
18. 致病后可出现各种秽浊症状的邪气是（　）
A. 风邪　B. 寒邪
C. 火邪　D. 湿邪
E. 燥邪
19. 湿邪致病缠绵难愈的主要原因是（　）
A. 湿为阴邪，易阻遏气机，病难速愈
B. 湿邪伤阳困脾，病难速愈
C. 湿性黏滞，胶着难解，病难速愈
D. 湿性重浊，留滞体内，病难速愈
E. 湿性趋下，易袭阴位，病难速愈
20. 造成“着痹”的主要邪气是（　）
A. 风邪　B. 寒邪
C. 火邪　D. 湿邪
E. 燥邪
21. 湿邪、寒邪的共同致病特点是（　）
A. 损伤阳气　B. 阻遏气机
C. 黏腻重浊　D. 凝滞收引
E. 易袭阳位
22. 湿邪致病最易困阻的是（　）
A. 心阳　B. 肺气
C. 脾阳　D. 肝阳
E. 肾气
23. 最易伤肺的邪气是（　）

A. 风邪　B. 寒邪
C. 暑邪　D. 湿邪
E. 燥邪

24. 温燥病的发病季节是（　）
A. 夏末初秋　B. 近冬深秋
C. 长夏季节　D. 冬末春初
E. 春末夏初

25. 其性干涩，易伤津液的病邪是（　）
A. 风邪　B. 寒邪
C. 暑邪　D. 湿邪
E. 燥邪

26. 易导致干咳少痰或痰黏难咳等症的邪气是（　）
A. 风邪　B. 寒邪
C. 暑邪　D. 湿邪
E. 燥邪

27. 暑邪为病，多见汗多、气短、乏力，是由于（　）
A. 暑为阳邪，其性炎热
B. 暑应于心，易扰心神
C. 暑多夹湿，易困脾土
D. 暑性升散，耗气伤津
E. 暑为阳邪，化火伤阴

28. 暑邪伤人，常见胸闷、四肢困倦等症的主要原因是（　）
A. 暑多夹湿，气滞湿阻
B. 暑性升散，汗多伤津，肢体失养
C. 暑性升散，伤津耗气
D. 暑性炎热，阳热内盛
E. 暑性升散，易扰心神

29. 下列属于火、燥、暑共同的致病特点是（　）
A. 上炎　B. 耗气
C. 伤津　D. 动血
E. 生风

30. 火邪的性质和致病特点是（　）
A. 为阳邪，其性升发
B. 为阳邪，其性轻扬
C. 为阳邪，其性燔灼趋上
D. 为阳邪，多夹湿邪
E. 为阳邪，其性干涩

31. 六淫中最易导致出血的是（　）
A. 热邪　B. 寒邪
C. 暑邪　D. 湿邪
E. 燥邪

32. 症见头痛、耳鸣、咽喉红肿疼痛、唇舌糜烂是由于（　）
A. 热邪侵扰心神
B. 热邪伤津耗气
C. 热邪易生风
D. 热邪易致动血
E. 火热之邪燔灼趋上

33. 侵犯人体，易发肿疡的邪气是（　）
A. 火邪　B. 寒邪
C. 暑邪　D. 湿邪
E. 风邪

34. 引发“行痹”的病邪是（　）
A. 风邪　B. 寒邪
C. 暑邪　D. 湿邪
E. 火邪

35. 引发“痛痹”的病邪是（　）
A. 风邪　B. 寒邪
C. 暑邪　D. 湿邪
E. 火邪

36. 疠气是指（　）
A. 六淫邪气　B. 异常气候
C. 情志变化　D. 气机时常
E. 乖戾之气

37. 以下不属于疠气致病特点的是（　）
A. 发病急骤，病情重笃
B. 高热持续不退
C. 一气一病，症状相似
D. 易于流行
E. 传染性强

38. 大怒主要损伤的脏腑是（　）
A. 肝　B. 心　C. 脾
D. 肺　E. 肾

39. 悲伤过度主要损伤的脏腑是（　）
A. 肝　B. 心　C. 脾
D. 肺　E. 肾

40. 七情内伤致病多损伤的脏是（　）
A. 心、肝、脾
B. 心、肺、脾
C. 心、肝、肾
D. 心、肺、肝
E. 肺、脾、肾

41. 七情内伤致病，首先损伤的脏是（　）

A. 肝　B. 心　C. 脾
D. 肺　E. 肾

42. 过怒影响的功能是（　）
A. 呼吸功能　B. 藏血功能
C. 疏泄功能　D. 纳气功能
E. 运化功能

43. 情志异常，导致心无所倚，神无所归，虑无所定的是（　）
A. 过度愤怒　B. 过度喜乐
C. 过度悲忧　D. 突然受惊
E. 思虑过度

44. 七情内伤可影响脏腑气机，其中恐则（　）
A. 气上　B. 气下
C. 气缓　D. 气结
E. 气消

45. 过度悲伤对气机的影响是（　）
A. 气上　B. 气下
C. 气乱　D. 气结
E. 气消

46. 大怒对气机的影响是（　）
A. 气上　B. 气下
C. 气乱　D. 气结
E. 气消

47. 思虑过度对气机的影响是（　）
A. 气上　B. 气下
C. 气乱　D. 气结
E. 气消

48. 暴喜过度，常见的症状是（　）
A. 神无所归，虑无所定
B. 不思饮食，腹胀纳呆
C. 面红目赤，头晕胀痛
D. 精神不能集中，甚则失神狂乱
E. 意志消沉，面色惨淡

49. 情志异常，可引起二便失禁的是（　）
A. 过度悲忧　B. 恐惧过度
C. 思虑不解　D. 过度愤怒
E. 突然受惊

50. 饮食因素致病，易致腹胀、便秘的是（　）
A. 饮食过饥　B. 饮食过饱
C. 饮食不洁　D. 五味偏嗜
E. 寒热偏嗜

51. 易致人体阴阳失调的饮食因素是（　）
A. 饮食过饥　B. 饮食过饱
C. 饮食不洁　D. 五味偏嗜
E. 寒热偏嗜

52. 最易导致剧烈腹泻、呕吐等中毒症状的是（　）
A. 饮食过饥　B. 饮食过饱
C. 饮食不洁　D. 五味偏嗜
E. 寒热偏嗜

53.《素问·五脏生成》说“多食酸”则（　）
A. 脉凝泣而变色
B. 皮槁而毛拔
C. 筋急而爪枯
D. 肉胝皱而唇揭
E. 骨痛而发落

54.《素问·五脏生成》说“多食辛”则（　）
A. 脉凝泣而变色
B. 皮槁而毛拔
C. 筋急而爪枯
D. 肉胝皱而唇揭
E. 骨痛而发落

55.《素问·五脏生成》说“多食咸”则（　）
A. 脉凝泣而变色
B. 皮槁而毛拔
C. 筋急而爪枯
D. 肉胝皱而唇揭
E. 骨痛而发落

56.《素问·五脏生成》说“多食甘”则（　）
A. 脉凝泣而变色
B. 皮槁而毛拔
C. 筋急而爪枯
D. 肉胝皱而唇揭
E. 骨痛而发落

57.《素问·五脏生成》说“多食苦”则（　）
A. 脉凝泣而变色
B. 皮槁而毛拔
C. 筋急而爪枯
D. 肉胝皱而唇揭
E. 骨痛而发落

58. 偏食辛温燥热之品，可致（　）
A. 心肝火旺　B. 肺胃热盛
C. 肺胃津伤　D. 肝经湿热
E. 肠胃积热

59. 劳力过度，易损伤的脏腑是（　）
A. 心肺　B. 心脾

C. 脾肺　D. 脾肾
E. 肝肾

60. 劳神过度，易损伤的脏腑是（　）
A. 心、肺　B. 心、脾
C. 脾、肺　D. 脾、肾
E. 肝、肾

61. 房劳过度，易损伤的脏腑是（　）
A. 心　B. 肝　C. 脾
D. 肺　E. 肾

62.《素问·宣明五气》提出久卧则（　）
A. 伤气　B. 伤血
C. 伤肉　D. 伤筋
E. 伤骨

63. 下列不属于病理产物的是（　）
A. 瘀血　B. 痰饮
C. 结石　D. 积食
E. 血瘀

64. 与痰饮形成密切相关的脏腑是（　）
A. 心、脾、肾
B. 心、肺、肾
C. 肝、脾、肾
D. 肺、脾、肾
E. 心、肺、脾

65. 下列因素中，易于蒙蔽心神的是（　）
A. 瘀血　B. 痰饮
C. 结石　D. 积食
E. 血瘀

66. 痰饮流注于经络，则可见（　）
A. 肢体麻木　B. 恶心呕吐
C. 胸闷心痛　D. 胸闷气喘
E. 胸胁胀满

67. 痰饮停胃，则可见（　）
A. 肢体麻木　B. 恶心呕吐
C. 胸闷心痛　D. 胸闷气喘
E. 胸胁胀满

68. 痰浊上逆易致（　）
A. 阻滞肺气，失于宣降
B. 留滞脏腑，升降失常
C. 蒙蔽清窍，扰乱心神
D. 流注经络，气机阻滞
E. 停滞胃腑，失于和降

69. 瘀血所致出血的特点是（　）
A. 出血量多　B. 血色鲜红
C. 夹有血块　D. 伴有胀痛
E. 痛处可移

70. 瘀血所致疼痛的特点是（　）
A. 胀痛　B. 窜痛
C. 灼痛　D. 刺痛
E. 重痛

71. 下列不属于瘀血致病特点的是（　）
A. 易于阻滞气机
B. 影响新血生成
C. 影响血脉运行
D. 病位较为固定
E. 易于蒙蔽神明

72. 下列不属于结石致病特点的是（　）
A. 多发于六腑　B. 病程较长
C. 病情轻重不一　D. 易于蒙蔽心神
E. 阻滞气机，损伤脉络

73. 结石多发于（　）
A. 肝、胆、胃
B. 心、肺、肝、肾
C. 脾、胃、肾、膀胱
D. 肝、肾、脾、胆
E. 胃、胆、肾、膀胱

74. 下列不属于瘀血形成原因的是（　）
A. 气虚　B. 气滞
C. 血寒　D. 血热
E. 湿邪

B1 型题

A. 风邪　B. 寒邪
C. 湿邪　D. 燥邪
E. 火邪

1. 具有善行数变致病特点的邪气是（　）
2. 具有重浊黏滞致病特点的邪气是（　）

A. 风邪　B. 寒邪
C. 湿邪　D. 燥邪
E. 火邪

3. 具有凝滞收引致病特点的邪气是（　）
4. 具有生风动血致病特点的邪气是（　）

A. 耗气伤津，扰神
B. 阻滞气机
C. 自口鼻而入，犯肺伤津

D. 袭阴位
E. 致气机收敛
5. 燥邪致病，易（　）
6. 火热之邪致病，易（　）

A. 风邪　B. 寒邪
C. 湿邪　D. 燥邪
E. 火邪
7. 易困脾的邪气是（　）
8. 易伤肺的邪气是（　）

A. 易发情志病变
B. 直接伤及内脏
C. 易影响脏腑气机
D. 一气一病，症状相似
E. 病邪相兼为病
9. 六淫致病特点为（　）
10. 疠气致病特点为（　）

A. 气结　B. 气乱
C. 气缓　D. 气上
E. 气消
11. 思则（　）
12. 悲则（　）

A. 脾、肺　B. 心、脾
C. 肝、肾　D. 肝、肺
E. 心、肺
13. 劳力过度易损伤的脏是（　）
14. 劳神过度易损伤的脏是（　）

A. 易于动血
B. 易伤阳气
C. 易耗气伤津
D. 易于伤肺
E. 易袭阳位
15. 寒邪的致病特点是（　）
16. 燥邪的致病特点是（　）

A. 凝滞收引　B. 轻扬开泄
C. 耗气伤津　D. 重浊黏滞
E. 干涩伤津
17. 风邪的性质与致病特点是（　）
18. 寒邪的性质与致病特点是（　）

A. 气机不畅　B. 阳气不振
C. 神气衰弱　D. 蒙蔽心神
E. 变幻多端
19. 过逸与瘀血停滞均可出现的病理变化是（　）
20. 属于结石致病特点的是（　）

A. 阻滞气机，损伤脉络
B. 加重病情，变生他疾
C. 病位固定，病证繁多
D. 致病广泛，变化多端
E. 阳气不足，抗病力弱
21. 医过与药邪共有的致病特点是（　）
22. 属于结石停滞体内的致病特点是（　）

参考答案

A1 型题

1. B；2. C；3. A；4. A；5. B；6. A；7. B；8. B；9. C；10. A；11. B；12. D；13. D；14. E；15. B；16. C；17. D；18. D；19. C；20. D；21. A；22. C；23. E；24. A；25. E；26. E；27. D；28. A；29. C；30. C；31. A；32. E；33. A；34. A；35. B；36. E；37. B；38. A；39. D；40. A；41. B；42. C；43. D；44. B；45. E；46. A；47. D；48. D；49. B；50. B；51. E；52. C；53. D；54. C；55. A；56. E；57. B；58. E；59. C；60. B；61. E；62. B；63. E；64. D；65. B；66. A；67. B；68. C；69. C；70. D；71. E；72. D；73. E；74. E

B1 型题

1. A；2. C；3. B；4. E；5. C；6. A；7. C；8. D；9. E；10. D；11. A；12. E；13. A；14. B；15. B；16. D；17. B；18. A；19. A；20. A；21. B；22. A

第十一单元　发病

A1 型题

1. 人体内具有抗病、祛邪、调节、修复作用的一类细微物质称为（　）
A. 精气　B. 阳气
C. 真气　D. 正气
E. 功能活动

2. 各种致病因素又可称为（ ）
A. 疠气 B. 邪气
C. 六淫 D. 虚邪
E. 正邪
3. 疾病发生的内在依据是（ ）
A. 邪气偏盛 B. 邪盛正衰
C. 正气不足 D. 正盛邪衰
E. 正虚邪恋
4. 疾病发生的重要条件是（ ）
A. 正气不足 B. 邪气偏盛
C. 邪胜正负 D. 饮食不良
E. 地域因素
5. 在原发病的基础上，继续发生新的疾病，称为（ ）
A. 复发 B. 合病
C. 并病 D. 继发
E. 徐发
6.《素问·生气通天论》说："冬伤于寒，春必温病。"此说的发病类型属于（ ）
A. 感邪即发 B. 徐发
C. 伏而后发 D. 复发
E. 继发
7. 合病是指（ ）
A. 多部位同时受邪
B. 表证未罢又见里证
C. 寒湿合邪而侵人
D. 经脉间病证传变
E. 湿热合邪而致病
8. 邪气侵犯人体后能否引起发病取决于（ ）
A. 邪气性质 B. 正气盛衰
C. 禀赋强弱 D. 感邪轻重
E. 邪正胜负
9. 感邪后慢慢发病，称为（ ）
A. 复发 B. 合病
C. 并病 D. 继发
E. 徐发
10. 体质因素与精神状态主要能影响人体的（ ）
A. 正气盛衰 B. 禀赋强弱
C. 感邪性质 D. 感邪轻重
E. 受邪部位

B1 型题

A. 正气不足 B. 邪气偏盛
C. 邪盛正衰 D. 正盛邪衰
E. 正虚邪恋
1. 疾病发生的重要条件是（ ）
2. 疾病发生的内在依据是（ ）

A. 病邪易感性
B. 发病性质类型
C. 影响病势进退
D. 影响病程长短
E. 决定证候类型
3. 邪气对疾病的影响表现为（ ）
4. 体质对疾病的影响表现为（ ）

A. 饮食不慎 B. 邪未尽除
C. 情志失调 D. 新感病邪
E. 劳逸失度
5. 疾病复发的首要条件是（ ）
6. 脾胃疾患致复的诱因常为（ ）

A. 猝发 B. 伏而后发
C. 徐发 D. 继发
E. 复发
7. 破伤风发病，属于（ ）
8. 年老体弱之人发病，多属（ ）

参考答案

A1 型题

1. D；2. B；3. C；4. B；5. D；6. C；7. A；8. E；9. E；10. A

B1 型题

1. B；2. A；3. B；4. A；5. B；6. A；7. B；8. C

第十二单元　病机

A1 型题

1. 下列属于疾病基本病机的是（ ）
A. 经络病机
B. 脏腑病机
C. 六淫病机
D. 阴阳失调病机
E. 内生五邪病机
2. 决定病证虚实变化的主要病机是（ ）
A. 脏腑功能的盛衰

B. 阴阳之气的盛衰
C. 气血的盛衰
D. 正邪的盛衰
E. 邪气的有无

3. 邪正盛衰决定着（　）
A. 病证的寒热
B. 病位的表里
C. 气血的盛衰
D. 病证的虚实
E. 疾病的类型

4. 证候虚实的“实”是指（　）
A. 体质壮实　B. 正气旺盛
C. 邪气亢盛　D. 病邪内生
E. 外邪侵袭

5. 证候虚实的“虚”是指（　）
A. 体质虚弱　B. 气血虚
C. 正气不足　D. 邪留伤正
E. 精气虚

6. 实证常见于外感病的阶段是（　）
A. 末期
B. 初期
C. 各个阶段
D. 初期和中期
E. 中期和后期

7. 下列属于实证临床表现的是（　）
A. 二便不通　B. 神疲体倦
C. 五心烦热　D. 面容憔悴
E. 自汗盗汗

8. 下列属于虚证临床表现的是（　）
A. 二便不通　B. 精神亢奋
C. 烦躁不宁　D. 二便失禁
E. 疼痛剧烈

9. 下列不属于虚实错杂的是（　）
A. 真实假虚　B. 表实里虚
C. 上实下虚　D. 实中夹虚
E. 虚中夹实

10. “大实有羸状”的病机是（　）
A. 由实转虚　B. 实中夹虚
C. 真实假虚　D. 真虚假实
E. 虚实错杂

11. 在正气虚弱的基础上，又产生了痰浊或瘀血等病理产物，所形成的病机是（　）
A. 真实假虚　B. 由虚转实
C. 虚中夹实　D. 真虚假实
E. 因实致虚

12. 疾病后期产生后遗症的病机是（　）
A. 正盛邪退　B. 邪去正虚
C. 邪盛正虚　D. 邪正交争
E. 正虚邪恋

13. 有关病证的虚实变化，下列表述正确的是（　）
A. 主要取决于邪气亢盛与否
B. 主要取决于正气旺盛与否
C. 主要取决于脏腑功能盛衰
D. 主要取决于邪正的消长盛衰
E. 主要取决于气血是否旺盛

14. 导致病势处于迁延状态的病机变化是（　）
A. 邪正相持　B. 正虚邪恋
C. 邪盛正衰　D. 邪去正虚
E. 正胜邪退

15. 阳偏盛的病理状态是（　）
A. 脏腑功能障碍
B. 病理性代谢产物积聚
C. 功能亢奋，热量过剩
D. 阴不制阳，阳相对偏亢
E. 阴液不足，火热内生

16. 阴偏盛的病理状态是（　）
A. 阴邪亢盛，功能抑制
B. 阴液不足，阳气失制而偏盛
C. 阳气亢盛，耗伤机体的阴液
D. 阴寒邪盛，逼迫阳气浮越于外
E. 阳气虚损，产热不足

17. 阴偏衰的主要病机是（　）
A. 阳气亢盛，阴气相对不足
B. 阳热盛极，格阴于外
C. 阳气亢盛，耗伤精血津液
D. 人体阴气不足，功能虚性亢奋
E. 阴液亏损，阳气化生亦不足

18. 阴偏衰最主要影响的是（　）
A. 心　B. 脾　C. 肾
D. 胃　E. 肝

19. 容易发生阴阳互损的脏是（　）
A. 肝　B. 心　C. 脾
D. 肺　E. 肾

20. 阴阳不相维系，可出现（　）
A. 阳盛则热，阴盛则寒

B. 阳虚则寒，阴虚则热
C. 阴盛格阳，阳盛格阴
D. 阴损及阳，阳损及阴
E. 阴虚阳亢，阳虚阴盛

21. 阴损及阳是指（ ）
A. 阴虚不能制约阳气
B. 阴盛于内，格阳于外
C. 阴气亏虚，阳无以化生，阳亦亏虚
D. 阴盛伤阳，阳气受损
E. 阴气盛极，阳气浮越于外

22. 阳损及阴的病机多表现为（ ）
A. 虚热
B. 虚寒
C. 以阳虚为主的阴阳两虚
D. 阴阳之气对等的两虚
E. 以阴虚为主的阴阳两虚

23. 阴损及阳的病机多表现为（ ）
A. 虚热
B. 虚寒
C. 以阳虚为主的阴阳两虚
D. 阴阳之气对等的两虚
E. 以阴虚为主的阴阳两虚

24. 邪热内伏，反见四肢厥冷的病机是（ ）
A. 阳盛则阴病
B. 阴盛则寒
C. 阳虚则寒
D. 阴损及阳
E. 阳盛格阴

25. 阳盛格阴的病机特点是（ ）
A. 阳盛则阴病
B. 阳损及阴
C. 真热假寒
D. 重阳必阴
E. 真实假虚

26. 阳热之邪壅盛于内，逼迫阴气浮越于外的病机变化是（ ）
A. 阴盛格阳　B. 阴损及阳
C. 阳盛格阴　D. 阳损及阴
E. 阴盛耗阴

27. 持续高热，突然体温下降，面色苍白，四肢厥冷，其病机变化为（ ）
A. 寒极生热　B. 重阴必阳
C. 阳盛格阴　D. 阳盛则热
E. 热极生寒

28. 不属于气机失调病机变化的是（ ）
A. 气虚　B. 气滞
C. 气逆　D. 气闭
E. 气脱

29. 机体局部之气流通不畅，郁滞不通的病理状态是（ ）
A. 气虚　B. 气滞
C. 气逆　D. 气闭
E. 气脱

30. 气不内守，大量丢失于外的病理状态是（ ）
A. 气虚　B. 气滞
C. 气逆　D. 气闭
E. 气脱

31. 内脏下垂的病机是（ ）
A. 气陷　B. 气滞
C. 气逆　D. 气闭
E. 气脱

32. 上气不足的病理状态是（ ）
A. 气陷　B. 气滞
C. 气逆　D. 气闭
E. 气脱

33. 气机闭阻，外出严重障碍，以致清窍闭塞的病理状态是（ ）
A. 气虚　B. 气滞
C. 气逆　D. 气闭
E. 气脱

34. 气陷常见于（ ）
A. 脾气虚衰　B. 肺肾气虚
C. 脾肾气虚　D. 心肾气虚
E. 肾气虚衰

35. 下列偏于宗气虚的表现的是（ ）
A. 倦怠乏力
B. 精神委顿
C. 面色㿠白
D. 动则心悸，呼吸气短
E. 生长发育迟缓

36. 脏腑气滞病变多发生于（ ）
A. 肺、脾胃、肾
B. 心、脾胃、肝
C. 肝、脾胃、肾
D. 肺、脾胃、肝
E. 肝胆、肺、肾

37. 气逆最常发作的脏腑是（　）
A. 肺、胃、肾
B. 心、胃、肝
C. 肝、胃、肾
D. 肺、胃、肝
E. 肝、肺、肾
38. 五脏中最常出现血虚证的两脏是（　）
A. 心、肝　B. 心、脾
C. 脾、肾　D. 肝、肾
E. 心、肺
39. 下列不能导致出血的病机是（　）
A. 血瘀　B. 血热
C. 气虚　D. 肝不藏血
E. 血寒
40. 多与气滞血瘀发病密切相关的脏腑是（　）
A. 肝　B. 心　C. 脾
D. 肺　E. 肾
41. 不属于气与血关系失常的病理变化是（　）
A. 气滞血瘀　B. 气不摄血
C. 气随血脱　D. 气虚血热
E. 气虚血瘀
42. "内风"产生的机理是（　）
A. 体内气机逆乱
B. 身中阳气变动
C. 体内阴血不足
D. 体内筋脉失养
E. 体表络脉失濡
43. 不属于"寒从中生"的病理状态的是（　）
A. 肾阳不足，水肿、尿少
B. 脾阳不足，四肢不温
C. 寒邪直中太阴，腹痛、泄泻
D. 心阳虚损，心悸胸痛、畏寒
E. 肺阳虚衰，寒饮阻肺
44. 津亏血瘀的病机是（　）
A. 津少不能化血
B. 血瘀不能化津
C. 血脉瘀阻，津液停聚
D. 津液枯涸，燥热内生
E. 津液亏耗，脉失濡润
45. 不属于导致津液不足原因的是（　）
A. 热盛
B. 大汗
C. 多尿
D. 脏腑功能减退
E. 气滞
46. 与"湿浊内生"关系密切的脏是（　）
A. 肝　B. 心　C. 脾
D. 肺　E. 肾
47. 外燥和内燥皆常见的脏是（　）
A. 肝　B. 心　C. 脾
D. 肺　E. 肾
48. 下列对于内火病机的论述不正确的是（　）
A. 阳亢化火　B. 邪郁化火
C. 五志化火　D. 阴虚火旺
E. 少火过盛
49. 外感病的基本传变形式是（　）
A. 六经传变
B. 三焦传变
C. 卫气营血传变
D. 表里传变
E. 脏腑传变
50. 以下关于疾病寒热病性转化的论述不正确的是（　）
A. 阳盛体质，易热化、燥化
B. 阳虚体质，易寒化、湿化
C. 病位属阳，多化热
D. 病位属阴，多化寒
E. 过用寒药，多化热

B1 型题

A. 实证
B. 虚证
C. 虚实夹杂证
D. 真虚假实证
E. 真实假虚证
1. 正气不足，邪气不盛，形成的病证是（　）
2. 邪气亢盛，正气不虚，形成的病证是（　）

A. 实证
B. 虚证
C. 虚实夹杂证
D. 真虚假实证
E. 真实假虚证
3. 正气不足，邪气已退，形成的病证是（　）
4. 实邪结聚，阻滞经络，气血不能外达所形成的病证是（　）

A. 正胜邪退　B. 邪盛正衰
C. 邪正相搏　D. 邪去正虚
E. 正虚邪恋

5. 疾病慢性化、久治不愈或遗留后遗症的主要原因是（　）
6. 可因正不敌邪而出现“亡阴”“亡阳”的是（　）

A. 内寒　B. 内风
C. 内湿　D. 内燥
E. 内火

7. 阳气不足引起的是（　）
8. 阴气不足引起的是（　）

A. 肝　B. 心　C. 脾
D. 肺　E. 肾

9. 与内风产生密切相关的脏是（　）
10. 与内湿产生密切相关的脏是（　）

A. 虚寒证
B. 虚热证
C. 真寒假热证
D. 真热假寒证
E. 阴阳两虚证

11. 阴盛格阳引起的病理变化是（　）
12. 阳盛格阴引起的病理变化是（　）

A. 气逆　B. 气陷
C. 气脱　D. 气闭
E. 气滞

13. 咳嗽、气喘、气急，属（　）
14. 脘腹胀满坠痛、便意频频、气短乏力，属（　）

A. 元气耗损，脏腑功能衰退
B. 气机不畅，脏腑功能障碍
C. 气机升降失常，脏腑之气逆上
D. 气虚无力升举，脏腑位置下垂
E. 气的出入异常，或闭阻，或外散

15. 气闭或气脱的病机，主要是指（　）
16. 气陷病机，主要是指（　）

A. 血液不足，濡养功能减退
B. 血液循行迟缓，或不畅，或停滞
C. 血分有热，血行加速或迫血妄行
D. 气血失和，不荣经脉
E. 血随气逆，咯血或呕血

17. 血热是指（　）
18. 血瘀是指（　）

参考答案

A1 型题

1. D；2. D；3. D；4. C；5. C；6. D；7. A；8. D；9. A；10. C；11. C；12. E；13. D；14. A；15. C；16. A；17. D；18. C；19. E；20. C；21. C；22. C；23. E；24. E；25. C；26. C；27. E；28. A；29. B；30. E；31. A；32. A；33. D；34. A；35. D；36. D；37. D；38. A；39. E；40. A；41. D；42. B；43. C；44. E；45. E；46. C；47. D；48. E；49. D；50. E

B1 型题

1. B；2. A；3. B；4. E；5. E；6. B；7. A；8. E；9. A；10. C；11. C；12. D；13. A；14. B；15. E；16. D；17. C；18. B

第十三单元　防治原则

A1 型题

1. 属于既病防变的是（　）
   A. 调摄精神　B. 锻炼身体
   C. 起居有节　D. 药物预防
   E. 早期诊治
2. 先安未受邪之地属于（　）
   A. 治病求本　B. 急则治标
   C. 未病先防　D. 既病防变
   E. 因时制宜
3. 就病变过程中矛盾的主次关系而言，其标本之划分，下列表述错误的是（　）
   A. 正气为本，邪气为标
   B. 病因为标，症状为本
   C. 先病为本，后病为标
   D. 原发病为本，继发病为标
   E. 脏腑病为本，肌表经络病为标
4. 素体气虚，抗病力低下，反复感冒，治之以益气解表。以标本先后缓急治则言之，属于（　）
   A. 急则治其标
   B. 本急则先治其本
   C. 缓则治其本

D. 本缓则先治其标

E. 标本兼治

5. 适用“急则治标”治则的是（　）

A. 阴虚咳嗽

B. 持续低热

C. 大小便不通

D. 慢性胃痛

E. 下肢水肿

6. 热病用寒凉药来治疗属于（　）

A. 用热远热　B. 用寒远寒

C. 逆者正治　D. 热者寒之

E. 寒者热之

7. 虚损病证用补益方药来治疗属于（　）

A. 逆者正治　B. 从者反治

C. 实者泻之　D. 虚者补之

E. 虚虚实实

8. 寒因寒用是指采用寒凉性质的药物来治疗（　）

A. 寒证

B. 虚寒证

C. 真热假寒证

D. 真寒假热证

E. 寒热错杂证

9. 对热因热用的表述，下列错误的是（　）

A. 用热性药物治疗真寒假热证

B. 用热性药物治疗阴盛格阳所致的病证

C. 用温热药物应尽量避免在炎热季节使用

D. 所采用方药的性质顺从疾病的假象

E. 实质上仍是逆其证候真象性质而治的治法

10. 正治指的是（　）

A. 正确的治疗法则

B. 顺从疾病的某些假象而治的原则

C. 逆其疾病证候性质而治的原则

D. 扶助正气而治的原则

E. 祛除邪气而治的原则

11. 属于正治的是（　）

A. 以寒治寒　B. 热因热用

C. 用寒远寒　D. 以补开塞

E. 以寒治热

12. 反治指的是（　）

A. 顺从疾病的本质而治

B. 逆其疾病的症状而治

C. 逆其疾病的现象而治

D. 顺从疾病的假象而治

E. 反常的治疗方法

13. 属于反治的是（　）

A. 热者寒之　B. 以寒治寒

C. 以寒治热　D. 以热治寒

E. 热者寒之

14. 虚损病变出现闭塞不通征象，用补益方药来治疗，可概括为（　）

A. 虚则补之　B. 补其不足

C. 攻补兼施　D. 塞因塞用

E. 补虚泻实

15. 患者正虚邪实而正气不耐攻伐，此时应采取的治则是（　）

A. 扶正

B. 祛邪

C. 祛邪扶正兼用

D. 先祛邪后扶正

E. 先扶正后祛邪

16. 阴阳偏衰的治疗，下列原则最中肯的是（　）

A. 调整阴阳　B. 损益兼用

C. 补其不足　D. 滋阴清热

E. 损其有余

17. 治疗阴偏衰时，在滋阴剂中适当佐用扶阳药，使“阴得阳升而泉源不竭”，这可概括为（　）

A. 阴阳并补　B. 阴中求阳

C. 阳中求阴　D. 扶阳消阴

E. 滋阴制阳

18. “塞因塞用”的治法，适用于治疗（　）

A. 表实里虚证

B. 虚实夹杂证

C. 真虚假实证

D. 真实假虚证

E. 表虚里实证

19. 瘀血导致的崩漏，治疗宜选用的治法是（　）

A. 塞因塞用　B. 通因通用

C. 补气摄血　D. 清热凉血

E. 热者寒之

20. 下列选项，不属于“因人制宜”原则的是（　）

A. 因性别不同而用药各异

B. 因居处环境不同而用药各异

C. 因体质不同而用药各异

D. 因年龄长幼不同而用药各异

E. 因生活习惯不同而用药各异

21. 我国东南地区多用辛凉解表，西北地区则常用辛温解表，所体现的治则是（ ）

A. 既病防变 B. 治病求本
C. 因人制宜 D. 因时制宜
E. 因地制宜

22. 用寒远寒、用热远热属于（ ）

A. 扶正祛邪 B. 因地制宜
C. 因人制宜 D. 因时制宜
E. 未病先防

B1 型题

A. 治病求本 B. 未病先防
C. 既病防变 D. 因地制宜
E. 因时制宜

1. 调摄精神属于（ ）
2. 先安未受邪之地属于（ ）

A. 热因热用 B. 实则泻之
C. 热者寒之 D. 寒者热之
E. 虚则补之

3. 属于反治的是（ ）
4. 属于从治的是（ ）

A. 寒者热之 B. 热者寒之
C. 阳病治阴 D. 阴病治阳
E. 抑强扶弱

5. 阳虚证宜（ ）
6. 实寒证宜（ ）

A. 顺应自然 B. 养性调神
C. 护肾保精 D. 调摄饮食
E. 体魄锻炼

7. 起居有常属于哪一种养生原则（ ）
8. “春夏养阳，秋冬养阴”属于哪一种养生原则（ ）

A. 扶正
B. 祛邪
C. 扶正兼祛邪
D. 先扶正后祛邪
E. 先祛邪后扶正

9. 正虚不甚，邪势方张，正气尚能耐攻者应用（ ）
10. 正虚为主的虚实夹杂证应用（ ）

A. 正治 B. 从治
C. 标本兼治 D. 治本
E. 治标

11. 对大出血患者应采用的治疗原则是（ ）
12. 热病见热象应采用的治疗原则是（ ）

A. 热因热用 B. 寒因寒用
C. 塞因塞用 D. 通因通用
E. 虚则补之

13. 对热结旁流应采用的治疗方法是（ ）
14. 对真寒假热应采用的治疗方法是（ ）

A. 因人制宜 B. 因时制宜
C. 因地制宜 D. 治未病
E. 扶助正气

15. 治病时考虑性别、年龄等因素，属于（ ）
16. 用寒远寒、用热远热属于（ ）

A. 热因热用 B. 寒因寒用
C. 塞因塞用 D. 通因通用
E. 热者寒之

17. 用补益药治疗某些具有闭塞不通症状的病证，属于（ ）
18. 用热性药治疗具有假热症状的病证，属于（ ）

参考答案

A1 型题

1. E；2. D；3. B；4. E；5. C；6. D；7. D；8. C；9. C；10. C；11. E；12. D；13. B；14. D；15. E；16. C；17. C；18. C；19. B；20. B；21. E；22. D

B1 型题

1. B；2. C；3. A；4. A；5. D；6. A；7. B；8. A；9. E；10. C；11. E；12. A；13. D；14. A；15. A；16. B；17. C；18. A

第二章　中医诊断学

第一单元　中医诊断疾病的基本原则

A1 型题

1. 中医诊断的基本原则是（　）
   A. 熟悉理论，临床实践，辨证思维
   B. 整体审察，见微知著，病证结合
   C. 整体审察，诊法合参，病证结合
   D. 思外揣内，见微知著，以常达变
   E. 证候转化，病证结合，辨证求因
2. 下列各项，属于中医诊断基本原则的是（　）
   A. 思外揣内　B. 以常达变
   C. 熟悉理论　D. 治病求本
   E. 整体审察
3. 下列各项中，属于中医诊断基本原则的是（　）
   A. 望闻问切　B. 思外揣内
   C. 病证结合　D. 辨证论治
   E. 脏腑经络

参考答案

A1 型题

1. C；2. E；3. C

第二单元　问诊

A1 型题

1. 午后夜间潮热的临床意义是（　）
   A. 温病入营　B. 阳明腑实
   C. 湿遏热伏　D. 阴虚火旺
   E. 热入心包
2. 外感风寒之邪初期所致的症状是（　）
   A. 恶寒重，发热轻
   B. 恶寒轻，发热重
   C. 发热轻而恶风
   D. 只恶寒，不发热
   E. 只发热，不恶寒
3. 日晡潮热患者热势较高的时间段为（　）
   A. 上午 8 ~ 10 时
   B. 上午 9 ~ 11 时
   C. 下午 1 ~ 3 时
   D. 下午 3 ~ 5 时
   E. 下午 2 ~ 4 时
4. 恶寒与发热交替发作属于（　）
   A. 里实热证
   B. 里虚寒证
   C. 阳明腑实证
   D. 血虚证
   E. 半表半里证
5. 自汗的临床意义是（　）
   A. 阴虚　B. 血虚
   C. 气闭　D. 血瘀
   E. 气虚
6. 下列属于湿温潮热典型症状的是（　）
   A. 盗汗　B. 恶寒发热
   C. 两颧潮红　D. 身热不扬
   E. 口渴喜饮
7. 阴虚潮热的特点是（　）
   A. 身热不扬
   B. 午后夜间低热
   C. 腹满便秘
   D. 恶寒发热交替
   E. 恶寒发热
8. 自觉身冷，添衣加被、近火取暖能缓解的是（　）
   A. 畏寒　B. 恶寒
   C. 寒战　D. 寒厥
   E. 寒栗
9. 下列属于病理性汗出的是（　）
   A. 进食辛辣时汗出
   B. 剧烈运动后汗出
   C. 睡眠时汗出不止
   D. 天气炎热时汗出
   E. 衣着过厚时汗出
10. 自汗的临床意义是（　）

A. 阳气暴脱于外
B. 阴虚阳亢于上
C. 血虚阴亏于里
D. 气虚卫阳不固
E. 正邪相争剧烈

11. 久病畏寒的临床意义是（ ）
A. 里虚寒证
B. 里实热证
C. 风邪表证
D. 半表半里证
E. 内湿证

12. 下列属于微热的临床意义的是（ ）
A. 气郁 B. 阴虚
C. 阳明腑实 D. 风寒表实
E. 感染疟疾

13. 久病畏寒的临床意义是（ ）
A. 寒邪内侵 B. 感受风邪
C. 阳气虚衰 D. 风寒袭表
E. 阳明热盛

14. 睡时汗出，醒则汗止，属于（ ）
A. 绝汗 B. 自汗
C. 盗汗 D. 战汗
E. 大汗

15. 湿温潮热的临床表现是（ ）
A. 身热不扬，午后热甚
B. 长期发热，劳毕益甚
C. 入夜发热，天明热退
D. 至夏则热，秋凉则止
E. 午后发热，入夜尤甚

16. 酸痛的临床意义（ ）
A. 火邪窜至经络
B. 寒邪阻滞经络
C. 气阴两虚
D. 湿侵肌肉关节
E. 外感寒邪

17. 疼痛兼有空虚感的临床意义（ ）
A. 气血阴精不足
B. 气机闭阻
C. 湿侵肌肉关节
D. 血行不畅
E. 肝阳上亢

18. 疼痛不甚剧烈，绵绵不休，尚可忍耐属于（ ）
A. 胀痛 B. 窜痛
C. 空痛 D. 刺痛
E. 隐痛

19. 瘀血阻滞，血行不畅所导致的疼痛是（ ）
A. 重痛 B. 酸痛
C. 胀痛 D. 刺痛
E. 空痛

20. 阳气精血亏虚所致的疼痛临床表现是（ ）
A. 痛如刀绞 B. 游走窜痛
C. 胀满疼痛 D. 隐隐作痛
E. 痛如针刺

21. 血瘀致痛的临床表现是（ ）
A. 游走痛 B. 掣痛
C. 刺痛 D. 窜痛
E. 重痛

22. 前额疼痛连及眉棱骨属于（ ）
A. 少阳头痛 B. 厥阴头痛
C. 阳明头痛 D. 太阳头痛
E. 少阴头痛

23. 头部两侧疼痛者属于（ ）
A. 阳明头痛 B. 少阳头痛
C. 太阳头痛 D. 厥阴头痛
E. 少阴疼痛

24. 颠顶部头痛属于（ ）
A. 阳明头痛 B. 少阳头痛
C. 太阳头痛 D. 厥阴头痛
E. 少阴头痛

25. 下列各项与胁痛无关的是（ ）
A. 胃阴亏虚 B. 饮停胸胁
C. 肝郁气滞 D. 肝胆湿热
E. 肝胆火盛

26. 结石阻滞胆管所引起的上腹部疼痛性质属于（ ）
A. 胀痛 B. 绞痛
C. 刺痛 D. 隐痛
E. 空痛

27. 后头枕部疼痛连及项部者属于（ ）
A. 阳明头痛 B. 少阳头痛
C. 太阳头痛 D. 厥阴头痛
E. 太阴头痛

28. 头晕而重，如物缠裹的临床意义是（ ）
A. 肝阳上亢 B. 肝火上炎
C. 肾精亏虚 D. 气血两亏

E. 痰湿内阻

29. 下列各项不属于头晕临床意义的是（ ）

A. 肝火上炎 B. 痰湿内阻

C. 肝阳上亢 D. 阳明腑实

E. 肾精不足

30. 肝经不畅或大肠病变引起腹痛的部位是（ ）

A. 大腹痛 B. 小腹痛

C. 少腹痛 D. 脐腹痛

E. 剑突下疼痛

31. 突发耳聋，声大如雷，或如蛙叫，或如潮声，按之鸣声不减，以下不属于其临床意义的是（ ）

A. 肝胆火盛 B. 痰火壅结

C. 气血瘀阻 D. 风邪上袭

E. 阴精亏虚

32. 渐觉耳鸣，声音细小，如闻蝉鸣，按之鸣声减轻或暂止，其临床意义是（ ）

A. 肝胆火盛 B. 痰火壅结

C. 气血瘀阻 D. 肾精亏虚

E. 风邪上袭

33. 下列各项不会导致失眠的是（ ）

A. 阴虚火旺 B. 气血亏虚

C. 外感风寒 D. 食积胃脘

E. 心胆气虚

34. 困倦嗜睡，伴头目昏沉，脘痞肢重者，其临床意义是（ ）

A. 痰湿困脾 B. 阴虚火旺

C. 阳明腑实 D. 营血亏虚

E. 心肾阳虚

35. 饭后困倦嗜睡，伴纳呆腹胀，少气懒言者，其临床意义是（ ）

A. 痰湿困脾 B. 脾虚失运

C. 肝郁化火 D. 心肾不交

E. 痰热内扰

36. 不属于造成目眩，兼面赤、头胀、头重、头痛的病因是（ ）

A. 风火上扰 B. 痰湿上蒙

C. 肝火上炎 D. 肝阳上亢

E. 精血亏虚

37. 头晕胀痛，头重脚轻，伴耳鸣目花，腰膝酸软，舌红少苔，每因恼怒而加剧者，属（ ）

A. 肝火上炎 B. 痰湿内阻

C. 瘀血阻滞 D，肾精不足

E. 肝阳上亢

38. 外伤后头晕刺痛者，属（ ）

A. 肝火上炎 B. 痰湿内阻

C. 瘀血阻滞 D. 肾精不足

E. 肝阳上亢

39. 胃脘疼痛，进食后疼痛缓解，属（ ）

A. 肝火上炎 B. 胃脘食积

C. 胃阳不足 D. 肝胆湿热

E. 瘀血阻滞

40. 下列各项，不属于失眠临床表现的是（ ）

A. 经常不易入睡

B. 偶尔有梦

C. 睡而易醒，难以复睡

D. 时时惊醒，睡不安宁

E. 彻夜不眠

41. 下列各项，不属于失眠临床意义的是（ ）

A. 食积胃脘 B. 气血两虚

C. 心火炽盛 D. 肝郁化火

E. 外感风寒

42. 下列不属于渴不多饮临床意义的是（ ）

A. 湿热证

B. 热入营血证

C. 阴虚火旺证

D. 痰饮内停证

E. 瘀血内阻证

43. 口渴喜热饮，饮水不多，或水入即吐者属（ ）

A. 湿热证

B. 热入营血证

C. 痰饮内停证

D. 瘀血内阻证

E. 阴虚火旺证

44. 下列不属于消渴病表现的是（ ）

A. 口渴多饮 B. 多尿

C. 多食易饥 D. 体渐消瘦

E. 纳呆腹胀

45. 下列不属于湿邪困脾表现的是（ ）

A. 食少纳呆 B. 脘闷腹胀

C. 身重 D. 恶寒发热

E. 苔腻

46. 下列不属于胃火炽盛表现的是（ ）

A. 消谷善饥 B. 口干口渴

C. 形体消瘦 D. 食少纳呆

E. 大便秘结

47. 下列有饥不欲食症状的是（　）

A. 胃火炽盛　B. 胃阴虚证

C. 食积胃脘　D. 大肠湿热

E. 心火下移小肠

48. 下列可以引起口中黏腻不爽的是（　）

A. 食积肠胃证

B. 肺肾阴虚证

C. 心脾两虚证

D. 肝肾阴虚证

E. 气血两虚证

49. 嗳气吞酸，伴脘胁满痛，性急易怒者属（　）

A. 肝胃不和　B. 肺肾阴虚

C. 心脾两虚　D. 肝肾阴虚

E. 心肾不交

50. 下列各项，不会导致头晕目眩的是（　）

A. 血虚　B. 食积

C. 阴虚　D. 气虚

E. 肝阳上亢

51. 口干，但欲漱水不欲咽，兼有舌紫暗的临床意义是（　）

A. 瘀血内阻　B. 热入营血

C. 湿热　D. 痰饮内停

E. 阴虚火旺

52. 常见饭后嗜睡困倦的临床意义是（　）

A. 脾虚失运　B. 痰热内扰

C. 食滞胃脘　D. 肝郁化火

E. 心虚胆怯

53. 患者饥不欲食的临床意义是（　）

A. 胃火炽盛　B. 食滞胃脘

C. 胃阴不足　D. 肝郁化火

E. 脾虚湿盛

54. 大渴喜冷饮属（　）

A. 里寒证　B. 阴虚证

C. 血虚证　D. 里热证

E. 阳虚证

55. 失眠，伴胸闷心烦，泛恶嗳气者属（　）

A. 心火炽盛　B. 肝郁化火

C. 痰热内扰　D. 食滞胃脘

E. 心脾两虚

56. 大便时干时稀属（　）

A. 肠热腑实　B. 食滞胃肠

C. 肝郁脾虚　D. 脾虚

E. 脾肾阳虚

57. 大便先干后稀属（　）

A. 脾虚　B. 脾肾阳虚

C. 肾阳虚　D. 肝郁脾虚

E. 肠道湿热

58. 不会导致便秘的是（　）

A. 肠热腑实　B. 阴虚

C. 阳虚寒凝　D. 脾肺气虚

E. 脾肾阳虚

59. 不会导致泄泻的是（　）

A. 伤食　B. 大肠湿热

C. 肝郁脾虚　D. 脾肾阳虚

E. 阳虚寒凝

60. 脾肾阳虚大便的临床表现是（　）

A. 完谷不化　B. 溏结不调

C. 脓血便　D. 柏油便

E. 便血

61. 不属于大肠湿热证临床表现的是（　）

A. 泻下急迫

B. 溏结不调

C. 泻而不爽

D. 色黄糜、臭秽

E. 肛门灼热

62. 不属于伤食证临床表现的是（　）

A. 肛门灼热

B. 腹痛泄泻

C. 泻后痛减

D. 便臭如败卵

E. 嗳腐酸臭

63. 肛门气坠属（　）

A. 湿热内阻　B. 肝郁脾虚

C. 阳虚寒凝　D. 脾肾阳虚

E. 脾虚气陷

64. 尿后余沥不尽属（　）

A. 膀胱湿热　B. 脾肾阳虚

C. 肾气虚弱　D. 肝郁脾虚

E. 大肠湿热

65. 新病小便频数，短赤而急迫属（　）

A. 肾气不固　B. 脾肾阳虚

C. 大肠湿热　D. 肝郁乘脾

E. 膀胱湿热

66. 久病小便频数，色清量多，夜间明显的临床意义是（　）

A. 中气下陷　B. 大肠湿热
C. 痰饮内阻　D. 肾气不固
E. 心脾两虚

67. 湿热下注会导致（　）
A. 尿道涩痛　B. 尿后余沥
C. 小便失禁　D. 遗尿
E. 纳呆

68. 久病或年老导致的癃闭属（　）
A. 肾阳气虚　B. 湿热下注
C. 大肠湿热　D. 心脾两虚
E. 肝郁化火

69. 肾阳虚导致的小便改变是（　）
A. 小便短赤
B. 便血
C. 小便频数、量多
D. 小便涩痛
E. 小便浑浊

70. 消渴病不会出现的临床表现是（　）
A. 便溏　B. 多饮
C. 多食　D. 多尿
E. 消瘦

71. 除中的临床表现是（　）
A. 多尿
B. 大汗
C. 多梦
D. 久病突然暴食
E. 食欲减退

72. 泻下黄糜、肛门灼热的临床意义是（　）
A. 大肠湿热　B. 脾肾阳虚
C. 心火上炎　D. 肝阳上亢
E. 脾虚湿困

73. 肝郁脾虚的临床表现是（　）
A. 肛门灼热　B. 里急后重
C. 溏结不调　D. 消谷善饥
E. 饥不欲食

74. 膀胱湿热不会出现的临床表现是（　）
A. 消谷善饥　B. 尿急
C. 尿痛　D. 小便频数
E. 小便短赤

75. 不属于排尿感异常的是（　）
A. 尿道涩痛　B. 尿后余沥
C. 小便失禁　D. 遗尿
E. 癃闭

76. 可以导致尿后余沥不尽的是（　）
A. 肾阴亏虚　B. 肾阳不足
C. 肾气不固　D. 膀胱湿热
E. 结石阻滞

77. 不属于肾气不固临床表现的是（　）
A. 遗尿
B. 癃闭
C. 小便失禁
D. 里急后重
E. 小便频数，量多色清

78. 口干不欲饮，兼潮热、盗汗的临床意义是（　）
A. 痰饮内停　B. 瘀血内阻
C. 食积　D. 阴虚
E. 外感风寒

79. 消渴病的临床表现是（　）
A. 大渴喜饮，小便量多
B. 口渴不欲饮
C. 饥不欲食
D. 完谷不化
E. 口渴喜冷饮

80. 厌食油腻，伴胁肋灼热胀痛者属（　）
A. 肝胆湿热　B. 肝郁脾虚
C. 大肠湿热　D. 胃火炽盛
E. 心脾两虚

81. 嗳气吞酸，伴脘胁满痛，性急易怒属（　）
A. 燥热伤津　B. 肝胃不和
C. 食滞胃肠　D. 脾胃湿热
E. 心脾两虚

82. 口中黏腻的临床意义是（　）
A. 食滞胃肠　B. 心脾两虚
C. 肝郁乘脾　D. 脾肾阳虚
E. 肝郁化火

83. 下列各项不属于失眠临床意义的是（　）
A. 脾肾阳虚　B. 心脾两虚
C. 食滞内停　D. 肝郁化火
E. 心火炽盛

84. 完谷不化的临床意义是（　）
A. 脾肾阳虚　B. 大肠湿热
C. 心脾两虚　D. 肝郁化火
E. 肺阴不足

85. 失眠伴多梦易醒，心悸，神疲，食少者属（　）

A. 肝郁化火　B. 脾肾阳虚
C. 痰热内扰　D. 心脾两虚
E. 食滞胃脘

86. 临床表现为小便不畅、点滴而出的是（　）
A. 癃证　B. 痹证
C. 闭证　D. 淋证
E. 遗尿

87. 不属于膀胱湿热表现的是（　）
A. 尿急　B. 尿频
C. 尿痛　D. 尿黄
E. 尿失禁

88. 小便频数，量少，涩痛，色黄属（　）
A. 肾阳不足　B. 心脾两虚
C. 肝郁乘脾　D. 大肠湿热
E. 膀胱湿热

89. 下列各项，与水液代谢关系不密切的是（　）
A. 肾　B. 脾　C. 肺
D. 三焦　E. 肝

90. 久病或产后便秘的临床意义是（　）
A. 肝血不足　B. 气血两亏
C. 中气下陷　D. 心脾两虚
E. 阴液亏虚

91. 痰湿内阻所致头晕的特征是（　）
A. 胀痛　B. 刺痛
C. 隐痛　D. 耳鸣
E. 昏沉

92. 肝胃蕴热的口味是（　）
A. 口中泛酸　B. 口中泛臭
C. 口甜黏腻　D. 口中味苦
E. 口中味咸

93. 阳虚证的主要表现是（　）
A. 舌质淡苔薄白
B. 口不渴或少饮
C. 面色白而无华
D. 脉细沉无力
E. 经常畏寒肢冷

94. 下列肝病中，不会出现眩晕症状的是（　）
A. 肝血虚　B. 肝阴虚
C. 胆郁痰扰　D. 肝阳上亢
E. 肝气郁结

95. 下列不会出现口渴多饮的是（　）
A. 热盛伤津　B. 汗出过多
C. 剧烈呕吐　D. 过度泻下
E. 脾虚湿盛

96. 外感热病中，正邪相争，提示疾病发展的转折点是（　）
A. 战汗　B. 自汗
C. 盗汗　D. 冷汗
E. 热汗

97. 自汗、盗汗并见，其病机是（　）
A. 精血亏虚　B. 阴阳两虚
C. 阳气不足　D. 津液不足
E. 气阴两虚

98. 少阴经头痛的特征（　）
A. 前额连眉棱骨痛
B. 两侧太阳穴痛
C. 后头部连项痛
D. 头痛连齿
E. 头痛昏沉

99. 饥不欲食可见于（　）
A. 胃火亢盛　B. 胃强脾弱
C. 脾胃湿热　D. 胃阴不足
E. 肝胃郁热

100. 下列哪项是虚热证与实热证的鉴别要点（　）
A. 发热、口干
B. 盗汗、颧红
C. 大便干结
D. 小便短赤
E. 舌红而干

101. 盗汗的病机主要是（　）
A. 肺卫失调　B. 肝阳上亢
C. 阳气虚衰　D. 正邪交争
E. 阴虚

102. 瘀血阻络的疼痛特点是（　）
A. 冷痛　B. 重痛
C. 游走胀痛　D. 固定刺痛
E. 隐隐作痛

103. 食欲减退，脘腹胀满，嗳腐吞酸，属（　）
A. 脾胃虚弱　B. 脾湿不运
C. 食积内停　D. 脾胃湿热
E. 肝胆湿热

104. 五更泄泻，下利清谷，属（　）
A. 脾虚不运　B. 饮食积滞
C. 寒湿内蕴　D. 脾肾阳虚
E. 肝郁脾虚

105. 痢疾的特点是（　）

A. 滑脱不禁，下利清谷
B. 里急后重，便下脓血
C. 暴注下泄，色黄恶臭
D. 排便不爽，溏结不调
E. 腹泻不爽，便溏如糜

A2 型题

1. 患者午后或入夜发热，骨蒸潮热，伴颧红、盗汗等症状，属（　）
A. 日晡潮热　B. 湿温潮热
C. 阴虚潮热　D. 热入血分
E. 气虚发热
2. 患者寒热往来，发无定时，伴口苦、咽干、目眩、两胁胀痛、脉弦，属（　）
A. 疟疾　B. 少阳病
C. 外感表证　D. 里热证
E. 气虚证
3. 患者头痛眩晕，面色苍白，属（　）
A. 气虚头痛　B. 血虚头痛
C. 风寒头痛　D. 肝郁气滞
E. 外感风寒
4. 患者腰痛剧烈，向小腹放射，尿血，属（　）
A. 寒湿阻滞　B. 瘀血阻滞
C. 带脉损伤　D. 结石阻滞
E. 脾肾阳虚

B1 型题

A. 盗汗　B. 自汗
C. 战汗　D. 绝汗
E. 头汗
1. 阴虚证可见（　）
2. 上焦热盛可见（　）

A. 身热不扬　B. 日晡潮热
C. 骨蒸发热　D. 长期微热
E. 壮热汗出
3. 肠道燥热内结，腑气不通的热型是（　）
4. 湿热证的热型是（　）

A. 恶寒重，发热轻
B. 发热重，恶寒轻
C. 寒热往来
D. 发热轻而恶风
E. 但寒不热
5. 风寒表证的特征是（　）
6. 半表半里证的特征是（　）

A. 恶寒发热　B. 寒热往来
C. 但热不寒　D. 发热轻而恶风
E. 无明显寒热症状
7. 伤风表证的特征是（　）
8. 里实热证的特征是（　）

A. 恶寒发热，鼻塞流涕
B. 午后或入夜发热，伴见盗汗、颧红、舌干红
C. 日晡潮热，大便干结
D. 寒热往来，发无定时
E. 午后热甚，身热不扬
9. 湿温发热的特点是（　）
10. 阴虚发热的特点是（　）

A. 夜热早凉　B. 日晡潮热
C. 持续高热　D. 骨蒸发热
E. 身热不扬
11. 阳明腑实发热的特点是（　）
12. 里实热证发热的特点是（　）

A. 胸痛，颧红，盗汗
B. 胸肋胀痛
C. 左胸憋闷，疼痛
D. 胸痛，咳脓血痰
E. 胸痛，咳喘
13. 真心痛的临床表现是（　）
14. 肝郁气滞的临床表现是（　）

A. 胀痛　B. 灼痛
C. 刺痛　D. 空痛
E. 隐痛
15. 气滞致痛的表现是（　）
16. 血瘀致痛的表现是（　）

A. 太阳经病　B. 少阳经病
C. 少阴经病　D. 阳明经病
E. 厥阴经病
17. 两侧头痛属（　）

18. 前额头痛属（　）

A. 太阳经病　B. 少阳经病
C. 厥阴经病　D. 阳明经病
E. 太阴经病

19. 后头痛连项属（　）
20. 颠顶头痛属（　）

A. 左胸心前区憋闷疼痛，时痛时止
B. 胸痛剧烈，面色青灰，手足清冷
C. 胸痛，大便秘结，声高气粗
D. 胸痛，小便短赤
E. 胸痛，咳脓血痰

21. 真心痛的临床表现是（　）
22. 胸痹的临床表现是（　）

A. 关节疼痛重着不移
B. 四肢关节游走窜痛
C. 四肢关节红肿热痛
D. 关节疼痛剧烈
E. 关节酸麻胀痛

23. 行痹的临床表现是（　）
24. 痛痹的临床表现是（　）

A. 肝阳头痛　B. 气虚头痛
C. 血虚头痛　D. 风湿头痛
E. 痰浊头痛

25. 头痛绵绵，过劳则甚的临床意义是（　）
26. 头痛眩晕，面色苍白的临床意义是（　）

A. 自汗　B. 盗汗
C. 大汗　D. 战汗
E. 半身汗

27. 阴阳亡失可见（　）
28. 睡时汗出，醒后汗止者是（　）

A. 口淡乏味　B. 口甜黏腻
C. 口中酸馊　D. 口中泛酸
E. 口苦

29. 肝胃郁热则（　）
30. 脾胃湿热则（　）

A. 口渴咽干
B. 渴喜热饮
C. 渴不欲饮
D. 口渴多饮多尿
E. 欲漱水不欲咽

31. 阴虚证可见（　）
32. 血瘀证可见（　）

A. 消谷善饥　B. 厌食
C. 食欲减退　D. 嗜食异物
E. 饥不欲食

33. 胃火炽盛证可见（　）
34. 胃阴虚证可见（　）

参考答案

A1 型题

1. D；2. A；3. D；4. E；5. E；6. D；7. B；8. A；9. C；10. D；11. A；12. A；13. C；14. C；15. A；16. D；17. A；18. E；19. D；20. D；21. C；22. C；23. B；24. D；25. A；26. B；27. C；28. E；29. D；30. C；31. E；32. D；33. C；34. A；35. B；36. E；37. E；38. C；39. C；40. B；41. E；42. C；43. C；44. E；45. D；46. D；47. B；48. A；49. A；50. B；51. A；52. A；53. C；54. D；55. C；56. C；57. A；58. E；59. E；60. A；61. B；62. A；63. E；64. C；65. E；66. D；67. A；68. A；69. C；70. A；71. D；72. A；73. C；74. A；75. E；76. C；77. D；78. D；79. A；80. A；81. B；82. A；83. A；84. A；85. D；86. A；87. E；88. E；89. E；90. B；91. E；92. A；93. E；94. E；95. E；96. A；97. E；98. D；99. D；100. B；101. E；102. D；103. C；104. D；105. B

A2 型题

1. C；2. B；3. B；4. D

B1 型题

1. A；2. E；3. B；4. A；5. A；6. C；7. D；8. C；9. E；10. B；11. B；12. C；13. C；14. B；15. A；16. C；17. B；18. D；19. A；20. C；21. B；22. A；23. B；24. D；25. B；26. C；27. C；28. B；29. D；30. B；31. A；32. E；33. A；34. E

第三单元　望诊

A1 型题

1. 下列各项，不属于得神表现的是（　）

A. 神志清楚　B. 语言清晰
C. 颧红如妆　D. 表情自然
E. 两目灵活

2. 下列各项，不属于失神表现的是（　）
A. 精神萎靡　B. 壮热烦躁
C. 语声低微　D. 面色无华
E. 两目晦暗

3. 患者表现为得神提示（　）
A. 痰火扰心，精神失常
B. 精气充足，体健神旺
C. 意识模糊，语声低微
D. 功能大伤，功能衰退
E. 壮热烦躁，热扰神明

4. 精亏神衰的表现是（　）
A. 语声低微　B. 壮热烦躁
C. 四肢抽搐　D. 神昏谵语
E. 面色荣润

5. 下列各项，不是精亏神衰失神表现的是（　）
A. 精神萎靡　B. 语声低微
C. 面色无华　D. 猝倒神昏
E. 两目晦暗

6. 不能区别假神与病情好转的是（　）
A. 本已神昏，突然神识似清
B. 本已面色晦暗，突然两颧泛红如妆
C. 原本语声低微，突然言语不休
D. 壮热烦躁，四肢抽搐
E. 原本目光晦暗，突然目光转亮

7. 患者表现为假神的临床意义是（　）
A. 正气将脱，阴不敛阳
B. 邪气亢盛，热扰神明
C. 精气未衰，病轻易治
D. 气血不足，精神亏虚
E. 精神充盛，体健神旺

8. 下列不属于邪盛神乱失神的是（　）
A. 寻衣摸床　B. 撮空理线
C. 面色无华　D. 壮热烦躁
E. 两手握固

9. 患者言语失伦，瞳神呆滞，面色晦暗，反应迟钝属（　）
A. 假神　B. 精神异常
C. 神气不足　D. 无神
E. 失神

10. 午后颧红的临床意义是（　）
A. 外感风寒　B. 外感风热
C. 阴虚内热　D. 日晡潮热
E. 气虚发热

11. 下列各项，不属于黑色所主的病是（　）
A. 寒证　B. 水饮
C. 脾虚　D. 血瘀
E. 剧痛

12. 面色黧黑、肌肤甲错的临床意义是（　）
A. 寒证　B. 水饮
C. 血虚　D. 血瘀
E. 气滞

13. 脾胃虚弱的表现是（　）
A. 面色萎黄　B. 面色晦暗
C. 面色紫黑　D. 面色无华
E. 面色发青

14. 满面通红的临床意义是（　）
A. 邪热亢盛　B. 虚阳上越
C. 阳气暴脱　D. 阴虚火旺
E. 真热假寒

15. 阳气暴脱患者的表现是（　）
A. 面色苍白　B. 满面通红
C. 面色青紫　D. 面色晦暗
E. 面色发黑

16. 下列各项，不属于面色发红的临床意义是（　）
A. 湿热证　B. 实热证
C. 阴虚证　D. 戴阳证
E. 阴盛格阳

17. 不属于面色发黑的临床意义是（　）
A. 血瘀　B. 肾虚
C. 寒证　D. 惊风
E. 水饮

18. 下列各项，不属于面色发青的临床意义是（　）
A. 寒证　B. 血瘀
C. 惊风　D. 痰饮
E. 痛证

19. 下列哪项不是得神的表现（　）
A. 目光精彩　B. 神志清楚
C. 颧赤如妆　D. 形丰色容
E. 呼吸调匀

20. 下列哪项不是失神的表现（　）
A. 目无精彩　B. 形羸色败

C. 呼吸微弱　D. 神志昏迷
E. 壮热面赤

21. 失神患者，本不能食，突然能食，此为（　）
A. 神志异常　B. 无神
C. 少神　D. 假神
E. 得神

22. 下列哪项非邪盛神乱的失神表现（　）
A. 壮热烦躁　B. 神昏谵语
C. 呼吸气微　D. 两手握固
E. 牙关禁闭

23. 假神最主要的病理机制是（　）
A. 气血不足
B. 肌体阴阳失调
C. 脏腑功能低下
D. 阴不敛阳，虚阳外越
E. 阳盛格阴

24. 下列哪项属形盛气虚的表现（　）
A. 体胖能食，肌肉坚实
B. 体胖食少，神疲乏力
C. 形瘦能食
D. 形瘦颧红
E. 卧床不起，骨瘦如柴

25. 两目白睛是五轮学说之（　）
A. 风轮　B. 火轮
C. 气轮　D. 肉轮
E. 血轮

26. 牙龈红肿而痛，多属（　）
A. 阴虚火旺　B. 肝火上炎
C. 肺经有热　D. 胃火上攻
E. 脾经火热

27. 疮疡漫肿无头，皮色不变，不热少疼者为（　）
A. 痈　B. 疽　C. 疔
D. 疮　E. 斑

28. 小儿囟门凸起，多属（　）
A. 温热之邪上攻
B. 吐泻伤津
C. 气血不足
D. 肝胆火炽
E. 肾阴不足

29. 小儿囟门迟闭，多属（　）
A. 温热之邪上攻
B. 吐泻伤津
C. 气血不足
D. 肾气不足，发育不良
E. 肾阴不足

30. 眼窝凹陷，多属（　）
A. 水肿病
B. 津伤液脱或气血不足
C. 肝胆火炽
D. 脾胃亏虚
E. 肾精耗竭

31. 血瘀患者唇色（　）
A. 淡白　B. 樱桃红
C. 深红　D. 青紫
E. 玫红

32. 头发色黄干枯，稀疏易落，多属（　）
A. 精血不足
B. 血虚受风
C. 疳积病
D. 肾虚或血热
E. 禀赋不足所致

33. 下列各项，不属于病色的是（　）
A. 红黄隐隐　B. 面色黧黑
C. 面色萎黄　D. 面色淡白
E. 面色黄胖

34. 根据阴阳五行和藏象学说理论，五脏应五色，肾应（　）
A. 青　B. 赤　C. 黄
D. 白　E. 黑

35. 人的面色随四时的不同而变化，按照五行理论，秋季面色应（　）
A. 稍青　B. 稍赤
C. 稍黄　D. 稍白
E. 稍黑

36. 下列各项，不是常色表现的是（　）
A. 面色秋季偏白
B. 面色明润含蓄
C. 面色红黄隐隐
D. 面色隐约微黄
E. 两颧潮红如妆

37. 下列各项，属于正常生理现象的是（　）
A. 主色与善色
B. 主色与客色
C. 常色与善色
D. 客色与善色

E. 主色与病色

38. 面色黄而浮肿，称为（　）
A. 萎黄　B. 黄胖
C. 阴黄　D. 阳黄
E. 黄疸

39. 下列各项不属于白色的主病是（　）
A. 气虚　B. 血虚
C. 阴虚　D. 阳虚
E. 失血

40. 下列各项是青色、黑色共同所主的病证是（　）
A. 痛证　B. 阳虚
C. 血虚　D. 惊风
E. 水饮

41. 虚证患者少见（　）
A. 面色淡白　B. 面色苍白
C. 面色萎黄　D. 两颧潮红
E. 满面通红

42. 患者声高气粗、躁动不安是（　）
A. 阳证　B. 阴证
C. 虚证　D. 寒证
E. 气血两虚

43. 患者形瘦多食属（　）
A. 形盛气虚　B. 形气有余
C. 胃火亢盛　D. 气血两虚
E. 胃阴亏虚

44. 不耐久站，站立时常欲依靠他物支撑者属（　）
A. 气血虚衰　B. 肺虚少气
C. 胃火亢盛　D. 胃气衰败
E. 阴虚火旺

45. 坐而喜俯者属（　）
A. 肺虚体弱　B. 胃火亢盛
C. 胃阴不足　D. 肾不纳气
E. 气血两虚

46. 站立不稳，常见眩晕者属（　）
A. 肾不纳气　B. 胃气衰败
C. 肝风内动　D. 大肠湿热
E. 脾肾阳虚

47. 坐而仰首，胸胀气粗者属（　）
A. 胃气衰败　B. 心脾两虚
C. 大肠湿热　D. 肺实气逆
E. 脾肾阳虚

48. 全目赤肿的病因是（　）
A. 心脾有热　B. 肝经热盛
C. 脾胃湿热　D. 大肠湿热
E. 肾阴虚

49. 按五轮学说，两目黑睛是（　）
A. 风轮　B. 水轮
C. 火轮　D. 血轮
E. 肉轮

50. 头发片状脱落属（　）
A. 气血两虚　B. 心脾两虚
C. 久病体弱　D. 血虚受风
E. 脾肾阳虚

51. 发白，伴耳鸣、腰膝酸软者属（　）
A. 心脾两虚　B. 气血两虚
C. 脾胃湿热　D. 肾精亏损
E. 劳神伤血

52. 发白，伴失眠、健忘者属（　）
A. 心脾两虚　B. 气血两虚
C. 脾胃湿热　D. 肾精亏损
E. 劳神伤血

53. 脱发，伴头皮发痒、多屑、多脂者属（　）
A. 血热化燥　B. 热极生风
C. 血虚生风　D. 肝阳上亢
E. 血虚生风

54. 小儿结发如穗，枯黄无泽多属（　）
A. 精血不足　B. 肝阳上亢
C. 疳积　D. 肾精亏虚
E. 阴虚

55. 眼球突出，兼咳喘上气者属（　）
A. 肺气虚　B. 肺阴虚
C. 肺胀　D. 肺热
E. 心脾两虚

56. 健康人低枕睡眠后出现一过性胞睑微肿属（　）
A. 脾肾阳虚　B. 肾不纳气
C. 水气凌心　D. 脾虚失运
E. 非病态

57. 吐泻之后出现的眼窝凹陷属（　）
A. 津伤液脱　B. 脾虚湿泛
B. 脾肾阳虚　D. 心脾两虚
E. 肝胆湿热

58. 眼球突出，兼颈前肿块，急躁易怒者属（　）
A. 肝郁化火　B. 脾肾阳虚

C. 肝阳上亢　D. 大肠湿热
E. 心火上炎

59. 根据五轮学说，上下眼睑属（　）
A. 肝　B. 心　C. 脾
D. 肺　E. 肾

60. 针眼、眼丹属（　）
A. 脾胃蕴热上攻
B. 心脾两虚
C. 大肠湿热
D. 脾胃湿热
E. 水气凌心

61. 下列不会造成瞳孔缩小的是（　）
A. 肝胆火炽　B. 川乌中毒
C. 杏仁中毒　D. 劳损肝肾
E. 虚火上扰

62. 不会造成一侧瞳孔逐渐扩大的是（　）
A. 温热病热极生风
B. 中风
C. 颅脑外伤
D. 血虚生风
E. 颅内肿瘤

63. 两侧瞳孔逐渐扩大属（　）
A. 病情好转　B. 肝风内动
C. 肝阳化风　D. 濒临死亡
E. 中风

64. 两眼上视，不能转动的症状是（　）
A. 瞪目直视　B. 戴眼反折
C. 横目斜视　D. 昏睡露睛
E. 眼睑下垂

65. 横目斜视属（　）
A. 脾肾虚衰　B. 肝风内动
C. 心脾两虚　D. 肾不纳气
E. 吐泻伤津

66. 不会发生昏睡露睛的是（　）
A. 脾胃虚衰　B. 泻下伤津
C. 呕吐伤津　D. 慢脾风
E. 心脾两虚

67. 双睑下垂者属（　）
A. 肝风内动　B. 颅脑外伤
C. 颅脑有病　D. 脾肾亏虚
E. 肝阳上亢

68. 牙齿干燥属（　）
A. 胃阴已伤　B. 胃肠热极
C. 肾精枯竭　D. 胃肾热盛
E. 虚火上炎

69. 齿燥如石属（　）
A. 胃阴已伤　B. 胃肠热极
C. 肾精枯竭　D. 胃肾热盛
E. 虚火上炎

70. 齿燥如枯骨属（　）
A. 胃阴已伤　B. 胃肠热极
C. 肾精枯竭　D. 胃肾热盛
E. 虚火上炎

71. 齿焦有垢属（　）
A. 胃阴已伤　B. 胃肠热极
C. 肾精枯竭　D. 胃肾热盛
E. 虚火上炎

72. 牙齿松动，齿根外露者属（　）
A. 肾虚，虚火上炎
B. 热极生风
C. 虫积
D. 气虚
E. 胃火亢盛

73. 咬紧牙关难开者属（　）
A. 虚火上炎　B. 风痰阻络
C. 胃火亢盛　D. 肾气亏虚
E. 心脾两虚

74. 牙龈淡白属（　）
A. 失血　B. 津亏
C. 亡阴　D. 亡阳
E. 胃火亢盛

75. 牙龈红肿兼疼痛者属（　）
A. 阴虚　B. 阳虚
C. 胃火亢盛　D. 肝阳上亢
E. 水湿泛滥

76. 牙龈肿胀不红者属（　）
A. 湿证　B. 实热
C. 肝阳上亢　D. 肝阳化风
E. 胃火亢盛

77. 牙宣是指（　）
A. 牙龈肿胀发红
B. 牙龈肿胀不红
C. 牙龈干瘪
D. 牙缝出血
E. 齿龈溃烂

78. 不会导致牙宣的是（　）

A. 胃阴不足 B. 肾气亏虚
C. 虚火燔灼 D. 阴虚火旺
E. 阳虚水泛

79. 齿衄的症状是（ ）
A. 牙龈肿胀 B. 牙龈干瘪
C. 牙缝出血 D. 龈齿溃烂
E. 牙龈淡白

80. 牙龈不痛不红、微肿而出血者属（ ）
A. 脾不统血 B. 胃火亢盛
C. 脾胃湿盛 D. 心脾两虚
E. 肝胆湿热

81. 牙龈红肿热痛而出血者属（ ）
A. 脾不统血 B. 胃火亢盛
C. 脾胃湿盛 D. 心脾两虚
E. 肝胆湿热

82. 牙疳的症状是（ ）
A. 牙龈肿胀 B. 牙龈干瘪
C. 牙缝出血 D. 牙龈溃烂
E. 牙龈红肿

83. 牙龈溃烂属（ ）
A. 胃热亢盛
B. 心脾有热
C. 外感疫疠之气
D. 肾气亏虚
E. 肾火伤络

84. 咽喉深红，肿痛明显者属（ ）
A. 肺胃热毒上攻
B. 肾阴亏虚
C. 痰湿凝聚
D. 胃火亢盛
E. 心火上炎

85. 咽部嫩红，肿痛不明显者属（ ）
A. 肺胃热毒上攻
B. 肾阴亏虚
C. 痰湿凝聚
D. 胃火亢盛
E. 心火上炎

86. 咽部淡红微肿或漫肿属（ ）
A. 肺胃热毒上攻
B. 肾阴亏虚
C. 痰湿凝聚
D. 胃火亢盛
E. 心火上炎

87. 根据五轮学说，两眦血络属（ ）
A. 肝 B. 心 C. 脾
D. 肺 E. 肾

88. 肾在五轮学说中属（ ）
A. 气轮 B. 风轮
C. 水轮 D. 火轮
E. 肉轮

89. 咽部溃烂，分散表浅者属（ ）
A. 虚火上炎 B. 肝阳上亢
C. 脾肾阳虚 D. 心火上炎
E. 心肾不交

90. 咽部溃烂成片或洼陷者属（ ）
A. 肺胃火毒壅盛
B. 心脾有热
C. 痰湿内阻
D. 大肠湿热
E. 心火上炎

91. 斑色紫红，兼身热烦躁是（ ）
A. 阳斑 B. 阴斑
C. 麻疹 D. 风疹
E. 瘾诊

92. 疹色桃红，由发际颜面渐及全身是（ ）
A. 阳斑 B. 阴斑
C. 麻疹 D. 风疹
E. 瘾诊

93. 疹色淡红，细小稀疏，皮肤瘙痒，症状轻微者是（ ）
A. 阳斑 B. 阴斑
C. 麻疹 D. 风疹
E. 瘾诊

94. 斑色青紫，稀少隐现，兼面色淡白无华，肢凉脉虚者是（ ）
A. 阳斑 B. 阴斑
C. 麻疹 D. 风疹
E. 瘾诊

95. 皮肤上突然出现淡红或淡白色丘疹，形状不一，小似麻粒，大如花瓣，皮肤瘙痒，搔之融合成片是（ ）
A. 阳斑 B. 阴斑
C. 麻疹 D. 风疹
E. 瘾疹

96. 阳斑的病因是（ ）
A. 外感温热邪毒

B. 气虚脾弱
C. 阳衰寒凝
D. 外感风邪
E. 外感风热时邪
97. 阴斑的病因是（　）
A. 外感温热邪毒
B. 脾虚气弱
C. 痰湿内阻
D. 外感风邪
E. 外感风热时邪
98. 风疹和瘾疹的病因是（　）
A. 外感温热邪毒
B. 气虚脾弱
C. 阳衰寒凝
D. 外感风邪
E. 外感风热时邪
99. 麻疹的病因是（　）
A. 外感温热邪毒
B. 气虚脾弱
C. 阳衰寒凝
D. 外感风邪
E. 外感风热时邪
100. 过敏后会出现（　）
A. 阳斑　B. 阴斑
C. 麻疹　D. 风疹
E. 瘾疹
101. 痰白清稀，量较多者属（　）
A. 寒痰　B. 湿痰
C. 燥痰　D. 热痰
E. 肺痈之痰
102. 痰白滑，量多，易于咳出者属（　）
A. 寒痰　B. 湿痰
C. 燥痰　D. 热痰
E. 肺痈之痰
103. 痰黄黏稠，有块者属（　）
A. 寒痰　B. 湿痰
C. 燥痰　D. 热痰
E. 肺痈之痰
104. 痰白质黏，量少难于咳出者属（　）
A. 寒痰　B. 湿痰
C. 燥痰　D. 热痰
E. 肺痈之痰
105. 患者多因寒邪阻肺，津凝成痰，或脾阳不足，湿聚为痰属（　）
A. 寒痰　B. 湿痰
C. 燥痰　D. 热痰
E. 肺痈之痰
106. 患者多因热邪犯肺，煎津为痰属（　）
A. 寒痰　B. 湿痰
C. 燥痰　D. 热痰
E. 肺痈之痰
107. 患者因燥邪伤肺，或阴虚肺燥而生痰属（　）
A. 寒痰　B. 湿痰
C. 燥痰　D. 热痰
E. 肺痈之痰
108. 患者因脾气湿聚成痰属（　）
A. 寒痰　B. 湿痰
C. 燥痰　D. 热痰
E. 肺痈之痰
109. 患者因阴虚火旺或邪伤肺络而生痰属（　）
A. 寒痰　B. 湿痰
C. 燥痰　D. 热痰
E. 痰中带血
110. 新病鼻塞流清涕属（　）
A. 外感风寒证
B. 风寒束肺证
C. 外感风热证
D. 湿热壅滞证
E. 痰蒙清窍证
111. 久流浊涕，质稠量多，气腥臭者属（　）
A. 外感风寒证
B. 风寒束肺证
C. 外感风热证
D. 湿热壅滞证
E. 痰蒙清窍证
112. 新病鼻流浊涕属（　）
A. 外感风寒证
B. 风寒束肺证
C. 外感风热证
D. 湿热壅滞证
E. 痰蒙清窍证
113. 鼻渊属（　）
A. 外感风寒证
B. 风寒束肺证
C. 外感风热证
D. 湿热壅滞证

E. 痰蒙清窍证

114. 阵发性清涕，量多入注，伴喷嚏频作者属（　）

A. 外感风寒证
B. 风寒束肺证
C. 外感风热证
D. 湿热壅滞证
E. 痰蒙清窍证

115. 鼻衄属（　）

A. 外感风寒证
B. 风寒束肺证
C. 外感风热证
D. 湿热壅滞证
E. 痰蒙清窍证

116. 小儿外感表寒证，指纹色（　）

A. 鲜红　B. 紫红
C. 青　D. 淡白
E. 淡红

117. 小儿脾虚、疳积，食指络脉呈（　）

A. 鲜红　B. 紫红
C. 青　D. 淡白
E. 淡红

118. 小儿里热证、食指络脉呈（　）

A. 鲜红　B. 紫红
C. 青　D. 淡白
E. 淡红

119. 小儿惊风证、痛证，食指络脉属（　）

A. 鲜红　B. 紫红
C. 青　D. 淡白
E. 淡红

B1 型题

A. 青色　B. 黑色
C. 赤色　D. 白色
E. 黄色

1. 小儿惊风可见（　）
2. 肾虚水饮可见（　）

A. 阳虚水泛　B. 营血亏虚
C. 阳气暴脱　D. 脾胃气虚
E. 虚阳上越

3. 面色淡白无华的是（　）
4. 面色淡白虚浮的是（　）

A. 横目斜视　B. 目睛微定
C. 双睑下垂　D. 瞳孔扩大
E. 昏睡露睛

5. 肝风内动可见（　）
6. 脏腑精气衰竭，病情危笃可见（　）

A. 痰湿　B. 寒湿
C. 寒证　D. 热证
E. 胃病

7. 好逸恶劳，脾失健运者，易患病证是（　）
8. 饮食无节者，易患病证是（　）

A. 恶寒重，发热轻
B. 发热轻而恶风
C. 发热重，恶寒轻
D. 寒热往来
E. 但寒不热

9. 风寒表证的特征是（　）
10. 伤风表征的特征是（　）

A. 左胸心前区憋闷疼痛，时痛时止
B. 胸剧痛，面色青灰，手足青冷
C. 胸痛，颧赤盗汗，午后潮热
D. 胸痛，咳喘气粗，壮热面赤
E. 胸痛，壮热，咳吐脓血腥臭痰

11. 真心痛（　）
12. 胸痹（　）

A. 恶寒发热
B. 但热不寒
C. 但寒不热
D. 寒热往来
E. 无明显寒热症状

13. 表证的寒热特征是（　）
14. 半表半里证的寒热特征是（　）

A. 小腹或少腹胀痛
B. 全腹痛，有压痛及反跳痛
C. 腹部疼痛隐隐，得温痛减
D. 脐外侧及下腹部突然疼痛，并向大腿内部及会阴部放射，尿血
E. 腹部持续性疼痛，阵发性加剧，伴腹痛、呕吐、便闭

15. 肠痈或肠结可见（ ）
16. 腹部脏器穿孔可见（ ）

A. 食欲减退，兼面色萎黄，食后腹胀，疲倦
B. 厌食油腻，脘闷呕恶，便溏不爽，肢体困重
C. 纳呆少食，脘闷腹胀，头身困重，苔腻脉濡
D. 厌食油腻，胁肋灼热胀痛，口苦泛恶
E. 纳呆少食，脘腹胀闷，嗳腐食臭

17. 湿热蕴脾，运化功能障碍可见（ ）
18. 肝胆湿热，肝失疏泄，脾失健运可见（ ）

A. 精充气足神旺，或虽病精气未伤
B. 正气不足，神气不旺，属虚证或体弱
C. 精气大伤，功能衰减
D. 热扰神明，邪陷心包
E. 精气衰竭，阴不敛阳，虚阳浮越

19. 假神的表现是（ ）
20. 虚证失神的表现是（ ）

A. 面白浮肿
B. 面黄虚浮
C. 面色苍黄
D. 面目黄而鲜明
E. 面目黄而晦暗

21. 阳虚水泛的患者多表现为（ ）
22. 阳黄患者多表现为（ ）

A. 面色暗淡
B. 面色青黄
C. 眼周发黑
D. 面色黧黑，肌肤甲错
E. 面色萎黄

23. 肾虚水饮或寒湿带下的患者多表现为（ ）
24. 血瘀日久的患者多表现为（ ）

A. 热痰　B. 湿痰
C. 燥痰　D. 寒痰
E. 肺痈

25. 痰白清稀者，多属（ ）
26. 痰少而黏，难于咳出者，多属（ ）

A. 湿痰　B. 热痰
C. 脓痰　D. 血痰
E. 寒痰

27. 发热而痰黄稠有块者，多属（ ）
28. 痰白滑量多，易于咳出者，多属（ ）

A. 鼻塞，流清涕
B. 鼻塞，流浊涕
C. 鼻流腥臭脓涕
D. 鼻窍常出血
E. 两鼻翼扇动

29. 鼻渊患者可见（ ）
30. 外感风寒患者可见（ ）

A. 口唇青黑　B. 口唇干裂
C. 口唇糜烂　D. 口角流涎
E. 口舌生疮

31. 津液亏虚可见（ ）
32. 脾胃积热上蒸可见（ ）

参考答案

A1 型题

1. C；2. B；3. B；4. A；5. D；6. D；7. A；8. C；9. E；10. C；11. C；12. D；13. A；14. A；15. A；16. A；17. D；18. D；19. C；20. E；21. D；22. C；23. D；24. B；25. C；26. D；27. B；28. A；29. D；30. B；31. D；32. A；33. A；34. E；35. D；36. E；37. B；38. B；39. C；40. A；41. E；42. A；43. C；44. A；45. A；46. C；47. D；48. B；49. A；50. D；51. D；52. E；53. A；54. C；55. C；56. E；57. A；58. A；59. C；60. A；61. C；62. D；63. D；64. B；65. B；66. E；67. D；68. A；69. B；70. C；71. D；72. A；73. B；74. A；75. C；76. A；77. C；78. E；79. C；80. A；81. B；82. D；83. C；84. A；85. B；86. C；87. B；88. C；89. A；90. A；91. A；92. C；93. D；94. B；95. E；96. A；97. B；98. D；99. E；100. E；101. A；102. B；103. D；104. C；105. A；106. D；107. C；108. B；109. E；110. A；111. D；112. C；113. D；114. B；115. B；116. A；117. D；118. B；119. C

B1 型题

1. A；2. B；3. B；4. A；5. A；6. D；7. A；8. E；9. A；10. B；11. B；12. A；13. A；14. D；15. E；16. B；

17. B； 18. D； 19. E； 20. C； 21. A； 22. D； 23. C；
24. D； 25. D； 26. C； 27. B； 28. A； 29. C； 30. A；
31. B； 32. C

第四单元 望舌

A1 型题

1. 观察舌苔以辨别病邪浅深，主要依据是（ ）
   A. 舌苔的有无
   B. 舌苔的薄厚
   C. 舌苔的黄白
   D. 舌苔的真假
   E. 舌苔的润燥
2. 温病热入营血时，舌色应为（ ）
   A. 红舌　B. 绛舌
   C. 紫舌　D. 青舌
   E. 淡红舌
3. 腻苔的临床意义是（ ）
   A. 瘀血　B. 实热
   C. 痰浊　D. 伤津
   E. 阴虚
4. 舌绛少苔属（ ）
   A. 湿遏热伏　B. 邪热入营
   C. 燥热内结　D. 瘀血内停
   E. 阴虚火旺
5. 下列不属于病理舌态的是（ ）
   A. 肿胀　B. 痿软
   C. 短缩　D. 歪斜
   E. 强硬
6. 外感秽浊不正之气，热毒内盛的舌象是（ ）
   A. 白腻苔　B. 黄腻苔
   C. 积粉苔　D. 腐苔
   E. 灰黑苔
7. 舌体肿胀，青紫晦暗者属（ ）
   A. 气血壅滞，将要发斑
   B. 心脾有热
   C. 邪热夹酒毒上攻
   D. 中毒
   E. 脾胃湿热与痰浊相搏
8. 舌胖短缩，苔腻的主病（ ）
   A. 痰湿内阻　B. 寒滞经脉
   C. 水湿不化　D. 邪热亢盛
   E. 肝风内动
9. 舌色淡白可见于（ ）
   A. 外感表热　B. 外感表寒
   C. 阴虚火旺　D. 阳虚水湿内停
   E. 瘀血内停
10. 紫舌的主病（ ）
   A. 气滞　B. 血虚
   C. 痰凝　D. 津亏
   E. 中毒
11. 下列哪项不属于望舌形的内容（ ）
   A. 荣枯　B. 老嫩
   C. 裂纹　D. 齿痕
   E. 歪斜
12. 下列哪种舌象可见于正常人（ ）
   A. 舌有芒刺
   B. 舌体胖大娇嫩
   C. 舌面光滑无苔
   D. 舌有裂纹
   E. 舌边齿痕，苔垢
13. 舌色稍红，或仅见舌边尖略红属（ ）
   A. 外感表热证初起
   B. 实热证
   C. 心火上炎
   D. 肝经有热
   E. 虚热证
14. 舌红兼有芒刺或黄苔属（ ）
   A. 外感表热证初起
   B. 实热证
   C. 心火上炎
   D. 肝经有热
   E. 虚热证
15. 舌两边红属（ ）
   A. 外感表热证初起
   B. 实热证
   C. 心火上炎
   D. 肝经有热
   E. 虚热证
16. 舌尖红属（ ）
   A. 脾经伏热　B. 实热证
   C. 心火上炎　D. 肝经有热
   E. 虚热证
17. 舌红而少苔，舌体小，或有裂纹者属（ ）
   A. 外感表热证初起
   B. 实热证

C. 心火上炎
D. 肝经有热
E. 虚热证

18. 全身性气血瘀滞，其舌质表现为（　）
A. 全舌青紫
B. 舌上局部有青紫斑点
C. 舌淡而青紫，舌苔湿润
D. 舌红绛泛青紫，苔少而干
E. 舌色紫暗，或舌上有瘀斑瘀点

19. 瘀血阻滞于局部，或局部血络损伤，其舌质为（　）
A. 全舌青紫
B. 舌上局部有青紫斑点
C. 舌淡而青紫，舌苔湿润
D. 舌红绛泛青紫，苔少而干
E. 舌色紫暗，或舌上有瘀斑瘀点

20. 阴寒内盛，阳气虚衰，血脉阻滞，其舌质属（　）
A. 全舌青紫
B. 舌上局部有青紫斑点
C. 舌淡而青紫，舌苔湿润
D. 舌红绛泛青紫，苔少而干
E. 舌色紫暗，或舌上有瘀斑瘀点

21. 热毒炽盛，灼耗营血，气血壅滞，其舌质为（　）
A. 全舌青紫
B. 舌上局部有青紫斑点
C. 舌淡而青紫，舌苔湿润
D. 舌红绛泛青紫，苔少而干
E. 舌色紫暗，或舌上有瘀斑瘀点

22. 血瘀证，舌质表现为（　）
A. 全舌青紫
B. 舌上局部有青紫斑点
C. 舌淡而青紫，舌苔湿润
D. 舌红绛泛青紫，苔少而干
E. 舌色紫暗，或舌上有瘀斑瘀点

23. 面色淡白无华，唇舌色淡多属（　）
A. 气虚　　B. 血虚
C. 阳虚　　D. 阳虚水泛
E. 阳气暴脱

24. 下列各项中不属于病态舌形的是（　）
A. 胖大舌　　B. 肿胀舌
C. 歪斜舌　　D. 点刺舌
E. 裂纹舌

25. 舌青紫湿润而短缩的主病（　）
A. 痰浊内阻
B. 寒凝筋脉
C. 肝风内动
D. 热盛伤津动风
E. 风气夹痰

26. 气营两燔的舌象为（　）
A. 绛舌黄润苔
B. 红绛舌类干苔
C. 绛舌黏腻苔
D. 绛舌黄白苔
E. 绛舌薄白苔

27. 阳热有余，蒸腾胃中腐浊邪气上升可形成（　）
A. 白腻苔　　B. 积粉苔
C. 黄腻苔　　D. 腐苔
E. 黏腻苔

28. 舌胖短缩苔腻为（　）
A. 寒凝筋脉　　B. 痰湿内阻
C. 热盛动风　　D. 气血俱虚
E. 瘀血内阻

29. 舌红绛颤动常见于（　）
A. 阴虚火旺　　B. 热极生风
C. 里热偏盛　　D. 肝肾亏虚
E. 心火亢盛

30. 不属于正常舌象的是（　）
A. 舌体柔软
B. 苔质干湿适中
C. 舌质淡嫩少苔
D. 舌质淡红
E. 舌苔薄白

31. 舌淡胖苔腻的主病（　）
A. 脾气下陷　　B. 脾不统血
C. 脾阳虚弱　　D. 脾虚湿盛
E. 肝脾不调

32. 青紫舌最常见于（　）
A. 气虚　　B. 血虚
C. 津亏　　D. 血气瘀滞
E. 痰凝

33. 观察舌苔之润燥，用以辨别（　）
A. 病邪性质　　B. 正气存亡
C. 病位深浅　　D. 气血盈亏

E. 津液盈亏

34. 察舌苔以辨胃气之有无，主要的依据是（ ）

A. 苔之润燥 B. 苔之偏全

C. 苔之厚薄 D. 苔之真假

E. 苔之颜色

35. 舌淡胖嫩而苔滑润者，主病为（ ）

A. 湿热不化

B. 痰湿内停

C. 内有食积

D. 阳虚水湿不化

E. 脾虚湿盛

36. 观察舌苔以辨别病邪寒热的主要依据是（ ）

A. 舌苔的有无

B. 舌苔的厚薄

C. 舌苔的有根、无根

D. 苔色的黄白

E. 舌苔的润燥

37. 舌尖所候的脏腑一般是（ ）

A. 肾 B. 肝、胆

C. 心、肺 D. 脾、肾

E. 三焦

38. 属于望舌体的是（ ）

A. 腻腐

B. 有根、无根

C. 舌下络脉

D. 黄或灰黑

E. 剥落、偏全

39. 属于舌象的生理变异是（ ）

A. 光线影响

B. 年龄影响

C. 染苔

D. 喝牛奶

E. 服带色药物

40. 能使舌苔染白的食物或药物是（ ）

A. 蛋黄 B. 橘子

C. 牛乳 D. 吸烟

E. 核黄素

41. 淡白舌不会见于下列哪项（ ）

A. 大失血后 B. 久病

C. 禀赋不足 D. 水湿内停

E. 瘀血阻滞

42. 舌绛少苔或有裂纹见于（ ）

A. 寒邪直中 B. 痰饮内停

C. 湿热困脾 D. 阴虚火旺

E. 瘀血内停

43. 主热盛伤津，气血壅滞的是（ ）

A. 淡红舌

B. 红绛舌

C. 青紫舌

D. 舌绛紫而干

E. 舌红而燥

44. 热极津枯的舌象是（ ）

A. 舌苔由润变燥

B. 舌光无苔少津

C. 舌苔由燥变润

D. 舌苔由白转黄

E. 舌苔焦黑而燥裂

45. 热渐盛而津渐伤的舌象是（ ）

A. 舌苔由白转黄

B. 舌光无苔

C. 舌苔由润变燥

D. 舌苔由厚变薄

E. 舌苔焦黑起裂

46. 下列哪项最常见到舌绛少苔（ ）

A. 热盛 B. 血瘀

C. 气虚 D. 阴虚

E. 痰火

47. 舌苔薄白不见于下列哪项（ ）

A. 正常人 B. 外感初起

C. 气血亏虚 D. 痰浊内阻

E. 里邪不甚

48. 下列哪项不属于观察苔质的内容（ ）

A. 厚苔 B. 燥苔

C. 腐苔 D. 黄苔

E. 剥苔

49. 舌苔厚腻如积粉，多为（ ）

A. 食积内停

B. 湿邪夹热毒

C. 痰饮上泛

D. 痰湿化热

E. 湿浊内盛

50. 腻苔不具备的特征是（ ）

A. 颗粒细小致密

B. 苔质疏松浮浅

C. 中间厚周边薄

D. 紧贴不易揩去

E. 舌苔融合成片

51. 痰饮内停，容易见到（　）

A. 积粉苔　B. 腻滑苔
C. 厚黏苔　D. 薄干苔
E. 白霉苔

52. 不属于剥苔的特征是（　）

A. 剥落处时长转移
B. 剥落处界限清楚
C. 剥落处边缘凸起
D. 剥落处光滑无苔
E. 剥落处有新生苔

53. 舌淡白胖嫩，舌苔水滑多为（　）

A. 气虚夹湿　B. 阳虚水停
C. 热痰内蕴　D. 气分有湿
E. 瘀血内停

54. 不出现滑苔的病证是（　）

A. 脾阳不振　B. 饮邪恋肺
C. 蓄水证　D. 寒湿内生
E. 血瘀气滞

55. 下列哪项为胃气渐复之象（　）

A. 舌苔剥落部位时时移动
B. 舌苔从全到剥落
C. 舌苔剥落后复生薄白苔
D. 剥落处全无舌苔
E. 未剥落处仍有滑苔

56. 正气渐衰之象是（　）

A. 舌苔从全到剥落
B. 舌苔剥落后复生薄白苔
C. 未剥落处有腻滑苔
D. 舌苔成乳白色
E. 舌苔剥落部位时时移动

57. 患者舌红绛苔滑腻，多见于（　）

A. 阴虚夹痰　B. 血热阴虚
C. 阴虚内热　D. 气虚夹湿
E. 阳虚水泛

58. 虚寒者复感湿热之邪，多见（　）

A. 舌青苔白
B. 舌红苔黄
C. 舌绛苔白
D. 苔黄白而腻
E. 舌淡苔黄腻

59. 苔黄而腻多见于（　）

A. 食积化腐　B. 热入营分
C. 寒湿内停　D. 痰饮阻滞
E. 外感风寒

60. 黄厚腻苔不见于（　）

A. 痰热内蕴　B. 食积化腐
C. 感受湿热　D. 痰浊化热
E. 寒湿内结

61. 苔黑而滑润多见于（　）

A. 湿热郁蒸　B. 阴虚火旺
C. 热盛伤津　D. 痰火内蕴
E. 阳虚寒盛

62. 以下哪种舌象主气虚证（　）

A. 舌淡红苔薄白
B. 舌淡瘦苔白腻
C. 舌淡胖苔水滑
D. 舌淡苔薄白
E. 舌紫暗苔少

63. 属危重舌象的是（　）

A. 歪斜舌　B. 裂纹舌
C. 镜面舌　D. 胖嫩舌
E. 老舌

64. 白厚腻苔主（　）

A. 里热证　B. 寒湿证
C. 表寒证　D. 虚寒证
E. 阴虚证

65. 肝胆湿热可见（　）

A. 舌红苔黄干
B. 舌淡苔白润
C. 舌红苔黄腻
D. 舌淡红苔薄
E. 舌红绛

66. 阴虚复感风寒可见（　）

A. 红瘦舌，黑苔
B. 绛舌，薄白苔
C. 绛舌，黄白苔
D. 淡舌，黄裂苔
E. 红舌，白滑苔

67. 阴虚里热炽盛可见（　）

A. 红瘦舌，黑苔
B. 绛舌，薄白苔
C. 绛舌，黄白苔
D. 淡舌，黄裂苔
E. 红舌，白滑苔

68. 热入营分，气分有湿，其舌象是（　）

A. 舌红绛，苔黄燥
B. 舌红绛，苔黄腻
C. 舌红绛，苔薄滑
D. 舌红绛，少苔
E. 舌红绛，苔黄白

69. 舌淡白光莹，属于（　）
A. 气血两亏　B. 阳虚
C. 寒凝　D. 血瘀
E. 阴虚

70. 青舌黄苔的主病是（　）
A. 湿毒内盛　B. 寒湿化热
C. 寒湿内盛　D. 寒凝血脉
E. 宿食内停

71. 短缩舌与痿软舌的共同病机是（　）
A. 寒凝筋脉　B. 痰浊内阻
C. 风痰阻络　D. 热入心包
E. 气血俱虚

72. 因实邪亢盛，正气未衰，邪正交争，邪气壅滞于舌所致的舌形为（　）
A. 老舌　B. 嫩舌
C. 胖舌　D. 瘦舌
E. 齿痕舌

73. 因气血不足，舌体失充，或阳虚水停，浸淫舌体所致的舌形为（　）
A. 老舌　B. 嫩舌
C. 胖舌　D. 瘦舌
E. 齿痕舌

74. 因津液输布障碍，水湿之邪停滞于体内所致的舌形为（　）
A. 老舌　B. 嫩舌
C. 胖舌　D. 瘦舌
E. 齿痕舌

75. 因气血阴液不足，舌失其濡养所致的舌形为（　）
A. 老舌　B. 嫩舌
C. 胖舌　D. 瘦舌
E. 齿痕舌

76. 舌体胖大而受牙齿挤压所致的舌形为（　）
A. 老舌　B. 嫩舌
C. 胖舌　D. 瘦舌
E. 齿痕舌

77. 舌淡胖大者属（　）
A. 脾肾阳虚，痰湿内盛
B. 脾胃湿热，痰热内蕴
C. 久病气血两虚
D. 阴虚火旺
E. 热盛伤津，阴液亏虚

78. 舌淡白而瘦薄者属（　）
A. 脾肾阳虚，痰湿内盛
B. 脾胃湿热，痰热内蕴
C. 久病气血两虚
D. 阴虚火旺
E. 热盛伤津，阴液亏虚

79. 舌红绛干燥而瘦薄，少苔或无苔者属（　）
A. 脾肾阳虚，痰湿内盛
B. 脾胃湿热，痰热内蕴
C. 久病气血两虚
D. 阴虚火旺
E. 热盛伤津，阴液亏虚

80. 舌红胖大者属（　）
A. 脾肾阳虚，痰湿内盛
B. 脾胃湿热，痰热内蕴
C. 久病气血两虚
D. 阴虚火旺
E. 热盛伤津，阴液亏虚

81. 舌红绛有裂纹多因（　）
A. 热盛伤津或阴虚内损
B. 血虚不润
C. 寒湿壅盛或阳虚水停
D. 脾虚或气虚致湿停而生
E. 气血不足

82. 舌淡胖大而润，舌边有齿痕者多因（　）
A. 热盛伤津或阴虚内损
B. 血虚不润
C. 寒湿壅盛或阳虚水停
D. 脾虚或气虚致湿停而生
E. 气血不足

83. 舌淡白有裂纹者多因（　）
A. 热盛伤津或阴虚内损
B. 血虚不润
C. 寒湿壅盛或阳虚水停
D. 脾虚或气虚致湿停而生
E. 气血不足

84. 舌淡红，舌边有齿痕者属（　）
A. 热盛伤津或阴虚内损
B. 血虚不润

C. 寒湿壅盛或阳虚水停
D. 脾虚或气虚致湿停而生
E. 气血不足

85. 舌淡红而嫩，舌体不大，边有轻微齿痕者属（　）
A. 热盛伤津或阴虚内损
B. 血虚不润
C. 寒湿壅盛或阳虚水停
D. 脾虚或气虚致湿停而生
E. 气血不足

86. 舌红绛少津而强硬者属
A. 热盛
B. 风痰阻络
C. 中风先兆
D. 阴虚火旺
E. 久病气血俱虚

87. 舌强硬而胖大，舌苔厚腻者属（　）
A. 热盛
B. 风痰阻络
C. 中风先兆
D. 阴虚火旺
E. 久病气血俱虚

88. 舌红绛少苔而痿软者属（　）
A. 热盛
B. 风痰阻络
C. 中风先兆
D. 阴虚火旺
E. 久病气血俱虚

89. 突作舌强硬，伴语言謇涩，肢体麻木，眩晕者属（　）
A. 热盛
B. 风痰阻络
C. 中风先兆
D. 阴虚火旺
E. 久病气血俱虚

90. 舌枯白无华而痿软者属（　）
A. 热盛
B. 风痰阻络
C. 中风先兆
D. 阴虚火旺
E. 久病气血俱虚

91. 久病舌淡白而颤动者属（　）
A. 血虚动风证
B. 热极生风证
C. 阴虚动风证
D. 肝风内动证
E. 心脾有热证

92. 歪斜舌多属（　）
A. 血虚动风证
B. 热极生风证
C. 阴虚动风证
D. 肝风内动证
E. 心脾有热证

93. 舌红少津少苔而颤动者属（　）
A. 血虚动风证
B. 热极生风证
C. 阴虚动风证
D. 肝风内动证
E. 心脾有热证

94. 新病舌绛紫而颤动者属（　）
A. 血虚动风证
B. 热极生风证
C. 阴虚动风证
D. 肝风内动证
E. 心脾有热证

95. 小儿吐弄舌多属（　）
A. 血虚动风证
B. 热极生风证
C. 阴虚动风证
D. 肝风内动证
E. 心脾有热证

96. 舌短缩，舌淡或青紫而湿润者属（　）
A. 气血虚衰　B. 风痰阻络
C. 热病伤津　D. 气血不足
E. 血瘀

97. 舌短缩而胖大，苔滑腻者属（　）
A. 气血虚衰　B. 风痰阻络
C. 热病伤津　D. 气血不足
E. 血瘀

98. 舌下络脉粗胀，或曲张如紫色珠子状，大小不等属（　）
A. 气血虚衰　B. 风痰阻络
C. 热病伤津　D. 气血不足
E. 血瘀

99. 舌下络脉细而短，色淡红，周围小络脉不明显者属（　）

A. 阳气虚衰　B. 风痰阻络
C. 热病伤津　D. 气血不足
E. 血瘀

100. 舌短缩，舌红绛而干者属（　）
A. 气血虚衰　B. 风痰阻络
C. 热病伤津　D. 气血不足
E. 血瘀

101. 下列苔质中，提示津液未伤的是（　）
A. 润苔　B. 剥苔
C. 燥苔　D. 腐苔
E. 腻苔

102. 下列苔质中，属水湿内停的是（　）
A. 润苔　B. 滑苔
C. 燥苔　D. 腐苔
E. 腻苔

103. 下列苔质中，主湿浊、痰饮、食积等病证的是（　）
A. 润苔　B. 滑苔
C. 燥苔　D. 腐苔
E. 腻苔

104. 下列苔质中，见于热盛伤津或阴液亏耗病证的是（　）
A. 腻苔　B. 滑苔
C. 燥苔　D. 腐苔
E. 腻苔

105. 主食积肠胃，或痰浊内蕴的是（　）
A. 润苔　B. 滑苔
C. 燥苔　D. 腐苔
E. 剥苔

106. 下列不属于剥落苔病机的是（　）
A. 胃气不足　B. 胃阴枯竭
C. 气血两虚　D. 风痰阻络
E. 血虚

107. 镜面舌，舌色皖白，甚则毫无血色主（　）
A. 营血大虚
B. 阴虚重证
C. 痰饮、食积
D. 寒凝筋脉
E. 风痰阻络

108. 镜面舌，舌色红绛为（　）
A. 营血大虚
B. 阴虚重证
C. 痰饮、食积
D. 寒凝筋脉
E. 风痰阻络

109. 下列苔色中，主表证初起，或里证病轻，或阳虚内寒的是（　）
A. 苔薄白而润
B. 苔薄白而干
C. 苔白厚腻
D. 苔白如积粉
E. 苔薄黄

110. 外感风热所致的苔色是（　）
A. 苔薄白而润
B. 苔薄白而干
C. 苔白厚腻
D. 苔白如积粉
E. 苔薄黄

111. 见于瘟疫或内痈，为湿浊邪气与热毒相结合而成的苔色是（　）
A. 苔薄白而润
B. 苔薄白而干
C. 苔白厚腻
D. 苔白如积粉
E. 苔薄黄

112. 见于风热表证或风寒入里化热所致的是（　）
A. 苔薄白而润
B. 苔薄白而干
C. 苔白厚腻
D. 苔白如积粉
E. 苔薄黄

113. 为湿浊，痰饮内停，或食积所致的是（　）
A. 苔薄白而润
B. 苔薄白而干
C. 苔白厚腻
D. 苔白如积粉
E. 苔薄黄

114. 为邪热伤津，燥结腑实所致的是（　）
A. 苔黄而干燥
B. 苔黄而腻
C. 苔灰黑湿润，舌淡胖嫩
D. 苔焦黑干燥，舌质干裂
E. 苔薄黄

115. 主湿热蕴结、痰饮化热或食积化腐等证的是（　）
A. 苔黄而干燥

B. 苔黄而腻
C. 苔灰黑湿润，舌淡胖嫩
D. 苔焦黑干燥，舌质干裂
E. 苔薄黄

116. 热极津枯的舌象是（　）
A. 苔黄而干燥
B. 苔黄而腻
C. 苔灰黑湿润，舌淡胖嫩
D. 苔焦黑干燥，舌质干裂
E. 苔薄黄

117. 阳虚寒湿，痰饮内停重证的舌象是（　）
A. 苔黄而干燥
B. 苔黄而腻
C. 苔灰黑湿润，舌淡胖嫩
D. 苔焦黑干燥，舌质干裂
E. 苔薄黄

118. 一般认为舌中属（　）
A. 肝胆　　B. 肾
C. 心　　D. 三焦
E. 脾胃

B 型题

A. 舌中　　B. 舌尖
C. 舌根　　D. 舌边
E. 舌底

1. 心在舌上的分属部位是（　）
2. 脾在舌上的分属部位是（　）

A. 剥苔
B. 黄腻苔
C. 灰黑而干苔
D. 灰黑而润苔
E. 薄白苔

3. 痰热内蕴可见（　）
4. 外感病初期可见（　）

A. 苔剥落　　B. 苔滑
C. 苔黄腻　　D. 苔厚干
E. 苔无根

5. 水湿内停可见（　）
6. 湿热内阻可见（　）

A. 苔白而湿润
B. 薄白苔
C. 积粉苔
D. 苔白燥裂
E. 白腻苔

7. 温病秽浊与热毒内结可见（　）
8. 温病化热，津液暴伤可见（　）

参考答案

A1 型题

1. B；2. B；3. C；4. E；5. A；6. C；7. D；8. A；9. D；10. A；11. E；12. D；13. A；14. B；15. D；16. C；17. E；18. A；19. B；20. C；21. D；22. E；23. B；24. E；25. B；26. D；27. D；28. B；29. B；30. C；31. D；32. D；33. E；34. D；35. D；36. D；37. C；38. C；39. B；40. C；41. E；42. D；43. D；44. E；45. C；46. D；47. D；48. D；49. B；50. B；51. B；52. E；53. B；54. E；55. C；56. A；57. A；58. E；59. A；60. E；61. E；62. D；63. C；64. B；65. C；66. B；67. A；68. C；69. A；70. C；71. E；72. A；73. B；74. C；75. D；76. E；77. A；78. C；79. D；80. B；81. A；82. C；83. B；84. D；85. E；86. A；87. B；88. D；89. C；90. E；91. A；92. D；93. C；94. B；95. E；96. A；97. B；98. E；99. D；100. C；101. A；102. B；103. E；104. C；105. D；106. D；107. A；108. B；109. A；110. B；111. D；112. E；113. C；114. A；115. B；116. D；117. C；118. E

B 型题

1. B；2. A；3. B；4. E；5. B；6. C；7. C；8. D

第五单元　闻诊

A1 型题

1. 自言自语，喃喃不休，见人则止，首尾不续，多由（　）
A. 气郁化痰，痰火扰心
B. 心气大伤，精神散乱
C. 心气不足，神失所养
D. 痰气郁结，阻蔽神明
E. 郁热互结，上扰神明

2. 郑声的病机是（　）
A. 心气不足，神失所养
B. 心气大伤，精神散乱

C. 瘀血阻遏心窍
D. 热扰心神，神明失主
E. 痰湿阻蔽心窍

3. 咳声重浊多为（　）
A. 外感风燥　B. 外感风寒
C. 外感风热　D. 寒痰阻肺
E. 热邪壅肺

4. 引起哮病发作的常见诱因是（　）
A. 宿痰内伏　B. 感受外邪
C. 劳倦过度　D. 过食辛辣
E. 情志失调

5. 胃反的呕吐特点是（　）
A. 饮后即吐　B. 吐痢并作
C. 朝食暮吐　D. 吐物酸腐
E. 呕吐如喷

6. 嗳气、呕吐、呃逆的病机是（　）
A. 肺气上逆　B. 肝气上逆
C. 胃气上逆　D. 肝郁气滞
E. 脾失健运

7. 下列不属于喘的特征是（　）
A. 呼吸困难　B. 鼻翼扇动
C. 张口抬肩　D. 难以平卧
E. 喉中痰鸣

8. 消渴病患者病室的气味可为（　）
A. 尸臭味　B. 腐臭味
C. 血腥味　D. 尿骚味
E. 烂苹果味

9. 下列不属胃气上逆的病证是（　）
A. 呕吐　B. 嗳气
C. 呃逆　D. 干呕
E. 太息

10. 白喉咳嗽的特点是（　）
A. 燥咳
B. 喘咳
C. 干咳
D. 咳声如犬吠
E. 咳声无力

11. 咳嗽是指（　）
A. 呼吸急促　B. 有痰无声
C. 有痰有声　D. 无痰无声
E. 有声无痰

12. 表现为咳声轻清低微的是（　）
A. 风寒束表证
B. 风热犯肺证
C. 肺气虚损证
D. 肺阴不足证
E. 燥邪犯肺证

13. 表现为干咳无痰或痰少而黏的是（　）
A. 风热犯肺证
B. 燥邪犯肺证
C. 热邪犯肺证
D. 痰湿阻肺证
E. 痰热壅肺证

14. 肝气郁结证患者的闻诊特点多为（　）
A. 少气　B. 呃逆
C. 夺气　D. 噫气
E. 太息

15. 嗳气酸腐的原因是（　）
A. 龋齿　B. 宿食不化
C. 中焦湿热　D. 脾胃虚弱
E. 胃寒

16. 谵语的病因病机多是（　）
A. 热扰心神　B. 痰火扰心
C. 心气大伤　D. 痰迷心窍
E. 心血不足

17. 金破不鸣的病机为（　）
A. 风寒犯肺　B. 虚火灼肺
C. 肺气不足　D. 风热袭肺
E. 燥邪犯肺

18. 顿咳的症状特点是（　）
A. 咳声重浊
B. 咳声低微
C. 咳声如犬吠
D. 咳声紧闷
E. 咳终止时作“鹭鸶叫声”

19. 咳声重浊，痰稀色白为（　）
A. 风寒　B. 痰湿
C. 燥热　D. 脾虚
E. 肺气虚

20. 咳声清脆者，多属（　）
A. 寒湿　B. 燥热
C. 肺气不宣　D. 肾水不足
E. 肺实

21. 咳声重浊沉闷而有力者属（　）
A. 寒痰湿浊停聚于肺
B. 久病肺气虚损

C. 热邪犯肺
D. 痰湿阻肺
E. 阴虚肺燥

22. 咳声轻清低微而无力者属（ ）
A. 寒痰湿浊停聚于肺
B. 久病肺气虚损
C. 热邪犯肺
D. 痰湿阻肺
E. 阴虚肺燥

23. 干咳无痰或少痰多属（ ）
A. 寒痰湿浊停聚于肺
B. 久病肺气虚损
C. 热邪犯肺
D. 痰湿阻肺
E. 阴虚肺燥

24. 咳有白痰，量多易出者多属（ ）
A. 痰热蕴肺
B. 久病肺气虚损
C. 热邪犯肺
D. 痰湿阻肺
E. 阴虚肺燥

25. 咳声不扬，痰稠色黄，不易咳出者多属（ ）
A. 寒痰湿浊停聚于肺
B. 久病肺气虚损
C. 热邪犯肺
D. 痰湿阻肺
E. 阴虚肺燥

26. 下列不属于百日咳症状的是（ ）
A. 咳声短促
B. 连续不断
C. 咳声如犬吠
D. 咳后有鸡鸣样回声
E. 反复发作

27. 下列不属于喘的症状是（ ）
A. 胸闷胸痛　B. 呼吸困难
C. 短促急迫　D. 张口抬肩
E. 鼻翼扇动

28. 下列不会导致实喘的是（ ）
A. 风寒袭肺　B. 肺肾亏虚
C. 痰热壅肺　D. 痰饮停肺
E. 水气凌心

29. 下列不属于虚喘症状的是（ ）
A. 呼吸短浅
B. 急促难续
C. 息微声低
D. 以深吸为快
E. 以呼出为快

30. 下列不属于因感受寒邪，引动伏痰，痰气相搏所致的哮喘症状是（ ）
A. 咳痰清稀
B. 咳痰色白如泡沫
C. 不能平卧
D. 咳吐不利
E. 喘促急剧

31. 下列不属于因肺热炽盛，痰壅气盛所致的热证哮喘的症状是（ ）
A. 气喘胸闷
B. 咳痰黄稠胶黏
C. 咳吐不利
D. 喉间痰声如拽锯
E. 喘促急剧

32. 下列不会导致短气、呼吸气粗的是（ ）
A. 肾气虚　B. 痰饮
C. 胃肠积滞　D. 气滞
E. 瘀阻

33. 下列不会导致短气、形瘦神疲、声低息微的是（ ）
A. 肺气虚　B. 失血
C. 病后　D. 瘀阻
E. 产后

34. 吐势较猛，声高有力，呕吐物为黏液、黄水，或酸或苦者属（ ）
A. 热伤胃津　B. 脾胃阳虚
C. 头颅外伤　D. 食滞胃脘
E. 食物中毒

35. 朝食暮吐，或暮食朝吐，或食入一二时而吐属（ ）
A. 热伤胃津　B. 脾胃阳虚
C. 头颅外伤　D. 食滞胃脘
E. 食物中毒

36. 呕吐呈喷射状属（ ）
A. 热伤胃津　B. 脾胃阳虚
C. 头颅外伤　D. 食滞胃脘
E. 食物中毒

37. 呕吐酸腐味食糜属（ ）
A. 热伤胃津　B. 脾胃阳虚

C. 头颅外伤　　D. 食滞胃脘
E. 食物中毒

38. 吐势徐缓，声音低微，呕吐物为清水、痰涎者属（　）
A. 热伤胃津　　B. 脾胃阳虚
C. 头颅外伤　　D. 食滞胃脘
E. 食物中毒

39. 新病呃逆，声高而短，响亮有力者属（　）
A. 寒邪或热邪客胃
B. 胃气虚衰
C. 食滞胃脘
D. 脾肾阳虚
E. 胃阳亏虚

40. 久病、重病呃逆不止，声低气怯无力者属（　）
A. 寒邪或热邪客胃
B. 胃气虚衰
C. 食滞胃脘
D. 脾肾阳虚
E. 胃阳亏虚

41. 嗳气有酸腐味，兼脘腹胀满者，属（　）
A. 食滞胃脘　　B. 肝气犯胃
C. 脾胃虚弱　　D. 胃阳亏虚
E. 不属病态

42. 嗳气低频断续，兼纳呆食少者，属（　）
A. 食滞胃脘　　B. 肝气犯胃
C. 脾胃虚弱　　D. 胃阳亏虚
E. 不属病态

43. 嗳气频作而响亮，嗳气后脘腹胀减，且其发作常因情志变化而增减者，属（　）
A. 食滞胃脘　　B. 肝气犯胃
C. 脾胃虚弱　　D. 胃阳亏虚
E. 不属病态

44. 嗳气频繁，兼脘腹冷痛，得温症减者，属（　）
A. 食滞胃脘　　B. 肝气犯胃
C. 脾胃虚弱　　D. 胃阳亏虚
E. 不属病态

45. 饱食或饮用汽水后，偶有嗳气，无其他兼证者，属（　）
A. 食滞胃脘　　B. 肝气犯胃
C. 脾胃虚弱　　D. 胃阳亏虚
E. 不属病态

46. 不会造成患者张口时散发出臭秽之气，伴有牙痛或牙龈出血的是（　）
A. 牙疳　　B. 龋齿
C. 蛀牙　　D. 口腔不洁
E. 宿食停滞

47. 不会造成口气酸臭，兼有食欲不振，脘腹胀满的是（　）
A. 暴饮暴食　　B. 过食伤脾
C. 牙疳　　D. 食滞胃脘
E. 宿食停滞

48. 口气臭秽异常，难以与人面对面谈话，属（　）
A. 脏腑积热证
B. 气血壅滞证
C. 水湿内停证
D. 宿食停滞证
E. 胃阳亏虚证

49. 口气腐臭，兼咳吐脓血者属（　）
A. 脏腑积热证
B. 气血壅滞证
C. 水湿内停证
D. 宿食停滞证
E. 胃阳亏虚证

50. 溃腐疮疡病证的患者病室气味是（　）
A. 酸腐臭秽气味
B. 血腥气味
C. 尿臊气味
D. 烂苹果气味
E. 臭秽气味

51. 瘟疫类疾病，脏腑气血受疫气熏蒸而败坏所致的病室气味为（　）
A. 酸腐臭秽气味
B. 血腥气味
C. 尿臊气味
D. 烂苹果气味
E. 臭秽气味

52. 大出血患者，病室气味多为（　）
A. 酸腐臭秽气味
B. 血腥气味
C. 尿臊气味
D. 烂苹果气味
E. 臭秽气味

53. 水气病晚期，脾肾衰败而湿热浊气内蕴，正衰

邪恋所致的病室气味为（　）

A. 酸腐臭秽气味

B. 血腥气味

C. 尿臊气味

D. 烂苹果气味

E. 臭秽气味

54. 常见于消渴病重证，热邪炽盛，阴液大伤，湿热熏蒸所致的病室气味是（　）

A. 酸腐臭秽气味

B. 血腥气味

C. 尿臊气味

D. 烂苹果气味

E. 臭秽气味

55. 患者脏腑衰败，病属危重，其病室气味为（　）

A. 酸腐臭秽气味

B. 血腥气味

C. 尿臊气味

D. 烂苹果气味

E. 尸臭气味

B 型题

A. 口气酸臭　B. 口气腥臭

C. 口气腐臭　D. 口气臭秽

E. 口气臊臭

1. 胃肠积滞，口气多为（　）
2. 体内有溃腐脓疡者，口气多为（　）

A. 风寒束肺证

B. 寒邪客肺证

C. 饮停于肺证

D. 痰湿阻肺证

E. 肺气虚证

3. 咳喘，痰多色白滑，易咳出，多见于（　）
4. 咳喘，痰多色白清稀，多泡沫，多见于（　）

参考答案

A1 型题

1. C；2. B；3. D；4. B；5. C；6. C；7. E；8. E；9. E；10. D；11. C；12. C；13. B；14. E；15. B；16. A；17. B；18. E；19. A；20. B；21. A；22. B；23. E；24. D；25. C；26. C；27. A；28. B；29. E；30. D；31. E；32. A；33. D；34. A；35. B；36. C；37. D；38. B；39. A；40. B；41. A；42. C；43. B；44. D；45. E；46. E；47. C；48. A；49. B；50. A；51. E；52. B；53. C；54. D；55. E

B 型题

1. A；2. C；3. D；4. A

第六单元　脉诊

A1 型题

1. 左寸脉洪数主的是（　）

A. 心火亢盛　B. 表热

C. 肺热壅滞　D. 肝阳上亢

E. 大肠湿热

2. 食积化热，常见的脉象是（　）

A. 滑数　B. 弦数

C. 洪数　D. 弦滑

E. 弦细

3. 下列不会出现迟脉的是（　）

A. 正常人　B. 虚寒证

C. 实热证　D. 实寒证

E. 痰热证

4. 一般不会出现数脉的是（　）

A. 虚热证　B. 实热证

C. 运动以后　D. 儿童脉

E. 阳气将绝

5. 下列哪种脉象需重按始得（　）

A. 沉脉　B. 浮脉

C. 弦脉　D. 数脉

E. 迟脉

6. 下列不会出现滑脉的是（　）

A. 气实血涌　B. 阴虚火旺

C. 食滞胃脘　D. 妊娠恶阻

E. 痰热壅肺

7. 下列具有缓而有歇止，止无规律特征的脉象是（　）

A. 代脉　B. 结脉

C. 动脉　D. 促脉

E. 涩脉

8. 既主寒证，又主热证的脉是（　）

A. 滑脉　B. 洪脉

C. 迟脉　D. 代脉

E. 弦脉

9. “有神”之脉象主要是指（　）

A. 从容和缓　B. 不浮不沉
C. 沉取有力　D. 有力柔和
E. 不大不小

10. 医师手指用力不轻不重，按至肌肉以体察脉象的方法称（　）
A. 浮取　B. 总按
C. 沉取　D. 中取
E. 单诊

11. 下列主气滞血瘀的脉象是（　）
A. 革脉　B. 虚脉
C. 涩脉　D. 疾脉
E. 实脉

12. 主邪热内结的脉是（　）
A. 濡脉　B. 浮脉
C. 弦脉　D. 紧脉
E. 迟脉

13. 主气滞血瘀或精伤血少的脉是（　）
A. 弦脉　B. 涩脉
C. 细脉　D. 迟脉
E. 洪脉

14. 下列哪种脉象不具有脉形宽的特征（　）
A. 大脉　B. 濡脉
C. 实脉　D. 洪脉
E. 芤脉

15. 弦脉的脉象特征是（　）
A. 端直以长　B. 脉来紧急
C. 沉按实大　D. 状如波涛
E. 脉体宽大

16. 脉位表浅的脉是（　）
A. 弱脉　B. 牢脉
C. 细脉　D. 濡脉
E. 弦脉

17. 除下列哪项外，皆为主虚证之脉（　）
A. 浮脉　B. 滑脉
C. 微脉　D. 细脉
E. 濡脉

18. 除下列哪项外，均可见于正常人（　）
A. 濡脉　B. 缓脉
C. 迟脉　D. 沉脉
E. 滑脉

19. 除下列哪项，均为涩脉主病（　）
A. 伤精　B. 血少
C. 气滞　D. 血瘀
E. 湿阻

20. 微脉的脉象特征是（　）
A. 极细极软，按之欲绝，若有若无
B. 脉细如丝，应指明显
C. 细软而沉细
D. 浮而细软
E. 浮大无根，应指散漫

21. 下列主痰饮、食滞的脉象是（　）
A. 浮脉　B. 紧脉
C. 结脉　D. 促脉
E. 滑脉

22. 不属实脉类的是（　）
A. 微脉　B. 紧脉
C. 滑脉　D. 洪脉
E. 弦脉

23. 患者闭经数日，面色苍白，神疲乏力，应见（　）
A. 尺脉弦涩
B. 尺脉洪大
C. 尺脉虚细涩
D. 脉弦滑
E. 脉浮

24. 脉象浮紧见于（　）
A. 太阳中风　B. 太阳伤寒
C. 风热袭表　D. 燥邪犯肺
E. 阴寒内盛

25. 表虚证的脉象主见（　）
A. 洪数　B. 细弱
C. 弦紧　D. 浮缓
E. 浮数

26. 里热亢盛证多见（　）
A. 弦数　B. 浮数
C. 实脉　D. 洪数
E. 弦滑

27. 主阳明气分热盛的脉象是（　）
A. 浮脉　B. 弱脉
C. 牢脉　D. 洪脉
E. 细脉

28. 主病为痰热、食积与内热的脉为（　）
A. 弦数脉　B. 洪数脉
C. 滑数脉　D. 浮滑脉
E. 沉缓脉

29. 下列不是涩脉的主病的是（　）

A. 痰湿内停　B. 气滞血瘀
C. 阴寒内盛　D. 伤精
E. 血少

30. 结脉、代脉、促脉，其脉象的共同特征是( )
A. 脉来较数　B. 脉来时止
C. 止无定数　D. 脉来缓慢
E. 止有定数

31. 促脉的特征是( )
A. 脉来数而时一止，止无定数
B. 脉来缓而时一止，止有定数
C. 脉来一止，止有定数，良久方来
D. 脉来急疾，一息七八至
E. 脉形如豆，滑数有力

32. 以下各项中，不属于代脉所主之病为( )
A. 跌打损伤　B. 痛证
C. 脏气衰败　D. 惊恐
E. 宿食停滞

33. 以下脉象中，不易出现于气血两虚证的是( )
A. 濡脉　B. 微脉
C. 细脉　D. 涩脉
E. 弦脉

34. 以下不属于弦脉所主病证的是( )
A. 痛证　B. 疟疾
C. 胆病　D. 宿食
E. 痰饮

35. 以下哪项属于细脉的相似脉( )
A. 微脉、散脉
B. 濡脉、浮脉
C. 微脉、虚脉
D. 微脉、濡脉
E. 虚脉、微脉

36. 医生用轻指力按在寸口脉搏跳动部位以体察脉象的方法叫( )
A. 举法　B. 按法
C. 寻法　D. 总按
E. 单按

37. 医生三个手指同时用大小相等的指力诊脉的方法叫( )
A. 举法　B. 按法
C. 寻法　D. 总按
E. 单按

38. 医生指力不轻不重，按至肌肉，并适当调节指力，或前后左右推寻，以细细体察脉象的方法叫( )
A. 举法　B. 按法
C. 寻法　D. 总按
E. 单按

39. 医生用重指力按至筋骨间以体察脉象的方法叫( )
A. 举法　B. 按法
C. 寻法　D. 总按
E. 单按

40. 医生用一个手指体察寸、关、尺某一部脉象的方法叫( )
A. 举法　B. 按法
C. 寻法　D. 总按
E. 单按

41. 下列不属于正常脉象的是( )
A. 不浮不沉
B. 不大不小
C. 不快不慢
D. 一息四五至
E. 一息五六至

42. 轻取既得，重按稍减而不空，是( )
A. 浮脉　B. 沉脉
C. 迟脉　D. 数脉
E. 滑脉

43. 脉来迟缓，一息不足四至，是( )
A. 浮脉　B. 沉脉
C. 迟脉　D. 数脉
E. 滑脉

44. 轻取不应，重按始得，脉动明显，部位较深，是( )
A. 浮脉　B. 沉脉
C. 迟脉　D. 数脉
E. 滑脉

45. 往来流利，应指圆滑，如珠走盘，是( )
A. 浮脉　B. 沉脉
C. 迟脉　D. 数脉
E. 滑脉

46. 脉来急促，一息脉来五六至，属( )
A. 浮脉　B. 沉脉
C. 迟脉　D. 数脉
E. 滑脉

47. 主风寒表证的是（　）
A. 脉浮紧　B. 脉浮数
C. 脉浮无力　D. 脉沉有力
E. 脉沉无力

48. 主里虚证的是（　）
A. 脉浮紧　B. 脉浮数
C. 脉浮无力　D. 脉沉有力
E. 脉沉无力

49. 主里实证的是（　）
A. 脉浮紧　B. 脉浮数
C. 脉浮无力　D. 脉沉有力
E. 脉沉无力

50. 主风热表证的是（　）
A. 脉浮紧　B. 脉浮数
C. 脉浮无力　D. 脉沉有力
E. 脉沉无力

51. 主虚人外感或邪盛正虚的是（　）
A. 脉浮紧　B. 脉浮数
C. 脉浮无力　D. 脉沉有力
E. 脉沉无力

52. 脉迟有力主（　）
A. 实寒证　B. 虚寒证
C. 虚寒证　D. 虚热证
E. 气血不足证

53. 脉迟有力，兼壮热，腹部胀满硬痛，大便秘结，舌红苔黄燥者属（　）
A. 实寒证
B. 虚寒证
C. 肠热腑实证
D. 虚热证
E. 气血不足证

54. 脉迟无力者属（　）
A. 实寒证
B. 虚寒证
C. 肠热腑实证
D. 虚热证
E. 气血不足证

55. 脉数无力，兼面白无华，神疲乏力，心悸气短，唇舌淡白者属（　）
A. 实寒证
B. 虚寒证
C. 肠热腑实证
D. 虚热证
E. 气血不足证

56. 以下不会出现滑脉的是（　）
A. 气血两虚　B. 痰饮
C. 食滞　D. 实热
E. 妇女妊娠

57. 下列不会出现涩脉的是（　）
A. 里实寒证　B. 精伤
C. 血少　D. 气滞
E. 血瘀

58. 下列不会出现弦脉的是（　）
A. 肝胆病　B. 痛证
C. 痰饮　D. 阴虚证
E. 胃气衰败

59. 下列不会出现紧脉的是（　）
A. 寒证　B. 胃痛
C. 痰饮　D. 痛经
E. 食积

60. 形细而行迟，往来艰涩不畅，脉势不均的是（　）
A. 涩脉　B. 洪脉
C. 细脉　D. 弦脉
E. 紧脉

61. 脉来绷急，左右弹指，状如牵绳转索的是（　）
A. 涩脉　B. 洪脉
C. 细脉　D. 弦脉
E. 紧脉

62. 端直而长，如按琴弦的是（　）
A. 涩脉　B. 洪脉
C. 细脉　D. 弦脉
E. 紧脉

63. 脉体宽大，充实有力，来盛去衰，状若波涛汹涌的是（　）
A. 涩脉　B. 洪脉
C. 细脉　D. 弦脉
E. 紧脉

64. 脉细如线，但应指明显的是（　）
A. 涩脉　B. 洪脉
C. 细脉　D. 弦脉
E. 紧脉

65. 脉浮细而软的是（　）
A. 濡脉　B. 微脉
C. 结脉　D. 代脉

E. 促脉

66. 脉来缓慢，时有中止，止无定数的是（　）

A. 濡脉　　B. 微脉
C. 结脉　　D. 代脉
E. 促脉

67. 脉来一止，止有定数，良久方还的是（　）

A. 濡脉　　B. 微脉
C. 结脉　　D. 代脉
E. 促脉

68. 脉来急数，时有中止，止无定数的是（　）

A. 濡脉　　B. 微脉
C. 结脉　　D. 代脉
E. 促脉

69. 极细极弱，按之欲绝，若有若无的是（　）

A. 濡脉　　B. 微脉
C. 结脉　　D. 代脉
E. 促脉

70. 主寒证、痰证、瘀血证的是（　）

A. 脉结有力　　B. 脉结无力
C. 脉代无力　　D. 脉代有力
E. 脉促有力

71. 主跌打损伤、惊恐、疼痛的是（　）

A. 脉结有力　　B. 脉结无力
C. 脉代无力　　D. 脉代有力
E. 脉促有力

72. 主气血不足的是（　）

A. 脉结有力　　B. 脉结无力
C. 脉代无力　　D. 脉代有力
E. 脉促有力

73. 主脏气衰微的脉象是（　）

A. 脉结有力　　B. 脉结无力
C. 脉代无力　　D. 脉代有力
E. 脉促有力

74. 主阳热亢盛、气滞血瘀、痰饮、食积的脉象是（　）

A. 脉结有力　　B. 脉结无力
C. 脉代无力　　D. 脉代有力
E. 脉促有力

75. 主脏气虚弱、阴血衰少的脉象是（　）

A. 脉结有力　　B. 脉结无力
C. 脉促无力　　D. 脉代有力
E. 脉促有力

76. 下列各项中，不会导致脉促有力的是（　）

A. 阳热亢盛　　B. 气滞血瘀
C. 寒证　　D. 痰饮
E. 食积

77. 下列各项中，不会导致代脉的是（　）

A. 寒痰血瘀　　B. 脏气衰微
C. 跌打损伤　　D. 惊恐
E. 疼痛

B 型题

A. 脉来急促，时有一止，止无定数
B. 举按充实而有力
C. 端直以长，如按琴弦
D. 绷急弹指，如牵绳转索
E. 脉体宽大，来盛去衰，滔滔满指

1. 弦脉的脉象特征（　）
2. 紧脉的脉象特征（　）

A. 邪热亢盛
B. 阴寒阻遏阳气
C. 气血两虚
D. 虚阳浮越于外
E. 湿邪困阻阳气

3. 洪脉的主病（　）
4. 濡脉的主病（　）

A. 脉象无冲和之意，应指坚搏
B. 脉象虚大无根或微弱不应指
C. 脉象散乱，脉弱无序
D. 脉来浮大中空，按之搏指如鼓皮
E. 脉细如线，应指明显

5. 无神之脉的脉象特征是（　）
6. 无根之脉的脉象特征是（　）

参考答案

A1 型题

1. A；2. A；3. E；4. E；5. A；6. B；7. B；8. C；9. D；10. D；11. C；12. E；13. B；14. B；15. A；16. D；17. B；18. A；19. E；20. A；21. E；22. A；23. C；24. B；25. D；26. D；27. D；28. C；29. C；30. B；31. A；32. E；33. E；34. D；35. D；36. A；37. D；38. C；39. B；40. E；41. E；42. A；43. C；44. B；45. E；46. D；47. A；48. E；49. D；50. B；

51. C；52. A；53. C；54. B；55. E；56. A；57. A；58. D；59. C；60. A；61. E；62. D；63. B；64. C；65. A；66. C；67. D；68. E；69. B；70. A；71. D；72. B；73. C；74. E；75. C；76. C；77. A

B 型题

1. C；2. D；3. A；4. E；5. C；6. B

第七单元　按诊

A1 型题

1. 下列哪种方法可以诊断疼痛的虚实（　）
   A. 痛时姿势
   B. 疼痛部位
   C. 痛处喜按或拒按
   D. 痛处的颜色
   E. 痛处皮肤温度
2. 下列哪项不是按诊的内容（　）
   A. 诊皮肤寒热
   B. 诊皮肤颜色
   C. 诊皮肤滑涩
   D. 诊腧穴
   E. 诊尺肤
3. 以下哪项不会出现虚里动高（　）
   A. 热证
   B. 剧烈运动后
   C. 心气衰竭
   D. 宗气内虚
   E. 宗气外泄
4. 下列哪种方法可以判断疮疡的成脓与否（　）
   A. 望之红肿
   B. 摸之有压痛
   C. 患者主诉疼痛剧烈
   D. 脉洪数
   E. 疮疡边硬顶软
5. 身热初按热甚，久按热反轻者多属（　）
   A. 热在表
   B. 热在里
   C. 虚阳外越
   D. 阴虚证
   E. 热在半表半里
6. 按肌肤凹而不起者多为（　）
   A. 热证　　B. 泄泻
   C. 瘀血　　D. 鼓胀
   E. 水肿
7. 疮疡盘根收束隆起者属（　）
   A. 实证　　B. 虚证
   C. 寒证　　D. 热证
   E. 里寒证

B 型题

A. 胸部外伤　　B. 水停胸胁
C. 真心痛　　D. 心气虚
E. 肺胀

1. 前胸高突，呼吸气喘，叩之膨膨然，其音轻者为（　）
2. 胸廓饱满，疼痛，叩之音实者为（　）

A. 腹中结块，按之聚散不定，或形如筋状，久按转移不定
B. 腹中肿块，推之不移，痛有定处
C. 右少腹痛而拒按，有包块应手
D. 腹中肿块，推之可移，痛无定处
E. 腹内肿块，坚硬如石

3. 虫积常见（　）
4. 积证常见（　）

A. 额上热甚于手心热
B. 手心热甚于额上热
C. 手足俱冷
D. 手足心热甚于手足背
E. 肌肤部凉

5. 表热证多见（　）
6. 寒证多见（　）

A. 边硬顶软　　B. 患处坚硬
C. 漫肿平塌　　D. 红肿热痛
E. 肿处烙手

7. 疮疡未成脓表现为（　）
8. 疮疡已成脓表现为（　）

A. 肌肤粗糙，为枯鱼之鳞
B. 肌肤肿胀，按之凹陷不起
C. 肌肤热甚
D. 肌肤凉
E. 肌肤润泽

9. 精血不足者见（　）

10. 泄泻少气者见（　）

　A. 斑　　B. 疹
　C. 阳斑　　D. 阴斑
　E. 风疹

11. 斑稀色红，先见胸腹，后延四肢，热退神安，此为（　）

12. 点小色淡，高出皮肤，瘙痒不已，消退后无痕迹，此为（　）

　A. 虚里搏动，数急而时有一止
　B. 虚里搏动迟弱
　C. 虚里搏动微弱
　D. 虚里搏动散漫而数，胸高而喘
　E. 虚里按之弹手，洪大而搏指

13. 肺气绝者见（　）

14. 心气绝者见（　）

参考答案

A1 型题

1. C；2. B；3. D；4. E；5. A；6. E；7. A

B 型题

1. E；2. B；3. A；4. B；5. A；6. C；7. B；8. A；9. A；10. D；11. C；12. E；13. D；14. E

第八单元　八纲

A1 型题

1. 神情默默，语声高亢气粗，倦息乏力，稍动则舒，肢体羸瘦，腹部硬满拒按，证属（　）
　A. 虚实并重　　B. 实证转虚
　C. 真实假虚　　D. 表虚里实
　E. 虚证转实

2. 表证是（　）
　A. 病情较重
　B. 病位在脏腑
　C. 病程长
　D. 病位在骨髓
　E. 病程短

3. 表证与里证的鉴别要点在于（　）
　A. 表证为虚证，里证为内伤久病
　B. 表证较轻浅，里证较深重
　C. 表证起病急，里证起病缓
　D. 表证寒热并见，里证寒热独见
　E. 表证脉象浮，里证脉象沉

4. 下列对里证的认识不正确的是（　）
　A. 多见于内伤杂病之中
　B. 外感病一般无里证
　C. 外邪可直中脏腑
　D. 情志为病多属里证
　E. 厥阴病证

5. 辨寒热的意义在于（　）
　A. 辨病因
　B. 辨病性
　C. 辨病位
　D. 辨邪正关系
　E. 辨标本缓急

6. 下列不是寒证与热证的鉴别要点的是（　）
　A. 恶寒与发热
　B. 便秘与便溏
　C. 口渴与不渴
　D. 头痛与不痛
　E. 苔黄与苔白

7. 下列不属于阴证的表现的是（　）
　A. 恶寒畏冷　　B. 倦怠无力
　C. 腹痛喜按
　D. 大便溏泄　　E. 小便短赤

8. 下列不是表实寒证的表现的是（　）
　A. 恶寒重，发热轻
　B. 头身疼痛
　C. 无汗
　D. 汗出
　E. 脉浮紧

9. 证候真假的“真”，主要是指（　）
　A. 患者真实的临床表现
　B. 临床上常见证候
　C. 与疾病内在本质相符的证候
　D. 本病或久病之证
　E. 患者的病情完全真实

10. 下列不是真热假寒证的表现的是（　）
　A. 脉沉有力
　B. 神志昏沉
　C. 高热肢厥
　D. 面色浮红如妆
　E. 胸腹灼热

11. 真热假寒与真寒假热均可见（　）

A. 口渴喜饮　B. 小便清长
C. 下痢臭秽　D. 面红如妆
E. 手足厥冷

12. 辨别虚实真假的关键是（　）
A. 脉沉取之有力无力
B. 舌质的苍老与嫩胖
C. 病程的新旧或长短
D. 整个体质的壮和弱
E. 二便的通利和闭塞

13. 患者先有恶寒发热，继而恶寒消失反恶热，伴有口渴喜冷饮，舌红苔黄，脉洪数，证属（　）
A. 表寒里热　B. 风热犯肺
C. 表里同病　D. 寒证化热
E. 表邪入里

14. 小儿发热，咳嗽，烦躁，继而见疹出烦热，喘咳消失，证属（　）
A. 半表半里　B. 表里同病
C. 由里出表　D. 热毒内闭
E. 热证转寒

15. 由里出表提示（　）
A. 机体抗邪能力强盛
B. 里证转化为表证
C. 治疗护理适当
D. 邪有出路，病情有向愈之势
E. 表里同病

16. 下列哪些证候转化临床少见（　）
A. 寒证转化为热证
B. 热证转化为寒证
C. 虚证转化为实证
D. 表证转化为里证
E. 里证转化为表证

17. 能分析疾病共性的辨证方法是（　）
A. 八纲辨证
B. 病性辨证
C. 脏腑辨证
D. 六经辨证
E. 卫气营血辨证

18. 头晕眼花，少气倦怠，久泻久痢，腹部坠胀，脱肛或子宫脱垂，舌淡脉弱，证属（　）
A. 气虚证　B. 气陷证
C. 血虚证　D. 气逆证
E. 气滞证

19. 虚实在八纲辨证中用以辨别（　）
A. 病变性质　B. 病变趋势
C. 病变部位　D. 发病原因
E. 邪正盛衰

20. 虚热证的临床表现有（　）
A. 精神不振　B. 少气乏力
C. 形体消瘦　D. 舌质淡嫩
E. 口淡有涎

21. 气虚类证不包括（　）
A. 气陷证　B. 气结证
C. 气不固证　D. 气虚证
E. 气脱证

22. 血虚的特征性症状是（　）
A. 心悸失眠　B. 经少经闭
C. 肢体麻木　D. 头晕眼花
E. 肌肤黏膜颜色淡白

23. 以下说法不正确的是（　）
A. 心肝血虚　B. 血虚生风
C. 心血亏虚　D. 脾血不足
E. 肝血亏虚

24. 下列不属于热证临床特点的是（　）
A. 恶热喜冷　B. 面赤
C. 小便短黄　D. 大便干结
E. 舌淡

B 型题

A. 淡红舌，薄白苔
B. 新起恶寒发热
C. 口渴，饮水不多
D. 咳嗽，吐白痰
E. 腹痛，下利清谷

1. 表证的临床表现是（　）
2. 里证的临床表现是（　）

A. 是否恶寒发热
B. 是否胸胁苦满
C. 是否咳嗽气喘
D. 是否小便清长
E. 是否食欲下降

3. 辨别表证与里证的依据是（　）
4. 辨别寒证与热证的依据是（　）

A. 动则汗出　B. 蒸蒸汗出

C. 半身汗出　D. 汗出如油
E. 睡时汗出

5. 实热证汗出的临床特点是（　）
6. 阴虚热证汗出的临床特点是（　）

A. 寒证　B. 热证
C. 实证　D. 虚证
E. 表证

7. 胸腹胀满，按之疼痛，腹满不减，其临床意义是（　）
8. 胸腹胀满，按之不痛，腹满时减，其临床意义是（　）

A. 表热证　B. 表实证
C. 表虚证　D. 里实证
E. 里虚证

9. 微有发热恶风，有汗出，舌淡红，苔薄白，其临床意义是（　）
10. 腹内有块，腹痛拒按，便秘，苔黄，脉沉，其临床意义是（　）

A. 表热证　B. 表虚证
C. 实热证　D. 虚热证
E. 表寒证

11. 发热，口渴喜饮，咳喘痰黄，舌红苔黄，脉滑数，其临床意义是（　）
12. 发热，微恶寒，头痛咽痛，口微渴，脉浮数，其临床意义是（　）

A. 热证转寒　B. 寒热夹杂
C. 表里俱热　D. 真热假寒
E. 真寒假热

13. 平素心烦口苦，尿黄便秘，昨起发热，微恶寒，头痛，有汗，舌尖红，苔薄黄，脉浮数，其临床意义是（　）
14. 突然发热，呕吐腹泻，泻少量脓血，继而神昏谵语，四肢厥冷，胸腹灼热，舌红苔黄，脉沉数，其临床意义是（　）

A. 表实寒里虚热证
B. 表实热里虚寒证
C. 表实寒里虚寒证
D. 表实热里虚热证
E. 表里俱寒证

15. 平时常干咳，潮热，盗汗，颧红，现恶寒，低热，头痛，舌红苔白，脉浮细，其临床意义是（　）
16. 平时畏寒肢冷，腹痛喜温，下肢微肿，今起恶寒头痛，无汗，舌淡胖，脉濡缓，其临床意义是（　）

A. 大汗淋漓，四肢厥冷，面色苍白，神情淡漠，呼吸微弱，脉微欲绝
B. 形体消瘦，五心烦热，颧红盗汗，口干咽燥，皮肤干燥，脉象细数
C. 身热大汗，汗热质黏，面色潮红，躁扰不安，渴喜冷饮，脉细疾数
D. 高热肢厥，神识昏沉，胸腹灼热，口渴喜饮，面色紫暗，脉沉有力
E，经常畏冷，四肢不温，渴喜热饮，常自汗出，尿清便溏，脉迟无力

17. 真热假寒证的临床表现（　）
18. 亡阳证的临床表现（　）

参考答案

A1 型题

1. C；2. E；3. D；4. B；5. B；6. D；7. E；8. D；9. C；10. D；11. E；12. A；13. E；14. C；15. D；16. E；17. A；18. B；19. E；20. C；21. B；22. E；23. D；24. E

B 型题

1. B；2. E；3. A；4. D；5. B；6. E；7. C；8. D；9. C；10. D；11. C；12. A；13. C；14. D；15. A；16. C；17. D；18. A

第九单元　病性辨证

A1 型题

1. 气滞证的疼痛特点，不包括（　）
A. 按之有形
B. 部位多不固定
C. 随情绪而增减
D. 症状时轻时重
E. 随“气行”觉舒

2. 不属引起气滞证的常见原因是（　）
A. 病邪阻滞　B. 中气下陷

C. 阴寒凝滞　D. 情志不舒
E. 用力闪挫

3. 下列不是直接导致肺气上逆的病因病机的是（　）
A. 肾不纳气　B. 肺失肃降
C. 肺失宣发　D. 外邪犯肺
E. 痰饮停肺

4. 因情志过激导致“气闭”最突出的表现是（　）
A. 神情不宁　B. 神昏肢厥
C. 胀闷不舒　D. 胀痛窜痛
E. 脉弦有力

5. 瘀血、沙石、蛔虫、痰浊等阻塞所致之“气闭”最突出的表现是（　）
A. 肢厥脉弦　B. 胀闷不舒
C. 绞痛阵作　D. 患处胀痛
E. 神志不清

6. 下列不是血瘀证的疼痛特点的是（　）
A. 患处刺痛　B. 时轻时重
C. 部位固定　D. 夜间剧痛
E. 痛而拒按

7. 血热证的表现不包括（　）
A. 月经量多而色淡
B. 身热面赤而发斑
C. 肌肤生疮、疖、疔、痈
D. 温热病之血分证
E. 迫血妄行而出血

8. 亡阳证的汗出特点是（　）
A. 汗出如珠　B. 冷汗淋漓
C. 汗出蒸蒸　D. 活动尤甚
E. 睡中汗出

9. 气虚证的临床意义是（　）
A. 脏腑经络的气机阻滞
B. 机体气生成不足，耗损太过
C. 元气亏虚已极，急骤外泄
D. 气虚固摄失职
E. 无力升举，清阳之气下陷

10. 下列各项，不属于气虚证形成原因的是（　）
A. 年老体弱　B. 五志过极
C. 劳累过度　D. 久病重病
E. 先天不足

11. 下列各项，不属于气虚证临床表现的是（　）
A. 脉无力　B. 畏寒肢冷
C. 神疲乏力　D. 少气懒言
E. 舌质淡嫩

12. 气虚证的临床表现是（　）
A. 内脏下垂，脱肛，阴挺
B. 自汗，或大便、小便、精血、精液、胎元不固等
C. 呼吸微弱而不规则，汗出不止，口开目合，全身瘫软
D. 气短声低，少气懒言，精神疲惫，体倦乏力
E. 胸胁、脘腹等处或损伤部位的胀闷疼痛

13. 气陷证的典型临床表现是（　）
A. 畏寒肢冷　B. 动则汗出
C. 少气懒言　D. 脘腹坠胀
E. 舌淡苔白

14. 下列各项，不正确的是（　）
A. 气陷多是气虚的发展
B. 气陷则清阳之气不升，自觉气短
C. 气陷是指脾气下陷
D. 气陷于下则下肢浮肿
E. 气陷无力升举，故脘腹坠胀

15. 不属于气不固证的临床表现是（　）
A. 自汗　B. 滑胎
C. 气短　D. 遗精
E. 脱肛

16. 下列各项，不正确的是（　）
A. 气不固证是指气虚失去其固摄的功能
B. 大小便失禁都属于气不固证
C. 气不固证在女性月经病中只表现为急性出血不止
D. 流涎是气不固证的表现之一
E. 气不固证可以表现为多种体液外泄

17. 气逆证的临床表现是（　）
A. 胸胁、脘腹等处或损伤部位的胀满疼痛
B. 呼吸微弱而不规则，汗出不止，口开目合，全身瘫软
C. 咳嗽频作，呼吸喘促，呃逆，嗳气不止，或呕吐、呕血
D. 妇女出现崩漏，或滑胎
E. 遗尿，余沥不尽，小便失禁

18. 气滞证的典型临床表现是（　）
A. 头晕眼花　B. 胀闷疼痛
C. 嗳气恶心　D. 腹部坠胀

E. 手足发麻

19. 下列各项，不属于气滞证临床表现的是（ ）

A. 痛处按之有形

B. 症状时轻时重

C. 随情绪而增减

D. 部位多不固定

E. 得嗳气、矢气可减轻

20. 下列各项，不属于血虚证的临床表现是（ ）

A. 面色淡白　B. 唇甲色淡

C. 心悸多梦　D. 手足发麻

E. 肢体浮肿

21. 血瘀证的典型临床表现是（ ）

A. 胀痛　B. 冷痛

C. 灼痛　D. 刺痛

E. 掣痛

22. 下列各项，不属于血虚证形成原因的是（ ）

A. 气机不调，升降失常

B. 脾失健运，生血乏源

C. 劳神太过，暗耗阴血

D. 瘀血内阻，新血不生

E. 大病久病，耗伤气血

23. 下列各项，不属于血虚证临床表现的是（ ）

A. 两颧潮红　B. 头昏眼花

C. 心悸失眠　D. 手足发麻

E. 舌淡脉细

24. 血虚证的辨证要点是（ ）

A. 心悸失眠　B. 经少闭经

C. 肢体麻木　D. 头昏眼花

E. 颜色淡白，脉细

25. 血虚证的临床表现是（ ）

A. 刺痛，痛处拒按，固定不移，夜间痛甚

B. 舌有紫色斑点，舌下脉络曲张

C. 出血反复不止或夹血块，舌紫暗

D. 颜面、眼睑、口唇、舌质、爪甲颜色淡白

E. 体表包块色青紫，腹内肿块质硬而推之不移

26. 下列各项，不属于血瘀病因的是（ ）

A. 寒凝　B. 气滞

C. 气虚　D. 阴虚

E. 外伤

27. 血瘀证的临床表现是（ ）

A. 面色萎黄　B. 面色青黑

C. 面色青黄　D. 面色淡白

E. 面色黧黑

28. 下列各项，不属于血瘀证特点的是（ ）

A. 患处刺痛　B. 时轻时重

C. 部位固定　D. 夜间剧痛

E. 痛而拒按

29. 下列各项，不属于血瘀证临床表现的是（ ）

A. 出血反复不止

B. 腹内肿块

C. 痛如针刺

D. 手足发麻

E. 面色黧黑

30. 下列各项，不属于血热证临床表现的是（ ）

A. 月经量多色淡

B. 迫血妄行而出血

C. 肌肤生疮、疖、疔、痈

D. 温热病之血分证

E. 身热面赤发斑

B 型题

A. 妇人月经量多色鲜红，常患疮痈，烦躁，舌绛，脉弦数

B. 手足冷痛，腹部拘急疼痛，月经延期，经色紫暗，夹有血块，舌淡紫，脉沉迟弦涩

C. 腹部可触及坚硬而推之不可移的肿块，痛如针刺而固定，夜间较重，肌肤甲错，舌紫暗，脉细涩

D. 大出血后出现面色苍白，眩晕，心悸，手足发麻，月经量少，色淡，延期，脉细无力

E. 颜面口唇颜色青紫

1. 血热证见（ ）

2. 血脱证见（ ）

A. 气陷证　B. 气虚证

C. 气逆证　D. 气滞证

E. 气脱证

3. 年老体弱，体倦乏力，神疲，气短，动则汗出，脉弦缓，属（ ）

4. 头晕眼花，神疲气短，脘腹坠胀感，大便稀溏，形体消瘦，属（ ）

A. 气滞证　B. 气虚证

C. 气逆证　D. 血瘀证

E. 血热证
5. 突感左胸前区刺痛，痛引左上臂内侧，面色略暗，脉弦涩，属（　）
6. 情志抑郁，善太息，近来少腹及乳房胀痛，苔薄白，脉弦，属（　）

A. 气滞证　B. 气逆证
C. 气虚证　D. 血瘀证
E. 血虚证
7. 神疲气短，动则汗出，舌淡，脉虚，属（　）
8. 头痛，眩晕，甚至昏厥、咳血，气从少腹上冲于胸咽，舌苔白，脉弦，属（　）

A. 气短声低，懒言，神疲乏力，头晕目眩，自汗，动则尤甚，舌淡嫩，脉虚弱
B. 大小便失禁，遗精，滑胎，伴腰膝酸软
C. 头晕眼花，耳鸣，疲乏，气短，腹部下坠，或有脱肛、阴挺
D. 气短懒言，神疲乏力，自汗，易感外邪
E. 情志抑郁，善太息，胁胀痛，脉弦
9. 气陷证的临床表现（　）
10. 气滞证的临床表现（　）

A. 胸胁胀闷窜痛，胁下痞块，刺痛拒按，妇女闭经，舌紫暗或紫斑，脉涩
B. 面色晦暗，神倦乏力，刺痛拒按不移，舌暗淡或有瘀斑，脉沉涩
C. 头昏目眩，少气懒言，乏力自汗，面色萎黄，心悸失眠，舌暗淡，脉细弱
D. 面色无华，倦怠乏力，崩漏，舌淡，脉细弱
E. 面色苍白，四肢乏力
11. 气滞血瘀证的临床表现（　）
12. 气血两虚证的临床表现（　）

A. 血虚证　B. 气脱证
C. 血瘀证　D. 津亏证
E. 阴虚证
13. 皮肤干燥如鳞甲，舌有紫色斑点，脉弦细涩，属（　）
14. 腹泻呕吐十余次，皮肤枯瘪，目眶深陷，尿少，属（　）

A. 血寒证　B. 阴虚证
C. 阳虚证　D. 血热证
E. 亡阳证
15. 月经先期十余天，量多质稠，经色深红，口渴心烦，舌绛，脉滑数，属（　）
16. 因行经期下水劳作，月经延迟，少腹冷痛，拒按，脉弦细，属（　）

A. 气虚血瘀证
B. 气阴两虚证
C. 气滞血瘀证
D. 血虚夹瘀证
E. 气血两虚证
17. 卧床年余，气短息弱，食少声低，面色淡白，舌淡，脉弱，属（　）
18. 腹痛拒按，恶露夹血块，气短神疲，乏力声低，脉弱，属（　）

A. 气不摄血证
B. 气滞血瘀证
C. 气虚血瘀证
D. 气血两虚证
E. 气随血脱证
19. 性情急躁易怒，胸闷胁胀，月经后期，色紫暗，脉弦涩的临床意义是（　）
20. 消瘦乏力，纳少，面色萎黄，眩晕心悸，舌淡，脉弱的临床意义是（　）

A. 面色淡白，心悸失眠，少气懒言，乏力自汗，舌淡嫩，脉细弱
B. 面色淡白而无华，气短乏力，伴出血，舌淡，脉细弱
C. 面色苍白，大量出血，四肢厥冷，汗出淋漓，脉微细欲绝
D. 口唇青紫，呼吸微弱，心胸憋闷，大汗淋漓，四肢厥冷，脉微欲绝
E. 面色㿠白，心悸气短，动则加剧，脉细弱结代
21. 气随血脱证的临床表现是（　）
22. 气不摄血证的临床表现是（　）

参考答案

A1 型题

1. A；2. B；3. A；4. B；5. C；6. B；7. A；8. B；

9. B；10. B；11. B；12. D；13. D；14. D；15. E；16. C；17. C；18. B；19. A；20. E；21. D；22. A；23. A；24. E；25. D；26. D；27. E；28. B；29. D；30. A

B 型题

1. A；2. D；3. B；4. A；5. D；6. A；7. C；8. B；9. C；10. E；11. A；12. C；13. C；14. D；15. D；16. A；17. E；18. A；19. B；20. D；21. C；22. B

第十单元　脏腑辨证

A1 型题

1. 心病的常见症状不包括（　）
   A. 心悸怔忡　B. 咽喉肿痛
   C. 神昏神乱　D. 心烦失眠
   E. 胸闷心痛
2. 心脉痹阻证中，胸痛以闷痛为特点的是（　）
   A. 痰阻心脉　B. 气滞心脉
   C. 寒凝心脉　D. 热郁心脉
   E. 瘀阻心脉
3. 心悸与下列哪项同见对诊断心阴虚证最有意义（　）
   A. 头晕　B. 面白
   C. 健忘　D. 失眠
   E. 舌红少苔
4. 痰火扰神证应是神昏与下列哪项同见（　）
   A. 溲赤便秘
   B. 渴喜冷饮
   C. 舌红苔黄腻
   D. 高热抽搐
   E. 脉象细数
5. 心脉痹阻证以胸部刺痛为特点者属于（　）
   A. 气滞心脉　B. 瘀阻心脉
   C. 痰阻心脉　D. 热郁心脉
   E. 寒凝心脉
6. 心脉痹阻证以胸部胀痛为特点者属于（　）
   A. 气滞心脉　B. 热郁心脉
   C. 瘀阻心脉　D. 寒凝心脉
   E. 痰阻心脉
7. 下列不属于心气虚证的是（　）
   A. 脉结代
   B. 心悸气短
   C. 心胸憋闷灼痛
   D. 舌淡
   E. 面色淡白
8. 下列不是心血虚证的临床表现的是（　）
   A. 眩晕健忘
   B. 舌红脉数
   C. 心悸怔忡
   D. 唇舌淡白
   E. 失眠多梦
9. 心脉痹阻证常见病因错误的是（　）
   A. 痰阻　B. 寒凝
   C. 热郁　D. 瘀阻
   E. 气滞
10. 下列不会出现失眠的是（　）
    A. 心气虚证
    B. 心血虚证
    C. 痰火扰神证
    D. 心阴虚证
    E. 心火亢盛证
11. 与心血虚证无关的是（　）
    A. 心悸怔忡　B. 失眠多梦
    C. 舌淡脉弱　D. 头晕眼花
    E. 潮热盗汗
12. 下列对鉴别风寒表证与风寒犯肺证最有意义的是（　）
    A. 有汗与无汗
    B. 咳嗽的轻重
    C. 咳痰的性状
    D. 是否舌苔薄白
    E. 是否恶寒发热
13. 患者发病3天，咳嗽少痰，口咽干燥，微恶风寒，苔薄少津，证属（　）
    A. 肺热伤津　B. 肺阴亏虚
    C. 风热犯肺　D. 风寒犯肺
    E. 燥邪犯肺
14. 症见咳嗽气粗，咳痰黏白或黄，咽痛或咳声嘶哑，或有发热，微恶风寒，口微渴，舌尖红，舌苔薄白或黄，脉浮数，证属（　）
    A. 风寒袭肺　B. 风热犯肺
    C. 痰热壅肺　D. 肝火犯肺
    E. 燥邪伤肺
15. 症见干咳少痰，咳痰不爽，鼻咽干燥，口干，舌尖红，舌苔薄黄少津，脉细数，证属（　）
    A. 风热犯肺　B. 风寒袭肺

C. 燥邪伤肺 D. 肺阴亏虚
E. 肺气亏虚

16. 症见病久咳声低微，咳而伴喘，咳痰清稀色白，食少，气短胸闷，神倦乏力，自汗畏寒，舌淡嫩，舌苔白，脉弱，证属（ ）
A. 肺阴亏虚 B. 风热犯肺
C. 风寒袭肺 D. 肺气亏虚
E. 痰湿蕴肺

17. 下列对鉴别燥邪犯肺证和肺阴虚证最有意义的是（ ）
A. 痰量的多少
B. 咳痰的难易
C. 有无口咽干燥
D. 有无五心烦热
E. 舌色的红淡

18. 不属于寒痰阻肺证的是（ ）
A. 恶寒肢冷 B. 咳嗽痰多
C. 胸闷气喘 D. 舌苔白滑
E. 脉象弦数

19. 脾病虚证的基础证型是（ ）
A. 脾虚气陷证
B. 脾阳虚证
C. 脾胃气虚证
D. 脾气虚证
E. 脾不统血证

20. 下列对鉴别寒湿困脾证与湿热蕴脾证最有意义的是（ ）
A. 有无脘腹痞胀
B. 有无纳呆呕恶
C. 黄疸鲜明或晦暗
D. 是否腹胀便溏
E. 是否肢体困重

21. 下列不是脾病的常见表现的是（ ）
A. 嗳气 B. 脏器下垂
C. 便溏 D. 腹胀
E. 出血

22. 脾气虚进一步发展，最不易形成的是（ ）
A. 脾不统血证
B. 寒湿困脾证
C. 心脾两虚证
D. 脾阳虚证
E. 脾气下陷证

23. 辨肝病最常见的特征症状是（ ）
A. 烦躁易怒 B. 胁肋疼痛
C. 口苦口干 D. 头晕目眩
E. 苔白脉弦

24. 头晕耳鸣，两目干涩，胁肋灼痛，面部烘热，脉弦细数，属（ ）
A. 肝火上炎证 B. 肝阳上亢证
C. 肝血虚证 D. 肝阴虚证
E. 肝肾阴虚证

25. 肝阳上亢证的主要症状是（ ）
A. 眩晕耳鸣，头痛且胀，面红目赤
B. 眩晕头痛，时作时止
C. 眩晕，头痛如裹
D. 眩晕，头痛不休，伴恶寒发热
E. 眩晕耳鸣，失眠多梦，腰膝酸软

26. 眩晕欲扑，头摇肢麻，言謇，舌红，脉弦细有力，属（ ）
A. 肝阳化风证
B. 血虚生风证
C. 阴虚动风证
D. 肝阳上亢证
E. 热极生风证

27. 眩晕与下列哪项同见，对诊断肝阳上亢证最具有意义（ ）
A. 头目胀痛，舌红苔黄
B. 急躁易怒，口苦
C. 失眠多梦
D. 口咽干燥，潮热盗汗
E. 腰膝酸软，头重足轻

28. 下列不是肝阳上亢证与肝火上炎证的共同症状的是（ ）
A. 头晕头痛 B. 面红目赤
C. 急躁易怒 D. 失眠多梦
E. 纳呆便溏

29. 脾气虚证与胃气虚证最有意义的鉴别要点是（ ）
A. 是否面色萎黄
B. 是否大便稀溏
C. 有无少气懒言
D. 是否舌淡脉弱
E. 有无神疲肢倦

30. 对诊断食滞胃肠证最有意义的是（ ）
A. 里急后重 B. 嗳腐吞酸
C. 恶心呕吐 D. 苔腻脉弦

E. 大便秘结

31. 下列对诊断肠热腑实证最有意义的是（ ）

A. 壮热脉洪，汗出口渴

B. 舌质红，苔黄厚而燥

C. 神昏谵语，甚或狂乱

D. 脉沉数或沉实有力

E. 脐腹满痛，发热便秘

32. 下列对诊断胃热炽盛证最有意义（ ）

A. 便秘尿黄　B. 齿衄

C. 舌红少苔　D. 厌食

E. 胃脘灼痛

33. 脾气虚弱与寒湿困脾的鉴别要点是（ ）

A. 不思饮食　B. 口淡不渴

C. 腹胀便溏　D. 苔白厚腻

E. 脉缓

34. 患者口淡乏味，常提示（ ）

A. 肝脾不调证

B. 脾胃湿热证

C. 脾胃气虚证

D. 肝胃不和证

E. 食滞胃脘证

35. 五心烦热，潮热盗汗，失眠多梦，健忘耳鸣，遗精腰酸，舌红少苔，脉细数，属（ ）

A. 肝肾阴虚证

B. 肾阴虚证

C. 心阴虚证

D. 心肾不交证

E. 心火亢盛证

36. 腰膝酸软，小便频数而清，尿后余沥不尽，舌淡脉弱，属（ ）

A. 肾气不固证

B. 肝肾阴虚证

C. 肾阳虚证

D. 脾肾阳虚证

E. 肾精不足证

37. 手足抽搐，颈项强直，角弓反张，舌红绛，脉弦数有力，属（ ）

A. 肝阳上亢证

B. 血虚生风证

C. 肝阳化风证

D. 热极生风证

E. 阴虚动风证

38. 肾不纳气证的临床表现为（ ）

A. 腰膝酸软，小便频数而清

B. 腰膝酸软，呼多吸少

C. 腰膝酸软，眩晕耳鸣

D. 腰膝酸软，五更泄泻

E. 腰膝酸软，发脱齿摇

39. 胸胁脘腹胀满疼痛，食欲减退，便溏不爽，舌腻苔白，脉弦，诊断为（ ）

A. 肝胃不和证

B. 肝脾不调证

C. 肝气郁结证

D. 胃气上逆证

E. 脾胃虚弱证

40. 胃病呕吐酸腐食物，首先要考虑的是（ ）

A. 胃热证　B. 胃寒证

C. 胃阴虚证　D. 食滞胃肠证

E. 胃气虚证

41. 胃脘灼痛或痞满胀痛，吞酸嘈杂，心烦口渴，口苦口臭，牙龈肿痛，尿黄，舌红，舌苔黄腻，脉数，属（ ）

A. 肝胃气滞证

B. 胃热炽盛证

C. 食滞胃肠证

D. 脾胃不和证

E. 气滞胃肠证

42. 胃脘胀痛，痞闷厌食，嗳腐吞酸或呕吐不消化食物，吐后痛缓，肠鸣矢气，泻下不爽，臭如败卵。舌苔厚腻，脉滑或实，属（ ）

A. 寒邪犯肺证

B. 肝胃气滞证

C. 胃热炽盛证

D. 脾胃不和证

E. 食滞胃肠证

43. 头晕目眩，口苦呕恶，烦躁不寐，惊悸不安，胸闷喜太息，苔黄腻，脉弦滑，属（ ）

A. 肝阳上亢证

B. 肝胆湿热证

C. 胆郁痰扰证

D. 肝胃不和证

E. 心火炽盛证

44. 下列对诊断心肾不交证最有意义的是（ ）

A. 心悸怔忡，肢肿尿少

B. 心烦失眠，腰酸盗汗

C. 心悸失眠，头晕目眩

D. 嗜睡神疲，心悸肢肿
E. 眩晕耳鸣，腰膝酸软

45. 诊断为失眠心肾不交证，最有意义的依据是（　）
A. 心烦多梦，颧红盗汗
B. 心悸怔忡，肢肿尿少
C. 心烦健忘，脉象细数
D. 心烦遗精，腰酸潮热
E. 心烦而悸，舌红少苔

46. 下列哪项与失眠并见，对诊断心脾气血两虚证最有意义（　）
A. 心悸怔忡，面白神疲
B. 心烦而悸，脉象细数
C. 食少腹胀，乏力便溏
D. 烦热盗汗，舌质红绛
E. 心悸善惊，多梦易醒

47. 下列对诊断肝火犯肺证最有意义的是（　）
A. 舌红苔黄，脉象弦数
B. 咳痰黄黏，甚则咳血
C. 胸胁灼痛，咳痰带血
D. 头晕头胀，急躁易怒
E. 面红目赤，烦热口苦

48. 胁肋胀痛，胸闷太息，纳食减少，腹胀便溏，肠鸣矢气，可诊为（　）
A. 肝气郁结证
B. 肝胃不和证
C. 食滞胃脘证
D. 脾胃气虚证
E. 肝脾失调证

49. 肝气犯胃所致胃脘痛的特点是（　）
A. 隐隐作痛　　B. 冷痛喜暖
C. 痛如刀割　　D. 胀满疼痛
E. 灼热疼痛

50. 胸胁灼痛，急躁易怒，头晕口苦，咳嗽阵作，痰少而黄，舌红苔黄，脉弦数，属（　）
A. 热邪壅肺证
B. 胆郁痰扰证
C. 肝火上炎证
D. 肝胆湿热证
E. 肝火犯肺证

A2 题型

1. 患者，女，32 岁，3 天前出现食少便溏，畏寒肢冷，舌淡胖，脉沉迟无力。宜诊断为（　）
A. 寒饮停胃证
B. 脾阳虚证
C. 脾气虚证
D. 寒滞胃肠证
E. 寒湿困脾证

2. 患者，女，40 岁，失眠 3 年余，面唇淡白无华，入睡困难，多梦健忘，心悸，月经量少，舌淡苔薄白，脉细无力。临床辨证是（　）
A. 心阴虚证　　B. 肝阴虚证
C. 心血虚证　　D. 肝血虚证
E，胆郁痰扰

3. 患者，女，52 岁，心悸、胸闷 2 年，现心悸加剧，神疲自汗，面色淡白，舌淡，脉虚。临床诊断最可能是（　）
A. 心气虚证
B. 心火炽盛证
C. 心脉痹阻证
D. 气虚血瘀证
E. 心血虚证

4. 患者，女，60 岁，患高血压 8 年余，近来自感心前区憋闷疼痛，时有心悸，短气，形体肥胖，舌淡苔白腻，脉沉弦。临床辨证为（　）
A. 心脉痹阻证
B. 痰阻心脉证
C. 肝气郁结证
D. 瘀阻心脉证
E. 心气虚证

5. 患者，女，55 岁，心悸、胸闷、气短已 3 年，活动后加剧，面色淡白，神疲乏力，语声低微，入夜不能安睡，舌淡苔白，脉弱。临床辨证为（　）
A. 心气虚证　　B. 心阳虚证
C. 气虚证　　D. 血虚证
E. 心阴虚证

6. 患者，女，50 岁，近来因工作劳累过度，时感气短乏力，近日与他人争吵后感到心前区胀痛，且放射到左肩背部，伴心悸失眠，舌暗红苔薄白，脉沉弦。临床辨证为（　）
A. 心气虚证
B. 肝气郁结证
C. 气滞血瘀证
D. 气滞心脉证

E. 寒阻心脉证

7. 患者，男，60 岁，心前区疼痛多年，每逢秋冬季加重，今年入冬以来，时感心前区刺痛，且放射至左肩背部，经常心悸，胸闷，舌质紫暗，脉沉涩。临床辨证为（　）

A. 痰迷心窍证
B. 瘀阻心脉证
C. 心阳虚证
D. 气滞心脉证
E. 痰阻心脉证

8. 患者，男，74 岁，1 年前出现哮喘痰鸣，咳痰清稀，量多易咳，形寒肢冷，舌淡红苔白滑，脉沉迟。宜诊断为（　）

A. 饮停胸胁证
B. 寒痰阻肺证
C. 肺气虚证
D. 肺阴虚证
E. 风寒犯肺证

9. 患者，男，15 岁，昨夜起发热，体温 38°C，微恶寒，口干微渴，头痛，汗出，咳嗽，痰黏稠，咽喉红肿疼痛，舌尖边红，脉浮数。临床辨证为（　）

A. 表热证
B. 表虚证
C. 半表半里证
D. 风寒束肺证
E. 表寒证

10. 患者，女，27 岁，3 天前受凉后发热，体温 38.2℃，微恶风寒，咳嗽，痰少而黏，难咳，口唇、鼻咽干燥，舌淡红，苔薄黄，脉浮数。宜诊断为（　）

A. 痰热壅肺证
B. 风热犯肺证
C. 外感风寒证
D. 风邪袭肺证
E. 饮邪停肺证

11. 患者，男，60 岁，3 天前受凉，突然恶寒发热，无汗，咳嗽，夜间加剧，痰稀色白，舌苔薄白腻，脉浮紧。临床辨证为（　）

A. 寒邪客肺证
B. 风寒犯肺证
C. 外感风寒证
D. 风邪袭肺证
E. 饮邪停肺证

12. 患者，男，65 岁，患冠心病 6 年余，常感心悸怔忡，今晨突起心胸剧痛，畏寒肢冷，舌淡苔白，脉沉紧。证属（　）

A. 气滞心脉证
B. 寒凝心脉证
C. 心阳虚脱证
D. 痰阻心脉证
E. 瘀阻心脉证

13. 患者，男，68 岁，患慢性气管炎多年，入冬以来，经常感冒，咳嗽，痰少而黏，神疲乏力，自汗，舌淡红苔薄白少津，脉弱。临床辨证为（　）

A. 风寒束肺证
B. 寒邪客肺证
C. 燥邪犯肺证
D. 肝火犯肺证
E. 肺气虚证

14. 患者，女，33 岁，入秋患感冒后，干咳不止，痰少而黏，心烦，口咽干燥，大便干，舌红苔少而干，脉数。临床辨证为（　）

A. 风热犯肺证
B. 热邪壅肺证
C. 肝火犯肺证
D. 燥邪犯肺证
E. 肺阴虚证

15. 患者，男，38 岁，高热不退 10 天余，咳嗽，胸痛伴痰中带脓血，味腥臭，小便黄，大便干，舌红苔黄腻，脉滑。临床辨证为（　）

A. 风热犯肺证
B. 热邪壅肺证
C. 肝火犯肺证
D. 燥邪犯肺证
E. 肺阴虚证

16. 患者，男，50 岁，咳喘多年，胸闷，痰多清稀白滑，易咳出，舌苔白腻，脉滑。临床辨证为（　）

A. 寒邪客肺证
B. 风寒犯肺证
C. 痰湿阻肺证
D. 饮停于肺证
E. 肺气虚证

17. 患者，女，32 岁，1 年前出现心悸怔忡，胸闷

气短，舌淡苔白，脉弱。属（　）
A. 心血瘀阻证
B. 心脉闭阻证
C. 心阴虚证
D. 心血虚证
E. 心气虚证

18. 患者，女，65岁，咳喘15年，每至冬季加重，面色淡白，咳声无力，动则气喘，痰清稀色白，四肢轻度浮肿，舌淡苔白，脉弱。临床诊断是（　）
A. 肾不纳气证
B. 肺气虚证
C. 心肺气虚证
D. 肺肾气虚证
E. 脾肺气虚证

19. 患者，女，24岁，半个月前感冒，咳嗽至今不愈，阵发性呛咳，痰少而黏，痰中偶有血丝，胸胁胀痛，头晕目赤，溲黄便干，舌苔薄黄，脉弦数。临床诊断是（　）
A. 热邪壅肺证
B. 风热犯肺证
C. 肝火犯肺证
D. 燥邪犯肺证
E. 肺阴虚证

20. 患者，女，52岁，患过敏性鼻炎近10年，每遇气温变化即鼻塞流清涕，喷嚏不断，平素怕冷，面白，气短，自汗，舌淡苔白，脉细沉。临床诊断是（　）
A. 热邪壅肺证
B. 风热犯肺证
C. 肺气虚证
D. 燥邪犯肺证
E. 肺阴虚证

21. 患者，女，45岁，3天前食后受凉，腹泻不止，日行6~7次，水样便，腹微痛，纳呆恶心，小便短少，舌苔白厚腻，脉缓。临床诊断是（　）
A. 寒湿困脾证
B. 胃寒证
C. 脾阳虚证
D. 外感寒湿证
E. 湿热蕴脾证

22. 患者，男，65岁，肛门脱出近3年，大便稍用力，肛门即脱出，面白，神疲，乏力，纳少，大便干，2~3天一行，舌淡苔少，脉沉细无力。临床诊断最可能是（　）
A. 脾气虚证
B. 脾阴虚证
C. 脾气下陷证
D. 气陷证
E. 肺气虚证

23. 患者，女，44岁，3年来月经量多，每次行经7~8天，经色先红后淡，经后小腹隐痛，面色淡白无华，纳少，稍多食即感脘腹胀满，气短，神疲乏力，大便正常，舌淡苔薄白，脉沉细无力。临床诊断是（　）
A. 气血两虚证
B. 脾不摄血证
C. 心脾两虚证
D. 冲任虚寒证
E. 脾肾气虚证

24. 患者，女，38岁，慢性腹泻5年余，大便每天2~3次，稀便不成形，纳呆，腹胀，周身乏力，消瘦，舌淡苔白，脉缓。临床诊断是（　）
A. 脾阳虚证
B. 脾气虚证
C. 大肠虚寒证
D. 寒湿困脾证
E. 肾气虚证

25. 患者，男，8岁，平日喜欢吃甜食，近日纳食减少，口气臭秽，脘腹胀满，矢气味臭，大便干，舌苔厚腻而黄，脉滑数。临床辨证为（　）
A. 湿热蕴脾证
B. 肝气犯胃证
C. 气滞胃脘证
D. 大肠湿热证
E. 胃热炽盛证

26. 患者，男，48岁，患慢性肝炎5年，近日常感胁肋胀痛，心烦易怒，食少，腹胀便稀，舌淡苔白，脉弦缓。临床辨证为（　）
A. 肝气郁结证
B. 肝胃不和证
C. 肝脾不调证
D. 脾气虚证

E. 脾阳虚证

27. 患者，女，20岁，因过食生冷后，胃脘剧烈疼痛，口吐清水，四肢不温，面白无华，大便稀薄，舌苔白滑，脉沉紧。临床辨证为（ ）
A. 寒滞胃肠证
B. 脾阳虚证
C. 脾气虚证
D. 食滞胃脘证
E. 脾肾阳虚证

28. 患者，男，34岁，患“神经性头痛”已3年，每月发作2~3次，每次头痛持续1~2天，头胀痛欲裂，耳鸣，目赤，口苦，烦躁易怒，溲赤便干，舌尖红苔薄黄，脉弦数。临床诊断是（ ）
A. 肝经风热证
B. 肝火上炎证
C. 肝阳上亢证
D. 肝阴虚证
E. 肝胆湿热证

29. 患者，男，43岁，面目一身俱黄，色鲜黄如橘色，纳呆呕恶，脘胀，胁痛，胁下有痞块，小便黄，大便溏薄，舌红苔黄腻，脉弦数。临床辨证为（ ）
A. 湿热蕴脾证
B. 肝胆湿热证
C. 寒湿困脾证
D. 大肠湿热证
E. 肝火上炎证

30. 患者，男，25岁，因饮食不洁，当天即腹痛腹泻，下痢黄糜味臭，肛门灼热，舌红苔黄腻，脉濡数。临床辨证为（ ）
A. 大肠湿热证
B. 湿热蕴脾证
C. 食积胃肠证
D. 肝郁乘脾证
E. 胃热证

31. 患者，女，22岁，期末复习考试以来自觉心胸烦闷，喜叹息，并感咽喉部有异物堵塞，咳之不出，吞之不下，服消炎药效果不显，舌苔白，脉弦。临床辨证为（ ）
A. 大肠湿热证
B. 湿热蕴脾证
C. 食积胃肠证
D. 肝郁气滞证
E. 胃热证

32. 患者，男，76岁，患原发性高血压10余年，今春自觉经常头晕耳鸣，腰膝无力，走路发飘。今晨起床后突然眩晕扑倒，左半身无力，不能行走，口眼歪斜，语言謇涩，舌红苔腻，脉弦滑。辨证为（ ）
A. 阴虚动风证
B. 血虚生风证
C. 肝阳上亢证
D. 热极生风证
E. 肝阳化风证

33. 患者，女，18岁，半年前失恋后精神抑郁，时时喃语，哭笑无常，痰多胸闷，舌苔白腻，脉弦滑。临床诊断是（ ）
A. 痰迷心窍证
B. 肝气郁结证
C. 心火亢盛证
D. 痰火扰心证
E. 胆郁痰扰证

34. 患者，男，13岁，患乙型脑炎5天，现高热39℃，躁狂谵语，呼吸气粗，喉中痰鸣，大便5日未行，舌红苔黄腻，脉滑数有力。临床诊断是（ ）
A. 热入营血　B. 痰火扰心
C. 心火亢盛　D. 痰迷心窍
E. 阳明腑实

35. 患者，女，30岁，新婚第3天即发热，腰痛，尿频尿急，尿道灼痛，小便黄少，舌红苔黄，脉数。临床诊断是（ ）
A. 小肠实热证
B. 膀胱湿热证
C. 热结膀胱证
D. 湿热下注证
E. 热入营血证

B型题

A. 心阳虚证
B. 心脉痹阻证
C. 心阴虚证
D. 心血虚证
E. 心气虚证

1. 心悸怔忡，形寒肢冷，气短心痛者，证属（ ）

2. 心烦心悸，失眠多梦，舌红少苔者，证属（ ）

A. 气滞心脉证
B. 寒凝心脉证
C. 心阳虚脱证
D. 痰阻心脉证
E. 瘀阻心脉证

3. 心悸怔忡，心胸闷痛，身重困倦，苔白腻，脉沉滑或沉涩，属（ ）
4. 心悸怔忡，心胸刺痛，舌暗或有青紫斑点，脉细涩或结代，属（ ）

A. 咳嗽，哮喘，咳稀白痰
B. 恶热，汗出，口渴喜饮，气短神疲，肢体困重，溲黄，舌红苔黄，脉虚数
C. 恶寒，微热，头重如裹，肢体困重，酸痛，脉濡
D. 微恶风，发热，干咳少痰，痰黏难咳，口鼻唇咽干燥，皮肤脱屑
E. 壮热，恶热，口渴，溲黄，便秘，舌红苔黄，脉数有力

5. 寒邪客肺证见（ ）
6. 湿遏卫表证见（ ）

A. 呃逆，嗳气，恶心，呕吐
B. 头痛眩晕，昏厥，呕血
C. 胸胁脘腹胀满疼痛，常随嗳气、肠鸣而疼痛减轻
D. 突发神昏或绞痛，息粗，大小便闭，脉沉弦有力
E. 咳嗽，喘促

7. 肝气上逆证见（ ）
8. 胃气上逆证见（ ）

A. 痰热壅肺证
B. 燥邪犯肺证
C. 风寒犯肺证
D. 肺热炽盛证
E. 风热犯肺证

9. 胸闷气喘，咳嗽，咳痰黄稠量多，舌红，苔黄腻，脉滑数，宜诊断为（ ）
10. 咳嗽，痰稠色黄，咽痛，发热微恶风寒，舌尖红，脉浮数，宜诊断为（ ）

A. 饮停胸胁证
B. 寒痰阻肺证
C. 肺气虚证
D. 肺阴虚证
E. 风寒犯肺证

11. 干咳，痰少难咳，痰中带血，烦热，盗汗，舌红少津，宜诊断为（ ）
12. 咳痰清稀，喘息短气，自汗畏风，舌淡苔白，脉沉细，宜诊断为（ ）

A. 持续低热，手足蠕动，舌绛少苔
B. 突然昏扑，半身不遂，口眼歪斜
C. 筋脉拘急，肌肉掣动，肢体麻木
D. 两目上视，角弓反张，高热神昏
E. 突然昏倒，手足抽筋，口吐涎沫

13. 肝阳化风证的临床表现是（ ）
14. 热极生风证的临床表现是（ ）

A. 肾虚水泛证
B. 肾阳虚证
C. 肾精不足证
D. 肾气不固证
E. 肾阴虚证

15. 腰膝酸软，神疲乏力，小便频数而清，尿后余沥不尽，证属（ ）
16. 疲乏无力，腰膝酸软，月经淋沥不尽，白带量多清稀，证属（ ）

A. 肾精不足证
B. 肾阴虚证
C. 肾虚水泛证
D. 肾气不固证
E. 肾阳虚证

17. 腰膝酸软，耳鸣耳聋，健忘恍惚，两足痿软，齿摇发脱，证属（ ）
18. 自然流产5年，伴腰膝酸软，神疲乏力，面白无华，证属（ ）

A. 寒饮停胃证
B. 胃阳虚证
C. 胃肠气滞证
D. 胃阴虚证
E. 脾阳虚证

19. 食少腹胀，腹痛绵绵，大便溏泄，形寒肢冷，面白神疲，脉沉迟无力，证属（　）
20. 干呕呃逆，胃脘嘈杂，口干咽燥，舌红少苔，证属（　）

A. 食滞胃肠证
B. 胃阴亏虚证
C. 肠热腑实证
D. 肠燥津亏证
E. 胃热炽盛证

21. 便秘，脘腹痞胀疼痛，嗳腐吞酸，大便酸臭，苔垢腻，宜诊断为（　）
22. 便秘，脐腹硬满疼痛，日晡潮热，口渴，舌红苔黄腻，宜诊断为（　）

A. 肠胃气滞证
B. 胃阴亏虚证
C. 肠燥津亏证
D. 肠热腑实证
E. 胃热炽盛证

23. 胃脘灼痛，消谷善饥，渴喜冷饮，舌红苔黄，脉滑数，宜诊断为（　）
24. 大便干结，数天一行，舌红少津，舌苔黄燥，脉细涩，宜诊断为（　）

A. 心肾不交证
B. 心肺气虚证
C. 心肝血虚证
D. 心脉痹阻证
E. 心肾阳虚证

25. 心悸怔忡，胸闷疼痛，脉象细涩，此属（　）
26. 心悸失眠，遗精盗汗，脉象细数，此属（　）

A. 心肺气虚证
B. 心脾气血两虚证
C. 心肾阳虚证
D. 心肝血虚证
E. 心脉痹阻证

27. 心悸少寐，食少便溏，脉象细弱，此属（　）
28. 心悸怔忡，尿少浮肿，脉沉细微，此属（　）

A. 脾胃阳虚证
B. 风水相搏证
C. 脾肾阳虚证
D. 寒湿困脾证
E. 肾虚水泛证

29. 肢体浮肿，脘腹痞胀，泛恶欲呕，面色晦暗，舌苔白腻，宜诊断为（　）
30. 头面眼睑先肿，继而全身浮肿，发热恶风，脉象浮数，宜诊断为（　）

参考答案

A1 型题

1. B；2. A；3. E；4. C；5. B；6. A；7. C；8. B；9. C；10. A；11. E；12. B；13. E；14. B；15. C；16. D；17. D；18. E；19. D；20. C；21. A；22. B；23. B；24. D；25. E；26. A；27. E；28. E；29. B；30. B；31. E；32. E；33. D；34. C；35. D；36. A；37. D；38. B；39. B；40. D；41. B；42. E；43. C；44. B；45. D；46. C；47. C；48. E；49. D；50. E

A2 型题

1. B；2. C；3. A；4. B；5. A；6. D；7. B；8. B；9. A；10. B；11. B；12. B；13. E；14. D；15. B；16. C；17. E；18. D；19. C；20. C；21. A；22. C；23. B；24. B；25. E；26. C；27. A；28. B；29. B；30. A；31. D；32. E；33. A；34. B；35. B

B 型题

1. A；2. C；3. D；4. E；5. A；6. C；7. B；8. A；9. A；10. E；11. D；12. C；13. B；14. D；15. D；16. D；17. A；18. D；19. E；20. D；21. A；22. C；23. E；24. C；25. D；26. A；27. B；28. C；29. D；30. B

第三章　中药学

第一单元　药性理论

A1 型题

1. 药性理论的基础是（　）
   A. 阴阳、表里、寒热、虚实八纲
   B. 藏象理论
   C. 脏腑、经络学说
   D. 阴阳、脏腑、经络学说
   E. 阴阳五行学说
2. 药物寒热温凉的依据是（　）
   A. 神农尝百草的体会
   B.《素问》"寒者热之，热者寒之"
   C.《神农本草经》"疗寒以热药，疗热以寒药"
   D. 药物作用于人体的反应
   E. 口尝的滋味
3. 能够减轻或消除寒证的药物，其药性一般多属于（　）
   A. 热性
   B. 温性
   C. 平性
   D. 寒、凉之性
   E. 温、热之性
4. 所谓平性药主要是指（　）
   A. 寒、热之性不甚明显的药物
   B. 作用比较缓和的药物
   C. 升浮、沉降作用趋向不明显的药物
   D. 性味甘淡的药物
   E. 寒热界限不很明显、药性平和、作用较缓和的一类药物
5. 五味是指药物的（　）
   A. 最基本的滋味
   B. 五类基本作用
   C. 全部味道
   D. 五种不同的滋味
   E. 部分味道
6. 五味中属于阳的是（　）
   A. 辛、甘、酸
   B. 辛、甘、淡
   C. 甘、淡、苦
   D. 辛、苦、酸
   E. 酸、苦、咸
7. 甘味药可用于痛证，其作用是（　）
   A. 温中止痛　B. 活血止痛
   C. 缓急止痛　D. 祛风止痛
   E. 行气止痛
8. 酸味药具有的作用是（　）
   A. 收敛、固涩
   B. 收敛、补虚
   C. 收敛、清热
   D. 收敛、软坚
   E. 收敛、温中
9. 淡味药物能（　）
   A. 软坚散结　B. 利水渗湿
   C. 活血祛瘀　D. 泻下通便
   E. 疏肝理气
10. 五味之中，兼有坚阴作用的药味是（　）
    A. 甘味　B. 苦味
    C. 咸味　D. 酸味
    E. 辛味
11. 具有清热燥湿功效的药物大多具有（　）
    A. 甘味　B. 苦味
    C. 咸味　D. 酸味
    E. 辛味
12. 具有芳香化湿作用的药物大多具有（　）
    A. 甘味　B. 苦味
    C. 咸味　D. 酸味
    E. 辛味
13. 辛味药临床一般用于治疗（　）
    A. 表证及气血阻滞证
    B. 呕吐呃逆
    C. 久泻久痢
    D. 瘰疬，瘿瘤，痰核

E. 大便燥结

14. 涩味药多用于治疗（　）
A. 胃热消渴
B. 水肿，小便不利
C. 胸胁苦满
D. 恶心呕吐
E. 虚汗，遗精，滑精

15. 治疗筋脉拘急疼痛的药物多具有（　）
A. 辛味　B. 甘味
C. 酸味　D. 苦味
E. 咸味

16. 具有收敛固涩作用的是（　）
A. 酸味　B. 咸味
C. 辛味　D. 苦味
E. 淡味

17. 咸味药的主要作用是（　）
A. 清热泻火　B. 引血下行
C. 降逆止呕　D. 利水渗湿
E. 软坚泻下

18. 具有利水渗湿功效的药物大多具有（　）
A. 淡味　B. 苦味
C. 咸味　D. 酸味
E. 辛味

19. 解表药多具有（　）
A. 甘味　B. 辛味
C. 苦寒　D. 甘寒
E. 辛凉

20. 咸味药临床一般用于治疗（　）
A. 表证及气血阻滞证
B. 呕吐呃逆
C. 久痢久泻
D. 瘰疬，瘿瘤，痰核
E. 大便溏泄

21. 下列药物的性味，其作用趋向于升浮的是（　）
A. 甘、辛，凉
B. 辛、苦，热
C. 辛、甘，温
D. 甘、淡，寒
E. 酸、咸，热

22. 作用趋向于沉降的药物性味多是（　）
A. 苦、甘，温
B. 酸、苦，寒
C. 辛、苦，热
D. 甘、咸，温
E. 辛、甘，寒

23. 升浮药的作用趋向是（　）
A. 向上、向外
B. 向下、向里
C. 向气、向血
D. 向阴、向阳
E. 以上都不是

24. 沉降药的作用趋向是（　）
A. 发散、上升
B. 降逆、泄利
C. 向气、向血
D. 向阴、向阳
E. 向下、向外

25. 病变在上、在外、在表时，一般宜选用的药性属（　）
A. 沉
B. 降
C. 升浮
D. 沉降
E. 以上都不是

26. 肝火上炎时宜选用的药性属（　）
A. 上浮　B. 发散
C. 降逆　D. 升提
E. 固涩

27. 具有沉降性质的性味是（　）
A. 苦温　B. 辛温
C. 苦寒　D. 甘寒
E. 咸温

28. 归经是指（　）
A. 药物具有的升降浮沉的作用趋向
B. 药物具有的寒热温凉四种性质
C. 药物具有的辛甘酸苦咸五种滋味
D. 药物对于机体某部分的选择性作用
E. 药物对于机体有无毒副作用

29. 确定归经学说的理论基础是（　）
A. 阴阳学说
B. 脏腑经络理论
C. 药性理论
D. 药味理论
E. 五行学说

30. 胁痛、易怒、抽搐、惊悸等症当选用（　）

A. 归心经的药物
B. 归肝经的药物
C. 归肺经的药物
D. 归肾经的药物
E. 归脾经的药物

31. 酸枣仁具有较好的安神功效，能治失眠、心悸等，一般就说该药（　）
A. 归肝经　B. 归心经
C. 归肾经　D. 归脾经
E. 归肺经

32. 麻黄能发汗平喘，用以治疗外感风寒、喘咳等病证，一般就说该药（　）
A. 归肝经　B. 归心经
C. 归肾经　D. 归脾经
E. 归肺经

33. 善治少阴头痛的药是（　）
A. 羌活　B. 柴胡
C. 细辛　D. 吴茱萸
E. 白芷

34. 巴豆制霜的目的是（　）
A. 降低毒性　B. 增强药效
C. 改变药性　D. 便于贮藏
E. 纯净药材

35. 药物具有毒性的原因不包括（　）
A. 贮存不当
B. 药物本身具有副作用
C. 用量过大
D. 给药途径错误
E. 使用时间过长

A2 型题

1. 患者，男，35 岁，咳嗽痰多，痰色白清稀，鼻塞，鼻流清涕。用药宜选（　）
A. 归肝经的药物
B. 归心经的药物
C. 归脾经的药物
D. 归肺经的药物
E. 归肾经的药物

2. 患者，女，50 岁，素体多病，形体消瘦，气短乏力，纳食不香，头晕心慌，面色苍白，时嗳气，腹胀，经查诊断为胃下垂。应选用的药物是（　）
A. 味辛、升浮药
B. 味甘、沉降药
C. 味甘、升浮药
D. 味酸、沉降药
E. 味苦、沉降药

B1 型题

A. 发汗解表，行气活血
B. 补中益气，缓急止痛，调和药性，和中
C. 收敛固涩
D. 软坚散结，泻下通便
E. 渗湿利水，利尿通淋

1. 甘味药的作用是（　）
2. 辛味药的作用是（　）

A. 发散　B. 固精
C. 生津　D. 降火
E. 降气

3. 涩味药的作用为（　）
4. 辛味药的作用为（　）

A. 四气　B. 五味
C. 归经　D. 毒性
E. 升降浮沉

5. 表示药物作用趋势的是（　）
6. 表示药物作用部位的是（　）

A. 病势表现为向上，如呕吐、喘咳、呃逆
B. 病势表现为向下，如泄利、脱肛、子宫下垂
C. 病势表现为向外，如自汗、盗汗
D. 病势表现为向内，如表证不解
E. 以上均不是

7. 具有降的作用趋向的药物能治疗（　）
8. 具有升的作用趋向的药物能治疗（　）

A. 苦　B. 甘　C. 辛
D. 咸　E. 酸

9. 五味中能缓、能和的是（　）
10. 五味中能燥、能泄的是（　）

参考答案

A1 型题

1. D；2. D；3. E；4. E；5. A；6. B；7. C；8. A；

9. B；10. B；11. B；12. E；13. A；14. E；15. B；16. A；17. E；18. A；19. B；20. D；21. C；22. B；23. A；24. B；25. C；26. C；27. C；28. D；29. B；30. B；31. B；32. E；33. C；34. A；35. B

A2 型题

1. D；2. C

B1 型题

1. B；2. A；3. B；4. A；5. E；6. C；7. A；8. B；9. B；10. A

第二单元　中药的配伍

A1 型题

1. 中药配伍中相畏指的是（　）
   A. 治疗目的相同的药物配伍应用
   B. 性能功效相类似的药物配合应用，可以增强原有疗效的配伍
   C. 一种药物的毒副作用，能被另一种药物消除或降低的配伍
   D. 一种药物能使另一种药物功效降低或丧失的配伍
   E. 两药合用，一药能够破坏另一药物功效的配伍
2. 中药配伍中相杀指的是（　）
   A. 一种药物和另一种药物有某些相同功效的配伍
   B. 一种药物能减轻或消除另一种药物的毒性或副作用的配伍
   C. 两种性能或功效相似的药物的配伍
   D. 一种药物能使另一种药物的功效降低或消失的配伍
   E. 两药合用，一药能够破坏另一药物功效的配伍
3. 相须、相使配伍的共同点是（　）
   A. 协同作用，使疗效增强
   B. 拮抗作用，使疗效降低
   C. 减轻或消除毒副作用
   D. 产生毒副作用
   E. 两药合用，一药能够破坏另一药物的功效
4. 黄芪与茯苓配伍，茯苓能增强黄芪补气利水的功效，这种配伍关系属于（　）
   A. 相须　　B. 相使
   C. 相畏　　D. 相杀
   E. 相恶
5. 两种药物合用，一种药物能破坏另一种药物的功效，这种配伍关系属于（　）
   A. 相须　　B. 相使
   C. 相畏　　D. 相杀
   E. 相恶
6. 两种药物配伍能产生剧烈的毒性反应或副作用，这种配伍关系属于（　）
   A. 相须　　B. 相使
   C. 相反　　D. 相杀
   E. 相恶
7. 人参配莱菔子，莱菔子能消弱人参的补气作用，这种配伍关系属于（　）
   A. 相须　　B. 相使
   C. 相畏　　D. 相恶
   E. 相杀

B1 型题

A. 性能功效相似的药物配合应用，可以增强原有疗效的配伍
B. 性能功效有部分共性的药物配合应用
C. 一种药的毒副作用能被另一种药物减轻或消除的配伍
D. 一种药物能减轻或消除另一种药物毒性的配伍
E. 一种药物能使另一种药物的功效降低或消失的配伍

1. 相恶的定义是（　）
2. 相须的定义是（　）

A. 生南星与生姜配伍
B. 黄芪与茯苓配伍
C. 石膏与知母配伍
D. 黄芩与生姜配伍
E. 附子与半夏配伍

3. 相使的配伍是（　）
4. 相恶的配伍是（　）

A. 黄芪配知母
B. 当归配桂枝
C. 乌头配半夏
D. 干姜配细辛
E. 丁香配郁金

5. 属于相反配伍的是（　）
6. 属于“十九畏”内容的是（　）

A. 药物配伍时能产生协同作用而增进疗效
B. 药物配伍时能互相拮抗而抵消、消弱原有功效
C. 药物配伍时能减轻或消除原有毒副作用
D. 药物配伍时能产生或增强毒副作用
E. 两药合用，一药能够提高另一药的功效

7. 在用药时应避免的是（　）
8. 在用药时属于配伍禁忌的是（　）

A. 石膏配知母
B. 当归配桂枝
C. 乌头配半夏
D. 干姜配细辛
E. 南星配生姜

9. 属相须配伍的是（　）
10 属相畏配伍的是（　）

A. 相须　B. 相使
C. 相畏　D. 相杀
E. 相恶

11. 全蝎与蜈蚣配伍属于（　）
12. 枸杞子与菊花配伍属于（　）

A. 相须　B. 相使
C. 相杀　D. 相反
E. 相恶

13. 麻黄与桂枝配伍属于（　）
14. 生姜与半夏配伍属于（　）

参考答案

A1 型题

1. C；2. B；3. A；4. B；5. E；6. C；7. D

B1 型题

1. E；2. A；3. B；4. D；5. C；6. E；7. B；8. D；9. A；10. E；11. A；12. B；13. A；14. C

第三单元　中药的用药禁忌

A1 型题

1. 临床应用属禁忌的是（　）
A. 相使　B. 相畏
C. 相杀　D. 相恶
E. 单行
2. 属配伍禁忌的是（　）
A. 甘草与芫花
B. 大戟与海藻
C. 贝母与半夏
D. 大戟与芫花
E. 白及与瓜蒌
3. 中药配伍禁忌包括（　）
A. 相畏　B. 十九畏
C. 相须　D. 相杀
E. 相使
4. 与乌头相反的药是（　）
A. 白术　B. 天南星
C. 大戟　D. 甘草
E. 瓜蒌
5. 脾胃虚弱患者应忌食（　）
A. 鱼、虾、蟹等腥膻发物
B. 油炸黏腻食物、寒冷固硬食物、不易消化食物
C. 胡椒、辣椒、大蒜
D. 脂肪、动物内脏
E. 葱、蒜、萝卜
6. 属于“十九畏”的配伍是（　）
A. 川乌与草乌
B. 桃仁与红花
C. 官桂与赤石脂
D. 乌头与贝母
E. 甘草与甘遂
7. 妊娠禁用药应除外（　）
A. 牵牛　B. 桃仁
C. 巴豆　D. 莪术
E. 水蛭
8. 妊娠慎用药应除外（　）
A. 牛膝　B. 白术
C. 大黄　D. 红花
E. 附子

B1 型题

A. 陈皮配半夏
B. 石膏配牛膝
C. 乌头配半夏

D. 生姜配黄芩
E. 丁香配郁金
1. 属于“十八反”的是（　）
2. 属于“十九畏”的是（　）

A. 乌头　B. 甘草
C. 三棱　D. 芒硝
E. 藜芦
3. 不宜与瓜蒌同用的药是（　）
4. 不宜与牙硝同用的药是（　）

A. 海藻　B. 贝母
C. 玄参　D. 水银
E. 朴硝
5. 不宜与砒石同用的药物是（　）
6. 不宜与硫黄同用的药物是（　）

A. 川乌、草乌、三棱、莪术
B. 黄连、桂枝、党参、山药
C. 肉桂、附子、枳实、枳壳
D. 木香、香附、柴胡、前胡
E. 麦冬、玉竹、阿胶、杜仲
7. 妊娠慎用药是（　）
8. 妊娠禁用药是（　）

参考答案

A1 型题

1. D；2. A；3. B；4. E；5. B；6. C；7. B；8. B

B1 型题

1. C；2. E；3. A；4. C；5. D；6. E；7. C；8. A

第四单元　中药的剂量与用法

A1 型题

1. 细辛的用量是（　）
A. 1～3g　B. 1～6g
C. 3～9g　D. 3～12g
E. 6～15g
2. 入汤剂需先煎的药物是（　）
A. 薄荷、白豆蔻
B. 蒲黄、海金沙
C. 人参、阿胶
D. 磁石、牡蛎
E. 附子、干姜
3. 入汤剂需后下的药物是（　）
A. 磁石、牡蛎
B. 蒲黄、海金沙
C. 薄荷、白豆蔻
D. 人参、鹿茸
E. 芒硝、阿胶
4. 蒲黄、旋覆花等入煎剂宜（　）
A. 包煎　B. 后下
C. 先煎　D. 烊化
E. 冲服
5. 胶类药应当（　）
A. 先煎　B. 后下
C. 包煎　D. 烊化
E. 另煎

B1 型题

A. 磁石、牡蛎
B. 薄荷、白豆蔻、大黄、番泻叶
C. 蒲黄、海金沙
D. 阿胶、竹沥
E. 人参
1. 宜先煎的药是（　）
2. 当后下的药是（　）

A. 先煎　B. 后下
C. 包煎　D. 另煎
E. 烊化
3. 钩藤入汤剂宜（　）
4. 西洋参入汤剂宜（　）

A. 先煎　B. 后下
C. 包煎　D. 另煎
E. 冲服
5. 细小而含黏液质多的种子类药入汤剂宜（　）
6. 贝壳类药入汤剂宜（　）

参考答案

A1 型题

1. A；2. D；3. C；4. A；5. D

B1 型题

1. A；2. B；3. B；4. D；5. C；6. A

第五单元　解表药

A1 型题

1. 细辛的功效是（　）
   A. 发散风寒，宣通鼻窍
   B. 散风除湿，通窍止痛
   C. 发散风寒，通窍止痛，温肺化饮
   D. 发散风寒，胜湿止痛
   E. 解表散风，通窍止痛，消肿排脓
2. 下列说法错误的是（　）
   A. 解表药不宜久煎
   B. 夏天解表药用量宜小
   C. 冬天解表药用量宜大
   D. 表虚自汗、失血应慎用解表药
   E. 解表药作用效力不峻猛，用量无须注意
3. 具有发汗、平喘、利尿作用的药是（　）
   A. 桂枝　B. 荆芥
   C. 防风　D. 麻黄
   E. 羌活
4. 用治水肿兼表证者当用（　）
   A. 黄芪　B. 木通
   C. 麻黄　D. 茯苓
   E. 白术
5. 桂枝的功效是（　）
   A. 发汗解表，宣肺平喘
   B. 发汗解表，温经通阳
   C. 发汗解表，温经止血
   D. 发汗解表，温补脾肾
   E. 以上功效均不是
6. 表虚有汗，恶风发热，当选用（　）
   A. 麻黄　B. 桂枝
   C. 防风　D. 紫苏
   E. 黄芪
7. 风寒表证，兼脾胃气滞，当选用（　）
   A. 生姜　B. 厚朴
   C. 砂仁　D. 紫苏
   E. 香薷
8. 紫苏的功效是（　）
   A. 发汗平喘　B. 发汗利水
   C. 发表行气　D. 发汗通阳
   E. 祛风胜湿
9. 发汗解表兼以安胎的药物是（　）
   A. 麻黄　B. 桂枝
   C. 荆芥　D. 紫苏
   E. 防风
10. 感受暑湿，发热恶寒，呕吐泄泻，当用（　）
   A. 荆芥　B. 紫苏
   C. 生姜　D. 香薷
   E. 白芷
11. 风寒、风热表证难辨时，当选用（　）
   A. 桂枝　B. 紫苏
   C. 羌活　D. 麻黄
   E. 荆芥
12. 风寒外感，鼻渊者，可选用（　）
   A. 防风　B. 羌活
   C. 桂枝　D. 白芷
   E. 荆芥
13. 风湿侵犯上半身，当选用（　）
   A. 白芷　B. 防风
   C. 荆芥　D. 羌活
   E. 紫苏
14. 风寒夹湿所致的太阳头痛，当选用（　）
   A. 白芷　B. 细辛
   C. 柴胡　D. 羌活
   E. 麻黄
15. “风家润剂”指何药（　）
   A. 麻黄　B. 桂枝
   C. 紫苏　D. 羌活
   E. 防风
16. 风寒所致的颠顶头痛，当用（　）
   A. 羌活　B. 白芷
   C. 荆芥　D. 苍耳子
   E. 藁本
17. 可用于破伤风的药是（　）
   A. 羌活　B. 独活
   C. 防风　D. 麻黄
   E. 桂枝
18. 风寒阳明头痛，宜用（　）
   A. 苍术　B. 柴胡
   C. 羌活　D. 白芷
   E. 防风
19. 风寒侵袭，鼻塞不通，当用（　）
   A. 香薷　B. 羌活
   C. 防风　D. 麻黄
   E. 白芷

20. 具有祛风止痛、燥湿止带作用的是（　）
A. 荆芥　B. 防风
C. 羌活　D. 白芷
E. 苍术

21. 风寒感冒，时作呕吐，当用（　）
A. 白芷　B. 防风
C. 生姜　D. 荆芥
E. 羌活

22. 生姜可用于（　）
A. 肺热咳嗽　B. 胃寒呕吐
C. 胃热呕吐　D. 风热表证
E. 肺燥干咳

23. 散风寒，通鼻窍，宜用（　）
A. 紫苏　B. 生姜
C. 辛夷　D. 羌活
E. 防风

24. 祛风湿，通鼻窍，常用（　）
A. 羌活　B. 防风
C. 独活　D. 苍耳子
E. 紫苏

25. 发汗解表，兼有化湿和中的药是（　）
A. 荆芥　B. 羌活
C. 防风　D. 独活
E. 香薷

26. 发散风热药的主要作用是（　）
A. 散风热　B. 清头目
C. 利咽喉　D. 透麻疹
E. 宣肺气

27. 疏散风热，疏肝解郁的药物是（　）
A. 桑叶　B. 菊花
C. 牛蒡子　D. 薄荷
E. 蝉衣

28. 风热犯肺，痰黄，咳嗽，当首选（　）
A. 菊花　B. 桑叶
C. 薄荷　D. 防风
E. 淡豆豉

29. 具有疏散风热、平肝作用的药是（　）
A. 牛蒡子　B. 蔓荆子
C. 淡豆豉　D. 菊花
E. 升麻

30. 外感风热，目赤肿痛，应选（　）
A. 牛蒡子　B. 淡豆豉
C. 升麻　D. 葛根
E. 菊花

31. 功能明目退翳的药是（　）
A. 牛蒡子　B. 淡豆豉
C. 升麻　D. 葛根
E. 蝉衣

32. 功能息风止痉，用治破伤风的药物为（　）
A. 桑叶　B. 菊花
C. 升麻　D. 葛根
E. 蝉蜕

33. 具清热解毒的疏散风热药是（　）
A. 葛根　B. 浮萍
C. 木贼　D. 桑叶
E. 升麻

34. 风热上攻，咽喉肿痛，多用（　）
A. 桑叶　B. 牛蒡子
C. 葛根　D. 柴胡
E. 蔓荆子

35. 具有止痛作用的药物是（　）
A. 葛根　B. 桑叶
C. 菊花　D. 蔓荆子
E. 淡豆豉

36. 具有升阳解毒功效的药物是（　）
A. 柴胡　B. 葛根
C. 升麻　D. 桑叶
E. 菊花

37. 具有升阳退热功效的药物是（　）
A. 升麻　B. 柴胡
C. 葛根　D. 牛蒡子
E. 蔓荆子

38. 具有升阳生津功效的药物是（　）
A. 升麻　B. 葛根
C. 柴胡　D. 桑叶
E. 菊花

39. 治疗少阳证的药物是（　）
A. 桑叶　B. 菊花
C. 薄荷　D. 牛蒡子
E. 柴胡

40. 麻黄的性味是（　）
A. 辛、微温
B. 辛、甘，微温
C. 辛、温、有小毒
D. 辛、温
E. 辛、微苦，温

41. 羌活的功效是（　）
A. 发散风寒，宣通鼻窍
B. 散风除湿，通窍，止痛
C. 散寒祛风，胜湿止痛
D. 发散风寒，胜湿止痛，止痉，止泻
E. 解表散风，通窍止痛，消肿排脓
42. 具有通窍止痛作用的药是（　）
A. 苍耳子　B. 藁本
C. 羌活　D. 桂枝
E. 辛夷
43. 具有发汗解肌，温通经脉，助阳化气作用的药是（　）
A. 桂枝　B. 荆芥
C. 防风　D. 麻黄
E. 羌活
44. 生姜的功效是（　）
A. 发汗解表，宣肺平喘
B. 发汗解表，温经通阳
C. 发汗解表，温经止血
D. 发汗解表，温中止呕
E. 发汗解表，行气宽中
45. 外感风寒，恶寒发热，腹满腹胀，当选用（　）
A. 麻黄　B. 桂枝
C. 防风　D. 紫苏
E. 黄芪
46. 桂枝治痰饮、蓄水证是因为（　）
A. 温通经络作用
B. 温经散寒作用
C. 温经通阳作用
D. 温通血脉作用
E. 助阳化气作用
47. 外感风寒，脘腹冷痛，当首选（　）
A. 益母草　B. 丹参
C. 赤芍　D. 桂枝
E. 郁金
48. 风寒表证兼水肿者，当选（　）
A. 生姜　B. 厚朴
C. 砂仁　D. 苏叶
E. 香薷
49. 羌活的功效是（　）
A. 发汗平喘　B. 发汗利水
C. 发表行气　D. 发汗通阳
E. 祛风胜湿
50. 发汗解表兼以安胎的药物是（　）
A. 麻黄　B. 桂枝
C. 荆芥　D. 紫苏
E. 防风
51. 感受暑湿，发热恶寒，呕吐泄泻，当用（　）
A. 荆芥　B. 紫苏
C. 生姜　D. 香薷
E. 白芷
52. 风寒、风热表证难辨时，当选用（　）
A. 桂枝　B. 紫苏
C. 羌活　D. 麻黄
E. 防风
53. 疮疡初起兼有表证者，当选用（　）
A. 白芷　B. 防风
C. 荆芥　D. 羌活
E. 紫苏
54. 感冒头痛，风疹瘙痒，当选用（　）
A. 细辛　B. 防风
C. 白芷　D. 羌活
E. 紫苏
55. 风寒感冒，气滞胸闷，当选用（　）
A. 白芷　B. 防风
C. 荆芥　D. 羌活
E. 紫苏
56. 桂枝的性味是（　）
A. 辛，微温
B. 辛、甘，温
C. 辛，温，有小毒
D. 辛，温
E. 辛、微苦，温
57. 紫苏的性味是（　）
A. 辛，微温
B. 辛、甘，温
C. 辛，温，有小毒
D. 辛，温
E. 辛、微苦，温
58. 防风的性味是（　）
A. 辛、甘，微温
B. 辛、甘，温
C. 辛，温，有小毒
D. 辛，温
E. 辛、微苦，温

59. 热泄热痢及脾虚泄泻者可选用（ ）
A. 葛根 B. 羌活
C. 柴胡 D. 防风
E. 薄荷
60. 肝郁气滞，月经不调，胸胁疼痛者可选用（ ）
A. 葛根 B. 羌活
C. 柴胡 D. 防风
E. 薄荷
61. 风寒感冒、风寒咳嗽及胃寒呕吐者可选用（ ）
A. 生姜 B. 香薷
C. 辛夷 D. 藁本
E. 苍耳子
62. 无论风寒头痛或鼻渊头痛均可选用（ ）
A. 麻黄 B. 香薷
C. 辛夷 D. 藁本
E. 桂枝
63. 解表药主要归（ ）
A. 肺、肾经
B. 肺、肝经
C. 肺、膀胱经
D. 肺、脾经
E. 肺、大肠经
64. 麻疹初起，透发不畅，或风疹瘙痒，疮疡初起兼有表证者可选用（ ）
A. 桂枝 B. 麻黄
C. 香薷 D. 紫苏
E. 荆芥
65. 在下列病证中，不宜使用麻黄的是（ ）
A. 风寒感冒 B. 咳嗽气喘
C. 风水水肿 D. 风寒痹证
E. 阴虚气喘
66. 桂枝用治风寒表实证，常与其相须为用的药是（ ）
A. 荆芥 B. 防风
C. 细辛 D. 麻黄
E. 香薷
67. 既能外散风热，又能内解热毒的药物是（ ）
A. 薄荷 B. 牛蒡子
C. 蝉蜕 D. 桑叶
E. 柴胡
68. 外感风寒兼胸痛胸闷者，宜选用（ ）
A. 麻黄 B. 桂枝
C. 紫苏 D. 防风
E. 荆芥
69. 具有发汗解表、宣肺平喘、利水消肿作用的药物是（ ）
A. 香薷 B. 桂枝
C. 麻黄 D. 紫苏
E. 荆芥
70. 具有发汗解表、和中化湿、利水消肿作用的药物是（ ）
A. 香薷 B. 桂枝
C. 麻黄 D. 紫苏
E. 荆芥

A2 型题

1. 患者，女，30 岁，恶寒发热，不渴，咳嗽气喘，痰多清稀，无汗，浮肿，脉浮。治疗停饮应首选（ ）
A. 麻黄 B. 细辛
C. 桂枝 D. 白芥子
E. 茯苓
2. 患者，男，20 岁，发热头痛，汗出恶风，或鼻塞干呕，身痛，舌苔薄白，脉浮缓。解表应首选（ ）
A. 麻黄 B. 细辛
C. 桂枝 D. 香薷
E. 鹅不食草
3. 患者，男，26 岁，恶寒发热，头痛身痛，鼻塞，无汗而喘，舌苔薄白，脉浮紧。用解表法治疗，应首选（ ）
A. 香薷 B. 麻黄
C. 薄荷 D. 苍术
E. 细辛
4. 患者，男，32 岁，外感风寒，恶寒发热，不渴，无汗，身体疼痛沉重，胸痞，干呕，咳喘，脉浮。与麻黄配伍治疗内停水饮，应首选（ ）
A. 芍药 B. 细辛
C. 桂枝 D. 香薷
E. 鹅不食草
5. 患者，男，40 岁，恶寒发热，咳喘，眼睑浮肿，继则四肢及全身皆肿，小便不利，肢节酸楚，舌苔薄白，脉浮滑紧。宜首选（ ）
A. 黄芪配茯苓

B. 麻黄配白术
C. 白术配茯苓
D. 白术配桑白皮
E. 麻黄配连翘

6. 患者，男，30 岁，恶寒发热，肌表无汗，头痛项强，肢体酸楚疼痛，口苦而渴，苔白，脉浮。宜首选（　）
A. 紫苏叶配防风
B. 羌活配防风
C. 麻黄配防风
D. 麻黄配桂枝
E. 香薷配桂枝

7. 患者，男，50 岁，起居不慎，感受风寒，恶寒发热，无汗，头痛，身体疼痛，鼻塞流涕，舌苔薄白，脉浮紧。宜首选（　）
A. 麻黄配桂枝
B. 紫苏配荆芥
C. 白芷配防风
D. 荆芥配防风
E. 桂枝配芍药

8. 患者，男，20 岁，汗出不畅，微恶风，身热，头昏重胀痛，肢体酸痛，流浊涕，心烦，口中黏腻，胸闷，腹痛吐泻，舌苔薄黄而腻，脉濡数。宜首选（　）
A. 麻黄　B. 薄荷
C. 香薷　D. 防风
E. 羌活

9. 患者，男，35 岁，外感风寒，恶寒渐轻，无汗头痛，项背强痛，脉浮者。宜首选（　）
A. 葛根　B. 桑叶
C. 菊花　D. 薄荷
E. 苏叶

10. 患者，女，18 岁，发热，有汗，微恶风寒，头痛口渴，咽痒，咳嗽，舌苔微黄，脉浮数。不宜用（　）
A. 桑叶配菊花
B. 桔梗配甘草
C. 杏仁配甘草
D. 羌活配苇根
E. 连翘配薄荷

11. 患者，女，35 岁，初起鼻塞，头痛，微寒，身热，咽喉干痛，痰少不易咳出，舌苔薄黄，脉浮数。宜选（　）
A. 桑叶　B. 柴胡
C. 葛根　D. 香薷
E. 苏叶

12. 患者，女，60 岁，少气倦怠，腹部坠胀，脱肛，头昏目花，舌淡苔白，脉弱。宜选（　）
A. 柴胡　B. 香附
C. 苏叶　D. 羌活
E. 沙参

13. 患者，男，30 岁，腹部坠胀，脱肛，少气倦怠，少言，头昏眼花，舌淡苔白，脉虚无力。宜用（　）
A. 香附　B. 陈皮
C. 升麻　D. 沙参
E. 藁本

14. 患者，男，40 岁，少气倦怠，腹部坠胀，脱肛，头昏目花，舌淡苔白，脉弱。宜选（　）
A. 香附　B. 陈皮
C. 柴胡　D. 羌活
E. 藁本

15. 患者，女，33 岁，微恶风，身热较著，汗出不畅，头胀痛，咳嗽，痰黏，咽燥，鼻塞流涕色黄浊，口渴欲饮，舌苔薄白微黄，舌边尖红，脉象浮数。宜选（　）
A. 薄荷　B. 蔓荆子
C. 葛根　D. 防风
E. 香薷

16. 患者，女，35 岁，身热盛，汗泄不畅，微恶风寒，咳嗽痰黄，咽喉乳蛾红肿疼痛，鼻塞，口渴，苔白微黄，脉浮数。宜选（　）
A. 薄荷　B. 蔓荆子
C. 葛根　D. 防风
E. 香薷

17. 患者，女，17 岁，身热，少汗，微恶风，肢体疼痛，头昏重胀痛，咳嗽痰黏，流浊涕，心烦，口中黏腻，渴不多饮，胸闷，泛恶，苔薄黄而腻，脉濡数。宜选（　）
A. 香薷　B. 防风
C. 苏叶　D. 薄荷
E. 金银花

18. 患者，女，21 岁，微恶风，汗少，肢体酸重，头昏重，咳吐黏痰，心烦，口渴，胸闷，小便短赤，苔薄黄而腻，脉濡数。宜选（　）
A. 防风　B. 苏叶

C. 薄荷　D. 香薷
E. 金银花

B1 型题

A. 少阳头痛　B. 太阳头痛
C. 阳明头痛　D. 少阴头痛
E. 厥阴头痛

1. 羌活善治（　）
2. 白芷善治（　）

A. 既能发散风寒，又能利水消肿
B. 既能发散风寒，又能温化痰饮
C. 既能发散风寒，又能和中止呕
D. 既能发散风寒，又能祛除风湿
E. 既能发散风寒，又能宣通鼻窍

3. 麻黄、香薷都具有的功效是（　）
4. 白芷、细辛都具有的功效是（　）

A. 宣肺平喘　B. 温通经脉
C. 止血　D. 行气宽中
E. 胜湿止痛

5. 桂枝具有的功效是（　）
6. 荆芥具有的功效是（　）

A. 行气宽中　B. 和中化湿
C. 温经通阳　D. 宣肺平喘
E. 温中止呕

7. 生姜具有的功效是（　）
8. 香薷具有的功效是（　）

A. 桂枝　B. 麻黄
C. 防风　D. 香薷
E. 紫苏

9. 治疗痰饮病眩晕，宜选用（　）
10. 治疗破伤风证，宜选用（　）

A. 息风止痉　B. 平肝明目
C. 和解退热　D. 清热解毒
E. 升阳止泻

11. 葛根具有的功效是（　）
12. 桑叶具有的功效是（　）

A. 先煎　B. 后下
C. 另煎　D. 包煎
E. 烊化

13. 薄荷入汤剂宜（　）
14. 辛夷入汤剂宜（　）

A. 疏肝解郁　B. 清热解毒
C. 清肺润燥　D. 息风止痉
E. 生津止渴

15. 柴胡具有的功效是（　）
16. 升麻具有的功效是（　）

A. 宜先煎　B. 不宜久煎
C. 宜包煎　D. 宜另煎
E. 宜后下

17. 薄荷入汤剂（　）
18. 紫苏入汤剂（　）

A. 发表散风
B. 行气宽中
C. 温肺止咳
D. 通窍，止痛
E. 发汗，利水消肿

19. 麻黄、香薷都能（　）
20. 荆芥、防风都能（　）

A. 麻黄　B. 香薷
C. 防风　D. 桂枝
E. 白芷

21. 风寒、风热表证均可使用的药物是（　）
22. 风寒头痛、鼻渊头痛均可使用的药物是（　）

A. 桑叶　B. 蝉蜕
C. 葛根　D. 升麻
E. 柴胡

23. 肝郁气滞，月经不调，胸胁胀痛，常选用的药物是（　）
24. 咽痛音哑，目赤肿痛，麻疹不透，常选用的药物是（　）

参考答案

A1 型题

1. C；2. E；3. D；4. C；5. B；6. B；7. D；8. C；9. D；10. D；11. E；12. D；13. D；14. D；15. E；

16. E；17. C；18. D；19. B；20. D；21. C；22. B；
23. C；24. D；25. E；26. A；27. D；28. B；29. D；
30. E；31. E；32. E；33. E；34. B；35. A；36. C；
37. C；38. B；39. E；40. E；41. C；42. A；43. A；
44. D；45. D；46. E；47. D；48. E；49. E；50. D；
51. D；52. E；53. C；54. B；55. E；56. B；57. D；
58. A；59. A；60. C；61. A；62. C；63. C；64. E；
65. E；66. D；67. B；68. C；69. C；70. A

A2 型题

1. A；2. C；3. B；4. B；5. B；6. B；7. A；8. C；
9. A；10. D；11. A；12. A；13. C；14. C；15. A；
16. A；17. A；18. D

B1 型题

1. B；2. C；3. A；4. E；5. B；6. C；7. E；8. B；
9. A；10. C；11. E；12. B；13. B；14. D；15. A；
16. B；17. E；18. B；19. E；20. A；21. C；22. E；
23. E；24. B

第六单元　清热药

A1 型题

1. 治疗疟疾寒热兼感暑邪的最佳药物是（　）
A. 柴胡　B. 青蒿
C. 黄芩　D. 白薇
E. 鸦胆子

2. 既能清暑热，又能退虚热的药是（　）
A. 银柴胡　B. 秦艽
C. 地骨皮　D. 青蒿
E. 白薇

3. 鱼腥草除具有清热解毒消痈之功外，还能（　）
A. 祛瘀　B. 下乳
C. 利尿　D. 除痹
E. 通便

4. 黄芩、黄连与黄柏三药功效的共同点是（　）
A. 泻火解毒　B. 凉血止血
C. 清热安胎　D. 清热利湿
E. 清泻相火

5. 既能泻实火，又能退虚热的药是（　）
A. 黄芩　B. 秦艽
C. 黄柏　D. 生地黄
E. 山栀

6. 银柴胡的功效是（　）
A. 清血热，退虚热
B. 除湿热，清疳热
C. 退虚热，清肝热
D. 退虚热，清疳热
E. 清实热，除虚热

7. 生地黄除能清热凉血外，还能（　）
A. 养阴生津　B. 泻火解毒
C. 清热利尿　D. 安神定惊
E. 退除虚热

8. 功能清热燥湿而长于泄肺经之热的药是（　）
A. 黄芩　B. 黄连
C. 黄柏　D. 龙胆
E. 苦参

9. 长于清泻三焦火邪的药物是（　）
A. 夏枯草　B. 石膏
C. 淡竹叶　D. 栀子
E. 知母

10. 治肝热痰火郁结的要药是（　）
A. 栀子　B. 知母
C. 夏枯草　D. 贝母
E. 牡蛎

11. 不属于栀子功效的是（　）
A. 泻火除烦　B. 清热解毒
C. 凉血止血　D. 利湿退黄
E. 生津止渴

12. 芦根与天花粉都具有的功效是（　）
A. 清热生津　B. 清热利尿
C. 消肿排脓　D. 止呕除烦
E. 除烦止渴

13. 治疗胃热呕逆，宜用（　）
A. 知母　B. 石膏
C. 竹叶　D. 栀子
E. 芦根

14. 既能清肺胃实热，又能滋阴退虚热的药是（　）
A. 知母　B. 芦根
C. 石膏　D. 鳖甲
E. 黄芩

15. 柴胡和银柴胡功效的共同点是（　）
A. 解表泄热　B. 疏肝解郁
C. 疏散风热　D. 升举阳气
E. 退热

16. 黄柏与知母都具有的功效是（　）
A. 清热燥湿　B. 泻火解毒

C. 滋阴润燥 D. 退虚热，泻相火
E. 清疳热，消积滞

17. 黄连与胡黄连功效的共同点是（ ）
A. 退虚热 B. 除疳热
C. 清湿热 D. 清心火
E. 祛风湿

18. 功能解毒除湿，善治梅毒的药物是（ ）
A. 轻粉 B. 水银
C. 雄黄 D. 土茯苓
E. 土牛膝

19. 长于清胃肠湿热及血分热毒，用于热毒血痢的药是（ ）
A. 连翘 B. 蒲公英
C. 败酱草 D. 大青叶
E. 白头翁

20. 肺痈咳吐脓血者，首选（ ）
A. 鱼腥草 B. 连翘
C. 大青叶 D. 红藤
E. 败酱草

21. 不具有清热利咽作用的是（ ）
A. 射干 B. 马勃
C. 山豆根 D. 板蓝根
E. 鱼腥草

22. 不属于马齿苋主治病证的是（ ）
A. 疟疾寒热 B. 湿热泻痢
C. 赤白带下 D. 火毒痈疖
E. 热淋血淋

23. "疮家圣药"是指（ ）
A. 蒲公英 B. 黄连
C. 紫花地丁 D. 金银花
E. 连翘

24. 热毒血痢，下痢脓血之证，当用（ ）
A. 蒲公英 B. 连翘
C. 紫花地丁 D. 金银花
E. 白头翁

25. 功能清热解毒而兼有疏散风热作用的药物是（ ）
A. 金银花 B. 连翘
C. 薄荷 D. 桑叶
E. 紫草

26. 热毒炽盛而致斑疹不畅或紫暗者，当用（ ）
A. 浮萍 B. 赤芍
C. 紫草 D. 生地黄
E. 红花

27. 金银花的性味是（ ）
A. 苦，寒
B. 辛，凉
C. 苦、辛，凉
D. 甘，寒
E. 甘、淡，凉

28. 牡丹皮与赤芍功效的不同点是（ ）
A. 清血热 B. 退虚热
C. 凉血消斑 D. 活血散瘀
E. 消痈肿

29. 既能清热凉血，又能祛瘀止痛的药物是（ ）
A. 赤芍 B. 犀角
C. 三七 D. 玄参
E. 连翘

30. 清解肺胃气分实热之要药首推（ ）
A. 石膏 B. 生地黄
C. 黄连 D. 滑石
E. 黄芩

31. 玄参的功效是（ ）
A. 清热，凉血，生津
B. 泻火，解毒，止血
C. 清热，活血，滋阴
D. 清热，解毒，养阴
E. 凉血，定惊，消痈

32. 不属于玄参主治病证的是（ ）
A. 热闭心包，神昏谵语
B. 痰火郁结，瘰疬痰核
C. 阴虚火旺，咽喉肿痛
D. 热毒壅滞，痈肿疮毒
E. 邪热亢盛，壮热烦渴

33. 不属于牡丹皮作用的是（ ）
A. 清实热 B. 退虚热
C. 养阴 D. 凉血
E. 活血

34. 既能用于外感风热，又能治疗肺痈吐脓及湿热泻痢的药物是（ ）
A. 蒲公英 B. 连翘
C. 紫花地丁 D. 金银花
E. 穿心莲

35. 治疗湿热、热毒泻痢的要药是（ ）
A. 黄芩 B. 苦参
C. 秦皮 D. 穿心莲

E. 白头翁

36. 玄参、山豆根均能治疗的病证是（ ）
A. 咽喉肿痛 B. 阴虚发热
C. 湿热带下 D. 感冒咳嗽
E. 血滞经闭

37. 既能清虚热，又能治血热毒盛之疮痈肿毒的药是（ ）
A. 白薇 B. 黄芩
C. 石韦 D. 贝母
E. 瓜蒌

38. 既能清暑热，又能退虚热的药是（ ）
A. 青蒿 B. 秦艽
C. 黄柏 D. 银柴胡
E. 白薇

39. 治疗疟疾寒热兼感暑邪的最佳药物是（ ）
A. 柴胡 B. 青蒿
C. 黄芩 D. 白薇
E. 鸦胆子

40. 治乳痈的要药是（ ）
A. 鱼腥草 B. 薏苡仁
C. 芦根 D. 蒲公英
E. 牡丹皮

41. 乳痈初起，红肿坚硬，应首选（ ）
A. 板蓝根 B. 金银花
C. 蒲公英 D. 紫花地丁
E. 红藤

42. 功能清热解毒且善于清心热的药是（ ）
A. 金银花 B. 连翘
C. 大青叶 D. 蒲公英
E. 野菊花

43. 治疗皮肤瘙痒、脓疱疮、疥癣、麻风等常选用（ ）
A. 龙胆 B. 贯众
C. 苦参 D. 苍耳子
E. 黄柏

44. 苦参除能清热燥湿外，还能（ ）
A. 利尿 B. 凉血
C. 解毒 D. 泻火
E. 通便

45. 治肝胆实热所致的胁痛、口苦、阴肿、阴痒诸症，应首选（ ）
A. 黄柏 B. 龙胆
C. 夏枯草 D. 苦参
E. 白头翁

46. 石膏主治除外下列哪种病证（ ）
A. 烦热口渴 B. 燥咳痰黏
C. 热毒斑疹 D. 胃火牙痛
E. 肺热喘咳

47. 石膏煅用可以（ ）
A. 活血 B. 滋阴
C. 止痢 D. 敛疮
E. 止呕

48. 知母的特点是（ ）
A. 清解 B. 清利
C. 清润 D. 清补
E. 清降

49. 里热甚而津已伤者，宜用（ ）
A. 石膏 B. 栀子
C. 地黄 D. 知母
E. 黄柏

50. 治胎热不安，首选（ ）
A. 黄柏 B. 桑寄生
C. 砂仁 D. 白术
E. 黄芩

51. 功能清热燥湿而长于泻心胃之火的药是（ ）
A. 龙胆 B. 黄连
C. 黄芩 D. 黄柏
E. 淡竹叶

52. 治肠胃湿热所致的腹泻、痢疾、呕吐等症，宜首选（ ）
A. 大黄 B. 葛根
C. 黄连 D. 黄芩
E. 木香

53. 治疗热蕴胸膈，心烦懊侬之证，首选（ ）
A. 石膏 B. 栀子
C. 竹叶 D. 天花粉
E. 连翘

54. 夏枯草的功效是（ ）
A. 清肺热，润肺燥
B. 清胃火，养胃阴
C. 清心火，除烦渴
D. 清肝火，散郁结
E. 清相火，止遗精

55. 青黛善清（ ）
A. 心火 B. 胃火
C. 相火 D. 虚火

E. 肝胆郁火

56. 善治疔毒的药物是（ ）
A. 蒲公英　B. 紫花地丁
C. 金银花　D. 大青叶
E. 蚤休

57. 大青叶的功效是（ ）
A. 清热解毒，凉血消斑
B. 清热解毒，凉血止血
C. 清热解毒，凉血止痢
E. 清热解毒，凉肝定惊

58. 青黛内服时，一般作为散剂冲服，或入丸剂服用，是因为该品（ ）
A. 气味难闻　B. 难溶于水
C. 味苦难服　D. 容易挥发
E. 以上都不是

59. 地骨皮所治的病证是（ ）
A. 胃火牙痛　B. 疮疡不敛
C. 骨蒸潮热　D. 胃热呕吐
E. 壮热烦渴

60. 均能治疗气分实热证烦躁口渴的药物是（ ）
A. 黄连、黄芩
B. 金银花、连翘
C. 石膏、知母
D. 生地黄、玄参
E. 牡丹皮、赤芍

61. 知母的性味是（ ）
A. 辛、甘，大寒
B. 辛、咸，寒
C. 甘，寒
D. 苦、甘，寒
E. 苦、涩，寒

62. 既能清热燥湿，又能凉血止血的药物是（ ）
A. 黄连　B. 夏枯草
C. 黄芩　D. 栀子
E. 金银花

63. 既能清热燥湿，又能杀虫利尿的药物是（ ）
A. 秦皮　B. 椿皮
C. 蒲公英　D. 苦参
E. 白鲜皮

64. 功能清热燥湿，清泻肝胆实火的药物是（ ）
A. 黄柏　B. 龙胆
C. 黄芩　D. 苦参
E. 贯众

65. 既清热解毒，又能消痈散结，利湿通淋的药物是（ ）
A. 蒲公英　B. 穿心莲
C. 夏枯草　D. 大青叶
E. 野菊花

66. 既清热解毒，又能消痈排脓、利尿通淋的药物是（ ）
A. 黄连　B. 白鲜皮
C. 贯众　D. 秦皮
E. 鱼腥草

67. 既能清虚热，又能解暑、截疟的药物是（ ）
A. 地骨皮　B. 绿豆
C. 常山　D. 青蒿
E. 白薇

68. 既能清泻肝火、消肿止痛，又能散郁结的药物是（ ）
A. 决明子　B. 地骨皮
C. 白薇　D. 牡丹皮
E. 夏枯草

69. 味苦性寒清降，能清泻三焦火邪，又能凉血解毒的药物是（ ）
A. 黄连　B. 黄柏
C. 栀子　D. 夏枯草
E. 龙胆

70. 既清热解毒、消痈散结，又能疏散风热的药物是（ ）
A. 白薇　B. 芦根
C. 连翘　D. 龙胆
E. 蒲公英

71. 既能清热解毒，又能祛痰利咽的药物是（ ）
A. 马勃　B. 山豆根
C. 射干　D. 板蓝根
E. 大青叶

72. 清热燥湿药的性味都为（ ）
A. 苦寒　B. 咸寒
C. 甘寒　D. 辛寒
E. 酸寒

73. 不能清肺胃之热的药是（ ）
A. 芦根　B. 石膏
C. 夏枯草　D. 天花粉
E. 知母

74. 既能清泻肝火、除血分郁热，又能散瘀止痛，可用于目赤翳障的药物是（ ）

A. 赤芍　B. 夏枯草
C. 决明子　D. 黄连
E. 栀子

75. 甘寒益阴，清热凉血，退热而不苦泄，为退虚热、除骨蒸的佳品是（　）
A. 胡黄连　B. 银柴胡
C. 青蒿　D. 鳖甲
E. 玄参

76. 既能退虚热、除骨蒸，又有凉血清热作用的药是（　）
A. 胡黄连　B. 地骨皮
C. 青蒿　D. 赤芍
E. 银柴胡

77. 芳香而散，善解暑热，又能退虚热、除骨蒸的药物是（　）
A. 胡黄连　B. 银柴胡
C. 野菊花　D. 白薇
E. 青蒿

78. 既清热凉血，又能养阴生津的药物是（　）
A. 白头翁
B. 白薇
C. 白花蛇舌草
D. 山豆根
E. 生地黄

79. 功能清心降火、渗湿利尿，可用于口疮、尿赤的药物是（　）
A. 苦参
B. 白花蛇舌草
C. 淡竹叶
D. 胡黄连
E. 知母

80. 功能清热解毒，即可疏散风热，又有凉血止痢之功的药物是（　）
A. 金银花　B. 连翘
C. 蒲公英　D. 紫花地丁
E. 野菊花

81. 退虚热，清实热，兼可滋阴的药物是（　）
A. 地骨皮　B. 胡黄连
C. 银柴胡　D. 知母
E. 黄连

A2 型题

1. 患者，女，19 岁，身热，微恶风，少汗，肢体疼痛，头昏胀痛，咳嗽黄稠，流黄浊涕，心烦，口中黏腻，渴不多饮，胸闷，泛恶，苔薄黄而腻，脉濡数。宜选（　）
A. 防风　B. 苏叶
C. 青蒿　D. 薄荷
E. 金银花

2. 患者，女，29 岁，腹痛，便脓血，赤白相兼，里急后重，肛门灼热，小便短赤，舌苔黄腻，脉弦数。宜选（　）
A. 苦参　B. 黄连
C. 白薇　D. 龙胆
E. 夏枯草

3. 患者，女，29 岁，阴肿，阴痒，阴汗，小便淋浊，带下黄臭，舌红苔黄腻，脉弦数有力。宜选（　）
A. 龙胆　B. 知母
C. 苍术　D. 黄连
E. 夏枯草

4. 患者，男，28 岁，身热较著，微恶风，汗泄不畅，头胀痛，咳嗽，痰黏而黄，咽燥，鼻塞流黄浊涕，口渴欲饮，舌苔薄白微黄，舌边红，脉象浮数。宜选（　）
A. 大青叶　B. 板蓝根
C. 金银花　D. 野菊花
E. 重楼

5. 患者，男，32 岁，剧烈腹痛，发病急骤，痢下鲜紫脓血，里急后重，头痛烦躁，甚则神昏痉厥，舌质红绛，苔黄燥，脉滑数。宜选（　）
A. 蒲公英　B. 金银花
C. 连翘　D. 白头翁
E. 紫花地丁

6. 患者，女，39 岁，夜热早凉，热退无汗，久热不退，舌红少苔，脉细数。宜用（　）
A. 鳖甲配知母
B. 鳖甲配青蒿
C. 鳖甲配赤芍
D. 鳖甲配苏叶
E. 牡丹皮配赤芍

7. 患者，男，32 岁，壮热，烦渴引饮，面赤，汗出，恶热，脉洪大有力。宜选（　）
A. 石膏配栀子
B. 石膏配知母
C. 石膏配黄连

D. 石膏配苦参
E. 石膏配黄柏

B1 型题

A. 清热泻火药
B. 清热燥湿药
C. 清热凉血药
D. 清热解毒药
E. 退虚热药

1. 知母、栀子属于（　）
2. 黄连、黄柏属于（　）

A. 黄芩　B. 黄连
C. 黄柏　D. 苦参
E. 龙胆

3. 既能清热燥湿，又能安胎的药物是（　）
4. 既能清热燥湿，又能利尿的药物是（　）

A. 清热泻火，除烦止渴
B. 清热泻火，滋阴润燥
C. 清热除烦，生津利尿
D. 泻火除烦，清热利湿，凉血解毒
E. 清热生津，消肿排脓

5. 知母的功效是（　）
6. 栀子的功效是（　）

A. 泻肝火　B. 泻心火
C. 泻胃火　D. 泻肾火
E. 泻肺火

7. 龙胆长于（　）
8. 黄柏长于（　）

A. 清热除烦，通利小便
B. 清热生津，解毒消痈
C. 清热生津，除烦止呕
D. 清热泻火，除烦止渴
E. 清热泻火，凉血解毒

9. 石膏的功效是（　）
10. 淡竹叶的功效是（　）

A. 生地黄　B. 玄参
C. 赤芍　D. 紫草
E. 紫花地丁

11. 清热凉血，滋阴解毒，宜用（　）
12. 清热凉血，养阴生津，宜用（　）

A. 黄连　B. 黄芩
C. 知母　D. 黄柏
E. 秦皮

13. 善清泻下焦湿热的药是（　）
14. 善清泻中焦湿热的药是（　）

A. 清上焦火
B. 清相火，退虚热
C. 清胃火止呕
D. 泻火凉血
E. 泻肝胆实火

15. 黄连功偏（　）
16. 黄芩功偏（　）

A. 青蒿　B. 白薇
C. 地骨皮　D. 银柴胡
E. 胡黄连

17. 既能退虚热，又能清肺热的药是（　）
18. 既能退虚热，又能清湿热的药是（　）
19. 既能退虚热，又能清暑热的药是（　）

A. 清热除烦，生津利尿
B. 清热生津，解毒消痈
C. 清热生津，除烦止呕
D. 清热泻火，除烦止渴
E. 清热泻火，凉血解毒

20. 石膏的功效是（　）
21. 天花粉的功效是（　）

A. 心、肝、胃、大肠
B. 心、肝、肺、胃、三焦
C. 肺、胃、胆、大肠
D. 肝、胆、膀胱
E. 肾、膀胱、大肠

22. 黄芩归经于（　）
23. 黄柏归经于（　）
24. 栀子归经于（　）

参考答案

A1 型题

1. B；2. D；3. C；4. A；5. C；6. D；7. A；8. A；

9. D；10. C；11. E；12. A；13. E；14. A；15. E；16. D；17. C；18. D；19. E；20. A；21. E；22. A；23. E；24. E；25. A；26. C；27. D；28. B；29. A；30. A；31. D；32. E；33. C；34. E；35. E；36. A；37. A；38. A；39. B；40. D；41. C；42. B；43. C；44. A；45. B；46. B；47. D；48. C；49. D；50. E；51. B；52. C；53. B；54. D；55. E；56. B；57. A；58. B；59. C；60. C；61. D；62. C；63. D；64. B；65. A；66. E；67. D；68. E；69. C；70. C；71. C；72. A；73. C；74. A；75. B；76. A；77. E；78. E；79. C；80. A；81. D

A2 型题

1. C；2. B；3. A；4. C；5. D；6. A；7. B

B1 型题

1. A；2. D；3. A；4. D；5. B；6. D；7. A；8. D；9. D；10. A；11. B；12. A；13. D；14. A；15. C；16. A；17. C；18. E；19. A；20. D；21. B；22. C；23. E；24. B

第七单元　泻下药

A1 型题

1. 泻下药中不具有毒性的是（　）
   A. 甘遂　B. 芫花
   C. 商陆　D. 牵牛子
   E. 大黄
2. 属于“十八反”配伍禁忌的药物组对是（　）
   A. 人参、商陆
   B. 五灵脂、牵牛子
   C. 甘草、大戟
   D. 瓜蒌、甘遂
   E. 贝母、芒硝
3. 属于“十九畏”配伍禁忌的药物组对是（　）
   A. 海藻、芫花
   B. 甘草、芒硝
   C. 牵牛子、巴豆
   D. 人参、大黄
   E. 白敛、千金子
4. 具有泻下、软坚、清热作用的药物是（　）
   A. 大黄　B. 番泻叶
   C. 芒硝　D. 火麻仁
   E. 郁李仁
5. 具有润下通便、利水消肿作用的药物是（　）
   A. 大黄　B. 番泻叶
   C. 芒硝　D. 火麻仁
   E. 郁李仁
6. 仅润肠通便的药物是（　）
   A. 甘遂　B. 商陆
   C. 巴豆　D. 火麻仁
   E. 大黄
7. 单味泡服，小剂量缓泻，大剂量攻下，用治热结便秘、习惯性便秘及老年便秘的药是（　）
   A. 郁李仁　B. 火麻仁
   C. 番泻叶　D. 芒硝
   E. 芦荟
8. 润肠通便，用于治疗肠燥便秘的药是（　）
   A. 桃仁　B. 杏仁
   C. 郁李仁　D. 火麻仁
   E. 瓜蒌仁
9. 既能利水消肿，又能润肠通便，可用于治疗水肿胀满、脚气浮肿及肠燥便秘的药物是（　）
   A. 火麻仁　B. 郁李仁
   C. 桃仁　D. 瓜蒌仁
   E. 柏子仁
10. 治疗温热病热结便秘，高热不退，甚则神昏谵语者，宜选用（　）
    A. 火麻仁、郁李仁
    B. 石膏、知母
    C. 麝香、冰片
    D. 大黄、芒硝
    E. 黄柏、黄连
11. 功能泻下、清热、软坚的药物是（　）
    A. 大黄　B. 巴豆
    C. 番泻叶　D. 芦荟
    E. 芒硝

A2 型题

1. 患者，男，18 岁，口舌生疮，心烦失眠，面赤口渴，舌红，脉数。宜选（　）
   A. 地骨皮　B. 赤芍
   C. 大黄　D. 连翘
   E. 金银花
2. 患者，男，60 岁，腹胀，大便干结，小便清长，舌淡苔白，脉涩。宜选（　）
   A. 砂仁　B. 火麻仁
   C. 杏仁　D. 桃仁

E. 薏苡仁

3. 患者，男，32 岁，腹痛，开始于上腹部或绕脐周，随后转移至右下腹天枢穴附近，呈持续隐痛，轻度阵发性加剧，有轻度发热，恶心，胃纳不香，大便干结，小便微黄，苔白厚腻，脉弦滑。宜选（ ）

A. 芒硝　B. 滑石
C. 青黛　D. 朱砂
E. 石膏

B1 型题

A. 泻下软坚　B. 泻下去积
C. 泻下清肝　D. 泻下逐水
E. 泻下消肿

1. 甘遂的主要功效是（ ）
2. 芒硝的主要功效是（ ）

A. 甘草　B. 藜芦
C. 牵牛子　D. 乌头
E. 五灵脂

3. 巴豆畏（ ）
4. 甘遂反（ ）

A. 甘草　B. 乌头
C. 巴豆　D. 贝母
E. 半夏

5. 配伍禁忌中，与甘遂禁忌的药物是（ ）
6. 配伍禁忌中，与牵牛子禁忌的药物是（ ）

A. 泻下通便，活血祛瘀
B. 泻下通便，利水消肿
C. 泻下通便，祛痰利咽
D. 泻下通便，软坚润下
E. 泻下通便，去积杀虫

7. 大黄具有的功效是（ ）
8. 芒硝具有的功效是（ ）

参考答案

A1 型题

1. E；2. C；3. C；4. C；5. E；6. D；7. C；8. D；9. B；10. D；11. E

A2 型题

1. C；2. B；3. A

B1 型题

1. D；2. A；3. C；4. A；5. A；6. C；7. A；8. D

第八单元　祛风湿药

A1 型题

1. 治疗风湿痹痛、筋脉拘急的要药是（ ）

A. 独活　B. 豨莶草
C. 木瓜　D. 川乌
E. 威灵仙

2. 既能祛风湿，又能消骨鲠的药物是（ ）

A. 防己　B. 五加皮
C. 威灵仙　D. 桑寄生
E. 秦艽

3. 善治风湿痹证属下部寒湿者的药物是（ ）

A. 威灵仙　B. 乌梢蛇
C. 豨莶草　D. 海风藤
E. 独活

4. 功善祛风湿、温经止痛，尤宜治风寒湿痹寒邪偏盛的药物是（ ）

A. 狗脊　B. 豨莶草
C. 威灵仙　D. 川乌
E. 五加皮

5. 治疗湿痹、筋脉拘挛、吐泻转筋，最宜选用的药物是（ ）

A. 木瓜　B. 防己
C. 豨莶草　D. 秦艽
E. 五加皮

6. 既能祛风湿，又能退虚热的药物是（ ）

A. 地骨皮　B. 青蒿
C. 胡黄连　D. 秦艽
E. 黄柏

7. 被称为“风药中之润剂”的药物是（ ）

A. 威灵仙　B. 防己
C. 五加皮　D. 川乌
E. 秦艽

8. 均具有祛风湿、通络止痛功效的药物是（ ）

A. 秦艽、五加皮
B. 威灵仙、秦艽
C. 桑寄生、秦艽
D. 狗脊、威灵仙
E. 秦艽、川乌

9. 秦艽的性味是（ ）

A. 辛、苦，寒
B. 辛、苦，平
C. 辛、甘，热
D. 辛、咸，温
E. 辛、苦，热

10. 既能祛风湿，又能利水而性寒的药物是（　）
A. 五加皮　B. 秦艽
C. 防己　D. 豨莶草
E. 桑寄生

11. 肝肾不足所致之胎动不安，应首选（　）
A. 紫苏　B. 狗脊
C. 黄芩　D. 桑寄生
E. 五加皮

12. 五加皮的功效是（　）
A. 祛风湿，补肝肾，安胎
B. 祛风湿，补肝肾，强腰膝
C. 祛风湿，补肝肾，利水，强筋骨
D. 祛风湿，强筋骨，补肾阳，利水
E. 祛风湿，强筋骨，止血

13. 川乌内服一般应（　）
A. 生用，先煎
B. 生用，浸酒
C. 炮制，久煎
D. 生用，研末
E. 生用，熬膏

14. 既能祛风湿，又能解毒的药物是（　）
A. 桑枝　B. 豨莶草
C. 防己　D. 秦艽
E. 臭梧桐

15. 均可治水肿、脚气的药物是（　）
A. 防己、五加皮、独活
B. 防己、五加皮、木瓜
C. 五加皮、防己、威灵仙
D. 防己、威灵仙、木瓜
E. 桑寄生、防己、五加皮

A2 型题

1. 患者，男，45，骨蒸潮热，肌肉消瘦，五心烦热，唇红颧赤，躁怒，困倦，盗汗，舌红少津，脉细数。宜选（　）
A. 五加皮　B. 千年健
C. 秦艽　D. 威灵仙
E. 川断

2. 患者，男，53 岁，口干咽燥，声音嘶哑，干咳短气，痰少黏稠，五心烦热，颧红躁怒，舌红少津，脉细数。宜选（　）
A. 秦艽　B. 千年健
C. 五加皮　D. 威灵仙
E. 川断

B1 型题

A. 祛风湿，止痛，解表
B. 祛风湿，止痛，利水消肿
C. 祛风湿，利关节，解毒
D. 祛风湿，通络止痛，消骨鲠
E. 祛风湿，活血通络，清肺化痰

1. 独活的功效是（　）
2. 威灵仙的功效是（　）

A. 既能祛风湿，又能利水消肿
B. 既能祛风湿，又能杀虫解毒
C. 既能祛风湿，又能清肺化痰
D. 既能祛风湿，又能清热解毒
E. 既能祛风湿，又能通络止痛

3. 防己、五加皮的共同功效是（　）
4. 威灵仙、秦艽的共同功效是（　）

A. 寒湿痹痛　B. 湿热痹痛
C. 吐泻转筋　D. 腰膝痿软
E. 四肢拘挛

5. 防己的适应证是（　）
6. 木瓜的适应证是（　）

A. 独活、五加皮
B. 威灵仙、豨莶草
C. 木瓜、威灵仙
D. 狗脊、木瓜
E. 桑寄生、五加皮

7. 均有祛风湿、通经络作用的药物是（　）
8. 均有祛风湿、强筋骨作用的药物是（　）

A. 上肢痹痛　B. 下肢痹痛
C. 周身疼痛　D. 腰膝酸痛
E. 拘急疼痛

9. 独活善治（　）
10. 木瓜善治（　）

A. 祛风湿，通经络，治骨鲠
B. 祛风湿，舒筋络，清虚热
C. 祛风湿，通经络，清热解毒
D. 祛风湿，强筋骨，安胎
E. 舒筋活络，和胃化湿

11. 秦艽的功效是（ ）
12. 木瓜的功效是（ ）

A. 舒筋活络，和胃化湿
B. 舒筋活络，祛风除湿
C. 舒筋活络，祛风除湿，止泻
D. 祛风通络，行血
E. 除风湿，止痛，利水

13. 防已的作用是（ ）
14. 木瓜的作用是（ ）

A. 补肾，接骨，活血
B. 祛风湿，强筋骨，利尿
C. 补肝肾，强筋骨，止血，安胎，通利血脉
D. 补肝肾，祛风湿，强筋骨，养血，安胎
E. 祛风湿，降血压

15. 桑寄生的作用是（ ）
16. 五加皮的作用是（ ）

A. 独活、威灵仙、豨莶草
B. 防已、川乌、豨莶草
C. 川乌、独活、威灵仙
D. 防已、豨莶草、秦艽
E. 秦艽、防已、五加皮

17. 药性寒凉，用治风湿热痹的药物是（ ）
18. 药性温热，用治风寒湿痹的药物是（ ）

A. 风寒湿痹，风寒表证
B. 风湿痹证，骨鲠咽喉
C. 风湿顽痹，麻风疥癣
D. 风湿痹证，吐泻转筋
E. 风湿痹证，骨蒸潮热

19. 秦艽治疗的病证有（ ）
20. 木瓜治疗的病证有（ ）

参考答案

A1 型题

1. C；2. C；3. E；4. D；5. A；6. D；7. E；8. B；9. B；10. C；11. D；12. C；13. C；14. B；15. B

A2 型题

1. C；2. A

B1 型题

1. A；2. D；3. A；4. E；5. B；6. C；7. B；8. E；9. B；10. E；11. B；12. E；13. E；14. A；15. D；16. B；17. D；18. C；19. E；20. D

第九单元 化湿药

A1 型题

1. 既可燥湿健脾，又能祛风散寒的药物是（ ）
A. 藿香 B. 佩兰
C. 苍术 D. 厚朴
E. 砂仁

2. 化湿药入汤剂时应（ ）
A. 先煎 B. 后下
C. 另煎 D. 包煎
E. 久煎

3. 既可化湿止呕，又能解暑的药物是（ ）
A. 藿香 B. 佩兰
C. 砂仁 D. 豆蔻
E. 草豆蔻

4. 苍术的性味是（ ）
A. 辛、苦，温
B. 辛、甘，温
C. 苦、甘，温
D. 辛、甘，寒
E. 辛、苦，寒

5. 善于下气除胀满，为消除胀满要药的是（ ）
A. 苍术 B. 厚朴
C. 砂仁 D. 豆蔻
E. 藿香

6. 厚朴最适于治疗（ ）
A. 寒疝腹痛 B. 两胁胀痛
C. 少腹刺痛 D. 脘腹冷痛
E. 脘腹胀满

7. 藿香尤其适宜于治疗（ ）
A. 胃虚呕吐 B. 胃寒呕吐
C. 胃热呕吐 D. 湿浊呕吐
E. 肝胃不和呕吐

8. 具有安胎作用的化湿药是（ ）
A. 苍术 B. 紫苏

C. 砂仁　　D. 豆蔻
E. 厚朴

9. 既可化湿行气，又能温中止呕的药物是（　）
A. 白豆蔻　　B. 砂仁
C. 藿香　　D. 佩兰
E. 厚朴

10. 除下列哪项外，均为砂仁的主治病证（　）
A. 湿阻中焦　　B. 痰饮喘咳
C. 脾胃气滞　　D. 虚寒吐泻
E. 胎动不安

11. 藿香具有止呕的作用，善于治疗（　）
A. 胃热呕吐
B. 湿阻中焦呕吐
C. 胃虚呕吐
D. 妊娠呕吐
E. 寒饮呕吐

12. 治疗梅核气的良药是（　）
A. 藿香　　B. 苍术
C. 厚朴　　D. 砂仁
E. 佩兰

13. 用治外有风寒表证内兼湿阻中焦证的药是（　）
A. 藿香　　B. 豆蔻
C. 五加皮　　D. 砂仁
E. 茯苓

14. 用治湿阻气滞之脘腹胀闷、腹痛及咳喘多痰，宜选（　）
A. 佩兰　　B. 砂仁
C. 厚朴　　D. 藿香
E. 豆蔻

15. 用治风湿痹证兼夜盲者，宜选（　）
A. 苍术　　B. 砂仁
C. 木瓜　　D. 豆蔻
E. 厚朴

16. 用治外感暑湿内伤生冷病证，常选用（　）
A. 青蒿　　B. 砂仁
C. 厚朴　　D. 藿香
E. 苍术

17. 既能化湿行气，又能温中止呕的药是（　）
A. 藿香　　B. 佩兰
C. 豆蔻　　D. 厚朴
E. 苍术

A2 型题

1. 患者，男，50 岁，身体困重麻木，下肢浮肿，四肢痿软，足胫热气上腾，小便短赤涩痛，苔黄腻，脉细数。宜选（　）
A. 白术　　B. 苍术
C. 茯苓　　D. 薏苡仁
E. 猪苓

2. 患者，男，27 岁，过食生冷瓜果，致寒湿内生，胸腹闷胀，泛恶欲吐，口淡不渴，腹痛溏泄，头重身重如裹，苔白腻，脉濡缓。宜选（　）
A. 厚朴　　B. 香薷
C. 苏叶　　D. 甘草
E. 山药

3. 患者，男，21 岁，冒雨涉水，寒湿内生，胸腹闷胀，不思饮食，泛恶欲吐，口淡不渴，腹痛溏泄，头重如裹，身肿，苔白腻，脉濡缓。宜选（　）
A. 香薷　　B. 苏叶
C. 苍术　　D. 山药
E. 甘草

B1 型题

A. 藿香　　B. 苍术
C. 厚朴　　D. 砂仁
E. 豆蔻

1. 治疗风湿痹证的药物是（　）
2. 治疗痰饮喘咳的药物是（　）

A. 脘腹胀满
B. 气滞胎动不安
C. 风湿痹证
D. 湿温初起
E. 湿热泄泻

3. 厚朴善治（　）
4. 砂仁可用治（　）

A. 藿香　　B. 佩兰
C. 豆蔻　　D. 厚朴
E. 苍术

5. 功能化湿、止呕、解暑的药物是（　）
6. 功能化湿行气、温中止呕的药物是（　）

A. 苍术 B. 佩兰
C. 砂仁 D. 厚朴
E. 豆蔻

7. 功能化湿行气、温中止呕，又能安胎的药是（ ）
8. 功能化湿解暑的药物是（ ）

A. 化湿行气，温中止呕，止泻，安胎
B. 化湿，解暑，止呕
C. 化湿，解暑
D. 燥湿健脾，祛风湿
E. 化湿行气，温中止呕

9. 砂仁的功效是（ ）
10. 苍术的功效是（ ）

A. 行气燥湿，消积平喘
B. 化湿，解暑，止呕
C. 化湿行气，温中止呕
D. 燥湿健脾，祛风湿
E. 化湿行气，温中止呕

11. 厚朴的功效是（ ）
12. 豆蔻的功效是（ ）

参考答案

A1 型题

1. C；2. B；3. A；4. A；5. B；6. E；7. D；8. C；9. A；10. B；11. B；12. C；13. A；14. C；15. A；16. D；17. C

A2 型题

1. B；2. A；3. C

B1 型题

1. B；2. C；3. A；4. B；5. A；6. C；7. C；8. B；9. A；10. D；11. A；12. C

第十单元 利水渗湿药

A1 型题

1. 茯苓的性味是（ ）
A. 甘，寒
B. 甘、淡，凉
C. 甘、淡，平
D. 辛、苦，温
E. 甘、酸，平

2. 可治疗寒热虚实各种水肿，为利水消肿要药的是（ ）
A. 泽泻 B. 猪苓
C. 茯苓 D. 车前子
E. 香加皮

3. 用治水肿、肺痈、肠痈，宜选（ ）
A. 猪苓 B. 茯苓
C. 薏苡仁 D. 葫芦
E. 冬瓜皮

4. 功效利水渗湿、泄热的药物是（ ）
A. 茯苓 B. 泽泻
C. 薏苡仁 D. 猪苓
E. 滑石

5. 利水消肿药物中，仅利水渗湿的药是（ ）
A. 茯苓 B. 泽泻
C. 冬瓜皮 D. 薏苡仁
E. 猪苓

6. 能利水湿、分清浊而止泻，尤宜于小便不利之水泻的药是（ ）
A. 滑石 B. 木通
C. 茯苓 D. 车前子
E. 金钱草

7. 能利尿通淋、清热解暑、收湿敛疮的药是（ ）
A. 滑石 B. 车前子
C. 地肤子 D. 木通
E. 石韦

8. 善清小肠、膀胱湿热，尤善止尿道疼痛，为治诸淋涩痛之要药的是（ ）
A. 地肤子 B. 海金沙
C. 车前草 D. 蝼蛄
E. 冬葵子

9. 能利湿退黄、解毒疗疮的药是（ ）
A. 鸡骨草 B. 茵陈
C. 地肤子 D. 薏苡仁
E. 萆薢

10. 治疗石淋，宜首选（ ）
A. 萆薢 B. 木通
C. 石韦 D. 滑石
E. 金钱草

11. 不需包煎的药是（ ）
A. 滑石 B. 茵陈
C. 车前子 D. 海金沙
E. 辛夷

12. 猪苓的功效是（ ）
A. 利水消肿，化痰止咳
B. 利水消肿，解毒排脓
C. 利水通淋，清心除烦
D. 利水渗湿，止泻明目
E. 利水渗湿

13. 薏苡仁的最佳适应证是（ ）
A. 热性水肿 B. 阴虚水肿
C. 脾虚水肿 D. 寒性水肿
E. 阳虚水肿

14. 治湿热黄疸的要药是（ ）
A. 茯苓 B. 海金沙
C. 薏苡仁 D. 茵陈
E. 虎杖

15. 利湿去浊，祛风除痹的药是（ ）
A. 滑石 B. 石韦
C. 萹蓄 D. 萆薢
E. 泽漆

16. 石韦除能利水通淋外，还能（ ）
A. 止咳 B. 止泻
C. 止痒 D. 止吐
E. 止痛

17. 治疗淋证的常用药是（ ）
A. 茵陈蒿 B. 地肤子
C. 海金沙 D. 薏苡仁
E. 猪苓

18. 下列除哪项外，均为金钱草的适应证（ ）
A. 热淋、砂淋
B. 湿热黄疸
C. 肝胆结石
D. 恶疮肿毒
E. 肺热咳喘

19. 金钱草的最佳适应证是（ ）
A. 热淋、砂淋
B. 膏淋、石淋
C. 血淋、热淋
D. 砂淋、膏淋
E. 膏淋、热淋

20. 湿热黄疸又见热结便秘，可选用（ ）
A. 萹蓄 B. 茯苓
C. 滑石 D. 虎杖
E. 金钱草

21. 内服通淋解暑，外用清热收湿的药是（ ）
A. 滑石 B. 车前子
C. 枯矾 D. 木通
E. 石膏

22. 车前子入汤剂宜（ ）
A. 先煎 B. 后下
C. 包煎 D. 另煎
E. 打碎

23. 下列除哪项外，均为车前子的适应证（ ）
A. 小便不利、水肿、淋证
B. 暑湿泄泻
C. 目赤肿痛、视物昏暗
D. 肺热咳嗽痰多
E. 湿疹、疥癣

24. 利水渗湿药中的清补淡渗之品是指（ ）
A. 泽泻 B. 茯苓
C. 薏苡仁 D. 车前子
E. 通草

25. 既能治疗肺痈，又能治疗肠痈的药是（ ）
A. 鱼腥草 B. 薏苡仁
C. 桔梗 D. 牡丹皮
E. 紫花地丁

26. 茯苓与薏苡仁除能利水渗湿外，还可（ ）
A. 清肺 B. 排脓
C. 除痹 D. 安神
E. 健脾

27. 脾虚水肿，首选（ ）
A. 泽泻 B. 茯苓皮
C. 猪苓 D. 茯苓
E. 车前子

A2 型题

1. 患者，女，52 岁，脾胃虚弱，气血化源不足，肢体痿软，渐渐加重，食少，便溏，腹胀，面浮，气短，神疲乏力，苔薄白，脉细。宜选（ ）
A. 厚朴 B. 苍术
C. 薏苡仁 D. 泽泻
E. 香薷

2. 患者，男，20 岁，食少，便溏，腹胀，面浮气短，四肢痿软无力，苔薄白，脉细。宜选（ ）
A. 泽泻 B. 茯苓
C. 通草 D. 木通
E. 猪苓

3. 患者，男，25岁，食少，腹胀少尿，面浮气短，神疲乏力，苔薄白，脉细。宜选（ ）
   A. 茵陈蒿　B. 石韦
   C. 灯心草　D. 茯苓
   E. 泽泻
4. 患者，男，52岁，四肢乏力，皮肤发黄，腹满腹胀，食欲减退，大便溏，舌苔腻微黄，脉弦数。宜选（ ）
   A. 茵陈蒿　B. 石韦
   C. 灯心草　D. 茯苓
   E. 泽泻
5. 患者，男，30岁，身目俱黄，头重身困，胸脘痞满，食欲减退，恶心呕吐，腹胀，大便溏垢，舌苔厚腻微黄，脉弦滑。宜选（ ）
   A. 萆薢　B. 茯苓
   C. 猪苓　D. 茵陈蒿
   E. 薏苡仁

B1 型题

A. 萹蓄　B. 金钱草
C. 石韦　D. 瞿麦
E. 萆薢

1. 善治血淋的药物是（ ）
2. 善治膏淋的药物是（ ）
3. 善治砂淋的药物是（ ）

A. 淋浊带下　B. 暑湿泄泻
C. 脾虚水肿　D. 湿热黄疸
E. 热淋、砂淋

4. 茯苓、薏苡仁都适宜治疗（ ）
5. 金钱草、茵陈蒿都适宜治疗（ ）

A. 清热排脓　B. 清肝明目
C. 清解暑热　D. 清热利水
E. 清肺止咳

6. 车前子除有利水通淋作用外，还能（ ）
7. 石韦除有利水通淋作用外，还能（ ）

A. 车前子、滑石
B. 泽泻、猪苓
C. 石韦、瞿麦
D. 海金沙、泽泻
E. 滑石、金钱草

8. 暑湿泄泻宜用（ ）
9. 石淋宜用（ ）

A. 利水渗湿，泄热
B. 利水渗湿
C. 利水渗湿，健脾安神
D. 利水渗湿，健脾除痹，清热排脓
E. 利水消肿

10. 泽泻的功效是（ ）
11. 薏苡仁的功效是（ ）

A. 利水通淋，清解暑热
B. 利水通淋，止痛
C. 利水通淋，止咳
D. 利水通淋，杀虫止痒
E. 利水通淋，下乳润肠

12. 海金沙的功效是（ ）
13. 滑石的功效是（ ）

A. 肺痈　B. 湿热黄疸
C. 脾虚水肿　D. 肠痈
E. 肺热咳嗽

14. 茵陈的主治病证是（ ）
15. 茯苓的主治病证是（ ）

A. 利水渗湿，泄热
B. 利水渗湿，健脾
C. 利尿通淋，止痛
D. 祛风湿，通经络
E. 清肺热，化痰止咳

16. 泽泻的功效是（ ）
17. 海金沙的功效是（ ）

A. 清热解暑　B. 祛风除痹
C. 健脾宁心　D. 通气下乳
E. 化痰止咳

18. 滑石的功效是（ ）
19. 虎杖的功效是（ ）

参考答案

A1 型题

1. C；2. C；3. C；4. B；5. E；6. D；7. A；8. B；9. B；10. E；11. B；12. E；13. C；14. D；15. D；

16. A；17. C；18. E；19. A；20. D；21. A；22. C；23. E；24. C；25. B；26. E；27. D

A2 型题

1. C；2. B；3. D；4. A；5. D

B1 型题

1. C；2. E；3. B；4. C；5. D；6. B；7. E；8. A；9. E；10. A；11. D；12. B；13. A；14. B；15. C；16. A；17. C；18. A；19. E

第十一单元　温里药

A1 型题

1. 治寒疝腹痛、睾丸偏坠等，宜用（　）
A. 肉桂　B. 小茴香
C. 沉香　D. 丁香
E. 檀香

2. 丁香的功效为（　）
A. 补火助阳，温通经脉
B. 温中止痛，降逆止呕
C. 散寒止痛，疏肝下气
D. 温中散寒，温肺化饮
E. 温中降逆，温肾助阳

3. 善暖肝，又疏肝的药是（　）
A. 香附　B. 丁香
C. 吴茱萸　D. 花椒
E. 荜茇

4. 既能温中散寒，又能疏肝下气的是（　）
A. 吴茱萸　B. 乌药
C. 荜澄茄　D. 香附
E. 肉桂

5. 吴茱萸善治（　）
A. 风寒头痛　B. 血瘀头痛
C. 痰浊头痛　D. 少阴头痛
E. 厥阴头痛

6. 入汤剂需后下的药是（　）
A. 苏合香　B. 小茴香
C. 肉桂　D. 桂枝
E. 细辛

7. 引火归原最常用的药是（　）
A. 附子　B. 干姜
C. 肉桂　D. 锁阳
E. 鹿茸

8. 干姜与高良姜都具有的功效是（　）
A. 温经　B. 温肺
C. 助阳　D. 燥湿
E. 温中

9. 下元虚冷，虚阳上浮，应首选（　）
A. 附子　B. 干姜
C. 肉桂　D. 吴茱萸
E. 小茴香

10. 肉桂的归经是（　）
A. 十二经
B. 肺、脾、肾经
C. 心、脾、肾经
D. 心、脾、肝、肾经
E. 心、肝、脾、肺、肾经

11. 既能回阳温中，又能温肺化饮的药物是（　）
A. 肉桂　B. 细辛
C. 附子　D. 干姜
E. 荜茇

12. 脘腹冷痛、呕吐泄泻的脾胃寒证，应首选（　）
A. 附子　B. 荜澄茄
C. 干姜　D. 炮姜
E. 荜茇

13. 附子和肉桂都具有的功效是（　）
A. 回阳救逆　B. 补火助阳
C. 温经通脉　D. 温肺化饮
E. 益气温脾

14. “十九畏”中不能与郁金配伍的药物是（　）
A. 犀角　B. 乌头
C. 巴豆　D. 丁香
E. 牙硝

15. 附子入汤剂先煎的主要目的是（　）
A. 充分煎出有效成分
B. 增强功效
C. 降低毒性
D. 减轻副作用
E. 产生新作用

16. 温里药的共同作用是（　）
A. 温肾壮阳　B. 温肺化痰
C. 温肝散寒　D. 温胃止呕
E. 温里散寒

17. 治中焦受寒脘腹疼痛、寒疝腹痛、胃寒呕吐、泄泻，最宜选用（　）
A. 干姜　B. 肉桂

C. 高良姜　　D. 吴茱萸
E. 丁香

18. 花椒的功效是（　）
A. 温中散寒，祛风止痒
B. 温中止呕，杀虫
C. 温中止痛，杀虫止痒
D. 散寒止痛，祛风止痒
E. 散寒止痛，祛风杀虫

19. 吴茱萸主归（　）
A. 肝、脾、胃、肾经
B. 脾、胃、肺、肝经
C. 胃、肝、肾、大肠经
D. 心、肝、脾、胃经
E. 心、肝、脾、肺经

20. 蛔虫腹痛，宜用（　）
A. 花椒　　B. 丁香
C. 干姜　　D. 吴茱萸
E. 小茴香

21. 治疗久病体虚，阳气衰微，阴寒内盛，或大汗、大吐、大泻所致的亡阳证，宜首选（　）
A. 附子　　B. 干姜
C. 肉桂　　D. 高良姜
E. 丁香

22. 治疗中寒腹痛、寒湿吐泻及虫积腹痛、手足厥逆者，应首选（　）
A. 干姜　　B. 高良姜
C. 花椒　　D. 乌梅
E. 使君子

A2 型题

1. 患者，男，59 岁，腰痛脚软，半身以下常有冷感，少腹拘急，小便不利，阳痿早泄，舌淡而胖，脉虚弱，尺部沉细。宜选用（　）
A. 高良姜　　B. 干姜
C. 小茴香　　D. 附子
E. 茯苓

2. 患者，女，30 岁，呃声沉缓有力，膈间及胃脘不舒，得热则减，得寒则甚，食欲减退，口不渴，舌苔白润，脉象迟缓。宜选（　）
A. 川椒　　B. 高良姜
C. 生姜　　D. 附子
E. 小茴香

3. 患者，女，49 岁，颠顶头痛，干呕吐涎沫，甚则四肢厥冷，苔白，脉弦。宜选（　）
A. 附子　　B. 肉桂
C. 干姜　　D. 吴茱萸
E. 细辛

4. 患者，男，39 岁，恶寒蜷卧，四肢厥冷，吐泻腹痛，口不渴，神衰欲寐，舌淡苔白，脉沉微。宜首选（　）
A. 吴茱萸　　B. 肉桂
C. 小茴香　　D. 高良姜
E. 细辛

5. 患者，女，52 岁，四肢厥逆，恶寒蜷卧，神衰欲寐，呕吐不渴，舌淡苔白滑，脉微。宜选（　）
A. 细辛　　B. 干姜
C. 吴茱萸　　D. 小茴香
E. 丁香

B1 型题

A. 既能散寒止痛，又能回阳
B. 既能散寒止痛，又能助阳
C. 既能散寒止痛，又能潜阳
D. 既能散寒止痛，又能通阳
E. 既能散寒止痛，又能升阳

1. 附子、干姜都具有的功效是（　）
2. 肉桂、丁香都具有的功效是（　）

A. 厥阴头痛　　B. 寒疝腹痛
C. 风湿痹痛　　D. 脘腹冷痛
E. 虫积腹痛

3. 吴茱萸尤善治（　）
4. 小茴香尤善治（　）

A. 温肺化饮　　B. 引火归原
C. 理气和胃　　D. 下气消痰
E. 杀虫止痒

5. 肉桂具有的功效是（　）
6. 花椒具有的功效是（　）

A. 元气暴脱、大汗淋漓
B. 亡阳欲脱、四肢厥逆
C. 神志昏迷、不省人事
D. 气虚不足、倦怠乏力
E. 肾阳不足、畏寒肢冷

7. 附子、干姜都可治疗的病证是（　）
8. 附子、肉桂都可治疗的病证是（　）

A. 寒饮喘咳
B. 肝寒气滞痛证
C. 亡阳证
D. 寒疝腹痛
E. 虚阳上浮

9. 附子可以治疗（　）
10. 吴茱萸可以治疗（　）

A. 附子　B. 吴茱萸
C. 小茴香　D. 丁香
E. 荜澄茄

11. 具有温中降逆、温肾助阳功效的药是（　）
12. 具有祛寒止痛、理气和胃功效的药是（　）

A. 温肺化饮　B. 温中降逆
C. 补火助阳　D. 回阳救逆
E. 温通经脉

13. 附子与肉桂都具有的功效是（　）
14. 干姜的功效是（　）

A. 温中止痛，温中止呕
B. 温中止痛，杀虫止痒
C. 散寒止痛，理气和胃
D. 回阳救逆，补火助阳，散寒止痛
E. 温中散寒，回阳通脉，温肺化饮

15. 小茴香的功效是（　）
16. 高良姜的功效是（　）
17. 花椒的功效是（　）

参考答案

A1 型题

1. B；2. E；3. C；4. A；5. E；6. C；7. C；8. E；9. C；10. D；11. D；12. C；13. B；14. D；15. C；16. E；17. D；18. C；19. A；20. A；21. A；22. C

A2 型题

1. D；2. B；3. D；4. B；5. B

B1 型题

1. A；2. B；3. A；4. B；5. B；6. E；7. B；8. E；9. C；10. B；11. D；12. C；13. C；14. A；15. C；16. A；17. B

第十二单元　理气药

A1 型题

1. 既可用于胃肠气滞疼痛，又可用于胆绞痛，还可醒脾开胃的药物是（　）
A. 香附　B. 乌药
C. 木香　D. 陈皮
E. 柴胡

2. 擅长调中宣滞、行气止痛的药是（　）
A. 枳壳　B. 木香
C. 香橼　D. 乌药
E. 青皮

3. 佛手的作用是（　）
A. 理气和胃，化湿止呕
B. 行气调中，散结化痰
C. 疏肝理气，和中化痰
D. 疏肝破气，散结消滞
E. 疏肝理气，调经止痛

4. 枳实的功效是（　）
A. 疏肝理气，和中化痰
B. 破气散结，疏肝行滞
C. 理气和中，燥湿化痰
D. 破气消积，化痰除痞
E. 通阳散结，行气导滞

5. 胸痹兼心下痞满者，宜选用（　）
A. 橘皮　B. 香橼
C. 枳实　D. 木香
E. 佛手

6. 薤白的作用是（　）
A. 温阳　B. 壮阳
C. 回阳　D. 通阳
E. 升阳

7. 下列可治疗虫积腹痛的是（　）
A. 乌药　B. 青木香
C. 香附　D. 川楝子
E. 青皮

8. 肝气郁滞，胁肋作痛偏于热者，当用（　）
A. 香附　B. 柴胡
C. 川楝子　D. 娑罗子
E. 青皮

9. 青皮用于癥瘕积聚是因其能（　）
A. 活血化瘀　B. 破血逐瘀

C. 破气散结　D. 软坚消瘿
E. 行气活血

10. 功能疏肝而行气作用较强的药是（　）
A. 吴茱萸　B. 青皮
C. 佛手　D. 香附
E. 柴胡

11. 青皮长于（　）
A. 理气　B. 行气
C. 下气　D. 破气
E. 顺气

12. 香附调经，适用于（　）
A. 气血虚亏，月经不调
B. 气滞血瘀，月经不调
C. 寒凝血滞，月经不调
D. 肝气郁结，月经不调
E. 冲任血少，月经不调

13. 理气药大多（　）
A. 气薄性平，其味甘淡
B. 气厚性热，其味辛甘
C. 气香性温，其味辛苦
D. 气烈性燥，其味苦咸
E. 气厚性热，其味辛苦

14. 具有行气止痛、降逆调中、温肾纳气功效的药物是（　）
A. 丁香　B. 木香
C. 檀香　D. 沉香
E. 茴香

15. 乌药的功效是（　）
A. 行气止痛，调中和胃
B. 行气止痛，疏肝调经
C. 行气止痛，温肺化痰
D. 行气止痛，温肾散寒
E. 行气止痛，通阳散结

16. 木香、乌药的共同功效是（　）
A. 疏肝理气　B. 降气止呕
C. 行气导滞　D. 理气止痛
E. 散结消肿

17. "气病之总司，女科之主帅"指的是（　）
A. 木香　B. 红花
C. 芍药　D. 当归
E. 香附

18. 治肝郁月经不调、痛经、乳房胀痛，最宜选用（　）
A. 乌药　B. 佛手
C. 香附　D. 荔枝核
E. 木香

19. 沉香治疗喘证，其功效是（　）
A. 宣肺平喘　B. 纳气平喘
C. 降气平喘　D. 益气平喘
E. 温肺平喘

20. 佛手的功效是（　）
A. 理气和中，燥湿化痰，疏肝解郁
B. 化痰止咳，行气止痛，燥湿运脾
C. 芳香化湿，理气宽中，疏肝解郁
D. 行气消痞，燥湿化痰，理气健脾
E. 疏肝解郁，化痰止咳，理气宽中

21. 治疗肠胃气滞，腹满胀痛，宜首选（　）
A. 香附　B. 青皮
C. 乌药　D. 木香
E. 沉香

22. 治肝郁气滞，月经不调，痛经，宜选用（　）
A. 木香　B. 桂枝
C. 牡丹皮　D. 青皮
E. 香附

23. 功能破气除痞、化痰消积的药物是（　）
A. 橘皮　B. 佛手
C. 青皮　D. 枳实
E. 荔枝核

A2 型题

1. 患者，男，26 岁，胃脘疼痛时作，进热食时疼痛加剧，心烦口干，舌红苔黄。最宜选用的药物是（　）
A. 木香　B. 香附
C. 川楝子　D. 高良姜
E. 佛手

2. 患者，女，45 岁，胃脘冷痛，轻时绵绵不止，重时拘急剧痛，得温则减，口淡不渴，泛吐清水，呃逆呕吐，舌淡苔白腻，脉弦迟。宜选（　）
A. 生姜　B. 香附
C. 茯苓　D. 延胡索
E. 威灵仙

3. 患者，女，28 岁，胁肋疼痛，往来寒热，嗳气太息，食欲不振，苔薄，脉弦。宜选用（　）
A. 煨姜　B. 香附

C. 川芎　　D. 猪苓
E. 延胡索

4. 患者，男，26 岁，胃脘疼痛，脘腹胀满，嗳腐吞酸，呕吐不消化食物，大便不爽，舌苔厚腻，脉滑。用消积导滞法治疗，应首选（　）
A. 麦芽　　B. 陈皮
C. 木香　　D. 枳实
E. 谷芽

5. 患者，女，41 岁，精神抑郁，情绪不宁，时常太息，胸胁胀痛，痛无定处，脘闷嗳气，月事不行，舌质淡，苔薄白，脉弦。用疏肝理气解郁法治疗，应首选（　）
A. 川楝子　　B. 香附
C. 沉香　　D. 青木香
E. 大腹皮

6. 患者，女，31 岁，胸满胸闷，咳痰色黄，不易咯出，舌红，苔黄腻，脉滑数。宜首选（　）
A. 白前　　B. 前胡
C. 枳实　　D. 木香
E. 青皮

7. 患者，男，23 岁，咳嗽反复发作，咳声重浊，痰多，痰出咳平，胸闷脘痞，舌苔白腻，脉濡滑。宜选（　）
A. 枳实　　B. 木香
C. 香附　　D. 陈皮
E. 青皮

8. 患者，男，25 岁，胸膈痞闷，恶心呕吐，肢体倦怠，痰多色白易咯，舌苔白润，脉滑。宜选（　）
A. 木香　　B. 佛手
C. 青木香　　D. 川楝子
E. 陈皮

B1 型题

A. 陈皮　　B. 佛手
C. 青皮　　D. 枳实
E. 荔枝核

1. 功能破气除痞、化痰消积的药物是（　）
2. 功能疏肝破气、消积化滞的药物是（　）

A. 香附　　B. 木香
C. 陈皮　　D. 乌药
E. 枳实

3. 治湿热泻痢，里急后重，最宜与黄连配伍应用的是（　）
4. 治痰湿阻闭，胸阳不振之胸痹疼痛，最宜与薤白配伍的是（　）

A. 行气止痛，杀虫
B. 行气止痛，化痰
C. 行气导滞，利水
D. 行气止痛，调经
E. 行气散结，消食

5. 香附具有的功效是（　）
6. 川楝子具有的功效是（　）

A. 川楝子　　B. 香附
C. 乌药　　D. 丁香
E. 沉香

7. 下元虚冷，肾不纳气的虚喘宜用（　）
8. 肝郁胁痛而兼有热象者宜用（　）

A. 降逆止呕　　B. 理气调中
C. 行气止痛　　D. 温肾纳气
E. 疏肝理气

9. 木香、乌药都具有的功效是（　）
10. 香附、佛手都具有的功效是（　）

A. 行气止痛，温中止呕，纳气平喘
B. 降逆止呃
C. 行气止痛，杀虫疗癣
D. 行气止痛，温肾散寒
E. 行气止痛，化痰

11. 柿蒂的功效是（　）
12. 沉香的功效是（　）
13. 乌药的功效是（　）

参考答案

A1 型题

1. C；2. B；3. C；4. D；5. C；6. D；7. D；8. C；9. C；10. B；11. D；12. D；13. C；14. D；15. D；16. D；17. E；18. C；19. B；20. A；21. D；22. E；23. D

A2 型题

1. C；2. B；3. B；4. D；5. B；6. C；7. D；8. E

B1 型题

1. D；2. C；3. B；4. E；5. D；6. A；7. E；8. A；

9. C；10. E；11. B；12. A；13. D

第十三单元 消食药

A1 型题

1. 消化油腻肉食积滞的要药是（ ）
   A. 山楂 B. 神曲
   C. 麦芽 D. 鸡内金
   E. 莱菔子
2. 消食和胃的药是（ ）
   A. 山楂 B. 神曲
   C. 麦芽 D. 鸡内金
   E. 莱菔子
3. 主治米、面、薯、芋类积滞的药是（ ）
   A. 山楂 B. 神曲
   C. 麦芽 D. 鸡内金
   E. 莱菔子
4. 食积气滞应首选的药是（ ）
   A. 山楂 B. 神曲
   C. 麦芽 D. 鸡内金
   E. 莱菔子
5. 临床可广泛用治各种食积及小儿疳积的药是（ ）
   A. 山楂 B. 神曲
   C. 麦芽 D. 鸡内金
   E. 莱菔子
6. 山楂的性味是（ ）
   A. 辛、甘、酸，温
   B. 酸、苦，微温
   C. 酸、甘，微温
   D. 酸、苦，温
   E. 酸、苦、咸，温
7. 莱菔子的功效是（ ）
   A. 消食和中，健脾开胃
   B. 消食开胃，运脾调中
   C. 消食化积，行气导滞
   D. 消食除胀，降气化痰
   E. 消食化积，纳气平喘
8. 哪种情况下不宜用麦芽（ ）
   A. 行经期 B. 妊娠期
   C. 授乳期 D. 更年期
   E. 青春期
9. 消食药中长于降气化痰的是（ ）
   A. 山楂 B. 神曲
   C. 麦芽 D. 鸡内金
   E. 莱菔子
10. 麦芽除能消食和中外，还能（ ）
   A. 化痰 B. 行气
   C. 通乳 D. 回乳
   E. 温中
11. 鸡内金除能消食外，还可治（ ）
   A. 咳嗽、痰多
   B. 经闭、痛经
   C. 蛔虫腹痛
   D. 遗尿、遗精
   E. 疮疡肿毒
12. 治疗肉积不消，脘腹胀满之证，应首选（ ）
   A. 谷芽 B. 神曲
   C. 山楂 D. 莱菔子
   E. 麦芽
13. 消食药中长于活血化瘀的是（ ）
   A. 神曲 B. 鸡内金
   C. 莱菔子 D. 麦芽
   E. 山楂
14. 鸡内金的功效是（ ）
   A. 消食积，止遗尿，化结石
   B. 消食积，运脾胃，除湿热
   C. 消食积，退虚热，固精液
   D. 消食积，清湿热，除疳热
   E. 消食积，治遗精，补肝肾
15. 鸡内金入消食药的最佳剂型是（ ）
   A. 汤剂 B. 丸剂
   C. 丹剂 D. 膏剂
   E. 散剂
16. 善助金石类药物消化吸收的药是（ ）
   A. 山楂 B. 神曲
   C. 莱菔子 D. 鸡内金
   E. 麦芽

A2 型题

1. 患者，男，37 岁，昨晚赴宴，饱食油腻之品，半夜忽觉腹痛难忍，随后出现腹泻、里急后重，最宜用的药物是（ ）
   A. 橘皮 B. 山楂
   C. 鸡内金 D. 薤白
   E. 麦芽

2. 患者，男，20 岁，脘腹痞满胀痛，嗳腐吞酸，恶食呕吐，泄泻，舌苔厚腻，脉滑。宜选（　）
A. 麦芽　　B. 谷芽
C. 山楂　　D. 白术
E. 生甘草

3. 患者，女，26 岁，产后 20 天，乳房胀痛，乳漏不止。要求回乳，用药应选择（　）
A. 炒麦芽　　B. 莱菔子
C. 炒神曲　　D. 炒山楂
E. 炒槟榔

B1 型题

A. 既消食，又回乳
B. 既消食，又活血
C. 既消食，又化痰
D. 既消食，又催乳
E. 既消食，又止遗

1. 莱菔子的功效是（　）
2. 麦芽的功效是（　）

A. 食积兼血瘀胸痛
B. 食积兼外感表证
C. 食积兼肝郁胁痛
D. 食积兼胆结石
E. 食积兼咳喘胸闷

3. 山楂主治（　）
4. 麦芽主治（　）

A. 消食和中，健脾开胃
B. 消食化积，降气化痰
C. 运脾消食，固精止遗
D. 消食化积，活血散瘀
E. 消食和中，回乳

5. 鸡内金的功效是（　）
6. 麦芽的功效是（　）

A. 神曲　　B. 山楂
C. 麦芽　　D. 谷芽
E. 鸡内金

7. 善于消肉积的药物是（　）
8. 善于消米面淀粉类食积的药物是（　）

A. 白芥子　　B. 莱菔子
C. 山茱萸　　D. 鸡内金
E. 乌药

9. 消食药中长于降气化痰的药物是（　）
10. 消食药中长于固精止遗的药物是（　）

参考答案

A1 型题

1. A；2. B；3. C；4. E；5. D；6. C；7. D；8. C；9. E；10. D；11. D；12. C；13. E；14. A；15. E；16. B

A2 型题

1. B；2. C；3. A

B1 型题

1. C；2. A；3. A；4. C；5. C；6. E；7. B；8. C；9. B；10. D

第十四单元　驱虫药

A1 型题

1. 具有杀虫消积作用，炒香嚼服的药物是（　）
A. 使君子　　B. 南瓜子
C. 槟榔　　D. 雷丸
E. 芜荑

2. 既能杀虫消积，又能行气利水的药物是（　）
A. 使君子　　B. 苦楝皮
C. 川楝子　　D. 槟榔
E. 大腹皮

3. 既能驱杀肠寄生虫，又能用于疟疾的药物是（　）
A. 鹤草芽　　B. 雷丸
C. 南瓜子　　D. 槟榔
E. 柴胡

4. 既能杀虫，又可疗癣的药物是（　）
A. 使君子　　B. 苦楝皮
C. 南瓜子　　D. 鹤虱
E. 鹤草芽

5. 使君子宜于驱杀（　）
A. 蛔虫　　B. 绦虫
C. 钩虫　　D. 姜片虫
E. 血吸虫

6. 可用治食积气滞，泻痢后重病证的药物是（　）
A. 山楂　　B. 使君子
C. 雷丸　　D. 槟榔

E. 白头翁

7. 下列不是槟榔的治疗作用的是（　）

A. 食积腹胀　B. 风湿痹痛
C. 泻痢后重　D. 脚气肿痛
E. 肠道寄生虫病

8. 驱虫药的服药时间是（　）

A. 饭前服　B. 空腹服
C. 睡前服　D. 饭后服
E. 不拘时服

9. 槟榔最善驱（　）

A. 绦虫　B. 蛔虫
C. 钩虫　D. 蛲虫
E. 姜片虫

A2 型题

患者，女，11 岁，不思饮食，食则吐蛔，烦躁，面赤，舌红，脉数。宜选（　）

A. 五味子　B. 槟榔
C. 五倍子　D. 益智仁
E. 赤石脂

B1 型题

A. 驱虫消积　B. 杀虫疗癣
C. 行气解郁　D. 杀虫
E. 驱虫消积，行气利水

1. 使君子的功效是（　）
2. 槟榔的功效是（　）

参考答案

A1 型题

1. A； 2. D； 3. D； 4. B； 5. A； 6. D； 7. B； 8. B； 9. A

A2 型题

B

B1 型题

1. A；2. E

第十五单元　止血药

A1 型题

1. 既能治肺胃出血，又能生肌敛疮的药物是（　）

A. 黄芪　B. 生地黄
C. 仙鹤草　D. 白及
E. 血余炭

2. 既能止血止痢，又能截疟补虚的药物是（　）

A. 党参　B. 沙苑子
C. 侧柏叶　D. 仙鹤草
E. 三七

3. 内服能治下焦血热出血，外用能疗烫伤、湿疹的药物是（　）

A. 穿心莲　B. 垂盆草
C. 白敛　D. 地榆
E. 白及

4. 治血热出血，尤宜治疗下焦血热便血的药物是（　）

A. 黄连　B. 生地黄
C. 牡丹皮　D. 大蓟
E. 地榆

5. 既能温经止血、散寒止痛，又能安胎的药物是（　）

A. 苏子　B. 洋金花
C. 平地木　D. 艾叶
E. 款冬花

6. 具有止血散瘀、化瘀利尿的药物是（　）

A. 茜草　B. 三七
C. 棕榈炭　D. 血余炭
E. 蒲黄炭

7. 既能凉血，又能收敛止血、祛痰止咳的药物是（　）

A. 大蓟　B. 紫珠叶
C. 侧柏叶　D. 槐角
E. 三七

8. 肺胃出血当选用（　）

A. 大蓟　B. 仙鹤草
C. 白及　D. 白茅根
E. 槐花

9. 常用于尿血及血淋的药物是（　）

A. 白茅根　B. 板蓝根
C. 小蓟　D. 仙鹤草
E. 漏芦

10. 药性寒凉而涩，能解毒敛疮的止血药是（　）

A. 大蓟　B. 小蓟
C. 地榆　D. 槐花
E. 白茅根

11. 具有止血而不留瘀，化瘀而不伤正特点的药物是（　）

A. 白及　B. 三七
C. 茜草　D. 五灵脂
E. 蒲黄

12. 在下列药物中，既能凉血止血，又能解毒敛疮的是（　）
A. 大蓟　B. 地榆
C. 侧柏叶　D. 白茅根
E. 苎麻根

13. 功能凉血止血，尤善治尿血、血淋的药物是（　）
A. 大蓟　B. 小蓟
C. 侧柏叶　D. 槐花
E. 地榆

14. 治疗血热夹瘀的出血证，宜选用（　）
A. 地榆　B. 艾叶
C. 仙鹤草　D. 茜草
E. 降香

15. 蒲黄入汤剂宜（　）
A. 先煎　B. 后下
C. 包煎　D. 烊化
E. 另煎

16. 治疗血热之痔血、便血，宜首选（　）
A. 小蓟　B. 艾叶
C. 地榆　D. 灶心土
E. 白及

17. 素有伤科要药之称的药物是（　）
A. 大蓟　B. 艾叶
C. 三七　D. 花蕊石
E. 棕榈炭

18. 既能收敛止血，又能补虚的药物是（　）
A. 三七　B. 仙鹤草
C. 白及　D. 炮姜
E. 艾叶

19. 治疗虚寒性崩漏下血宜首选（　）
A. 地榆　B. 槐花
C. 灶心土　D. 炮姜
E. 艾叶

20. 三七研末吞服，常用量是（　）
A. 3～10g　B. 10～15g
C. 30～60g　D. 1～1.5g
E. 15～30g

21. 止血药中有小毒的药物是（　）
A. 三七　B. 蒲黄
C. 花蕊石　D. 艾叶
E. 侧柏叶

22. 在下列药物中，能清肝泻火的药物是（　）
A. 白茅根　B. 侧柏叶
C. 槐花　D. 炮姜
E. 灶心土

A2 型题

1. 患者，男，34 岁，大便不畅或稀溏，或有腹痛，便血鲜红，口苦，苔黄腻，脉濡数。宜选用（　）
A. 地榆　B. 大蓟
C. 小蓟　D. 白茅根
E. 羊蹄

2. 患者，男，20 岁，小便黄赤灼热，尿血鲜红，心烦口渴，面赤口疮，夜寐不安，舌红，脉数。宜选用（　）
A. 花蕊石　B. 小蓟
C. 降香　D. 藕节根
E. 地榆

3. 患者，男，34 岁，心烦口渴，面赤口疮，夜寐不安，小便黄赤灼热，尿血鲜红，舌红，脉数。宜选（　）
A. 丹参　B. 延胡索
C. 川芎　D. 蒲黄
E. 姜黄

B1 型题

A. 大蓟　B. 小蓟
C. 侧柏叶　D. 槐花
E. 白茅根

1. 凉血止血、清肝火的药物是（　）
2. 凉血止血、化痰止咳的药物是（　）

A. 蒲黄　B. 茜草
C. 大蓟　D. 小蓟
E. 三七

3. 具有化瘀止血、利尿功效的药物是（　）
4. 具有化瘀止血、凉血通经功效的药物是（　）

A. 凉血止血，解毒敛疮
B. 凉血止血，清肝泻火
C. 凉血止血，清热解毒

D. 凉血止血，生发乌发
E. 凉血止血，清热安胎
5. 侧柏叶具有的功效是（ ）
6. 槐花具有的功效是（ ）

A. 尿血、血淋
B. 便血、痔血
C. 崩漏下血
D. 吐血、咯血
E. 外伤出血
7. 艾叶善治（ ）
8. 白及善治（ ）

A. 止血，利尿
B. 止血，解毒
C. 止血，安胎
D. 止血，调经
E. 止血，补虚
9. 仙鹤草具有的功效是（ ）
10. 血余炭、蒲黄都具有的功效是（ ）

A. 水火烫伤　B. 胎热不安
C. 手足皲裂　D. 须发早白
E. 胃热呕吐
11. 地榆善治（ ）
12. 侧柏叶善治（ ）

A. 大便秘结　B. 月经不调
C. 疟疾寒热　D. 目赤头痛
E. 跌打损伤
13. 槐花善治（ ）
14. 仙鹤草善治（ ）

参考答案

A1 型题

1. D；2. D；3. D；4. E；5. D；6. D；7. C；8. C；9. C；10. C；11. B；12. B；13. B；14. D；15. C；16. C；17. C；18. B；19. E；20. D；21. D；22. C

A2 型题

1. A；2. B；3. D

B1 型题

1. D；2. C；3. A；4. B；5. D；6. B；7. C；8. D；9. E；10. A；11. A；12. D；13. D；14. C

第十六单元　活血化瘀药

A1 型题

1. 具有活血止痛、消肿生肌功效的药物是（ ）
A. 延胡索　B. 牡丹皮
C. 赤芍　D. 乳香
E. 姜黄
2. 既能活血祛瘀以调经，又能行气开郁而止痛的药物是（ ）
A. 三七　B. 川芎
C. 茜草　D. 鸡血藤
E. 桃仁
3. 常用于活血调经、祛瘀止痛、凉血消痈、除烦安神的药物是（ ）
A. 川芎　B. 五味子
C. 丹参　D. 垂盆草
E. 虎杖
4. 常用于经产诸证及小便不利、水肿、疮痈肿毒、皮肤痒疹等症的药物是（ ）
A. 川芎　B. 红花
C. 益母草　D. 当归
E. 石韦
5. 既能活血，又能补血，且有舒筋活络之功的药物是（ ）
A. 川芎　B. 龙眼肉
C. 鸡血藤　D. 女贞子
E. 血竭
6. 常用于痛经、癥瘕、关节疼痛以及热郁血滞所致之斑疹色暗的药物是（ ）
A. 紫草　B. 大青叶
C. 红花　D. 五灵脂
E. 牛膝
7. 具有活血行气、通经止痛之功的药物是（ ）
A. 桂枝　B. 丁香
C. 姜黄　D. 三棱
E. 莪术
8. 郁金不但具有活血止痛、行气解郁之功，还能（ ）
A. 利水通淋，清心除烦
B. 通经络，止痹痛
C. 强筋健骨
D. 凉血清心，利胆退黄

E. 消肿排脓

9. 常与茵陈、山栀配伍以增强利胆退黄作用的药物是（　）

A. 生地黄　B. 泽泻
C. 郁金　D. 姜黄
E. 川芎

10. 活血祛瘀药不宜用于（　）

A. 表寒证　B. 血虚证
C. 血崩证　D. 气虚证
E. 阴虚证

11. 为了增强行血散瘀的作用，使用活血化瘀药时常配合（　）

A. 温里药　B. 解表药
C. 行气药　D. 补气药
E. 补血药

12. 胃弱者慎用（　）

A. 乳香　B. 茜草
C. 雄黄　D. 藜芦
E. 金樱子

13. 既能用于血滞经闭，又能用于肺痈、肠痈及肠燥便秘的药物是（　）

A. 芒硝　B. 芦根
C. 玄参　D. 桃仁
E. 瓜蒌仁

14. 延胡索具有良好的止痛功效，适用于（　）

A. 头部　B. 胸部
C. 腹部　D. 腰背部
E. 身体各部位

15. 既能破血祛瘀，又能行气消积的药物是（　）

A. 枳实　B. 香橼
C. 薤白　D. 三棱
E. 莪术

16. 丹参不但具有活血祛瘀、凉血消痈之功，还能（　）

A. 行气止痛　B. 养血安神
C. 安胎　D. 补脾益肺
E. 化湿和胃

17. 孕妇禁用的药物是（　）

A. 丹参　B. 红花
C. 桃仁　D. 马钱子
E. 川芎

18. 既能活血行气，又能消肿生肌的药物是（　）

A. 郁金　B. 姜黄
C. 川芎　D. 乳香
E. 没药

19. 能“行血中气滞，气中血滞”“专治一身上下诸痛”的药物是（　）

A. 川芎　B. 延胡索
C. 郁金　D. 乳香
E. 丹参

20. 红花用治妇科疾患，下列何证除外（　）

A. 血瘀经闭
B. 血瘀痛经
C. 产后瘀滞腹痛
D. 血热崩漏
E. 少腹癥积

21. 益母草最宜治疗的水肿是（　）

A. 风水证
B. 脾虚水肿
C. 肾虚水肿
D. 水瘀互阻水肿
E. 寒湿水肿

22. 既能活血，又能补血的药物是（　）

A. 丹参　B. 鸡血藤
C. 益母草　D. 牛膝
E. 红花

23. 马钱子须炮制后入药，其炮制的目的为（　）

A. 提高药效　B. 改变药性
C. 减缓毒性　D. 便于贮藏
E. 利于制剂

24. 下列药物中，善“上行头目”，为治头痛要药的是（　）

A. 羌活　B. 川芎
C. 细辛　D. 白芷
E. 吴茱萸

25. 既能活血，又能凉血，还能养血的药物是（　）

A. 丹参　B. 大黄
C. 鸡血藤　D. 郁金
E. 生地黄

26. 桃仁既能活血祛瘀，又能润肠通便，还能（　）

A. 行气止痛　B. 止咳平喘
C. 利水消肿　D. 凉血消痈
E. 化瘀止血

27. 既能活血调经，又能补血调经的药物是（　）

A. 红花　B. 益母草
C. 丹参　D. 鸡血藤
E. 桃仁

28. 具有活血调经、利尿消肿、清热解毒功效的药物是（　）
A. 丹参
B. 益母草　C. 乳香
D. 红花　E. 川芎

29. 骨碎补的功效是（　）
A. 散瘀止痛，接骨疗伤
B. 活血疗伤，祛瘀通经
C. 破血续伤，补肾强骨
D. 祛风湿，强筋骨，止血
E. 活血定痛，化瘀止血

30. 郁金的归经是（　）
A. 归心、脾经
B. 归心、肝、脾经
C. 归肝、胆、脾经
D. 归肝、脾经
E. 归肝、胆、心经

31. 在“十八反”中，与丹参不宜同用的药物是（　）
A. 五灵脂　B. 莱菔子
C. 藜芦　D. 甘草
E. 甘遂

A2 型题

1. 患者，男，38 岁，高热烦渴，抽搐项强，两目上翻，神志昏迷，舌红苔黄，脉弦数。宜选（　）
A. 红花　B. 丹参
C. 桃仁　D. 郁金
E. 延胡索

2. 患者，女，27 岁，肋胀痛，腹痛，攻窜不定，时轻时重，生气之后加重，苔白，脉弦。宜选（　）
A. 延胡索　B. 沉香
C. 木香　D. 川芎
E. 青皮

3. 患者，女，18 岁，少腹急结，小便自利，甚则谵语烦躁，其人如狂，至夜发热。宜首选（　）
A. 桃仁　B. 乳香
C. 没药　D. 延胡索
E. 苏木

4. 患者，女，20 岁，血瘀经闭，痛经，脉沉实而涩。宜首选（　）
A. 没药　B. 乳香
C. 桃仁　D. 延胡索
E. 苏木

5. 患者，男，47 岁，胸痛、头痛日久，痛如针刺而有定处，肠燥便秘，咳嗽气喘，唇暗，舌暗红或有瘀斑，脉涩。宜首选（　）
A. 苏木　B. 鸡血藤
C. 桃仁　D. 乳香
E. 玄参

6. 患者，男，40 岁，心腹疼痛，腿痛，臂痛，跌打瘀肿，舌紫，脉涩。宜选（　）
A. 延胡索　B. 丹参
C. 益母草　D. 甘松
E. 木香

7. 患者，女，39 岁，头痛时作，痛连项背，恶风畏寒，遇风尤剧，口不渴，苔薄白，脉浮。宜选（　）
A. 郁金　B. 延胡索
C. 没药　D. 牛膝
E. 川芎

B1 型题

A. 既能活血通经，又能利尿消肿
B. 既能活血调经，又能通络止痛
C. 既能活血通经，又能消散痈肿
D. 既能活血调经，又能祛瘀止痛
E. 既能活血调经，又能补益肝肾

1. 益母草具有的功效是（　）
2. 丹参、红花均具有的功效是（　）

A. 既能活血行气，又能祛风止痒
B. 既能活血行气，又能消肿生肌
C. 既能活血行气，又能通经止痛
D. 既能活血行气，又能清心凉血
E. 既能活血行气，又能消肿解毒

3. 乳香的功效是（　）
4. 姜黄的功效是（　）

A. 气火上逆之倒经、吐血、衄血
B. 风湿顽痹

C. 寒凝瘀滞出血
D. 肺痈、肠痈
E. 水肿、小便不利
5. 郁金善治（　）
6. 桃仁善治（　）

A. 解毒生肌　B. 托毒生肌
C. 消肿生肌　D. 凉血消痈
E. 养血生肌
7. 丹参能（　）
8. 乳香能（　）

A. 既治癥瘕积聚，又治食积腹痛
B. 既治癥瘕积聚，又治风湿痹痛
C. 既治癥瘕积聚，又治痈疽疮毒
D. 既治癥瘕积聚，又治骨折筋伤
E. 既治癥瘕积聚，又治风疹皮癣
9. 莪术的适应证是（　）
10. 土鳖虫的适应证是（　）

参考答案

A1 型题

1. D；2. B；3. C；4. C；5. C；6. C；7. C；8. D；9. C；10. C；11. C；12. A；13. D；14. E；15. E；16. B；17. D；18. D；19. B；20. D；21. D；22. B；23. C；24. B；25. A；26. B；27. D；28. B；29. C；30. E；31. C

A2 型题

1. D；2. A；3. A；4. C；5. C；6. B；7. E

B1 型题

1. A；2. D；3. B；4. C；5. A；6. D；7. D；8. C；9. A；10. D

第十七单元　化痰止咳平喘药

A1 型题

1. 化痰药治痰证时最常配伍（　）
A. 平肝、安神药
B. 健脾、泻下药
C. 健脾、理气药
D. 补气、消食药
E. 补肺、健脾药
2. 善治脏腑湿痰的药物是（　）
A. 白前　B. 禹白附
C. 半夏　D. 白芥子
E. 皂荚
3. 具有燥湿化痰、祛风解痉功效的药物是（　）
A. 半夏　B. 胆南星
C. 天南星　D. 白芥子
E. 皂荚
4. 白芥子的功效为（　）
A. 温化寒痰，解毒散结
B. 温肺化痰，利气散结
C. 燥湿化痰，消痞散结
D. 温化寒痰，消肿散结
E. 燥湿化痰，祛风解痉
5. 桔梗可用治癃闭、便秘，主要是因其（　）
A. 有利尿通便之功
B. 有通淋润肠之功
C. 有开宣肺气之功
D. 有肃降肺气之功
E. 有加强肾与膀胱气化之功
6. 川贝母与浙贝母药性、功效的主要区别为（　）
A. 川贝母偏于甘润，浙贝母偏于苦泄
B. 川贝母润肺化痰，浙贝母利气散结
C. 川贝母质优效佳，浙贝母质次效逊
D. 川贝母益气润肺，浙贝母化痰散结
E. 川贝母清热化痰，浙贝母润燥化痰
7. 治疗痰热咳嗽兼便秘者，宜首选（　）
A. 川贝母　B. 浙贝母
C. 瓜蒌　D. 前胡
E. 竹茹
8. 竹茹治呕吐最宜于（　）
A. 胃阴虚呕吐　B. 胃气虚呕吐
C. 食积呕吐　D. 胃热呕吐
E. 胃寒呕吐
9. 百部偏于（　）
A. 宣肺止咳　B. 化痰止咳
C. 清肺止咳　D. 润肺止咳
E. 温肺止咳
10. 旋覆花入煎剂宜（　）
A. 后下　B. 先煎
C. 另煎　D. 包煎
E. 冲服
11. 能降气化痰、止咳平喘的药物为（　）
A. 桔梗　B. 紫苏子

C. 百部　D. 紫菀
E. 白果

12. 紫菀的功效为（ ）
A. 清肺化痰止咳
B. 温肺化饮平喘
C. 敛肺止咳平喘
D. 润肺化痰止咳
E. 宣肺止咳平喘

13. 桑白皮最宜用于（ ）
A. 水肿兼恶寒发热，汗出
B. 全身水肿，喘咳
C. 脾虚水肿，便溏
D. 肾虚水肿，下身肿甚
E. 全身水肿，面目发黄

14. 治疗痰涎壅盛、喘咳不得平卧的首选药物为（ ）
A. 苏子　B. 葶苈子
C. 白芥子　D. 桑白皮
E. 白果

15. 具有敛肺定喘化痰之功的药物为（ ）
A. 苏子　B. 葶苈子
C. 桑白皮　D. 马兜铃
E. 白果

16. 下列除哪项外均为半夏与天南星的共同点（ ）
A. 均为天南星科植物的块茎
B. 均辛温、有毒
C. 均能燥湿化痰
D. 均能消肿止痛
E. 均能祛风解痉

17. 被誉为“舟楫之剂”，能载药上行的是（ ）
A. 柴胡　B. 升麻
C. 桔梗　D. 前胡
E. 葛根

18. 温肺化痰、利气散结的药物为（ ）
A. 半夏　B. 天南星
C. 禹白附　D. 白芥子
E. 旋覆花

19. 治疗痰浊痹阻之胸痹，首选（ ）
A. 白芥子　B. 天南星
C. 浙贝母　D. 川贝母
E. 瓜蒌

20. 半夏内服的功效为（ ）
A. 温化寒痰，温肺化饮，降逆止呕
B. 燥湿化痰，降逆止呕，消痞散结
C. 燥湿化痰，祛风解痉，降逆止呕
D. 温化寒痰，燥湿化痰，消肿散结
E. 温化寒痰，消痞散结，祛风解痉

21. 下列除哪项外，均为天南星的主治证（ ）
A. 湿痰、寒痰证
B. 风痰眩晕证
C. 破伤风
D. 痈疽肿毒
E. 心下痞、结胸

A2 型题

1. 患者，男，45 岁。胸膈满闷，喘咳短气，痰涎壅盛，肢体浮肿，舌苔白腻，脉弦滑。宜首选（ ）
A. 瓜蒌　B. 胆南星
C. 半夏　D. 关白附
E. 桔梗

2. 患者，女，39 岁，寒热互结，心下痞，但满而不痛，或呕吐，肠鸣下利，舌苔腻而微黄。宜首选（ ）
A. 竹茹　B. 半夏
C. 贝母　D. 茯苓
E. 旋覆花

3. 患者，男，38 岁，咳嗽反复发作，咳声重浊，痰多，痰出咳平，痰黏腻色白，每天早晨或食后加重，胸闷呕恶食少，体倦，大便时溏，舌苔白腻，脉濡滑。宜首选（ ）
A. 瓜蒌　B. 桑白皮
C. 苍术　D. 半夏
E. 关白附

4. 患者，女，16 岁，暴发呕吐下利，初起所下带有稀粪，继则下利清稀，不甚臭秽，胸膈痞闷，四肢清冷，舌苔白腻，脉濡弱。宜选（ ）
A. 半夏　B. 竹茹
C. 防风　D. 前胡
E. 荆芥

5. 患者，女，29 岁，胸脘痞闷，按之则痛，咳痰黄稠，舌苔黄腻，脉滑数。宜选（ ）
A. 竹茹　B. 瓜蒌
C. 浙贝母　D. 白前
E. 桔梗

6. 患者，男，27岁，胸膈痞闷，痰稠色黄，咯之不爽，甚则气急呕恶，舌质红，苔黄腻，脉滑数。宜首选（ ）
   A. 前胡　B. 浙贝母
   C. 海蛤壳　D. 瓜蒌
   E. 白前
7. 患者，男，23岁，胸中闷痛，甚至胸痛彻背，喘息咳唾，短气，舌苔白腻，脉沉弦。宜首选（ ）
   A. 瓜蒌　B. 前胡
   C. 旋覆花　D. 海蛤壳
   E. 浙贝母
8. 患者，女，28岁，胸闷脘痞，呕恶食少，体倦，咳嗽，痰多，声音重浊，痰色白黏腻，大便时溏，舌苔白腻，脉濡滑。宜选（ ）
   A. 白前　B. 桔梗
   C. 竹茹　D. 前胡
   E. 半夏
9. 患者，男，28岁，胸膈痞闷，痰多色白，易咯，恶心呕吐，肢体倦怠，或头眩心悸，舌苔白润，脉滑。宜选（ ）
   A. 桔梗　B. 半夏
   C. 竹茹　D. 白前
   E. 前胡

B1 型题

A. 半夏　B. 天南星
C. 皂荚　D. 白芥子
E. 白附子
1. 温肺化痰、利气散结的药物是（ ）
2. 燥湿化痰、祛风解痉的药物是（ ）

A. 清化热痰，开郁散结
B. 清化热痰，润肺止咳，散结消肿
C. 清化热痰，宽胸散结，润肠通便
D. 清化热痰，除烦止呕
E. 清化热痰，定惊利窍
3. 川贝母的功效是（ ）
4. 瓜蒌的功效是（ ）

A. 宣肺　B. 润肺
C. 清肺　D. 敛肺
E. 泻肺
5. 百部止咳平喘的机理是（ ）
6. 桔梗止咳平喘的机理是（ ）

A. 清化热痰，除烦止呕
B. 清化热痰，宽胸散结
C. 清化热痰，定惊利窍
D. 泻肺平喘，利水消肿
E. 清肺化痰，止咳平喘
7. 桑白皮的功效是（ ）
8. 葶苈子的功效是（ ）

A. 旋覆花　B. 桔梗
C. 白前　D. 前胡
E. 半夏
9. 既降肺气，又降胃气的药物是（ ）
10. 既降肺气，又宣散风热的药物是（ ）

参考答案

A1 型题

1. C；2. C；3. C；4. B；5. C；6. A；7. C；8. D；9. D；10. D；11. B；12. D；13. B；14. B；15. E；16. E；17. C；18. D；19. E；20. B；21. E

A2 型题

1. C；2. B；3. D；4. A；5. B；6. A；7. A；8. E；9. B

B1 型题

1. D；2. B；3. B；4. C；5. B；6. A；7. D；8. D；9. A；10. D

第十八单元　安神药

A1 型题

1. 朱砂内服的用量是（ ）
   A. 15～30g
   B. 10～15g
   C. 1～3g
   D. 1.5～3g
   E. 0.1～0.5g
2. 磁石可用治（ ）
   A. 肺气壅遏之咳喘
   B. 寒饮伏肺之咳喘
   C. 痰壅气逆之咳喘
   D. 肺热壅盛之咳喘

E. 肾不纳气之虚喘

3. 龙骨入煎剂应（　）

A. 先煎　B. 后下

C. 另煎　D. 包煎

E. 冲服

4. 琥珀不宜（　）

A. 入丸剂　B. 入煎剂

C. 入散剂　D. 外用

E. 研末冲服

5. 治疗心悸失眠、健忘多梦、体虚多汗，宜用（　）

A. 朱砂　B. 酸枣仁

C. 柏子仁　D. 合欢皮

E. 远志

6. 治疗痰阻心窍所致的癫痫抽搐、惊风发狂，宜选用（　）

A. 朱砂　B. 磁石

C. 龙骨　D. 远志

E. 琥珀

7. 酸枣仁的性味（　）

A. 甘、平

B. 甘、酸，平

C. 甘、涩，平

D. 甘、辛，平

E. 甘、苦，平

8. 朱砂内服的用法是（　）

A. 先煎、久煎

B. 单煎

C. 泡酒服

D. 包煎

E. 入丸、散服

9. 既能敛汗，又能镇心安神的药物是（　）

A. 酸枣仁　B. 五味子

C. 浮小麦　D. 牡蛎

E. 龙骨

10. 心悸、失眠、汗出者，当选用（　）

A. 朱砂　B. 磁石

C. 琥珀　D. 酸枣仁

E. 柏子仁

11. 既能平肝潜阳、镇惊安神，又能纳气定喘的药物是（　）

A. 龙骨　B. 牡蛎

C. 朱砂　D. 磁石

E. 石菖蒲

12. 能宁心安神、祛痰开窍、消散痈肿的药是（　）

A. 夜交藤　B. 远志

C. 酸枣仁　D. 柏子仁

E. 朱砂

A2 型题

1. 患者，男，53 岁，心悸失眠，腰膝酸软，舌质暗红，少苔，脉细。宜选（　）

A. 磁石　B. 朱砂

C. 石决明　D. 珍珠母

E. 琥珀

2. 患者，男，23 岁，头晕目眩，手足心热，心烦少寐，心悸不宁，耳鸣腰酸，舌质红，少苔，脉细数。宜选（　）

A. 丹参　B. 朱砂

C. 川芎　D. 茯神

E. 琥珀

3. 患者，女，25 岁，头目眩晕，咽干口燥，虚烦不安，自汗，失眠心悸，舌红，脉弦细。宜选（　）

A. 朱砂　B. 远志

C. 琥珀　D. 酸枣仁

E. 合欢花

4. 患者，女，35 岁，心悸不宁，少寐，血淋，舌有瘀斑，少苔，脉细。宜选（　）

A. 远志　B. 磁石

C. 琥珀　D. 合欢花

E. 酸枣仁

5. 患者，男，45 岁，心悸失眠，虚烦神疲，便秘，手足心热，口舌生疮，舌红少苔，脉细数。宜选（　）

A. 合欢皮　B. 柏子仁

C. 龙骨　D. 磁石

E. 远志

6. 患者，女，48 岁，阴血亏虚，精神恍惚，惊悸怔忡，夜寐多梦，健忘盗汗，舌红少苔，脉细数。宜选（　）

A. 合欢皮　B. 远志

C. 龙骨　D. 柏子仁

E. 琥珀

B1 型题

A. 宁心安神　B. 潜阳安神
C. 补气安神　D. 解郁安神
E. 养血安神

1. 合欢皮的功效是（　）
2. 远志的功效是（　）

A. 归心经
B. 归心、肝经
C. 归心、肝、肾经
D. 归心、肝、胆经
E. 归心、肾、大肠经

3. 磁石的归经是（　）
4. 酸枣仁的归经是（　）

A. 既能安神，又能平肝
B. 既能安神，又能利尿通淋
C. 既能安神，又能祛痰开窍
D. 既能安神，又能润肠通便
E. 既能安神，又能收敛固涩

5. 琥珀的功效是（　）
6. 远志的功效是（　）

A. 朱砂　B. 磁石
C. 龙骨　D. 酸枣仁
E. 柏子仁

7. 具有清心安神、清热解毒功效的药物是（　）
8. 具有养心安神、收敛止汗功效的药物是（　）

A. 龙骨　B. 远志
C. 磁石　D. 合欢皮
E. 柏子仁

9. 痰阻心窍，惊痫癫狂，当选用（　）
10. 情志抑郁，心神不宁，当选用（　）

参考答案

A1 型题

1. E；2. E；3. A；4. B；5. B；6. D；7. B；8. E；9. E；10. D；11. D；12. B

A2 型题

1. E；2. B；3. D；4. C；5. B；6. D

B1 型题

1. D；2. A；3. C；4. D；5. B；6. C；7. A；8. D；9. B；10. D

第十九单元　平肝息风药

A1 型题

1. 治疗热病高热、热极生风、惊痫抽搐的要药是（　）
A. 地龙　B. 羚羊角
C. 钩藤　D. 天麻
E. 全蝎
2. 功似石决明，又能镇惊安神的药物是（　）
A. 琥珀　B. 龙骨
C. 珍珠母　D. 牡蛎
E. 磁石
3. 既能清热平肝，又能息风止痉的药物是（　）
A. 夏枯草　B. 刺蒺藜
C. 钩藤　D. 白菊花
E. 决明子
4. 性平，治疗肝风内动、惊痫抽搐，无论寒热虚实皆可配伍应用的药物是（　）
A. 钩藤　B. 天麻
C. 牛黄　D. 地龙
E. 蜈蚣
5. 功似龙骨，又能软坚散结的药物是（　）
A. 磁石　B. 牡蛎
C. 琥珀　D. 珍珠母
E. 玄参
6. 治疗惊风、痉挛抽搐，常与蜈蚣同用的药物是（　）
A. 天麻　B. 钩藤
C. 地龙　D. 全蝎
E. 僵蚕
7. 治疗眩晕头痛，不论虚证、实证皆可应用的药物是（　）
A. 全蝎　B. 蜈蚣
C. 天麻　D. 钩藤
E. 僵蚕
8. 既能平肝潜阳，又能凉血止血的药物是（　）
A. 石决明　B. 代赭石
C. 磁石　D. 珍珠母
E. 牡蛎
9. 既能平肝潜阳，又能息风止痉的药物是（　）
A. 石决明　B. 羚羊角

C. 磁石　D. 僵蚕
E. 地龙

10. 既能平抑肝阳，又能疏肝解郁的药物是（　）
A. 柴胡　B. 香附
C. 刺蒺藜　D. 郁金
E. 佛手

11. 既能息风止痉，又能化痰开窍的药物是（　）
A. 羚羊角　B. 天麻
C. 钩藤　D. 牛黄
E. 僵蚕

12. 治疗中风后气虚血滞，经络不利之半身不遂，宜选用（　）
A. 天麻　B. 全蝎
C. 蜈蚣　D. 地龙
E. 僵蚕

13. 既能息风止痉，又能攻毒散结、通络止痛的药物是（　）
A. 天麻　B. 地龙
C. 全蝎　D. 僵蚕
E. 钩藤

14. 既能平息内风，又能祛除外风的药物是（　）
A. 羚羊角　B. 天麻
C. 钩藤　D. 刺蒺藜
E. 地龙

15. 羚羊角片入汤剂时应（　）
A. 先煎　B. 后下
C. 另煎　D. 包煎
E. 与诸药同煎

16. 具有清热息风、平喘、通络、利尿作用的药物是（　）
A. 蜈蚣　B. 全蝎
C. 地龙　D. 僵蚕
E. 白花蛇

17. 治疗风湿顽痹及顽固性头痛的药物是（　）
A. 天麻　B. 钩藤
C. 羌活　D. 僵蚕
E. 蜈蚣

18. 既能息风止痉，又能化痰散结的药物是（　）
A. 全蝎　B. 蜈蚣
C. 僵蚕　D. 地龙
E. 牛黄

19. 既能平肝潜阳，又能清肝明目的药物是（　）
A. 夏枯草　B. 决明子
C. 石决明　D. 刺蒺藜
E. 青葙子

20. 入汤剂须后下的药物是（　）
A. 羚羊角　B. 天麻
C. 钩藤　D. 全蝎
E. 地龙

21. 治疗肝火上攻或肝阳上亢之眩晕头痛，宜选用（　）
A. 天麻　B. 钩藤
C. 珍珠母　D. 龙胆
E. 夏枯草

22. 下列药物中，孕妇慎用的是（　）
A. 石决明　B. 牡蛎
C. 龙骨　D. 代赭石
E. 紫贝齿

A2 型题

1. 患者，男，50 岁，头痛眩晕，手足蠕动，肢体麻木，震颤，语言不利，步履不稳，舌红，脉弦细。宜选（　）
A. 代赭石　B. 当归
C. 玄参　D. 川芎
E. 丹参

2. 患者，男，61 岁，猝然昏扑，舌强不语，口眼歪斜，半身不遂，舌红，脉弦细。宜选（　）
A. 当归　B. 生地黄
C. 代赭石　D. 川芎
E. 丹参

3. 患者，女，12 岁，高热烦渴，神昏，两目上翻，抽搐，舌红苔黄，脉弦数。宜首选（　）
A. 钩藤　B. 生地黄
C. 夏枯草　D. 蒲公英
E. 玄参

4. 患者，女，49 岁，眩晕耳鸣，头痛且胀，烦劳则加剧，面色潮红，急躁易怒，少寐多梦，口苦，舌质红苔黄，脉弦。宜选（　）
A. 生地黄　B. 夏枯草
C. 钩藤　D. 蒲公英
E. 紫花地丁

B1 型题

A. 既能平肝潜阳，又能息风止痉
B. 既能平肝潜阳，又能软坚散结

C. 既能平肝潜阳，又能重镇降逆
D. 既能平肝潜阳，又能清肝明目
E. 既能平肝潜阳，又能清热解毒

1. 代赭石的功效是（　）
2. 牡蛎的功效是（　）

A. 既能息风，又能平肝潜阳
B. 既能息风，又能清肝明目
C. 既能息风，又能清热解毒
D. 既能息风，又能攻毒散结
E. 既能息风，又能化痰散结

3. 羚羊角、牛黄都具有的功效是（　）
4. 全蝎、蜈蚣都具有的功效是（　）

A. 既能平肝潜阳，又能重镇安神
B. 既能平肝潜阳，又能软坚散结
C. 既能平肝潜阳，又能息风止痉
D. 既能平肝潜阳，又能清肝明目
E. 既能平肝潜阳，又能祛风通络

5. 石决明、珍珠母都有的功效是（　）
6. 天麻、钩藤都有的功效是（　）

A. 石决明　　B. 羚羊角
C. 天麻　　D. 龙骨
E. 全蝎

7. 治疗热极生风宜选用（　）
8. 治疗急、慢惊风皆宜选用（　）

A. 全蝎　　B. 蜈蚣
C. 地龙　　D. 僵蚕
E. 刺蒺藜

9. 既能息风，又能平喘的药物是（　）
10. 既能息风，又能化痰的药物是（　）

A. 石决明　　B. 牡蛎
C. 代赭石　　D. 珍珠母
E. 龙骨

11. 治疗胃气上逆之呕吐、呃逆、噫气，宜用（　）
12. 治疗痰火郁结之痰核、瘰疬、瘿瘤，宜用（　）

A. 息风止痉，通络止痛
B. 息风止痉，通络利尿
C. 息风止痉，祛风明目
D. 息风止痉，祛风止痒
E. 息风止痉，祛风通络

13. 全蝎的功效是（　）
14. 天麻的功效是（　）

A. 全蝎　　B. 芒硝
C. 僵蚕　　D. 牡蛎
E. 鳖甲

15. 具有化痰散结之效的息风止痉药是（　）
16. 具有软坚散结之效的平抑肝阳药是（　）

参考答案

A1 型题

1. B；2. C；3. C；4. B；5. B；6. D；7. C；8. B；9. B；10. C；11. D；12. D；13. C；14. B；15. C；16. C；17. E；18. C；19. C；20. C；21. B；22. D

A2 型题

1. A；2. C；3. A；4. C

B1 型题

1. C；2. B；3. C；4. D；5. D；6. C；7. B；8. C；9. C；10. D；11. C；12. B；13. A；14. E；15. C；16. D

第二十单元　开窍药

A1 型题

1. 具有开窍醒神、活血通经作用的药物是（　）
A. 苏合香　　B. 冰片
C. 麝香　　D. 石菖蒲
E. 牛黄

2. 治疗痰湿蒙蔽清窍所致的神志混乱，宜首选（　）
A. 石菖蒲　　B. 冰片
C. 天竺黄　　D. 竹茹
E. 郁金

3. 具有开窍、辟秽、止痛之功，用治冠心病心绞痛的首选药物是（　）
A. 石菖蒲　　B. 冰片
C. 苏合香　　D. 丹参
E. 红花

4. 外用有清热止痛、消肿之功，为五官科常用药

的是（ ）

A. 苏合香 B. 石菖蒲

C. 菊花 D. 冰片

E. 生石膏

5. 孕妇禁用的是（ ）

A. 麝香 B. 苏合香

C. 牛黄 D. 冰片

E. 石菖蒲

6. 麝香用治疮痈肿毒，因其具有（ ）

A. 清热解毒之效

B. 化腐拔毒之效

C. 解毒排脓之效

D. 生肌敛疮之效

E. 活血消肿之效

7. 治疗热闭神昏，常与麝香配伍相须为用的药物是（ ）

A. 苏合香 B. 郁金

C. 石膏 D. 冰片

E. 黄连

8. 既芳香开窍，又具芳香化湿之效的药物是（ ）

A. 麝香 B. 藿香

C. 冰片 D. 石菖蒲

E. 砂仁

9. 冰片的作用是（ ）

A. 开窍醒神，活血散结，催产下胎

B. 开窍醒神，清热止痛

C. 开窍辟秽

D. 开窍，祛痰，行气，活血

E. 解毒，止痛，开窍

10. 配清热药，属凉开之剂；配祛寒药，属温开之剂的是（ ）

A. 麝香 B. 冰片

C. 苏合香 D. 石菖蒲

E. 犀角

11. 开窍药的用法为（ ）

A. 包煎 B. 先煎

C. 后下 D. 单煎

E. 入丸、散

A2 型题

1. 患者，男，53 岁，突然昏倒，不省人事，牙关紧闭，两手握固，四肢厥冷，胸膈喘满，呼吸气粗，脉象沉弦。依据药性特点，不宜选用（ ）

A. 麝香 B. 冰片

C. 石菖蒲 D. 苏合香

E. 细辛

2. 患者，男，56 岁，突然昏倒，不省人事，牙关紧闭，两手握固，胸膈喘满，呼吸气粗，脉弦有力。宜选用（ ）

A. 麝香 B. 皂荚

C. 石菖蒲 D. 藿香

E. 细辛

3. 患者，男，28 岁，高热烦躁，神昏谵语，口干舌燥，痰涎壅盛，舌红，脉数。宜选（ ）

A. 麝香 B. 苏合香

C. 石菖蒲 D. 朱砂

E. 远志

4. 患者，男，30 岁，高热神昏，烦躁谵语，惊厥，口渴引饮，唇焦齿燥，尿赤便秘，舌绛苔干黄，脉数有力。宜选（ ）

A. 朱砂 B. 石菖蒲

C. 苏合香 D. 远志

E. 麝香

5. 患者，男，39 岁，突然昏倒，牙关紧闭，不省人事，苔白，脉迟。宜选（ ）

A. 丁香 B. 苏合香

C. 檀香 D. 尤脑香

E. 远志

B1 型题

A. 麝香 B. 石菖蒲

C. 乳香 D. 桃仁

E. 冰片

1. 既用于心腹暴痛，又用于跌打损伤疼痛的药物是（ ）

2. 既用于目赤肿痛，又用于疮疡、水火烫伤的药物是（ ）

A. 开窍醒神，止痛辟秽

B. 开窍宁神，化湿和胃

C. 开窍醒神，清热止痛

D. 开窍醒神，辟秽止痛

E. 安神益智，祛痰开窍

3. 石菖蒲的功效是（ ）

4. 苏合香的功效是（ ）

A. 开窍醒神，催生下胎
B. 开窍醒神，化湿和胃
C. 开窍醒神，清热止痛
D. 开窍醒神，辟秽止痛
E. 开窍醒神，活血通经
5. 石菖蒲的功效是（　）
6. 冰片的功效是（　）

参考答案

A1 型题

1. C；2. A；3. C；4. D；5. A；6. E；7. D；8. D；9. B；10. A；11. E

A2 型题

1. B；2. A；3. A；4. E；5. B

B1 型题

1. A；2. E；3. B；4. D；5. B；6. C

第二十一单元　补虚药

A1 型题

1. 补脾益肺肾、益气养阴的药是（　）
A. 山药　B. 白术
C. 扁豆　D. 薏苡仁
E. 莲子
2. 补气健脾第一要药是（　）
A. 山药　B. 白术
C. 白扁豆　D. 薏苡仁
E. 莲子
3. 熟地黄性质黏腻，应用时常配伍（　）
A. 养胃健脾药
B. 补气药
C. 行气药
D. 消导药
E. 泻下药
4. 能补肝肾、益精血、乌须发，且不寒、不燥、不腻，称为滋补良药的是（　）
A. 阿胶　B. 当归
C. 何首乌　D. 熟地黄
E. 生地黄
5. 具有补血、滋阴、止血功效的药物是（　）
A. 当归　B. 阿胶
C. 生地黄　D. 墨旱莲
E. 三七
6. 既能补肺胃之阴，又能清心除烦的是（　）
A. 沙参　B. 天冬
C. 麦冬　D. 石斛
E. 玉竹
7. 欲补肺胃之气阴，拟选用（　）
A. 北沙参、人参
B. 黄精、天冬
C. 墨旱莲、女贞子
D. 龟甲、鳖甲
E. 百合、龟甲胶
8. 既能养血敛阴，又能平抑肝阳、柔肝止痛的药物是（　）
A. 天麻　B. 石决明
C. 白芍　D. 钩藤
E. 生地黄
9. 阿胶的作用是（　）
A. 补血行血，舒筋活络
B. 补血调经，活血止痛，润肠通便
C. 补血止血，滋阴润肺
D. 补血益精，补肝肾，通便，解毒
E. 补血养阴，益精明目
10. 当归的作用是（　）
A. 补血行血，舒筋活络
B. 补血调经，活血止痛，润肠通便
C. 补血止血，滋阴润肺
D. 补血益精，补肝肾，通便，解毒
E. 补血养阴，益精明目
11. 下列清肺生津药，兼补肾阴的是（　）
A. 沙参　B. 麦冬
C. 芦根　D. 天冬
E. 天花粉
12. 何首乌的作用是（　）
A. 补血行血，舒筋活络
B. 补血调经，活血止痛，润肠通便
C. 补血止血，滋阴润肺
D. 补血益精，固肾乌须
E. 补血养阴，益精明目
13. 滋补肝肾之阴、益精明目的药物是（　）
A. 沙苑子　B. 决明子
C. 枸杞子　D. 桑椹子
E. 菟丝子
14. 百合的功效是（　）
A. 清肺降火，滋阴润燥

B. 养胃生津，滋阴除热
C. 滋补肝肾，明目润肺
D. 养阴润肺，清心安神
E. 润肺养阴，补脾益气

15. 补气利水的药是（ ）
A. 黄芪 B. 太子参
C. 党参 D. 饴糖
E. 甘草

16. 治疗肝肾阴虚之腰膝酸软、头晕目眩、视力减退，下列哪种滋补肝肾药是不适宜的（ ）
A. 黄精 B. 鹿茸
C. 枸杞子 D. 龟甲
E. 阿胶

17. 阴虚体质感受风热而发热咳嗽、咽痛口渴，常用哪种滋阴药与解表药配伍（ ）
A. 生地黄 B. 天冬
C. 玉竹 D. 玄参
E. 黄精

18. 对于气虚津亏，食少、口干，最适宜的药物是（ ）
A. 黄芪 B. 白术
C. 太子参 D. 扁豆
E. 莲子

19. 不宜使用黄芪的一组证候是（ ）
A. 中气下陷、久泻脱肛
B. 卫气不固、表虚自汗
C. 气虚浮肿、小便不利
D. 气血不足、痈疽不溃
E. 泻痢里急后重

20. 肾阳不足、精血亏虚所致诸症，何药作用最强（ ）
A. 巴戟天 B. 淫羊藿
C. 鹿茸 D. 肉苁蓉
E. 仙茅

21. 杜仲的作用是（ ）
A. 补肾，收敛固涩
B. 补肾，强筋骨，安胎
C. 补肾，强筋骨，益精血
D. 补肾，强筋骨，祛风湿
E. 补肾，强筋骨，温脾祛寒

22. 补气养阴的药物是（ ）
A. 黄芪 B. 西洋参
C. 党参 D. 饴糖
E. 甘草

23. 具有滋阴潜阳、益肾健骨、养血补心作用的药物是（ ）
A. 鳖甲 B. 龟甲
C. 阿胶 D. 杜仲
E. 续断

24. 具有滋阴潜阳、软坚散结作用的药物是（ ）
A. 龟甲 B. 牡蛎
C. 鳖甲 D. 珍珠
E. 珍珠母

25. 北沙参的作用是（ ）
A. 养阴清热，润肺滋肾
B. 养阴益胃，润肺清心
C. 养阴润肺，益胃生津
D. 养阴清肺，益胃生津
E. 养阴生津，润肺止咳

26. 玉竹的作用是（ ）
A. 养阴清热，润肺强肾
B. 养阴益胃，润肺清心
C. 养阴润燥，生津止渴
D. 养阴清热，益胃生津
E. 养阴生津，润肺止咳

27. 百合的作用是（ ）
A. 养阴清热，润肺滋肾
B. 养阴益胃，润肺清心
C. 养阴润肺，益胃生津
D. 养阴清热，益胃生津
E. 养阴润肺，清心安神

28. 杜仲的作用是（ ）
A. 补肝肾，强筋骨，安胎
B. 补肝肾，强筋骨，和络止血
C. 补肝肾，强筋骨，养血
D. 补肝肾，强筋骨，祛风湿
E. 补肝肾，固精明目

29. 巴戟天的作用是（ ）
A. 补肝肾，强筋骨，安胎
B. 补肝肾，强筋骨，和络止血
C. 补肝肾，强筋骨，养血
D. 补肝肾，强筋骨，祛风湿
E. 补肝肾，固精明目

30. 白术的作用是（ ）
A. 补脾益气，生津安神
B. 补脾益气，升阳固表，利水消肿，托毒

生肌
C. 补脾益气，燥湿利尿，止汗，安胎
D. 补脾益气，益肺肾
E. 补脾益气，清热解毒
31. 黄芪的作用是（　）
A. 补脾益气，生津安神
B. 补脾益气，升阳固表，利水消肿，托毒生肌
C. 补脾燥湿利水，固表止汗
D. 补脾益气，益肺肾
E. 补脾益气，清热解毒，止咳化痰
32. 下面药物属补气药中的清补之品的是（　）
A. 人参　　B. 黄芪
C. 太子参　　D. 白术
E. 山药
33. 大补元气的药物首推（　）
A. 黄芪　　B. 人参
C. 党参　　D. 太子参
E. 白术
34. 气虚自汗首选（　）
A. 白术　　B. 太子参
C. 黄芪　　D. 山药
E. 人参
35. 补气健脾燥湿应首选（　）
A. 苍术　　B. 白术
C. 山药　　D. 白扁豆
E. 黄芪
36. 具有益气养阴、补脾肺肾的药物是（　）
A. 山药　　B. 人参
C. 党参　　D. 白术
E. 太子参
37. 既能补肝肾，又能安胎的药物是（　）
A. 续断　　B. 骨碎补
C. 杜仲　　D. 狗脊
E. 女贞子
38. 具有温脾开胃摄唾、暖肾固精缩尿作用的药物是（　）
A. 益智仁　　B. 补骨脂
C. 杜仲　　D. 蛤蚧
E. 冬虫夏草
39. 阳痿、腰膝冷痛、滑精、遗尿、尿频，首选（　）
A. 杜仲　　B. 补骨脂
C. 益智仁　　D. 胡芦巴
E. 狗脊
40. 既能补中缓急、润肺止咳，又能滑肠通便的药物是（　）
A. 甘草　　B. 大枣
C. 饴糖　　D. 蜂蜜
E. 白术
41. 具有补脾和中、化湿作用的药物是（　）
A. 白术　　B. 苍术
C. 白扁豆　　D. 山药
E. 黄芪
42. 性偏温燥，阴虚不宜用的是（　）
A. 扁豆　　B. 白术
C. 山药　　D. 甘草
E. 黄芪
43. 精血亏虚，须发早白多选用（　）
A. 生地黄　　B. 熟地黄
C. 荆芥　　D. 防风
E. 何首乌
44. 人参的作用是（　）
A. 大补元气，补脾益肺，生津，安神
B. 大补元气，补脾益肺，开阳固表，利水消肿，托毒生肌
C. 大补元气，补脾益肺，燥湿利水，固表止汗
D. 大补元气，补脾益肺
E. 大补元气，补脾益肺，清热解毒，止咳化痰
45. 可治一切血虚血滞引起的病证，而以血分有寒者最为适用的药物是（　）
A. 何首乌　　B. 当归
C. 熟地黄　　D. 生地黄
E. 阿胶
46. 续断的作用是（　）
A. 补肝肾，强筋骨，安胎
B. 补肝肾，强筋骨，祛风湿
C. 补肝肾，益精血，通便解毒
D. 补肝肾，明目
E. 补肝肾，凉血止血
47. 枸杞子的作用是（　）
A. 补肝肾，强筋骨，安胎
B. 补肝肾，强筋骨，祛风湿
C. 补肝肾，益精血，通便解毒

D. 补肝肾，明目

E. 补肝肾，凉血止血

48. 石斛的作用是（　）

A. 养阴益胃，润肺清心

B. 养阴清热，润肺滋肾

C. 养阴清热，益胃生津

D. 补气生津，润肺益胃

E. 润肺，滋肾，补脾

49. 麦冬的作用是（　）

A. 养阴益胃，润肺清心

B. 养阴清热，润肺滋肾

C. 养阴清热，益胃生津

D. 补气生津，润肺益胃

E. 润肺，滋肾，补脾

50. 鹿茸的作用是（　）

A. 补肾，收敛固涩

B. 补肾，强筋骨，降压安胎

C. 补肾，强筋骨，益精血，调冲任

D. 补肾，强筋骨，祛风湿

E. 补肾，强筋骨，温脾阳祛寒

51. 中气虚寒食少多唾之证，首选（　）

A. 干姜　　B. 党参

C. 陈皮　　D. 益智仁

E. 茯苓

52. 对于精血亏（损）虚所致之腰酸脚软、头晕眼花、耳鸣、耳聋、须发早白等症，最宜选用（　）

A. 当归　　B. 熟地黄

C. 玉竹　　D. 山药

E. 龟甲

53. 下列药物中，纯属补阳药的是（　）

A. 鹿茸、补骨脂、阿胶

B. 鹿茸、杜仲、续断

C. 杜仲、益智仁、熟地黄

D. 淫羊藿、蛇床子、甘草

E. 巴戟天、仙茅、山茱萸

54. 清肺火、滋肾阴、润燥止咳，选用（　）

A. 天冬、麦冬

B. 麦冬、阿胶

C. 沙参、杏仁

D. 天冬、枇杷叶

E. 款冬花、紫菀

55. 天冬的作用是（　）

A. 养阴清热，润肺滋肾

B. 养阴益胃，润肺清心

C. 养阴润肺，益胃生津

D. 养阴清热，益胃生津

E. 养阴生津，润肺止咳

56. 下列病证除哪项外，均为山药的适应证（　）

A. 脾虚泄泻　　B. 肺虚咳喘

C. 肾虚遗精　　D. 阴虚消渴

E. 肝虚失眠

57. 用治脾肾阳虚，五更泄泻的最佳药物是（　）

A. 党参　　B. 白术

C. 补骨脂　　D. 砂仁

E. 白扁豆

58. 下列不是白芍的功效的是（　）

A. 平抑肝阳　　B. 清肝明目

C. 柔肝止痛　　D. 养血调经

E. 敛阴止汗

59. 能大补元气，复脉固脱的药物是（　）

A. 党参　　B. 人参

C. 西洋参　　D. 太子参

E. 黄芪

60. 能托疮生肌的药物是（　）

A. 人参　　B. 党参

C. 西洋参　　D. 黄芪

E. 白术

61. 能补肾阳，温脾阳，暖脾止泻的药物是（　）

A. 淫羊藿　　B. 补骨脂

C. 巴戟天　　D. 续断

E. 肉苁蓉

62. 用治肾阳不足，精血亏虚的肠燥便秘，宜选（　）

A. 巴戟天　　B. 淫羊藿

C. 肉苁蓉　　D. 菟丝子

E. 沙苑子

63. 能补血、活血、调经的药物是（　）

A. 当归　　B. 白芍

C. 熟地黄　　D. 制首乌

E. 阿胶

64. 血虚、血滞而兼有寒凝的疼痛，宜选（　）

A. 白芍　　B. 何首乌

C. 当归　　D. 阿胶

E. 熟地黄

65. 治肾虚骨痿、小儿囟门不合、齿迟行迟，宜选

（ ）

A. 熟地黄 B. 白芍

C. 龟甲 D. 枸杞子

E. 女贞子

66. 宜醋淬先煎的药物是（ ）

A. 龟甲 B. 玉竹

C. 石斛 D. 天冬

E. 麦冬

A2 型题

1. 患者，女，35 岁，腹胀，食少，便溏，气短，神疲无力，面浮而色不华，肢体痿软无力，逐渐加重，苔薄白，脉细。宜选（ ）

A. 苍术 B. 白术

C. 猪苓 D. 泽泻

E. 车前子

2. 患者，男，42 岁，口干口渴，目昏目暗，遗精盗汗，腰膝酸软，舌红少苔，脉细数。宜选（ ）

A. 石决明 B. 牡丹皮

C. 枸杞子 D. 当归

E. 地骨皮

3. 患者，男，47 岁，干咳短气，痰少且稠，甚或痰中带血，口干咽燥，声音嘶哑，五心烦热，失眠，颧红躁怒，舌红少津，脉细数。宜选（ ）

A. 牡丹皮 B. 地骨皮

C. 柴胡 D. 百合

E. 连翘

4. 患者，女，49 岁，干咳短气，痰少且稠，口干咽燥，头晕目眩，声音嘶哑，骨蒸潮热，五心烦热，舌淡少津，脉细数。宜选（ ）

A. 牡丹皮 B. 地骨皮

C. 青蒿 D. 鳖甲

E. 麦冬

5. 患者，女，31 岁，烦渴不止，口干舌燥，小便频数，舌边尖红，脉洪数无力。宜选（ ）

A. 北沙参 B. 太子参

C. 党参 D. 麦冬

E. 玉竹

6. 患者，女，28 岁，惊悸，失眠，健忘，舌红，五心烦热，崩漏。宜选（ ）

A. 川芎 B. 当归

C. 龟甲 D. 白芍

E. 赤芍

7. 患者，男，30 岁，全身瘦削，阳痿遗精，两目昏花，腰膝酸软。宜选（ ）

A. 当归 B. 白芍

C. 补骨脂 D. 川芎

E. 赤芍

8. 患者，女，18 岁，小便频数，遗尿不止，流涎，舌淡，脉沉弱。宜首选（ ）

A. 覆盆子 B. 五味子

C. 益智仁 D. 莲子肉

E. 龙骨

9. 患者，女，31 岁，夜热早凉，热退无汗，久热不退，舌红苔少，脉细数。宜用（ ）

A. 五加皮 B. 鳖甲

C. 地骨皮 D. 千年健

E. 威灵仙

10. 患者，男，39 岁，咳嗽咯血，心烦易怒，骨蒸潮热，足膝疼热，盗汗，遗精，舌红少苔，尺脉数而有力。宜选用（ ）

A. 生地黄 B. 当归

C. 白芍 D. 熟地黄

E. 赤芍

11. 患者，女，31 岁，腰酸如折，小腹冷感，崩漏，小便频数清长，夜间尤甚，舌质淡，苔薄白，脉沉迟。宜选（ ）

A. 肉苁蓉 B. 菟丝子

C. 淫羊藿 D. 补骨脂

E. 鹿茸

12. 患者，女，49 岁，突然血崩，色鲜红，面色苍白，四肢厥逆，甚至昏厥，虚脱，舌质淡无苔，脉细数。宜选（ ）

A. 党参 B. 人参

C. 白术 D. 西洋参

E. 黄芪

13. 患者，女，37 岁，心动悸，虚羸少气，舌光少苔，脉结代。宜选（ ）

A. 甘草 B. 党参

C. 黄芪 D. 白术

E. 山药

14. 患者，女，38 岁，咳嗽声重，气急咽痒，咳痰稀薄色白，常恶寒发热，鼻塞流涕，头痛，肢体酸楚，无汗，舌苔薄白，脉浮紧。宜选

(　)

A. 甘草　B. 党参

C. 黄芪　D. 茯苓

E. 白术

15. 患者，女，50 岁，面色不华，倦怠无力，健忘，失眠多梦，舌质淡。宜首选（　）

A. 人参　B. 党参

C. 黄芪　D. 山药

E. 沙参

16. 患者，男，41 岁，腹痛肢冷，神疲乏力，不思饮食，食不消化，五更泄泻，舌淡苔薄白，脉沉迟无力。宜选用（　）

A. 巴戟天　B. 补骨脂

C. 锁阳　D. 肉苁蓉

E. 骨碎补

17. 患者，女，55 岁，肢体痿软无力，逐渐加重，食少，便溏，腹胀，面浮而色华，气短，神疲乏力，苔薄细，脉细。属脾胃亏虚，精微不运。宜首选（　）

A. 党参　B. 太子参

C. 南沙参　D. 北沙参

E. 苦参

18. 患者，男，30 岁，久病，出现少气懒言，自汗，口干，倦怠乏力，伴头晕目眩，舌淡，脉虚无力。宜用（　）

A. 党参　B. 白术

C. 茯苓　D. 甘草

E. 饴糖

19. 患者，女，38 岁，每因气候变化而诱发感冒，发时打喷嚏，自汗怕风，鼻塞流清涕，气短声低，喉中常有轻度哮鸣音，咳痰色白，清稀，舌淡苔白，脉虚细。宜选（　）

A. 党参　B. 沙参

C. 西洋参　D. 太子参

E. 黄芪

20. 患者，女，40 岁，神疲乏力，面色不华，气短面浮，食少便溏，腹胀，肢体痿软，渐渐加重，苔薄，脉细。宜选（　）

A. 通草　B. 滑石

C. 车前子　D. 芦根

E. 白扁豆

21. 患者，男，50 岁，咳吐浊唾涎沫，并且较黏稠，咳声不畅，甚则倍嗄，气急喘促，咽燥口渴，午后潮热，皮毛干枯，形体消瘦，舌红而干，脉虚数。宜选（　）

A. 杏仁　B. 紫菀

C. 款冬花　D. 桔梗

E. 麦冬

B1 型题

A. 人参　B. 西洋参

C. 党参　D. 黄芪

E. 山药

1. 能补脾肺之气，又益心气的药物是（　）
2. 能补脾肺之气，又滋阴清热的药物是（　）
3. 能补脾肺之气，又养血生津的药物是（　）
4. 能补脾肺之气，又补肾涩精的药物是（　）
5. 能补脾肺之气，又升阳固表的药物是（　）

A. 白术　B. 太子参

C. 山药　D. 甘草

E. 大枣

6. 治疗气虚自汗宜选用的药物是（　）
7. 治疗脾虚水肿宜选用的药物是（　）
8. 治疗脾虚胎动宜选用的药物是（　）
9. 治疗心气虚、脉结、心悸，宜选用的药物是（　）

A. 肺、胃经

B. 肺、肝、肾经

C. 脾、胃经

D. 肝、肾经

E. 胃、肺、心经

10. 白术的主要归经是（　）
11. 阿胶的主要归经是（　）
12. 北沙参的主要归经是（　）
13. 麦冬的主要归经是（　）
14. 鳖甲的主要归经是（　）

A. 补脾益气，润肠通便

B. 补肾助阳，润肠通便

C. 补肾助阳，祛风除湿

D. 补血养阴，润肠通便

E. 滋补肝肾，祛风除湿

15. 肉苁蓉的功效是（　）
16. 巴戟天的功效是（　）

A. 补骨脂　　B. 益智仁
C. 沙苑子　　D. 蛤蚧
E. 山药

17. 能温脾止泻，纳气平喘的药是（　）
18. 能温脾摄唾，暖肾固精的药是（　）

A. 补肝肾，安胎，止泻
B. 补肝肾，续筋骨，安胎
C. 活血补血，舒筋络
D. 补血活血，润肠
E. 补肾阳，祛风湿

19. 淫羊藿的功效是（　）
20. 续断的功效是（　）

A. 血虚肠燥　　B. 血虚精亏
C. 阴虚肺燥　　D. 阴虚阳亢
E. 心脾两虚

21. 熟地黄主治（　）
22. 白芍主治（　）

A. 党参　　B. 西洋参
C. 山药　　D. 黄芪
E. 白术

23. 补气养阴，固精止带的药物是（　）
24. 补气养阴，清火生津的药物是（　）

参考答案

A1 型题

1. A；2. B；3. A；4. C；5. B；6. C；7. A；8. C；9. C；10. B；11. D；12. D；13. C；14. D；15. A；16. B；17. C；18. C；19. E；20. C；21. B；22. B；23. B；24. C；25. D；26. C；27. E；28. A；29. D；30. C；31. B；32. C；33. B；34. C；35. B；36. A；37. C；38. A；39. B；40. D；41. C；42. B；43. E；44. A；45. B；46. A；47. D；48. C；49. A；50. C；51. D；52. B；53. B；54. A；55. A；56. E；57. C；58. B；59. B；60. D；61. B；62. C；63. A；64. C；65. C；66. A

A2 型题

1. B；2. C；3. D；4. D；5. D；6. C；7. C；8. C；9. B；10. D；11. E；12. B；13. A；14. A；15. A；16. B；17. B；18. A；19. A；20. E；21. E

B1 型题

1. A；2. B；3. C；4. E；5. D；6. A；7. A；8. A；9. D；10. C；11. B；12. A；13. E；14. D；15. B；16. C；17. A；18. B；19. E；20. B；21. B；22. D；23. C；24. B

第二十二单元　收涩药

A1 型题

1. 可用于心悸、失眠、多梦的药物是（　）
A. 山茱萸　　B. 五味子
C. 金樱子　　D. 覆盆子
E. 桑螵蛸

2. 既能敛肺止咳，又能涩肠止泻的药物是（　）
A. 乌梅　　B. 金樱子
C. 白果　　D. 肉豆蔻
E. 赤石脂

3. 具有敛汗、除热作用的药物是（　）
A. 麻黄根　　B. 五味子
C. 浮小麦　　D. 山茱萸
E. 金樱子

4. 可用于久咳、失音的药物是（　）
A. 苏子　　B. 罂粟壳
C. 白芥子　　D. 诃子
E. 川贝母

5. 上能敛肺气，下能滋肾阴的药物是（　）
A. 诃子　　B. 五味子
C. 乌梅　　D. 五倍子
E. 覆盆子

6. 既能益肾固精，又能补脾止泻的药物是（　）
A. 山茱萸　　B. 覆盆子
C. 枸杞子　　D. 金樱子
E. 莲子

7. 既能涩肠止泻，又能安蛔止痛的药物是（　）
A. 五味子　　B. 金樱子
C. 诃子　　D. 肉豆蔻
E. 乌梅

8. 虚寒久泻，腹胀食少，宜选（　）
A. 乌梅　　B. 诃子
C. 肉豆蔻　　D. 赤石脂
E. 金樱子

9. 既能敛汗，又能补肾宁心安神的药物是（　）
A. 酸枣仁　　B. 五味子
C. 浮小麦　　D. 牡蛎
E. 龙骨

10. 既能敛肺止咳，又能利咽开音的药物是（　）
A. 桔梗　B. 薄荷
C. 射干　D. 诃子
E. 五倍子

11. 既能健脾止泻，又能除湿止带的药物是（　）
A. 芡实　B. 椿皮
C. 鸡冠花　D. 白芷
E. 白果

12. 诃子的作用是（　）
A. 涩肠止泻，固崩止遗，生肌敛疮
B. 涩肠止泻，温中行气
C. 涩肠止泻，敛肺下气，开音
D. 涩肠止泻，敛肺止咳，止痛
E. 涩肠止泻，敛肺止咳，和胃安蛔，固崩止血，生津止渴

13. 具有敛肺、涩肠、生津、安蛔作用的药物是（　）
A. 五味子　B. 乌梅
C. 椿皮　D. 石榴皮
E. 罂粟壳

14. 赤石脂的作用是（　）
A. 涩肠止泻，固崩止遗，生肌敛疮
B. 涩肠止泻，温中行气
C. 涩肠止泻，敛肺下气，开音
D. 涩肠止泻，敛肺止咳，止痛
E. 涩肠止泻，敛肺止咳，和胃安蛔，固崩止血，生津止渴

15. 肉豆蔻的作用是（　）
A. 涩肠止泻，固崩止遗，生肌敛疮
B. 涩肠止泻，温中行气
C. 涩肠止泻，敛肺下气，开音
D. 涩肠止泻，敛肺止咳，止痛
E. 涩肠止泻，敛肺止咳，和胃安蛔，固崩止血，生津止渴

A2 型题

1. 患者，男，63 岁，小便频数，清长，尿有余沥，遗尿，或小便点滴不爽，排出无力，舌润苔薄，脉沉细。宜选用（　）
A. 桑螵蛸　B. 五味子
C. 五倍子　D. 乌梅
E. 芡实

2. 患者，男，31 岁，面色淡白，腰背酸软，听力减退，小便频频而清，甚则不禁，滑精早泄，尿后余沥，舌淡苔薄白，脉细弱。宜选（　）
A. 五味子　B. 山茱萸
C. 莲子　D. 五倍子
E. 乌梅

3. 患者，男，16 岁，胃脘嘈杂，甚或不思饮食，脐周腹痛，时作时止，便虫，面黄肌瘦，鼻孔作痒，睡中龂齿流涎。宜选（　）
A. 五倍子　B. 乌梅
C. 五味子　D. 益智仁
E. 灶心土

4. 患者，男，13 岁，面黄肌瘦，鼻孔作痒，胃脘嘈杂，不思欲食，脐周腹痛，时作时止，舌苔薄白，脉虚缓。宜选（　）
A. 五味子　B. 五倍子
C. 乌梅　D. 肉豆蔻
E. 覆盆子

5. 患者，女，39 岁，腹痛肢冷，神疲乏力，食少呕吐，五更泄泻，舌淡苔薄白，脉沉迟无力。宜选用（　）
A. 肉豆蔻　B. 诃子
C. 莲子　D. 五倍子
E. 乌梅

6. 患者，男，55 岁，脾胃虚弱，肢体痿软逐渐加重，腹胀，食少，便溏，气弱乏力，面浮肿，苔薄白，脉细。宜选（　）
A. 五味子　B. 五倍子
C. 乌梅　D. 莲子
E. 山茱萸

7. 患者，女，45 岁，心悸失眠，虚烦神疲，梦遗健忘，手足心热，口舌生疮，舌红少苔，脉细数。宜选（　）
A. 五味子　B. 肉豆蔻
C. 桑螵蛸　D. 芡实
E. 莲子

B1 型题

A. 煅牡蛎　B. 桑螵蛸
C. 巴戟天　D. 海螵蛸
E. 金樱子

1. 既能固精，又能补肾助阳的药物是（　）
2. 既能固精，又能收敛止血的药物是（　）

A. 五味子　　B. 山茱萸
C. 龙骨　　D. 柏子仁
E. 菟丝子

3. 既能收敛固涩，又能宁心安神的药物是（　）
4. 既能收敛固涩，又能补益肝肾的药物是（　）

A. 心悸、失眠
B. 自汗、盗汗
C. 带下、泄泻
D. 崩漏下血
E. 久咳虚喘

5. 五味子、莲子均可治（　）
6. 芡实可治（　）

A. 镇惊安神　　B. 平肝潜阳
C. 固精　　D. 补益肝肾
E. 补脾止泻

7. 桑螵蛸、海螵蛸的共同功效是（　）
8. 莲子、芡实的共同功效是（　）

A. 敛肺止咳　　B. 固精缩尿
C. 固精止带　　D. 固表止汗
E. 生津止渴

9. 五味子、乌梅的共同功效是（　）
10. 麻黄根、浮小麦的共同功效是（　）

参考答案

A1 型题

1. B；2. A；3. C；4. D；5. B；6. E；7. E；8. C；9. B；10. D；11. A；12. C；13. B；14. A；15. B

A2 型题

1. A；2. B；3. B；4. C；5. A；6. D；7. A

B1 型题

1. B；2. D；3. A；4. B；5. A；6. C；7. C；8. E；9. E；10. D

第二十三单元　攻毒杀虫止痒药

A1 型题

1. 外用解毒杀虫止痒，内服补火助阳通便的药是（　）
A. 硫黄　　B. 芒硝
C. 朱砂　　D. 石决明
E. 磁石

2. 功效杀虫止痒，燥湿祛风，温肾助阳的药物是（　）
A. 苦楝皮　　B. 蛇床子
C. 贯众　　D. 白蔹
E. 车前子

参考答案

A1 型题

1. A；2. B

第四章 方剂学

第一单元 总论

A1 型题

1. 不属于程钟龄《医学心悟》“八法”的是（ ）
   A. 汗发、补法
   B. 吐法、消法
   C. 下法、清法
   D. 温法、散法
   E. 和法、清法
2. 下列属于“消法”范畴的是（ ）
   A. 分消上下　B. 发汗解肌
   C. 消食导滞　D. 通导大便
   E. 调和阴阳
3. “透达膜原”属于（ ）
   A. 汗发　B. 和法
   C. 清法　D. 消法
   E. 温法
4. 下列方剂中不属于“补法”范畴的是（ ）
   A. 四君子汤　B. 四物汤
   C. 四逆汤　D. 归脾汤
   E. 炙甘草汤
5. 在方剂组成中不可缺少的药物为（ ）
   A. 君药　B. 臣药
   C. 佐药　D. 使药
   E. 引经药
6. 下列各项中符合方剂组成要求的是（ ）
   A. 每首方剂中必须要有一味反佐药来防止药病格拒
   B. 君药必须在全方中用量最大
   C. 每首方剂中必须君臣佐使药物俱全
   D. 方剂中至少要配伍一味引经药来引导药物到达病所
   E. 辨证审因，随证立法，依法制方
7. 汤剂的特点是（ ）
   A. 吸收快，能迅速发挥药效，且能根据病情的需要加减
   B. 药效持久，节省药材，便于患者携带
   C. 制作简单，吸收较快，节省药材
   D. 体积小，含量高，便于服用
   E. 性质柔润，作用持久，口味甘甜
8. 决定方剂功用的主要因素是（ ）
   A. 药物　B. 配伍
   C. 剂型　D. 药量
   E. 服法

B1 型题

A. 汗法　B. 吐法
C. 下法　D. 温法
E. 和法

1. 中焦虚寒首选的治疗方法为（ ）
2. 邪犯少阳首选的治疗方法为（ ）

A. 病位居上，病势急暴
B. 燥屎内结，热结旁流
C. 肝脾不和，肠寒胃热
D. 心经火热，肝胆实火
E. 水湿内停，痰饮不化

3. 吐法的适应证是（ ）
4. 清法的适应证是（ ）

A. 君药　B. 臣药
C. 佐药　D. 使药
E. 调和药

5. 用以消除或减弱君、臣药的毒性，或能制约其峻烈之性的药物是（ ）
6. 病重邪盛出现据药时，配伍用以防止药病格拒的药物是（ ）

A. 蜜丸　B. 水丸
C. 糊丸　D. 浓缩丸
E. 胶丸

7. 将药物细粉用炼制的蜂蜜赋型而制成的丸剂是（ ）

8. 将药物细粉用米糊、面糊、曲糊等赋型制成的丸剂是（ ）

参考答案

A1 型题

1. D；2. C；3. B；4. C；5. A；6. E；7. A；8. A

B1 型题

1. D；2. E；3. A；4. D；5. C；6. C；7. A；8. C

第二单元 解表剂

A1 型题

1. 麻黄汤中杏仁的作用（ ）
   A. 发汗解表 B. 解肌发表
   C. 降利肺气 D. 调和诸药
   E. 润肠通便
2. 麻黄汤的功用（ ）
   A. 发汗解肌，宣肺平喘
   B. 解肌发表，调和营卫
   C. 解表散寒，温肺化饮
   D. 疏风止咳，宣降肺气
   E. 疏风清热，宣肺止咳
3. 桂枝汤中桂枝、芍药的比例是（ ）
   A. 1∶1 B. 2∶1
   C. 1∶2 D. 3∶2
   E. 2∶3
4. 桂枝汤主治（ ）
   A. 外感风寒表虚证
   B. 外感风寒表实证
   C. 外寒里饮证
   D. 风邪犯肺证
   E. 外感风寒表虚证
5. 麻黄汤和桂枝汤的共同组成有（ ）
   A. 麻黄、桂枝
   B. 麻黄、杏仁
   C. 桂枝、甘草
   D. 芍药、大枣
   E. 杏仁、桂枝
6. 小青龙汤中君药是（ ）
   A. 麻黄、芍药
   B. 麻黄、桂枝
   C. 细辛、半夏
   D. 桂枝、芍药
   E. 桂枝、细辛
7. 属于止嗽散药物组成的是（ ）
   A. 苏叶、杏仁
   B. 桔梗、大枣
   C. 荆芥、紫菀
   D. 桂枝、芍药
   E. 芍药、杏仁
8. 止嗽散中君药是（ ）
   A. 紫菀、百部
   B. 荆芥、桔梗
   C. 百部、桔梗
   D. 白前、陈皮
   E. 桔梗、陈皮
9. 银翘散药物组成中属于辛温药的是（ ）
   A. 金银花、连翘
   B. 桔梗、薄荷
   C. 荆芥穗、淡豆豉
   D. 芦根、竹叶
   E. 竹叶、连翘
10. 银翘散中除金银花、连翘、淡豆豉、甘草、竹叶、荆芥外，还有（ ）
   A. 桔梗、杏仁、薄荷、牛蒡子
   B. 桔梗、芦根、薄荷、牛蒡子
   C. 桔梗、前胡、薄荷、牛蒡子
   D. 桔梗、紫苏、薄荷、牛蒡子
   E. 桔梗、芍药、薄荷、牛蒡子
11. 桑菊饮中除桑叶、菊花、连翘、甘草外，还有（ ）
   A. 杏仁、薄荷、桔梗、芦根
   B. 桃仁、薄荷、前胡、芦根
   C. 杏仁、桔梗、淡竹叶、芦根
   D. 桃仁、前胡、前胡、桔梗
   E. 桃仁、杏仁、前胡、芦根
12. 银翘散和桑菊饮共同含有的药物是（ ）
   A. 金银花、桔梗、薄荷、甘草、荆芥
   B. 连翘、桔梗、薄荷、牛蒡子、竹叶
   C. 连翘、桔梗、薄荷、甘草、芦根
   D. 金银花、桔梗、荆芥、甘草、芦根
   E. 连翘、薄荷、荆芥、栀子、甘草
13. 败毒散和桑菊饮组成中均含有的药物是（ ）
   A. 桔梗、甘草
   B. 羌活、独活
   C. 柴胡、川芎

D. 木香、枳壳
E. 柴胡、枳壳

14. 小青龙汤主治（　）
A. 温病初起
B. 外感风寒表实证
C. 外寒里热证
D. 外寒里饮证
E. 外感风寒表虚证

15. 止嗽散的功用（　）
A. 散寒解表，止咳平喘
B. 发汗解表，调和营卫
C. 宣利肺气，疏风止咳
D. 散寒祛湿，降气平喘
E. 辛凉解表，止咳平喘

16. 以下具有调和营卫作用的方剂是（　）
A. 麻黄汤　B. 小青龙
C. 银翘散　D. 桂枝汤
E. 麻杏石甘汤

17. 以下具有温肺化饮作用的是（　）
A. 麻黄汤　B. 桑菊饮
C. 止嗽散　D. 小青龙汤
E. 败毒散

18. 以下具有散寒祛湿，益气解表作用的方剂是（　）
A. 桑菊饮
B. 小青龙汤
C. 麻杏石甘汤
D. 败毒散
E. 银翘散

19. 以下具有辛凉解表，清肺平喘作用的方剂是（　）
A. 小青龙
B. 银翘散
C. 麻杏石甘汤
D. 桂枝汤
E. 止嗽散

20. 桂枝汤中桂枝和芍药配伍的作用（　）
A. 温肺散寒　B. 调和营卫
C. 温脾散寒　D. 温肺化饮
E. 宣降肺气

A2 型题

1. 患者恶寒发热，无汗，咳喘，肢体疼痛，鼻塞，脉浮紧。宜选用（　）
A. 小青龙汤　B. 桂枝汤
C. 麻黄汤　D. 败毒散
E. 麻杏石甘汤

2. 患者发热恶风，身体酸痛，无汗，鼻塞，咳嗽有痰，脉浮而无力。宜选用（　）
A. 麻黄汤　B. 桂枝汤
C. 银翘散　D. 败毒散
E. 小青龙汤

3. 患者发热恶寒，时而有汗，时而无汗，口渴，咳嗽咽痛，舌苔薄白，脉浮数。宜选用（　）
A. 桂枝汤
B. 银翘散
C. 麻杏石甘汤
D. 败毒散
E. 小青龙汤

4. 患者发热恶寒，无汗，咳喘，咳痰清稀量多，舌苔白滑，脉浮。宜选用（　）
A. 麻杏石甘汤
B. 止嗽散
C. 桑菊饮
D. 小青龙汤
E. 桂枝汤

5. 患者发热，身热不解，咳嗽，时而有汗，时而无汗，口渴，舌苔薄黄，脉浮数。宜选用（　）
A. 麻杏石甘汤
B. 止嗽散
C. 小青龙汤
D. 银翘散
E. 败毒散

B1 型题

A. 发汗解肌，调和营卫
B. 辛凉透表，清热解毒
C. 疏风清热，宣肺止咳
D. 散寒祛湿，益气解表
E. 宣利肺气，疏风止咳

1. 桂枝汤的功用是（　）
2. 败毒散的功用是（　）

A. 桂枝汤　B. 麻黄汤
C. 银翘散　D. 桑菊饮
E. 败毒散

3. 具有发汗解表，宣肺平喘功用的方剂是（　）
4. 具有辛凉透表，清热解毒功用的方剂是（　）

A. 益气扶正　B. 降利肺气
C. 调和诸药　D. 化痰止咳
E. 清热解毒

5. 败毒散中配伍人参的主要用意（　）
6. 麻黄汤中配伍杏仁的主要用意（　）

A. 银翘散　B. 桂枝汤
C. 麻黄汤　D. 桑菊饮
E. 小青龙汤

7. 头痛身热，微恶风寒，有汗不多，口渴咽干，舌尖红，脉浮数。宜选用（　）
8. 咳嗽，身热不甚，口微渴，脉浮数。宜选用（　）

A. 败毒散
B. 小青龙汤
C. 银翘散
D. 麻杏石甘汤
E. 桑菊饮

9. 外感风寒湿邪，症见恶寒发热、头痛、肌表无汗、肢体酸楚疼痛、口苦而渴者，宜选用（　）
10. 身热不解，咳逆气急，甚则鼻扇，口渴，无汗或有汗，舌苔薄白或黄，脉浮而数者，宜选用（　）

参考答案

A1 型题

1. C；2. A；3. A；4. A；5. C；6. B；7. C；8. A；9. C；10. B；11. A；12. C；13. A；14. D；15. C；16. D；17. D；18. D；19. C；20. B

A2 型题

1. C；2. D；3. B；4. D；5. A

B1 型题

1. A；2. D；3. B；4. C；5. A；6. B；7. A；8. D；9. A；10. D

第三单元　泻下剂

A1 型题

1. 大承气汤的药物组成中，除了大黄外，还有（　）
A. 厚朴、杏仁、番泻叶
B. 厚朴、枳壳、芒硝
C. 桃仁、干姜、芒硝
D. 厚朴、枳实、芒硝
E. 厚朴、干姜、芒硝
2. 下列不属于大承气汤主治的是（　）
A. 阳明腑实证
B. 热结旁流
C. 里实热证
D. 肠痈初起
E. 大便秘结
3. 大黄牡丹汤药物组成中，除了大黄、牡丹、芒硝外，还有（　）
A. 桃仁、薏苡仁
B. 薏苡仁、杏仁
C. 桃仁、冬瓜仁
D. 冬瓜仁、杏仁
E. 薏苡仁、火麻仁
4. 温脾汤药物组成中，除了大黄、芒硝、甘草外，还有（　）
A. 当归、干姜、附子、人参
B. 当归、干姜、杏仁、党参
C. 当归、生姜、附子、人参
D. 川芎、干姜、附子、党参
E. 干姜、黄芪、附子、川芎
5. 下列不是麻子仁丸药物组成的是（　）
A. 芍药　B. 厚朴
C. 芒硝　D. 杏仁
E. 枳实
6. 下列不是济川煎药物组成的是（　）
A. 大黄　B. 升麻
C. 泽泻　D. 牛膝
E. 枳壳
7. 属于攻逐水饮的方剂是（　）
A. 济川煎　B. 麻子仁丸
C. 温脾汤　D. 十枣汤
E. 大承气汤
8. 功用是峻下热结的方剂是（　）
A. 温脾汤　B. 麻子仁丸
C. 济川煎　D. 大承气汤
E. 大黄牡丹汤
9. 大黄牡丹汤的功用是（　）

A. 温中健脾，行气除满
B. 泄热破瘀，散结消肿
C. 温脾散寒，消食止泻
D. 峻下热结，凉血消肿
E. 润肠泄热，行气通便

10. 温脾汤的功用是（　）
A. 温中健脾，行气除满
B. 泄热破瘀，散结消肿
C. 攻下冷积，温脾散寒
D. 通肠泄热，分利二便
E. 润肠泄热，行气通便

11. 右少腹疼痛拒按，按之其痛如淋，小便自调，或时时发热，自汗恶寒，舌苔薄白而黄，脉滑数，治疗宜选用（　）
A. 大承气汤
B. 大黄牡丹汤
C. 温脾汤
D. 十枣汤
E. 济川煎

12. 腹痛便秘，脐下绞痛，绕脐不止，手足不温，苔白不渴，脉沉弦而迟，治疗宜选用（　）
A. 温脾汤
B. 麻子仁丸
C. 济川煎
D. 大黄牡丹汤
E. 大承气汤

13. 大便秘结，小便清长，腰膝酸软，头晕目眩，舌淡苔白，脉沉迟，治疗宜选用（　）
A. 大承气汤　B. 麻子仁丸
C. 济川煎　D. 温脾汤
E. 十枣汤

14. 济川煎方中加入当归的作用是（　）
A. 温肾益精　B. 润肠通便
C. 升清降浊　D. 渗湿泄浊
E. 补养气血

15. 下列不是十枣汤中加入大枣的作用的是（　）
A. 顾护脾胃　B. 培土制水
C. 缓解毒性　D. 健脾补血
E. 调和诸药

A2 型题

1. 患者腹痛便秘，脐下疼痛，手足不温，苔白不渴，脉沉微弦而迟。宜选用（　）
A. 大承气汤　B. 温脾汤
C. 麻子仁丸　D. 济川煎
E. 十枣汤

2. 患者大便秘结，小便清长，面色无华，舌淡苔白，脉沉迟。宜选用（　）
A. 济川煎
B. 大承气汤
C. 麻子仁丸
D. 大黄牡丹汤
E. 小承气汤

3. 患者发热，腹痛，按之硬，烦躁发狂，舌苔黄燥。宜选用（　）
A. 温脾汤
B. 麻子仁丸
C. 大黄牡丹汤
D. 济川煎
E. 大承气汤

4. 患者痞硬胀满，干呕短气，头晕，咳引肩背痛，大小便不利，苔滑，脉沉弦。宜选用（　）
A. 小青龙汤
B. 大承气汤
C. 麻杏甘石汤
D. 十枣汤
E. 防风通圣丸

B1 型题

A. 附子、人参
B. 桃仁、杏仁
C. 桃仁、冬瓜仁
D. 牛膝、当归
E. 杏仁、大黄

1. 大黄牡丹汤中含有的药物是（　）
2. 济川煎中含有的药物是（　）

A. 附子、人参
B. 桃仁、杏仁
C. 杏仁、大黄
D. 泽泻、升麻
E. 甘遂、大枣

3. 温脾汤中含有的药物是（　）
4. 麻子仁丸中含有的药物是（　）

A. 大黄牡丹汤

B. 麻子仁丸
C. 温脾汤
D. 济川煎
E. 十枣汤

5. 具有温肾益精、润肠通便作用的方剂是（　）
6. 具有攻逐水饮作用的方剂是（　）

参考答案

A1 型题

1. D；2. D；3. C；4. A；5. C；6. A；7. D；8. D；9. B；10. C；11. B；12. A；13. C；14. B；15. D

A2 型题

1. B；2. A；3. E；4. D

B1 型题

1. C；2. D；3. A；4. C；5. D；6. E

第四单元　和解剂

A1 型题

1. 小柴胡汤药物组成中除了柴胡、甘草、大枣外，还有（　）
   A. 黄芩、人参、半夏、生姜
   B. 黄连、人参、半夏、干姜
   C. 黄芩、人参、半夏、干姜
   D. 黄连、人参、半夏、生姜
   E. 黄芩、黄连、半夏、人参
2. 大柴胡汤药物组成中除了柴胡、生姜、大枣、芍药，还有（　）
   A. 黄芩、半夏、枳实、人参
   B. 黄连、半夏、枳实、人参
   C. 黄芩、半夏、枳实、大黄
   D. 黄连、半夏、枳壳、人参
   E. 黄连、半夏、枳壳、党参
3. 蒿芩清胆汤的药物组成中不含有（　）
   A. 陈皮　B. 半夏
   C. 枳壳　D. 芍药
   E. 竹茹
4. 逍遥散药物组成中不含有（　）
   A. 陈皮　B. 茯苓
   C. 芍药　D. 柴胡
   E. 当归
5. 痛泻要方的功用是（　）
   A. 和解少阳，内泻热结
   B. 清胆利湿，和胃化痰
   C. 补脾柔肝，祛湿止泻
   D. 寒热平调，消痞散结
   E. 和解少阳
6. 下列不是小柴胡汤主治的是（　）
   A. 伤寒少阳证
   B. 热入血室
   C. 黄疸
   D. 脾虚肝旺证
   E. 疟疾
7. 小柴胡汤中柴胡的作用是（　）
   A. 疏透气机　B. 降逆止呕
   C. 调和诸药　D. 补气健脾
   E. 清热解毒
8. 痛泻要方中防风的作用是（　）
   A. 补脾和胃　B. 理气醒脾
   C. 缓急止痛　D. 舒肝止泻
   E. 祛风固表
9. 心下痞，但满而不痛，或呕吐，肠鸣不利，舌苔腻而微黄。治疗宜选用（　）
   A. 小柴胡汤
   B. 逍遥散
   C. 痛泻要方
   D. 半夏泻心汤
   E. 大柴胡汤
10. 两胁作痛，头晕目眩，口燥咽干，神疲食少，或月经不调，乳房胀痛，脉弦而虚。治疗宜选用（　）
    A. 小柴胡汤
    B. 逍遥散
    C. 痛泻要方
    D. 半夏泻心汤
    E. 大柴胡汤

A2 型题

1. 患者出现胸胁苦满，郁郁微烦，心下满痛，大便不解，舌苔黄，脉弦有力。宜选用（　）
   A. 小柴胡汤
   B. 大柴胡汤
   C. 大承气汤
   D. 半夏泻心汤
   E. 葛根芩连汤
2. 患者出现头晕，口干，神疲食少，两胁微痛，

月经不调，乳房胀痛，脉弦虚。宜选用（　）

A. 逍遥散

B. 半夏泻心汤

C. 归脾汤

D. 八珍汤

E. 小柴胡汤

3. 患者自觉胃胀满，阻塞不通，经常肠鸣下利，苔腻微黄。宜选用（　）

A. 小柴胡汤

B. 葛根芩连汤

C. 半夏泻心汤

D. 温脾汤

E. 痛泻要方

4. 患者常于情绪紧张时出现肠鸣腹痛，大便溏泄，泻后痛减，脉左弦右缓。宜选用（　）

A. 葛根芩连汤

B. 半夏泻心汤

C. 大柴胡汤

D. 逍遥散

E. 痛泻要方

B1 型题

A. 柴胡、人参

B. 柴胡、枳实

C. 柴胡、当归

D. 芍药、陈皮

E. 黄连、半夏

1. 小柴胡汤药物组成中含有（　）
2. 半夏泻心汤药物组成中含有（　）

A. 柴胡、枳实

B. 柴胡、当归

C. 芍药、陈皮

D. 竹茹、半夏

E. 黄连、半夏

3. 逍遥散药物组成中含有（　）
4. 痛泻要方药物组成中含有（　）

A. 小柴胡汤　B. 大柴胡汤

C. 逍遥散　D. 痛泻要方

E. 半夏泻心汤

5. 和解少阳，内泻热结的方剂是（　）
6. 寒热平调，消痞散结的方剂是（　）

参考答案

A1 型题

1. A；2. C；3. D；4. A；5. C；6. D；7. A；8. D；9. D；10. B

A2 题型

1. B；2. A；3. C；4. E

B1 型题

1. A；2. E；3. B；4. C；5. B；6. E

第五单元　清热剂

A1 型题

1. 下列属于清营汤药物组成的是（　）

A. 生地黄、竹叶

B. 石膏、丹参

C. 生地黄、玄参

D. 黄芩、玄参

E. 党参、生地黄

2. 不属于黄连解毒汤药物组成的是（　）

A. 黄连　B. 生地黄

C. 黄柏　D. 栀子

E. 黄芩

3. 清瘟败毒饮药物组成中不含有（　）

A. 栀子　B. 赤芍

C. 连翘　D. 黄连

E. 生地黄

4. 仙方活命饮药物组成中含有（　）

A. 石膏　B. 生地黄

C. 玄参　D. 皂角刺

E. 木通

5. 不属于泻白散药物组成的是（　）

A. 地骨皮　B. 桑白皮

C. 薤白　D. 甘草

E. 粳米

6. 不属于清胃散药物组成的是（　）

A. 生地黄　B. 牡丹皮

C. 石膏　D. 当归

E. 升麻

7. 玉女煎中不含有（　）

A. 熟地黄　B. 麦冬

C. 牛膝　D. 玄参

E. 知母

8. 不属于芍药汤药物组成的是（ ）
A. 丹皮 B. 当归
C. 槟榔 D. 木香
E. 大黄
9. 当归六黄汤中六黄除了黄连、黄芩、黄柏外，还有（ ）
A. 生地黄、熟地黄、黄芪
B. 生地黄、黄芪、大黄
C. 生地黄、鸡子黄、大黄
D. 生地黄、蒲黄、黄芪
E. 熟地黄、大黄、蒲黄
10. 功用是清热生津的方剂是（ ）
A. 白虎汤
B. 白虎加石膏汤
C. 清胃散
D. 玉女煎
E. 泻白散
11. 功用是清热解毒、疏风散邪的方剂是（ ）
A. 银翘散
B. 仙方活命饮
C. 普济消毒饮
D. 清瘟败毒饮
E. 龙胆泻肝汤
12. 功用是清热解毒、凉血止痢的方剂是（ ）
A. 芍药汤
B. 葛根芩连汤
C. 白头翁汤
D. 当归六黄汤
E. 痛泻要方
13. 体现“火郁发之”的方剂是（ ）
A. 仙方活命饮
B. 芍药汤
C. 当归六黄汤
D. 清胃散
E. 白虎汤

A2 题型

1. 患者出现头痛，眼睛发红，口苦，小便发黄，舌红苔黄，脉弦有力。宜选用（ ）
A. 逍遥散
B. 小柴胡汤
C. 导赤散
D. 龙胆泻肝汤
E. 黄连解毒汤
2. 患者入夜发热汗出，手心热，口干心烦，经常大便干结，舌红苔黄，脉数。宜选用（ ）
A. 青蒿鳖甲汤
B. 当归六黄汤
C. 白头翁汤
D. 大承气汤
E. 泻白散
3. 患者发热咳嗽，下午 3 时加重，舌红苔黄，脉细数。宜选用（ ）
A. 泻白散
B. 止嗽散
C. 麻杏石甘汤
D. 小青龙汤
E. 葛根芩连汤
4. 患者腹痛，便脓血，里急后重，小便短赤，舌红苔黄腻，脉弦数。宜选用（ ）
A. 白头翁汤
B. 葛根芩连汤
C. 芍药汤
D. 导赤散
E. 黄土汤
5. 患者身热汗出，心胸烦闷，口渴喜饮凉水，舌红，脉虚数。宜选用（ ）
A. 白虎汤
B. 竹叶石膏汤
C. 清营汤
D. 黄连解毒汤
E. 青蒿鳖甲汤
6. 患者出现烦躁，口干，身热下利，舌红苔黄，脉数有力。宜选用（ ）
A. 白虎汤
B. 清营汤
C. 泻白散
D. 葛根芩连汤
E. 黄连解毒汤
7. 患者头面红肿，咽喉不利，舌燥口渴，脉浮数有力。宜选用（ ）
A. 普济消毒饮
B. 黄连解毒汤
C. 当归六黄汤
D. 泻白散
E. 仙方活命饮

8. 患者脚踝部忽然红肿热痛，肿毒初起，舌苔黄，脉数有力。宜选用（　）
   A. 普济消毒饮
   B. 仙方活命饮
   C. 黄连解毒汤
   D. 导赤散
   E. 龙胆泻肝汤
9. 身热多汗，心胸烦闷，气逆欲吐，口干喜饮，或虚烦不寐，舌红少苔，脉虚数。宜选用（　）
   A. 竹叶石膏汤
   B. 白虎汤
   C. 清营汤
   D. 黄连解毒汤
   E. 葛根芩连汤
10. 心胸烦热，口渴面赤，意欲冷饮，口舌生疮，或心热下移小肠，小便赤涩刺痛，舌红，脉数。宜选用（　）
   A. 白虎汤　　B. 导赤散
   C. 泻白散　　D. 白头翁汤
   E. 清胃散

B1 型题

A. 知母、鳖甲
B. 生地黄、熟地黄
C. 石膏、知母
D. 芍药、黄连
E. 葛根、黄连

1. 玉女煎药物组成中含有（　）
2. 当归六黄汤药物组成中含有（　）

A. 芍药汤
B. 白虎汤
C. 青蒿鳖甲汤
D. 白头翁汤
E. 当归六黄汤

3. 体现"行血则便脓自愈，调气则厚重自除"原则的方剂是（　）
4. 体现"有先入后出之妙"的方剂是（　）

A. 仙方活命饮
B. 白虎汤
C. 龙胆泻肝汤
D. 葛根芩连汤
E. 白头翁汤

5. 功效为清泻肝胆实火、清利肝胆湿热的方剂是（　）
6. 功效为解表清里的方剂是（　）

A. 黄连解毒汤
B. 普济消毒饮
C. 清瘟败毒饮
D. 导赤散
E. 泻白散

7. 功效是泻火解毒的方剂是（　）
8. 功效是清心利水养阴的方剂是（　）

A. 仙方活命饮
B. 龙胆泻肝汤
C. 当归六黄汤
D. 清营汤
E. 芍药汤

9. 红肿热痛或身热凛寒，苔薄白或黄，脉数有力。治疗宜选用（　）
10. 腹痛，便脓血，赤白相兼，里急后重，肛门灼热，小便短赤，舌苔黄腻，脉弦数。治疗宜选用（　）

参考答案

A1 型题

1. C；2. B；3. D；4. D；5. C；6. C；7. D；8. A；9. A；10. A；11. C；12. C；13. D

A2 题型

1. D；2. B；3. A；4. C；5. B；6. E；7. A；8. B；9. A；10. B

B1 题型

1. C；2. B；3. A；4. C；5. C；6. D；7. A；8. D；9. A；10. E

第六单元　祛暑剂

A1 型题

1. 不属于新加香薷饮药物组成的是（　）
   A. 金银花　　B. 厚朴
   C. 连翘　　D. 滑石
   E. 香薷
2. 香薷散的功用是（　）

A. 清暑益气，养阴生津
B. 清暑益气，和胃止呕
C. 祛暑解表，化湿和中
D. 清暑利湿，益气和胃
E. 清热解毒，化湿和中

3. 清暑益气汤中不含有（　）
A. 石斛　B. 知母
C. 荷叶　D. 石膏
E. 甘草

A2 型题

1. 发热汗出过多，口渴心烦，体倦少气，精神不振，脉虚数。宜选用（　）
A. 竹叶石膏汤
B. 清暑益气汤
C. 六一散
D. 香薷散
E. 新加香薷饮

2. 患者头痛发热，恶寒无汗，口渴面赤，胸闷不舒，舌苔白腻，脉浮而数。治疗宜选用（　）
A. 新加香薷饮
B. 补中益气汤
C. 生脉饮
D. 清暑益气汤
E. 白虎汤

B1 型题

A. 香薷、厚朴
B. 石膏、知母
C. 石斛、麦冬
D. 枳实、西洋参
E. 荷叶、金银花

1. 香薷散药物组成中含有（　）
2. 清暑益气汤药物组成中含有（　）

参考答案

A1 型题

1. D；2. C；3. D

A2 题型

1. B；2. A

B1 题型

1. A；2. C

第七单元　温里剂

A1 型题

1. 下列适合用温里剂的是（　）
A. 真热假寒　B. 素体阴虚
C. 失血过多　D. 素体阳虚
E. 阴虚发热

2. 具有温中祛寒、补气健脾功效的方剂是（　）
A. 理中丸　B. 小建中汤
C. 吴茱萸汤　D. 四逆汤
E. 回阳救急汤

3. 不属于理中丸药物组成的是（　）
A. 干姜　B. 人参
C. 白术　D. 茯苓
E. 甘草

4. 理中汤的主治病证中不包括（　）
A. 阳明寒呕　B. 厥阴头痛
C. 胃寒腹痛　D. 阳微肢厥
E. 少阴下利

5. 小建中汤是由桂枝汤怎样加减变化而来的（　）
A. 去桂枝
B. 去芍药加饴糖
C. 倍用甘草加饴糖
D. 倍用甘草、芍药
E. 倍用芍药加饴糖

6. 小建中汤中的君药是（　）
A. 桂枝
B. 芍药
C. 饴糖
D. 饴糖和桂枝
E. 饴糖和芍药

7. 芍药在小建中汤中的功效是（　）
A. 敛阴和营　B. 调和气血
C. 缓急益阴　D. 缓急止痛
E. 温胃散寒

8. 不属于吴茱萸汤主治病证的是（　）
A. 食后泛泛欲吐，呕吐酸水
B. 颠顶头痛
C. 胸满脘痛，畏寒肢冷
D. 大便泄泻，舌淡苔白
E. 四肢厥逆，神衰欲寐

9. 不属于吴茱萸汤药物组成的是（　）

A. 生姜　　B. 吴茱萸
C. 人参　　D. 甘草
E. 大枣

10. 四逆汤的功效是（　）
A. 回阳救逆
B. 破阴回阳，通达内外
C. 回阳救逆，益气固脱
D. 破阴回阳，宣通上下
E. 益气回阳固脱

11. 四逆汤的主治为（　）
A. 少阴病，阴盛格阳
B. 少阴病，气脱阴伤
C. 阳气暴脱
D. 心肾阳衰寒厥
E. 阴盛戴阳

12. 当归四逆汤的主治是（　）
A. 虚劳里急证
B. 脾胃虚寒证
C. 虚寒腹痛证
D. 血虚寒厥证
E. 阴疽

13. 当归四逆汤的药物组成中不包含（　）
A. 桂枝　　B. 附子
C. 芍药　　D. 细辛
E. 通草

14. 治疗血痹的方剂是（　）
A. 当归四逆汤
B. 阳和汤
C. 黄芪桂枝五物汤
D. 小建中汤
E. 理中丸

15. 治疗阴疽的方剂是（　）
A. 黄芪桂枝五物汤
B. 当归四逆汤
C. 仙方活命饮
D. 阳和汤
E. 败毒散

16. 属于阳和汤药物组成的是（　）
A. 生姜　　B. 桂枝
C. 生甘草　　D. 炙甘草
E. 当归

A2 型题

1. 患者，手足厥逆，畏寒蜷卧，神衰欲寐，面色苍白，腹痛下利，呕吐不渴，舌苔白滑，脉微细。治宜选用（　）
A. 当归补血汤
B. 当归四逆汤
C. 四逆散
D. 四逆汤
E. 白通汤

2. 患者倦怠乏力，腹痛绵绵，喜温喜按，食少便溏，畏寒肢冷，舌淡苔白，脉沉细。治宜选用（　）
A. 参苓白术散
B. 四君子汤
C. 理中汤
D. 补中益气汤
E. 小建中汤

3. 患者，女，34 岁，头痛以颠顶为主，头痛时烦躁欲死，伴有恶心呕吐，畏寒喜热，手足不温，口不渴，舌淡苔白，脉沉弦迟。治宜选用（　）
A. 九味羌活汤
B. 大秦艽汤
C. 小活络丹
D. 吴茱萸汤
E. 川芎茶调散

4. 患者，男，26 岁，素体阳气不足，汗出当风，导致肌肤麻木不仁，脉微涩而紧。治宜选用（　）
A. 当归四逆汤
B. 玉屏风散
C. 桂枝加葛根汤
D. 阳和汤
E. 黄芪桂枝五物汤

5. 患者，女，平素经期延迟，月经期间小腹疼痛，喜温喜按，入冬后手足厥冷，舌淡苔白，脉沉细。治宜选用（　）
A. 四物汤
B. 阳和汤
C. 理中汤
D. 当归四逆汤
E. 四逆汤

B1 型题

A. 人参、白术
B. 白术、茯苓

C. 茯苓、干姜
D. 干姜、甘草
E. 甘草、生姜
1. 四逆汤和理中汤均有的药物是（　）
2. 理中汤和四君子汤均有的药物是（　）

A. 理中丸　B. 小建中汤
C. 吴茱萸汤　D. 四逆汤
E. 当归四逆汤
3. 具有温中补虚，降逆止呕功效的方剂是（　）
4. 具有温中补虚，和里缓急功效的方剂是（　）

A. 当归四逆汤
B. 阳和汤
C. 黄芪桂枝五物汤
D. 回阳救急汤
E. 四逆汤
5. 具有温经散寒，养血通脉功效的方剂是（　）
6. 具有益气温经，和血通痹功效的方剂是（　）

A. 理中丸　B. 小建中汤
C. 吴茱萸汤　D. 四逆汤
E. 当归四逆汤
7. 主治虚劳里急的方剂是（　）
8. 主治肝胃虚寒，浊阴上逆的方剂是（　）

A. 温中补虚，和里缓急
B. 温里解表，益气健脾
C. 温中散寒，补气健脾
D. 温中补虚，降逆止痛
E. 温中补虚，降逆止呕
9. 理中汤的功效是（　）
10. 小建中汤的功效是（　）

A. 吴茱萸汤
B. 十枣汤
C. 小建中汤
D. 当归四逆汤
E. 桂枝汤
11. 生姜用量最大的是（　）
12. 大枣用量最大的是（　）

A. 和里缓急　B. 解表散寒
C. 养血温经　D. 温中祛寒
E. 回阳救逆
13. 当归配干姜主要用于（　）
14. 附子配干姜主要用于（　）

A. 温通胸阳，通行血脉
B. 温中阳，祛寒邪
C. 温阳化气行水
D. 温经散寒，温通血脉
E. 解肌发表
15. 桂枝在小建中汤中的作用是（　）
16. 桂枝在当归四逆汤中的作用是（　）

参考答案

A1 型题

1. D；2. A；3. D；4. B；5. E；6. C；7. C；8. E；9. D；10. A；11. D；12. D；13. B；14. C；15. D；16. C

A2 型题

1. D；2. C；3. D；4. E；5. D

B1 型题

1. D；2. A；3. C；4. B；5. A；6. C；7. B；8. C；9. C；10. A；11. A；12. B；13. C；14. E；15. B；16. D

第八单元　补益剂

A1 型题

1. 补益剂属于八法中的（　）
A. 和法　B. 温法
C. 补法　D. 消法
E. 清法
2. 四君子汤的功效是（　）
A. 益气养阴　B. 健脾养胃
C. 补益肝肾　D. 补气养血
E. 益气健脾
3. 不属于四君子汤药物组成的是（　）
A. 人参　B. 茯苓
C. 白术　D. 炙甘草
E. 桂枝
4. 参苓白术散的主治是（　）
A. 脾胃气虚　B. 脾虚湿盛
C. 脾胃虚寒　D. 脾阳不足

E. 脾虚气陷

5. 参苓白术散中宣肺利气、通调水道、载药上行的药物是（　）

A. 升麻　　B. 柴胡
C. 葛根　　D. 桔梗
E. 人参

6. 参苓白术散体现的治法是（　）

A. 培土生金　　B. 培土抑木
C. 培土制水　　D. 益火补土
E. 滋水涵木

7. 黄芪、人参、白术、柴胡、升麻、当归、橘皮、炙甘草组成的方剂是（　）

A. 参苓白术散
B. 补中益气汤
C. 升阳益胃汤
D. 玉屏风散
E. 白带汤

8. 补中益气汤的君药是（　）

A. 人参　　B. 升麻
C. 白术　　D. 当归
E. 黄芪

9. 补中益气汤的功效是（　）

A. 益气健脾
B. 益气健脾，渗湿止泻
C. 补中益气，升阳举陷
D. 益气生津，敛阴止汗
E. 益气固表止汗

10. 甘温除大热的代表方剂是（　）

A. 参苓白术散
B. 温中汤
C. 当归四逆汤
D. 补中益气汤
E. 生脉散

11. 人参、麦冬、五味子组成的方剂是（　）

A. 四君子汤　　B. 四物汤
C. 生脉散　　D. 玉屏风散
E. 补中益气汤

12. 生脉散中的君药是（　）

A. 人参　　B. 麦冬
C. 五味子　　D. 黄芪
E. 当归

13. 生脉散中人参的作用是（　）

A. 益气生津，补养肺气
B. 养阴清热，润肺生津
C. 敛肺止汗，生津止渴
D. 健脾益气，固表止汗
E. 补中益气，升阳举陷

14. 玉屏风散的组成是（　）

A. 黄芪、白术、甘草
B. 白术、防风、黄芪
C. 茯苓、白术、黄芪
D. 黄芪、白术、人参
E. 茯苓、白术、甘草

15. 玉屏风散中的君药是（　）

A. 防风　　B. 黄芪
C. 白术　　D. 人参
E. 茯苓

16. 防风在玉屏风散中的作用是（　）

A. 祛风止痉　　B. 祛风散寒
C. 祛风透疹　　D. 祛风御邪
E. 祛风止痛

17. 表虚自汗证宜选用（　）

A. 牡蛎散
B. 桂枝汤
C. 玉屏风散
D. 青蒿鳖甲汤
E. 清骨汤

18. 玉屏风散配伍黄芪的意义是（　）

A. 大补元气，气旺血行
B. 益气固表，行气消肿
C. 补气健脾，化气生血
D. 补益脾肺，固表止汗
E. 补中益气，升阳举陷

19. 完带汤的功效是（　）

A. 补脾疏肝，化湿止带
B. 固冲摄血，益气健脾
C. 滋阴清热，固经止血
D. 健脾除湿，清热止带
E. 温补脾肾，收敛止带

20. 主治营血虚滞证的是（　）

A. 四物汤
B. 当归补血汤
C. 桃红四物汤
D. 温经汤
E. 八珍汤

21. 当归补血汤和四物汤共同含有的药物是（　）

A. 熟地黄　B. 黄芪
C. 芍药　D. 当归
E. 川芎

22. 当归补血汤中黄芪与当归的用量比为（　）
A. 3∶1　B. 6∶1
C. 5∶1　D. 4∶1
E. 1∶5

23. 治疗心脾气血两虚证的方剂是（　）
A. 四物汤　B. 八珍汤
C. 炙甘草汤　D. 归脾汤
E. 归脾丸

24. 归脾汤中用于辛香走散，理气醒脾的药物是（　）
A. 黄芪　B. 远志
C. 木香　D. 菖蒲
E. 酸枣仁

25. 炙甘草汤的功效是（　）
A. 益气滋阴，通阳复脉
B. 益气补血，通阳复脉
C. 益气补血，健脾养心
D. 益气补血，养心安神
E. 益气健脾，滋阴养血

26. 炙甘草汤的君药是（　）
A. 炙甘草、生地黄
B. 生姜、炙甘草
C. 生地黄、桂枝
D. 熟地黄、桂枝
E. 阿胶、生地黄

27. 炙甘草汤的典型脉象是（　）
A. 脉沉细　B. 脉弦细
C. 脉结代　D. 脉沉弱
E. 脉短促

28. 属于六味地黄汤中三补的药物是（　）
A. 熟地黄、干姜、附子
B. 生地黄、熟地黄、山药
C. 熟地黄、山药、山茱萸
D. 茯苓、泽泻、丹皮
E. 山茱萸、泽泻、山药

29. 六味地黄丸的君药是（　）
A. 生地黄　B. 熟地黄
C. 干地黄　D. 山萸肉
E. 山药

30. 六味地黄丸的主治是（　）
A. 肝肾阴虚　B. 真阴不足
C. 肺肾两虚　D. 骨蒸潮热
E. 肾阳不足

31. 不属于一贯煎药物组成的是（　）
A. 沙参　B. 枸杞子
C. 川楝子　D. 麦冬
E. 熟地黄

32. 一贯煎的功效是（　）
A. 滋补肝肾　B. 滋阴清热
C. 滋阴凉血　D. 滋阴降火
E. 滋阴疏肝

33. 一贯煎中配伍少量川楝子的作用是（　）
A. 疏肝泄热，理气止痛
B. 滋水涵木
C. 养血滋阴柔肝
D. 滋养肺胃，养阴生津
E. 佐金平木

34. 不属于肾气丸主治症状的是（　）
A. 腰部寒冷，小便不利
B. 阳痿早泄，腰痛脚软
C. 小便反多，舌白淡胖
D. 痰饮，水肿，转胞
E. 骨蒸潮热，盗汗遗精

35. 配伍中体现“少火生气”的方剂是（　）
A. 六味地黄丸
B. 肾气丸
C. 左归丸
D. 大补阴丸
E. 地黄饮子

36. 肾气丸是在六味地黄丸的基础上加（　）
A. 芍药、山茱萸
B. 山药、泽泻
C. 桂枝、附子
D. 肉桂、附子
E. 丹皮、泽泻

37. 具有滋肾阴、补肾阳、开窍化痰功效的方剂是（　）
A. 炙甘草汤
B. 六味地黄丸
C. 肾气丸
D. 地黄饮子
E. 当归六黄汤

38. 主要治疗喑痱证的方剂是（　）

A. 六味地黄丸
B. 肾气丸
C. 生脉饮
D. 炙甘草汤
E. 地黄饮子

39. 不属于地黄饮子药物组成的是（　）
A. 熟地黄　B. 巴戟天
C. 肉苁蓉　D. 官桂
E. 锁阳

A2 型题

1. 饮食不化，胸脘痞闷，肠鸣泄泻，四肢乏力，面色萎黄，舌淡苔白腻，脉虚缓。治宜选用（　）
A. 四君子汤
B. 四神丸
C. 真人养脏汤
D. 参苓白术散
E. 补中益气汤

2. 身热自汗，渴喜热饮，气短乏力，舌淡，脉虚大无力。治宜选用（　）
A. 白虎汤
B. 补中益气汤
C. 参苓白术散
D. 当归补血汤
E. 桂枝汤

3. 汗多神疲，体倦乏力，气短懒言，咽干口渴，舌干红少苔，脉虚数。治宜选用（　）
A. 生脉散
B. 补中益气汤
C. 玉屏风散
D. 炙甘草汤
E. 四君子汤

4. 心悸怔忡，健忘失眠，盗汗，体倦食少，面色萎黄，舌淡，苔薄白，脉细弱。治宜选用（　）
A. 四物汤
B. 归脾丸
C. 酸枣仁汤
D. 天王补心丹
E. 归脾汤

5. 腰膝酸软，头晕目眩，耳鸣耳聋，骨蒸潮热，手足心热，舌红少苔，脉细数。治宜选用（　）
A. 六味地黄丸
B. 肾气丸
C. 左归丸
D. 右归丸
E. 地黄饮子

6. 月经不调，量少，经行不畅，色淡有时带有血块，脐腹作痛，舌淡，口唇、爪甲色淡，脉细涩。治宜选用（　）
A. 四物汤
B. 当归补血汤
C. 桃核承气汤
D. 温经汤
E. 八珍汤

7. 腰膝酸软，胁脘胀痛，吞酸口苦，咽干口燥，脉细虚弦。治宜选用（　）
A. 逍遥散
B. 四逆散
C. 龙胆泻肝汤
D. 一贯煎
E. 天台乌药散

8. 体弱少气，心悸怔忡，虚烦不眠，舌体瘦小，舌淡苔光剥，脉结代。治宜选用（　）
A. 归脾汤
B. 当归补血汤
C. 天王补心丹
D. 炙甘草汤
E. 一贯煎

9. 大出血后出现肌热面赤，烦渴欲饮，舌质淡，脉洪大而虚。治宜选用（　）
A. 补中益气汤
B. 当归补血汤
C. 炙甘草汤
D. 八珍汤
E. 四逆汤

10. 腰痛脚软，身半以下常自觉发凉，小便不利，舌淡而胖，脉虚弱，迟脉沉细。治宜选用（　）
A. 六味地黄丸
B. 八珍汤
C. 炙甘草汤
D. 肾气丸
E. 地黄饮子

B1 型题

A. 麦冬　B. 桔梗

C. 升麻　　D. 五味子
E. 桂枝
1. 补中益气汤含有的药物是（　）
2. 参苓白术散含有的药物是（　）

A. 滋水涵木　　B. 佐金平木
C. 补火生土　　D. 培土生金
E. 金水相生
3. 参苓白术散体现的原理有（　）
4. 一贯煎体现的原理有（　）

A. 补中益气汤
B. 炙甘草汤
C. 地黄饮子
D. 六味地黄丸
E. 肾气丸
5. 具有“壮水之主，以制阳光”作用的方剂是（　）
6. 具有“益火之源，以消阴翳”作用的方剂是（　）

A. 表虚自汗证
B. 脾胃气虚下陷证
C. 脾胃气虚夹湿证
D. 血虚阳浮发热证
E. 心脾气血两虚证
7. 玉屏风散的主治是（　）
8. 补中益气汤的主治是（　）

A. 四君子汤
B. 四物汤
C. 补中益气汤
D. 当归补血汤
E. 生脉散
9. 治疗气虚发热的代表方剂是（　）
10. 治疗血虚发热的代表方剂是（　）

A. 熟地黄　　B. 肉桂
C. 桂枝　　D. 麦冬
E. 当归
11. 六味地黄丸中含有的药物是（　）
12. 肾气丸中含有的药物是（　）

A. 人参　　B. 黄芪
C. 熟地黄　　D. 当归
E. 生地黄
13. 四君子汤的君药是（　）
14. 四物汤的君药是（　）

参考答案

A1 型题

1. C；2. E；3. E；4. B；5. D；6. A；7. B；8. E；9. C；10. D；11. C；12. A；13. A；14. B；15. B；16. D；17. C；18. D；19. A；20. A；21. D；22. C；23. D；24. C；25. A；26. A；27. C；28. C；29. B；30. A；31. E；32. E；33. A；34. E；35. B；36. C；37. D；38. E；39. E

A2 型题

1. D；2. B；3. A；4. E；5. A；6. A；7. D；8. D；9. B；10. D

B1 型题

1. C；2. B；3. D；4. B；5. D；6. E；7. A；8. B；9. C；10. D；11. A；12. C；13. A；14. C

第九单元　固涩剂

A1 型题

1. 下列不属于固涩剂分类的是（　）
A. 固表止汗　　B. 敛肺止咳
C. 涩肠固脱　　D. 固崩止带
E. 升阳举陷
2. 属于固涩剂适用范畴的是（　）
A. 血热崩漏　　B. 火动遗精
C. 中风出汗　　D. 肺虚久咳
E. 热结旁流
3. 牡蛎散中主要用于止汗的药物是（　）
A. 黄芪　　B. 麻黄根
C. 浮小麦　　D. 牡蛎
E. 龙骨
4. 具有敛阴止汗、益气固表功效的是（　）
A. 牡蛎散
B. 生脉饮
C. 玉屏风散
D. 当归六黄汤
E. 六味地黄丸
5. 真人养脏汤的主治是（　）

A. 五更泄泻
B. 久泻久痢
C. 脾虚泄泻
D. 气虚下陷所致的泄泻
E. 湿热痢疾

6. 真人养脏汤含有的药物有（　）
A. 乌梅　B. 罂粟壳
C. 山萸肉　D. 五味子
E. 赤石脂

7. 不属于四神丸组成的是（　）
A. 补骨脂　B. 吴茱萸
C. 肉豆蔻　D. 五倍子
E. 五味子

8. 四神丸的主治为（　）
A. 温肾暖脾，固肠止泻
B. 益气升阳，固肠止泻
C. 扶土抑木，固肠止泻
D. 温中散寒，固肠止泻
E. 温补肾阳，固肠止泻

9. 四神丸中重用补骨脂的意义是（　）
A. 温中涩肠　B. 涩肠止泻
C. 益火补土　D. 补南泻北
E. 虚则补母

10. 桑螵蛸散的主治证是（　）
A. 肾虚不固　B. 心脾两虚
C. 心肾两虚　D. 脾肾两虚
E. 肺肾两虚

11. 固冲汤的功效是（　）
A. 滋阴清热，固经止血
B. 固冲止血，清热祛湿
C. 固冲止血，益气健脾
D. 固冲止血，疏肝解郁
E. 固冲止血，温肾补阳

A2 型题

1. 自汗盗汗，心悸惊惕，短气烦倦，舌淡红，脉细弱。治宜选用（　）
A. 牡蛎散
B. 生脉散
C. 玉屏风散
D. 当归六黄汤
E. 桂枝汤

2. 五更泄泻，不思饮食，食不消化，腹痛喜温，腰酸肢冷，神疲乏力，舌淡，苔薄白，脉沉迟无力。治宜选用（　）
A. 参苓白术散
B. 补中益气汤
C. 肾气丸
D. 四神丸
E. 真人养脏汤

3. 患者，男，43 岁，小便频数，尿如米泔色，心神恍惚，健忘失眠，舌淡苔白，脉细弱。治宜选用（　）
A. 金锁固精丸
B. 桑螵蛸散
C. 缩泉丸
D. 肾气丸
E. 萆薢分清饮

4. 患者，女，46 岁，突然血崩，漏下不止，色淡质稀，头晕肢冷，心悸气短，神疲乏力，腰膝酸软，舌淡，脉微弱。治宜选用（　）
A. 固冲汤
B. 固经丸
C. 当归补血汤
D. 四物汤
E. 归脾汤

B1 型题

A. 生黄芪　B. 麻黄根
C. 浮小麦　D. 煅牡蛎
E. 龙骨

1. 牡蛎散中君药是（　）
2. 牡蛎散中臣药是（　）

A. 补骨脂　B. 吴茱萸
C. 肉豆蔻　D. 五味子
E. 黄芪

3. 四神丸中君药是（　）
4. 四神丸中臣药是（　）

A. 牡蛎散
B. 桑螵蛸散
C. 真人养脏汤
D. 四神丸
E. 固冲汤

5. 主治脾肾亏虚，冲脉不固证的是（　）

6. 主治脾肾阳虚之肾泻证的是（　）

参考答案

A1 型题

1. E；2. D；3. B；4. A；5. B；6. B；7. D；8. A；9. C；10. C；11. C

A2 型题

1. A；2. D；3. B；4. A

B1 型题

1. D；2. A；3. A；4. C；5. E；6. D

第十单元　安神剂

A1 型题

1. 朱砂安神丸的主治是（　）
   A. 阴虚血少，神志不安
   B. 阴血亏虚，心肾失调
   C. 肝血不足，虚热内扰
   D. 心肾不交，烦躁不安
   E. 心火亢盛，阴血不足
2. 不属于朱砂安神丸组成的是（　）
   A. 黄芩　B. 黄连
   C. 生地黄　D. 当归
   E. 炙甘草
3. 天王补心丹的主治是（　）
   A. 气虚血少，神志不安
   B. 阴虚血少，神志不安
   C. 肝血不足，虚热内扰
   D. 阳虚血少，神志不安
   E. 阴阳两虚，神志不安
4. 由知母、茯苓、川芎、酸枣仁、甘草组成的方剂是（　）
   A. 朱砂安神丸
   B. 酸枣仁汤
   C. 天王补心丹
   D. 甘麦大枣汤
   E. 柏子养心丹
5. 川芎在酸枣仁汤中的作用是（　）
   A. 养血补肝
   B. 滋阴润燥
   C. 调肝血，疏肝气
   D. 活血祛瘀
   E. 祛风行血

A2 型题

1. 失眠多梦，惊悸怔忡，心烦神乱，舌尖红，脉细数。治宜选用（　）
   A. 柏子养心丹
   B. 朱砂安神丸
   C. 酸枣仁汤
   D. 天王补心丹
   E. 甘麦大枣汤
2. 心悸怔忡，虚烦失眠，神疲健忘，手足心热，口舌生疮，舌红少苔，脉细数。治宜选用（　）
   A. 柏子养心丹
   B. 朱砂安神丸
   C. 酸枣仁汤
   D. 天王补心丹
   E. 甘麦大枣汤
3. 虚烦失眠，心悸不安，头目眩晕，咽干口燥，舌红，脉弦细。治宜选用（　）
   A. 朱砂安神丸
   B. 天王补心丹
   C. 酸枣仁汤
   D. 甘麦大枣汤
   E. 磁朱丸

B1 型题

A. 心火亢盛，阴血不足之失眠
B. 心肾不交之失眠
C. 阴虚血少之失眠
D. 肝血不足，虚热内扰之失眠
E. 脏躁

1. 天王补心丹主要治疗（　）
2. 酸枣仁汤主要治疗（　）

A. 生地黄、当归
B. 生地黄、丹参
C. 知母、茯苓
D. 小麦、大枣
E. 麦冬、枸杞子

3. 酸枣仁汤中含有（　）
4. 朱砂安神丸中含有（　）

参考答案

A1 型题

1. E；2. A；3. B；4. B；5. C

A2 型题

1. B；2. D；3. C

B1 型题

1. C；2. D；3. C；4. A

第十一单元　开窍剂

A1 型题

1. 开窍剂均含有芳香类药物，下列不正确的用法是（　）
   A. 煎煮的时候宜后下
   B. 只宜暂服，不能久服
   C. 中病即止
   D. 孕妇慎用
   E. 宜温开水化服
2. 下列不适宜使用开窍剂的是（　）
   A. 邪陷心包　　B. 痰热蒙窍
   C. 汗出肢冷　　D. 口噤不开
   E. 两手握固
3. 安宫牛黄丸的主治是（　）
   A. 邪热内陷心包证
   B. 湿热闭阻证
   C. 热盛动风证
   D. 痰热蒙闭心包证
   E. 寒闭证
4. 紫雪的功效是（　）
   A. 清热解毒，开窍醒神
   B. 清热开窍，息风止痉
   C. 化浊开窍，清热解毒
   D. 芳香开窍，行气止痛
   E. 化痰开窍，消肿止痛
5. 至宝丹的功效是（　）
   A. 化痰开窍，消肿止痛
   B. 化浊开窍，清热解毒
   C. 清热开窍，息风止痉
   D. 清热解毒，开窍醒神
   E. 芳香开窍，行气止痛

A2 型题

1. 高热烦躁，神昏谵语，痉厥，口渴唇焦，尿赤便秘，舌红苔黄，脉数有力，治宜选用（　）
   A. 安宫牛黄丸
   B. 紫雪
   C. 至宝丹
   D. 苏合香丸
   E. 紫金锭
2. 患者，男，29 岁，高热烦躁，口干舌燥，痰涎壅盛，舌绛，脉数。治宜选用（　）
   A. 安宫牛黄丸
   B. 紫雪
   C. 至宝丹
   D. 苏合香丸
   E. 紫金锭

B1 型题

A. 化痰开窍，消肿止痛
B. 化浊开窍，清热解毒
C. 清热开窍，息风止痉
D. 清热解毒，开窍醒神
E. 芳香开窍，行气止痛

1. 紫雪的功用是（　）
2. 至宝丹的功用是（　）

A. 安宫牛黄丸
B. 紫雪
C. 至宝丹
D. 苏合香丸
E. 紫金锭

3. 上述方剂中清热解毒之力最好的是（　）
4. 上述方剂中长于芳香开窍，化浊辟秽的是（　）

参考答案

A1 型题

1. A；2. C；3. A；4. B；5. B

A2 型题

1. B；2. C

B1 型题

1. C；2. B；3. A；4. C

第十二单元　理气剂

A1 型题

1. 半夏厚朴汤药物组成中含有（　）
   A. 白术　　B. 杏仁
   C. 茯苓　　D. 陈皮
   E. 前胡

2. 不属于苏子降气汤药物组成的是（　）
   A. 生姜、苏叶
   B. 前胡、甘草
   C. 杏仁、白前
   D. 半夏、厚朴
   E. 当归、肉桂
3. 不属于旋覆代赭汤药物组成的是（　）
   A. 丁香、厚朴
   B. 大枣、炙甘草
   C. 生姜、半夏
   D. 人参、炙甘草
   E. 生姜、大枣
4. 旋覆代赭汤的功用是（　）
   A. 行气疏肝，散寒止痛
   B. 行气消痞，降逆止呕
   C. 降逆化痰，益气和胃
   D. 降逆和胃，散寒止痛
   E. 温中和胃，降逆止呕
5. 苏子降气汤的功用是（　）
   A. 温肺散寒，降气平喘
   B. 祛痰散结，行气消痞
   C. 通阳散结，散寒止痛
   D. 降气平喘，祛痰止咳
   E. 通阳散寒，祛痰下气
6. 半夏厚朴汤的功用是（　）
   A. 行气降逆，燥湿化痰
   B. 降逆止呕，下气除满
   C. 行气散结，降逆化痰
   D. 行气消痞，燥湿除满
   E. 行气降逆，散满宽胸
7. 越鞠丸的功用是（　）
   A. 行气散结　B. 行气和血
   C. 行气消痞　D. 行气解郁
   E. 行气止痛
8. 具有通阳散结，祛痰下气功用的方剂是（　）
   A. 越鞠丸
   B. 吴茱萸汤
   C. 半夏厚朴汤
   D. 苏子降气汤
   E. 枳实薤白桂枝汤
9. 以降气平喘，祛痰止咳为主要功用的方剂是（　）
   A. 旋覆代赭汤
   B. 苏子降气汤
   C. 半夏厚朴汤
   D. 小青龙汤
   E. 瓜蒌薤白白酒汤
10. 以降逆化痰，益气和胃为主要功用的方剂是（　）
   A. 半夏厚朴汤
   B. 半夏泻心汤
   C. 苏子降气汤
   D. 旋覆代赭汤
   E. 吴茱萸汤
11. 苏子降气汤中配伍肉桂的主要用意是（　）
   A. 温阳散寒　B. 温通经脉
   C. 鼓舞气血　D. 温肾纳气
   E. 散寒止痛
12. 天台乌药散的功用不包括（　）
   A. 散寒　B. 行气
   C. 止痛　D. 疏肝
   E. 活血
13. 暖肝煎的功用是（　）
   A. 温脾　B. 温肾
   C. 温肺　D. 温经
   E. 温胃
14. 不属于暖肝煎药物组成的是（　）
   A. 乌药、小茴香
   B. 肉桂、沉香
   C. 当归、枸杞子
   D. 茯苓、生姜
   E. 甘草、大枣

A2 型题

1. 患者症见胃脘痞闷，按之不痛，频频嗳气，纳差，舌苔白腻，脉滑。治宜选用（　）
   A. 半夏厚朴汤
   B. 半夏泻心汤
   C. 苏子降气汤
   D. 旋覆代赭汤
   E. 吴茱萸汤
2. 患者症见痰涎壅盛，胸膈满闷，喘咳短气，呼多吸少，舌苔白滑，脉弦滑。治宜选用（　）
   A. 半夏厚朴汤
   B. 半夏泻心汤
   C. 苏子降气汤

D. 旋覆代赭汤
E. 吴茱萸汤

3. 女性患者，症见咽中如有物阻塞，咳吐不出，吞咽不下，胸膈满闷，舌苔白滑，脉弦滑。治宜选用（ ）
A. 半夏厚朴汤
B. 半夏泻心汤
C. 苏子降气汤
D. 旋覆代赭汤
E. 吴茱萸汤

4. 患者症见胸满疼痛，胸痛彻背，背痛彻胸，喘息短气，气从胁下，上攻心胸，舌苔白腻，脉沉弦。治宜选用（ ）
A. 半夏厚朴汤
B. 枳实薤白桂枝汤
C. 苏子降气汤
D. 旋覆代赭汤
E. 吴茱萸汤

B1 型题

A. 干姜、茯苓
B. 生姜、茯苓
C. 芍药、甘草
D. 厚朴、枳实
E. 干姜、肉桂

1. 半夏厚朴汤的组成药物中有（ ）
2. 枳实薤白桂枝汤的组成药物中有（ ）

A. 干姜、茯苓
B. 肉桂、干姜
C. 半夏、生姜
D. 柴胡、苏叶
E. 干姜、半夏

3. 旋覆代赭汤中的药物组成中包含（ ）
4. 苏子降气汤的药物组成中包含（ ）

A. 疏肝解郁，行气止痛
B. 行气散结，降逆化痰
C. 通阳散结，祛痰下气
D. 行气疏肝，祛寒止痛
E. 疏肝泄热，活血止痛

5. 枳实薤白桂枝汤的功用是（ ）
6. 半夏厚朴汤的功用是（ ）

A. 苏子降气汤
B. 暖肝煎
C. 天台乌药散
D. 柴胡疏肝散
E. 半夏厚朴汤

7. 具有行气散结，降逆化痰功用的方剂是（ ）
8. 具有行气疏肝，散寒止痛功用的方剂是（ ）

A. 肺痈　　B. 肺痿
C. 胸痹　　D. 白喉
E. 梅核气

9. 枳实薤白桂枝汤主治（ ）
10. 半夏厚朴汤主治（ ）

A. 暖肝煎
B. 苏子降气汤
C. 旋覆代赭汤
D. 越鞠丸
E. 天台乌药散

11. 主治肝肾不足，寒滞肝脉的方剂是（ ）
12. 主治痰涎壅盛，上实下虚痰嗽喘的方剂是（ ）

A. 旋覆代赭汤
B. 苏子降气汤
C. 暖肝煎
D. 天台乌药散
E. 枳实薤白桂枝汤

13. 主治肝经气滞寒凝证的方剂是（ ）
14. 主治胃虚痰阻气逆证的方剂是（ ）

参考答案

A1 型题

1. C；2. C；3. A；4. C；5. D；6. C；7. D；8. E；9. B；10. D；11. D；12. E；13. B；14. E

A2 型题

1. D；2. C；3. A；4. B

B1 型题

1. B；2. D；3. C；4. C；5. C；6. B；7. E；8. C；9. C；10. E；11. A；12. B；13. D；14. A

第十三单元　理血剂

A1 型题

1. 桃核承气汤的药物组成中含有（　）
   A. 大承气汤
   B. 小承气汤
   C. 调胃承气汤
   D. 增液承气汤
   E. 复方大承气汤
2. 桃核承气汤的药物组成中不含有（　）
   A. 桃仁　　B. 桃核
   C. 大黄　　D. 芒硝
   E. 桂枝
3. 血府逐瘀汤主治的病证是（　）
   A. 少腹血瘀证
   B. 胸中血瘀证
   C. 膈下血瘀证
   D. 两胁血瘀证
   E. 头部血瘀证
4. 血府逐瘀汤的君药是（　）
   A. 当归、川芎
   B. 川芎、柴胡
   C. 桃仁、红花
   D. 柴胡、枳壳
   E. 生地黄、赤芍
5. 补阳还五汤原书黄芪的用量是（　）
   A. 一两　　B. 二两
   C. 三两　　D. 四两
   E. 五两
6. 组成中含有地龙的方剂是（　）
   A. 血府逐瘀汤
   B. 补阳还五汤
   C. 复元活血汤
   D. 温经汤
   E. 膈下逐瘀汤
7. 补阳还五汤的功用是（　）
   A. 补气活血养血
   B. 补气活血通络
   C. 补气活血行气
   D. 补气疏肝通络
   E. 补气止痛活血
8. 复元活血汤的功用是（　）
   A. 活血祛瘀，疏肝通络
   B. 温经散寒，养血祛瘀
   C. 养血祛瘀，温经止痛
   D. 活血化瘀，行气止痛
   E. 活血化瘀，逐瘀泄热
9. 温经汤的功用是（　）
   A. 活血祛瘀，疏肝通络
   B. 温经散寒，养血祛瘀
   C. 养血祛瘀，温经止痛
   D. 活血化瘀，行气止痛
   E. 活血化瘀，逐瘀泄热
10. 生化汤的功用是（　）
   A. 活血祛瘀，疏肝通络
   B. 温经散寒，养血祛瘀
   C. 养血祛瘀，温经止痛
   D. 活血化瘀，行气止痛
   E. 活血化瘀，逐瘀泄热
11. 复元活血汤中不包含（　）
   A. 柴胡　　B. 当归
   C. 红花　　D. 穿山甲
   E. 芒硝
12. 温经汤中包含（　）
   A. 柴胡　　B. 当归
   C. 红花　　D. 穿山甲
   E. 干姜
13. 生化汤中包含（　）
   A. 柴胡　　B. 人参
   C. 红花　　D. 穿山甲
   E. 干姜
14. 咳血方主治的病证是（　）
   A. 血热妄行，损伤血络
   B. 阴虚火旺，损伤脉络
   C. 肝火犯肺，灼伤肺络
   D. 脾阳不足，统摄失常
   E. 心脾两虚，气血不足
15. 咳血方的药物组成中含有（　）
   A. 瓜蒌仁　　B. 桔梗
   C. 杏仁　　D. 白茅根
   E. 生地黄
16. 黄土汤的功用是（　）
   A. 温阳健脾，益气止血
   B. 温阳健脾，养血止血
   C. 温中散寒，养血和血

D. 温阳健脾，补气摄血
E. 补气养血，收涩止血

17. 黄土汤主治证的病机是（　）
A. 脾气不足，统摄失职
B. 心脾两虚，气血不足
C. 脾阳不足，统摄无权
D. 热邪炽盛，迫血妄行
E. 冲任虚寒，瘀血阻滞

18. 具有凉血止血，利水通淋功用的方剂是（　）
A. 八正散　B. 小蓟饮子
C. 导赤散　D. 五苓散
E. 槐花散

19. 小蓟饮子的药物组成中含有（　）
A. 栀子　B. 荆芥
C. 枳壳　D. 白术
E. 阿胶

20. 槐花散的药物组成中不含有（　）
A. 槐花　B. 侧柏叶
C. 荆芥穗　D. 枳壳
E. 地榆

21. 十灰散的功效是（　）
A. 凉血活血　B. 凉血补血
C. 补血调血　D. 凉血止血
E. 凉血清热

22. 不宜使用十灰散治疗的出血证是（　）
A. 吐血　B. 便血
C. 咯血　D. 嗽血
E. 衄血

A2 型题

1. 患者症见大便下血，先便后血，血色暗淡，四肢不温，面色萎黄，舌淡苔白，脉沉细无力。治宜选用（　）
A. 黄土汤　B. 归脾汤
C. 槐花散　D. 小蓟饮子
E. 咳血方

2. 患者症见咳嗽，痰稠带血，咳吐不爽，心烦易怒，胸胁作痛，咽干口苦，舌红苔黄，脉弦数。治宜选用（　）
A. 黄土汤　B. 归脾汤
C. 槐花散　D. 小蓟饮子
E. 咳血方

3. 患者症见尿中带血，小便频数，赤涩热痛，舌红，脉数。治宜选用（　）
A. 黄土汤　B. 归脾汤
C. 槐花散　D. 小蓟饮子
E. 咳血方

4. 患者症见漏下不止，血暗且带有血块，淋沥不畅，经期延后，伴见少腹里急，腹满，手心烦热，唇口干燥，舌质暗红，脉细而涩。治宜选用（　）
A. 黄土汤　B. 归脾汤
C. 生化汤　D. 温经汤
E. 复元活血汤

5. 患者产后，恶露不行，小腹冷痛，舌质暗淡，脉涩。治宜选用（　）
A. 黄土汤　B. 归脾汤
C. 生化汤　D. 温经汤
E. 复元活血汤

6. 患者症见胁肋部疼痛，痛有定处，痛不可忍，舌暗红，脉弦紧。治宜选用（　）
A. 黄土汤　B. 归脾汤
C. 生化汤　D. 温经汤
E. 复元活血汤

7. 患者症见半身不遂，口眼歪斜，语言謇涩，口角流涎，小便频数，舌暗淡，苔白，脉缓无力。治宜选用（　）
A. 补阳还五汤
B. 归脾汤
C. 生化汤
D. 温经汤
E. 复元活血汤

8. 患者症见胸痛，头痛，日久不愈，痛如针刺有定处，失眠多梦，烦躁易怒，舌质暗红，脉涩。治宜选用（　）
A. 桃核承气汤
B. 血府逐瘀汤
C. 生化汤
D. 温经汤
E. 复元活血汤

B1 型题

A. 桃核承气汤
B. 血府逐瘀汤
C. 复元活血汤
D. 温经汤

E. 黄土汤

1. 具有逐瘀泄热功用的方剂是（　）
2. 具有活血化瘀，行气止痛功用的方剂是（　）

A. 桃核承气汤
B. 血府逐瘀汤
C. 复元活血汤
D. 温经汤
E. 黄土汤

3. 主治冲任虚寒，瘀血阻滞的方剂是（　）
4. 主治脾阳不足，脾不统血的方剂是（　）

A. 黄芪、当归、赤芍、地龙、川芎、红花、桃仁
B. 桃仁、大黄、桂枝、甘草、芒硝
C. 桃仁、红花、当归、生地黄、川芎、赤芍、牛膝、桔梗、柴胡、枳壳、甘草
D. 桃仁、红花、柴胡、瓜蒌根、当归、大黄、甘草
E. 桃仁、当归、川芎、干姜、甘草

5. 桃核承气汤的药物组成是（　）
6. 补阳还五汤的药物组成是（　）

A. 黄芪、当归、赤芍、地龙、川芎、红花、桃仁
B. 桃仁、大黄、桂枝、甘草、芒硝
C. 桃仁、红花、当归、生地黄、川芎、赤芍、牛膝、桔梗、柴胡、枳壳、甘草
D. 桃仁、红花、柴胡、瓜蒌根、当归、大黄、甘草
E. 桃仁、当归、川芎、干姜、甘草

7. 生化汤的药物组成是（　）
8. 复元活血汤的药物组成是（　）

A. 青黛　B. 生地黄
C. 当归　D. 木通
E. 桃仁

9. 咳血方的君药是（　）
10. 生化汤的君药是（　）

A. 生化汤
B. 四物汤
C. 当归四逆汤
D. 温经汤
E. 黄土汤

11. 具有养血祛瘀，温经止痛功用的方剂是（　）
12. 具有温经散寒，养血祛瘀功用的方剂是（　）

参考答案

A1 型题

1. C；2. B；3. B；4. C；5. D；6. B；7. B；8. A；9. B；10. C；11. E；12. B；13. E；14. C；15. A；16. B；17. C；18. B；19. A；20. E；21. D；22. B

A2 型题

1. A；2. E；3. D；4. D；5. C；6. E；7. A；8. B

B1 型题

1. A；2. B；3. D；4. E；5. B；6. A；7. E；8. D；9. A；10. C；11. A；12. D

第十四单元　治风剂

A1 型题

1. 不属于川芎茶调散药物组成的是（　）
A. 薄荷叶　B. 细辛
C. 白芷　D. 防风
E. 天麻
2. 不属于消风散药物组成的是（　）
A. 当归　B. 防风
C. 羌活　D. 知母
E. 牛蒡子
3. 不属于羚角钩藤汤药物组的是（　）
A. 枇杷叶　B. 白芍
C. 生地黄　D. 川贝
E. 桑叶
4. 属于镇肝息风汤药物组成的是（　）
A. 天麻　B. 钩藤
C. 栀子　D. 川楝子
E. 羚羊角
5. 不属于天麻钩藤饮药物组成的是（　）
A. 杜仲　B. 益母草
C. 栀子　D. 怀牛膝
E. 石决明
6. 川芎茶调散的功用是（　）
A. 疏风清热　B. 疏风除湿
C. 疏风散寒　D. 疏风止痛
E. 凉肝息风

7. 消风散中体现“治风先治血，血行风自灭”之意的药物是（ ）
   A. 生地黄、当归
   B. 苦参、防风
   C. 知母、苍术
   D. 胡麻仁、牛蒡子
   E. 石膏、生地黄
8. 下列不是川芎茶调散中大剂量使用薄荷用意的是（ ）
   A. 清热解毒 B. 疏风解表
   C. 制药温燥 D. 防邪化热
   E. 疏风止痛
9. 镇肝息风汤中使用茵陈、川楝子、麦芽的含义是（ ）
   A. 消食健脾 B. 理气和胃
   C. 疏肝清热 D. 镇肝息风
   E. 清热活血
10. 天麻钩藤饮中应用川牛膝的作用是（ ）
   A. 平肝息风 B. 清热活血
   C. 补益肝肾 D. 引血下行
   E. 滋阴潜阳
11. 不属于大定风珠药物组成的是（ ）
   A. 白芍 B. 鳖甲
   C. 阿胶 D. 石决明
   E. 生牡蛎

A2 型题

1. 患者出现偏头痛，颠顶痛，恶风发热，舌苔白，脉浮。宜选用（ ）
   A. 吴茱萸汤
   B. 银翘散
   C. 桂枝汤
   D. 川芎茶调散
   E. 九味羌活汤
2. 患者血压升高，头目昏眩，目胀耳鸣，心中烦热，肢体渐渐觉得不利，脉弦长有力。宜选用（ ）
   A. 羚角钩藤汤
   B. 镇肝息风汤
   C. 天麻钩藤饮
   D. 川芎茶调散
   E. 大定风珠
3. 患者头痛，头晕，失眠多梦，舌红苔黄，脉弦数。宜选用（ ）
   A. 大定风珠
   B. 镇肝息风汤
   C. 天麻钩藤饮
   D. 羚角钩藤汤
   E. 消风散
4. 患者手足瘛疭，形体消瘦，神疲乏力，舌红少苔，脉气欲脱。宜选用（ ）
   A. 大定风珠
   B. 镇肝息风汤
   C. 天麻钩藤饮
   D. 羚角钩藤汤
   E. 川芎茶调散
5. 患者皮肤瘙痒，遍身云片状斑点，抓破后会流水，苔白，脉浮数。宜选用（ ）
   A. 川芎茶调散
   B. 葛根芩连汤
   C. 银翘散
   D. 消风散
   E. 镇肝息风汤

B1 型题

A. 凉肝息风，增液舒筋
B. 疏风除湿，清热养血
C. 镇肝息风，滋阴潜阳
D. 滋阴息风
E. 平肝息风，清热活血，补益肝肾

1. 天麻钩藤饮的功用是（ ）
2. 镇肝息风汤的功用是（ ）

A. 痰浊上逆之头痛
B. 瘀血阻络之头痛
C. 风邪外袭之头痛
D. 血不上承之头痛
E. 肝阳上亢之头痛

3. 天麻钩藤饮的主治是（ ）
4. 川芎茶调散的主治是（ ）

参考答案

A1 型题

1. E；2. C；3. A；4. D；5. D；6. D；7. A；8. A；9. C；10. D；11. D

A2 型题

1. D；2. B；3. C；4. A；5. D

B1 型题

1. E；2. C；3. E；4. C

第十五单元　治燥剂

A1 型题

1. 药物组成中含有苏叶、茯苓、前胡、桔梗的方剂是（　）
   A. 杏苏散
   B. 桑杏汤
   C. 清燥救肺汤
   D. 麦门冬汤
   E. 增液汤
2. 下列方剂药物组成中含有石膏的是（　）
   A. 杏苏散
   B. 桑杏汤
   C. 清燥救肺汤
   D. 麦门冬汤
   E. 百合固金汤
3. 清燥救肺汤的功用是（　）
   A. 清宣凉燥，理肺化痰
   B. 清宣温燥，润肺止咳
   C. 清燥救肺，益气养阴
   D. 清养肺胃，降逆下气
   E. 养阴清肺，解毒利咽
4. 药物组成中含有熟地黄、玄参、贝母的方剂是（　）
   A. 杏苏散
   B. 百合固金汤
   C. 清燥救肺汤
   D. 麦门冬汤
   E. 增液汤
5. 下列方剂中治疗“白喉”的是（　）
   A. 杏苏散
   B. 百合固金汤
   C. 清燥救肺汤
   D. 麦门冬汤
   E. 养阴清肺汤
6. 体现“增水行舟”治疗原则的方剂是（　）
   A. 杏苏散
   B. 增液汤
   C. 百合固金汤
   D. 清燥救肺汤
   E. 麦门冬汤
7. 麦门冬汤中麦冬和半夏的比例是（　）
   A. 1∶1　　B. 2∶1
   C. 5∶1　　D. 7∶1
   E. 6∶1
8. 下列方剂中体现“金水相生”治疗原则的是（　）
   A. 杏苏散
   B. 增液汤
   C. 百合固金汤
   D. 清燥救肺汤
   E. 麦门冬汤

A2 型题

1. 患者恶寒无汗，头微痛，咳嗽，咳痰稀，鼻塞咽干，苔白，脉弦。宜选用（　）
   A. 杏苏散　　B. 麻黄汤
   C. 桂枝汤　　D. 桑杏汤
   E. 银翘散
2. 患者发热头痛，干咳无痰，咽喉干燥，口渴心烦，脉虚数。宜选用（　）
   A. 杏苏散
   B. 增液汤
   C. 百合固金汤
   D. 清燥救肺汤
   E. 麦门冬汤
3. 患者呕吐，呃逆，口渴咽干，舌红少苔，脉虚数。宜选用（　）
   A. 杏苏散
   B. 增液汤
   C. 百合固金汤
   D. 清燥救肺汤
   E. 麦门冬汤
4. 患者大便秘结，口渴，舌干红，脉细数。宜选用（　）
   A. 大承气汤
   B. 小承气汤
   C. 增液汤
   D. 调胃承气汤
   E. 黄龙汤
5. 患者咳嗽，咳痰，痰中带血，咽喉燥痛，头晕目眩，午后潮热。宜选用（　）
   A. 小柴胡汤

B. 养阴清肺汤
C. 百合固金汤
D. 麦门冬汤
E. 清燥救肺汤

B1 型题

A. 杏苏散
B. 增液汤
C. 百合固金汤
D. 清燥救肺汤
E. 麦门冬汤

1. 主治虚热肺痿，胃阴不足的方剂是（　）
2. 主治肺肾阴虚，虚火上炎的方剂是（　）

A. 杏苏散
B. 桑杏汤
C. 百合固金汤
D. 清燥救肺汤
E. 麦门冬汤

3. 体现“培土生金”治疗原则的方剂是（　）
4. 体现“治上焦如羽，非轻不举”治疗原则的方剂是（　）

参考答案

A1 型题

1. A；2. C；3. C；4. B；5. E；6. B；7. D；8. C

A2 型题

1. A；2. D；3. E；4. C；5. C

B2 型题

1. E；2. C；3. D；4. B

第十六单元　祛湿剂

A1 型题

1. 祛湿剂属于八法中的（　）
A. 消法　　B. 和法
C. 汗法　　D. 温法
E. 下法
2. 不属于平胃散药物组成的是（　）
A. 苍术　　B. 白术
C. 厚朴　　D. 陈皮
E. 炙甘草
3. 平胃散的功效是（　）
A. 解表化湿，和胃止呕
B. 和解少阳，祛湿和胃
C. 解表化湿，理气和中
D. 祛暑化湿，健脾和胃
E. 燥湿运脾，行气和胃
4. 藿香正气散的主治病证是（　）
A. 湿滞脾胃
B. 外感风寒，内伤湿滞
C. 湿热黄疸
D. 湿温初起，暑温夹湿证
E. 湿温时疫，湿热并重
5. 藿香正气散中藿香的作用是（　）
A. 理气燥湿，和胃降逆止呕
B. 散在表风寒，化在里湿浊
C. 健脾运湿止泻
D. 行气化湿，畅中行滞
E. 宣肺利膈，解表化湿
6. 平胃散和藿香正气散中共有的药物是（　）
A. 陈皮、厚朴、甘草
B. 苍术、白术、甘草
C. 厚朴、陈皮、藿香
D. 苍术、厚朴、甘草
E. 苍术、藿香、白术
7. 茵陈、栀子、大黄组成的方剂是（　）
A. 栀子柏皮汤
B. 茵陈四逆汤
C. 茵陈蒿汤
D. 八正散
E. 三仁汤
8. 茵陈蒿汤中大黄的功效是（　）
A. 邪热攻积，导积滞下行
B. 清热泻火，导火热下行
C. 泻下攻积，清热解毒
D. 泄热逐瘀，通利大便
E. 活血祛瘀，导瘀血下行
9. 茵陈蒿汤主治的病证是（　）
A. 湿热下注
B. 寒湿困脾
C. 痰湿阻滞
D. 湿热壅滞
E. 湿阻经络
10. 车前子、瞿麦、萹蓄、滑石、栀子、木通、大黄、甘草组成的方剂是（　）

A. 藿香正气散
B. 甘露消毒丹
C. 连朴饮
D. 八正散
E. 三仁汤

11. 八正散中栀子的作用是（　）
A. 利水通淋　B. 渗湿利水
C. 清利湿热　D. 清热凉血
E. 清热解毒

12. 三仁汤中体现“宣上”作用的代表药物是（　）
A. 白豆蔻　B. 薏苡仁
C. 杏仁　D. 桃仁
E. 麻子仁

13. 三仁汤的功效是（　）
A. 解表化湿，和胃止呕
B. 和解少阳，祛湿和胃
C. 解表化湿，理气和中
D. 祛暑化湿，健脾和胃
E. 宣畅气机，清利湿热

14. 具有利湿化浊，清热解毒功效的方剂是（　）
A. 茵陈蒿汤
B. 三仁汤
C. 甘露消毒丹
D. 藿香正气散
E. 导赤散

15. 甘露消毒丹中木通的作用是（　）
A. 利水渗湿，清热解暑
B. 清热燥湿，泻火解毒
C. 行气化湿，醒脾和中
D. 清热利湿通淋
E. 清热解毒，散结消肿

16. 五苓散的主治病机是（　）
A. 下焦虚寒，小便不利
B. 湿滞脾胃
C. 太阳经腑同病，水蓄膀胱
D. 脾虚湿盛
E. 中阳不足，饮停心下

17. 具有利水渗湿，温阳化气功效的方剂是（　）
A. 三仁汤
B. 五苓散
C. 猪苓散
D. 防己黄芪汤
E. 实脾散

18. 五苓散中桂枝的作用是（　）
A. 利水渗湿
B. 温阳化气
C. 通行血脉
D. 温阳化气利水，散表邪
E. 通经络，解肌发表

19. 不属于五苓散药物组成的是（　）
A. 茯苓　B. 猪苓
C. 泽泻　D. 白术
E. 阿胶

20. 具有利水、养阴、清热功效的方剂是（　）
A. 真武汤
B. 实脾散
C. 猪苓汤
D. 防己黄芪汤
E. 秦艽鳖甲汤

21. 阿胶在猪苓汤中的功效是（　）
A. 淡渗利水　B. 健脾运湿
C. 滋阴润燥　D. 清热止血
E. 滋阴润肺

22. 防己黄芪汤的功效是（　）
A. 益气祛风，健脾利水
B. 利水，养阴，清热
C. 利水渗湿，温阳化气
D. 利水消肿，理气健脾
E. 温阳化饮，健脾利湿

23. 防己黄芪汤中用于益气固表利水的药物是（　）
A. 白术　B. 桂枝
C. 防己　D. 黄芪
E. 甘草

24. 苓桂术甘汤的主治是（　）
A. 中阳不足之痰饮
B. 脾肾阳虚之水饮
C. 脾气虚弱之水饮
D. 风水水肿
E. 水热互结之水饮

25. 苓桂术甘汤中的君药是（　）
A. 茯苓　B. 桂枝
C. 白术　D. 甘草
E. 茯苓、白术

26. 苓桂术甘汤中体现温阳化气、利水平冲的药物

组合是（ ）
A. 茯苓、白术
B. 茯苓、桂枝
C. 茯苓、甘草
D. 白术、桂枝
E. 白术、甘草

27. 真武汤的药物组成中不包含（ ）
A. 茯苓 B. 芍药
C. 附子 D. 生姜
E. 干姜

28. 真武汤的功用是（ ）
A. 温脾利水 B. 温阳利水
C. 温阳健脾 D. 行气利水
E. 温中散寒

29. 不属于真武汤中配伍白芍主要意义的是（ ）
A. 利小便，行水气
B. 敛阴，解肌肉瞤动
C. 防止附子燥热伤阴
D. 柔肝缓急，止腹痛
E. 与甘草配伍酸甘化阴

30. 实脾散的君药是（ ）
A. 附子
B. 茯苓
C. 茯苓、白术
D. 干姜
E. 附子、干姜

31. 实脾散和真武汤均含有的药物是（ ）
A. 茯苓、白术、木香
B. 白术、茯苓、附子
C. 干姜、白术、附子
D. 白术、芍药、甘草
E. 干姜、附子、芍药

32. 独活寄生汤中含有的方剂是（ ）
A. 肾气丸 B. 四物汤
C. 四君子汤 D. 八珍汤
E. 桂枝汤

33. 具有祛风湿，止痹痛，益肝肾，补气血功用的是（ ）
A. 九味羌活汤
B. 大秦艽汤
C. 羌活胜湿汤
D. 独活寄生汤
E. 三痹汤

A2 型题

1. 患者脘腹胀满，不思饮食，口淡无味，恶心呕吐，嗳气吞酸，肢体沉重，倦怠嗜卧，舌苔白腻，脉缓。治宜选用（ ）
A. 藿香正气散
B. 三仁汤
C. 平胃散
D. 益胃汤
E. 参苓白术散

2. 患者小便不利，头痛微热，烦渴欲饮，脐下动悸，吐涎沫，头目眩晕，舌苔白，脉浮。治宜选用（ ）
A. 五苓散
B. 猪苓汤
C. 防己黄芪汤
D. 真武汤
E. 实脾散

3. 患者汗出恶风，身重微肿，小便不利，舌淡苔白，脉浮。治宜选用（ ）
A. 五苓散
B. 猪苓汤
C. 防己黄芪汤
D. 真武汤
E. 实脾散

4. 患者胸胁支满，目眩心悸，短气而咳，舌苔白滑，脉弦滑。治宜选用（ ）
A. 猪苓汤
B. 真武汤
C. 实脾散
D. 苓桂术甘汤
E. 五苓散

5. 患者畏寒肢冷，小便不利，心下悸动，头晕目眩，站立不稳，浮肿，腰以下为甚，舌质淡胖，边有齿痕，脉沉细。治宜选用（ ）
A. 五苓散
B. 猪苓汤
C. 实脾散
D. 防己黄芪汤
E. 真武汤

6. 患者尿频尿急，溺时涩痛，淋沥不畅，尿色浑赤，口燥咽干，舌苔黄腻，脉滑数。治宜选用（ ）

A. 茵陈蒿汤　　B. 导赤散
C. 小蓟饮子　　D. 八正散
E. 萆薢分清饮

7. 患者腰膝酸痛、痿软，肢节屈伸不利，畏寒喜温，心悸气短，舌淡苔白，脉细弱。治宜选用（　）
A. 大秦艽汤
B. 九味羌活汤
C. 小活络丹
D. 济生肾气丸
E. 独活寄生汤

B1 型题

A. 燥湿运脾，行气和胃
B. 解表化湿，理气和中
C. 清热利湿，清热退黄
D. 清热泻火，利水通淋
E. 宣畅气机，清利湿热

1. 三仁汤的功效是（　）
2. 八正散的功效是（　）

A. 湿滞脾胃证
B. 外感风寒，内伤湿滞证
C. 湿热黄疸
D. 湿热淋证
E. 湿温时疫

3. 藿香正气散治疗（　）
4. 平胃散治疗（　）

A. 萆薢分清饮
B. 导赤散
C. 平胃散
D. 茵陈蒿汤
E. 八正散

5. 治疗湿热淋证的是（　）
6. 治疗湿热黄疸的是（　）

A. 五苓散
B. 猪苓汤
C. 防己黄芪汤
D. 真武汤
E. 实脾散

7. 含有滑石的方剂是（　）
8. 含有木香的方剂是（　）

A. 五苓散
B. 猪苓汤
C. 防己黄芪汤
D. 真武汤
E. 实脾散

9. 兼有养阴的方剂是（　）
10. 兼有解表的方剂是（　）

参考答案

A1 型题

1. A；2. B；3. E；4. B；5. B；6. A；7. C；8. D；9. D；10. D；11. C；12. C；13. E；14. C；15. D；16. C；17. B；18. D；19. E；20. C；21. C；22. A；23. D；24. A；25. A；26. B；27. E；28. B；29. E；30. E；31. B；32. B；33. D

A2 型题

1. C；2. A；3. C；4. D；5. E；6. D；7. E

B1 型题

1. E；2. D；3. B；4. A；5. E；6. D；7. B；8. E；9. B；10. A

第十七单元　祛痰剂

A1 型题

1. 半夏、橘红、茯苓、甘草、乌梅、生姜组成的方剂是（　）
A. 乌梅丸
B. 导痰汤
C. 半夏白术天麻汤
D. 二陈汤
E. 金水六君煎

2. 二陈汤中的“二陈”指的是（　）
A. 半夏、橘红
B. 半夏、茯苓
C. 橘红、茯苓
D. 半夏、甘草
E. 生姜、乌梅

3. 二陈汤中乌梅的配伍意义是（　）
A. 安蛔止痛　　B. 生津止渴
C. 收敛止血　　D. 收敛肺气
E. 涩肠止泻

4. 二陈汤的功效是（　）
A. 理气化痰，利胆和胃
B. 益气养血，化痰宁心
C. 燥湿行气，软坚化痰
D. 清热化痰，理气止咳
E. 燥湿化痰，理气和中

5. 温胆汤的药物组成中不包括（　）
A. 半夏　　B. 竹茹
C. 枳实　　D. 黄芩
E. 陈皮

6. 主治胆郁痰扰证的是（　）
A. 导痰汤
B. 二陈汤
C. 蒿芩清胆汤
D. 清气化痰汤
E. 温胆汤

7. 清气化痰汤的功效是（　）
A. 清热化痰，和胃利胆
B. 清热化痰，理气止咳
C. 清热化痰，宽胸散结
D. 清金降火，化痰止咳
E. 润肺清热，理气化痰

8. 功效是润肺清热，理气化痰的方剂是（　）
A. 贝母瓜蒌散
B. 三子养亲汤
C. 温胆汤
D. 二陈汤
E. 半夏白术天麻汤

9. 下列属于半夏白术天麻汤药物组成的是（　）
A. 贝母　　B. 白芥子
C. 橘红　　D. 竹沥
E. 瓜蒌

10. 半夏白术天麻汤所治的病机是（　）
A. 胆胃不和，痰浊内扰
B. 脾湿生痰，风痰上扰
C. 脾虚生痰，痰饮内停
D. 脾阳不足，痰湿壅盛
E. 邪热内陷，痰热结胸

A2 型题

1. 患者眩晕头痛，胸膈痞满，恶心呕吐，舌苔白腻，脉弦滑。治宜选用（　）
A. 二陈汤
B. 温胆汤
C. 半夏白术天麻汤
D. 贝母瓜蒌散
E. 清气化痰丸

2. 患者，男，27 岁，咳嗽气喘，咳痰黄稠，胸膈痞满，烦躁不安，舌红，苔黄腻，脉滑数。治宜选用（　）
A. 温胆汤
B. 半夏白术天麻汤
C. 清气化痰汤
D. 二陈汤
E. 贝母瓜蒌散

3. 患者咳嗽痰多，色白易咳，恶心呕吐，胸膈痞满，肢体困重，舌苔白滑，脉滑。治宜选用（　）
A. 二陈汤
B. 温胆汤
C. 半夏白术天麻汤
D. 贝母瓜蒌散
E. 清气化痰汤

B1 型题

A. 半夏　　B. 竹茹
C. 枳实　　D. 陈皮
E. 茯苓

1. 二陈汤中君药是（　）
2. 温胆汤中君药是（　）

A. 半夏、天麻
B. 胆南星、瓜蒌仁
C. 贝母、瓜蒌
D. 白术、半夏
E. 橘红、茯苓

3. 半夏白术天麻汤的君药是（　）
4. 清气化痰汤的君药是（　）

A. 痰湿　　B. 风痰
C. 燥痰　　D. 热痰
E. 寒痰

5. 半夏白术天麻汤主治（　）
6. 清气化痰汤主治（　）

参考答案

A1 型题

1. D；2. A；3. D；4. E；5. D；6. E；7. B；8. A；9. C；10. B

A2 型题

1. C；2. C；3. A

B1 型题

1. A；2. A；3. A；4. B；5. B；6. D

第十八单元　消食剂

A1 型题

1. 功效是消食和胃的方剂是（　）
　A. 枳实导滞丸
　B. 健脾丸
　C. 保和丸
　D. 枳实消痞丸
　E. 乌梅丸
2. 保和丸中连翘的配伍意义是（　）
　A. 清热散结　B. 清热解毒
　C. 清泻心火　D. 辛凉透表
　E. 透热转气
3. 枳实导滞丸中用于消食化滞的药物是（　）
　A. 大黄　B. 神曲
　C. 白术　D. 山楂
　E. 莱菔子
4. 用于健脾和胃，消食止泻的方剂是（　）
　A. 保和丸
　B. 枳术丸
　C. 健脾丸
　D. 枳实导滞丸
　E. 枳实消痞丸
5. 健脾丸和保和丸共有的药物是（　）
　A. 木香、麦芽
　B. 神曲、山楂
　C. 黄连、白术
　D. 砂仁、莱菔子
　E. 人参、茯苓

A2 型题

1. 患者食少难消，脘腹痞闷，大便溏薄，倦怠乏力，苔腻微黄，脉虚弱。治宜选用（　）
　A. 保和丸
　B. 枳术丸
　C. 健脾丸
　D. 木香槟榔丸
　E. 枳实导滞丸
2. 患者脘腹痞满，赤白痢疾，里急后重，舌苔黄腻，脉沉实者。治宜选用（　）
　A. 保和丸
　B. 枳术丸
　C. 健脾丸
　D. 木香槟榔丸
　E. 枳实导滞丸
3. 患者脘腹痞满，嗳腐吞酸，恶食呕逆，舌苔厚腻，脉滑。治宜选用（　）
　A. 木香槟榔丸
　B. 健脾丸
　C. 保和丸
　D. 枳术丸
　E. 枳实导滞丸

B1 型题

　A. 莱菔子　B. 神曲
　C. 大黄　D. 山楂
　E. 茯苓
1. 保和丸中君药是（　）
2. 枳实导滞丸中君药是（　）

　A. 消食和胃
　B. 消食化积，清热利湿
　C. 行气导滞，攻积泄热
　D. 健脾和胃，消食止泻
　E. 消痞除满，健脾和胃
3. 木香槟榔丸的功效是（　）
4. 健脾丸的功效是（　）

参考答案

A1 型题

1. C；2. A；3. B；4. C；5. B

A2 型题

1. C；2. D；3. C

B1 型题

1. D；2. C；3. C；4. D

第十九单元　驱虫剂

A1 型题

1. 脏寒蛔厥证治宜选用（　）
   A. 芍药汤　　B. 白头翁汤
   C. 四神丸　　D. 乌梅丸
   E. 理中安蛔丸
2. 不属于乌梅丸药物组成的是（　）
   A. 细辛　　B. 干姜
   C. 黄连　　D. 桂枝
   E. 肉桂

A2 型题

患者心烦呕吐，时发时止，食入吐蛔，手足厥冷。治宜选用（　）
   A. 理中汤
   B. 半夏泻心汤
   C. 四逆汤
   D. 乌梅丸
   E. 藿香正气散

B1 型题

   A. 乌梅　　B. 附子
   C. 细辛　　D. 当归
   E. 蜀椒、细辛
1. 乌梅丸中君药是（　）
2. 乌梅丸中臣药是（　）

   A. 乌梅　　B. 附子
   C. 干姜　　D. 当归
   E. 蜀椒、细辛
3. 乌梅丸中体现“蛔得酸则静”的药物是（　）
4. 乌梅丸中体现“蛔得辛则伏”的药物是（　）

参考答案

A1 型题

1. D；2. E

A2 型题

D

B1 型题

1. A；2. E；3. A；4. E

中篇　技能篇

第一章　针灸技术

第一单元　毫针法

A1 型题

1. 短针的进针应采用哪种进针法（　）
   A. 指切进针法
   B. 夹持进针法
   C. 提捏进针法
   D. 舒张进针法
   E. 单手进针法
2. 长针的进针应采用哪种进针法（　）
   A. 指切进针法
   B. 夹持进针法
   C. 提捏进针法
   D. 舒张进针法
   E. 单手进针法
3. 提捏进针法适用于（　）
   A. 长针的进针
   B. 短针的进针
   C. 皮肉浅薄部位的进针
   D. 皮肤松弛部位的进针
   E. 肌肉丰厚部位的进针
4. 舒张进针法适用于（　）
   A. 长针的进针
   B. 短针的进针
   C. 皮肉浅薄部位的进针
   D. 皮肤松弛部位的进针
   E. 肌肉丰厚部位的进针
5. 横刺适用于（　）
   A. 骨骼边缘的腧穴
   B. 血管部位
   C. 瘢痕部位
   D. 皮薄肉少处
   E. 大部分腧穴
6. 平刺时，针身与皮肤的夹角呈（　）
   A. 90°　　B. 75°
   C. 45°　　D. 30°
   E. 15°
7. 针刺的角度主要根据哪些情况而定（　）
   A. 腧穴部位的特点
   B. 经脉循行方向
   C. 操作方便
   D. 尽快得气
   E. 患者的体位
8. 斜刺不适用于（　）
   A. 骨骼边缘的腧穴
   B. 血管部位
   C. 瘢痕部位
   D. 皮薄肉少处
   E. 内有重要脏器不宜深刺的部位
9. 以下哪项不是影响针刺深浅的因素（　）
   A. 形体　　B. 年龄
   C. 病情　　D. 部位
   E. 体位
10. 以下哪种情况宜深刺（　）
   A. 中青年身强体壮
   B. 肌肉浅薄处的腧穴
   C. 表证
   D. 新病　　E. 虚证
11. 以下哪种情况不宜浅刺（　）
   A. 形瘦体弱　　B. 里证
   C. 阳证　　D. 新病
   E. 虚证
12. 捻转法操作时与下列哪项无关（　）
   A. 角度的大小
   B. 频率的快慢
   C. 时间的长短
   D. 患者的体位
   E. 患者的病情
13. 行针的基本手法包括（　）
   A. 循法　　B. 刮法
   C. 弹法　　D 飞法
   E. 捻转法
14. 行针的辅助手法不包括（　）

A. 震颤法　　B. 循法
C. 提插法　　D 飞法
E. 弹法

15. 下列哪项不是影响得气的因素（　）
A. 患者体质的强弱
B. 取穴是否准确
C. 施术手法
D. 针具的选择
E. 病情的变化

16. 针刺不得气时不宜采取下列哪项措施（　）
A. 行针催气
B. 留针候气
C. 检查取穴是否准确
D. 不断大力提插、捻转
E. 调整针刺的方向、角度和深度

17. 以下不属于单式补泻手法的是（　）
A. 呼吸补泻　　B. 迎随补泻
C. 开阖补泻　　D. 烧山火
E. 捻转补泻

18. 以下哪项属于补泻手法中的补法（　）
A. 轻插重提，提插幅度大，频率快
B. 进针时疾速刺入，徐徐出针
C. 进针时针尖逆着经脉循行来的方向刺入
D. 呼气时进针，吸气时出针
E. 出针后摇大针孔，不加按闭

B1 型题

A. 捻转法
B. 循法
C. 提插补泻法
D. 捻转补泻法
E. 平补平泻法

1. 属于行针辅助手法的是（　）
2. 属于行针基本手法的是（　）

A. 轻插重提，提插幅度大，频率快
B. 进针时疾速刺入，徐徐出针
C. 进针时针尖逆着经脉循行来的方向刺入
D. 呼气时出针，吸气时进针
E. 出针后摇大针孔，不加按闭

3. 属于呼吸补泻法的是（　）
4. 属于迎随补泻法的是（　）

参考答案

A1 型题

1. A；2. B；3. C；4. D；5. D；6. E；7. A；8. D；9. E；10. A；11. B；12. D；13. E；14. C；15. D；16. D；17. D；18. D

B1 型题

1. B；2. A；3. D；4. C

第二单元　艾灸法

A1 型题

1. 关于瘢痕灸以下说法不正确的是（　）
A. 应征得患者同意后方可施治
B. 身体过于虚弱者不宜用此法
C. 面部、关节处、大血管处不宜采用此法
D. 灸疮愈后，原处不可以重复施以化脓灸
E. 糖尿病、皮肤病患者不宜用此法

2. 太乙神针和雷火神针的不同之处在于（　）
A. 制作方法　　B. 主治病证
C. 施灸方法　　D. 药物处方
E. 施灸次数

3. 艾灸不包括（　）
A. 艾炷灸　　B. 艾条灸
C. 温针灸　　D. 温针器灸
E. 天灸

4. 艾炷灸包括（　）
A. 直接灸　　B. 悬起灸
C. 雷火神针　　D. 太乙神针
E. 回旋灸

5. 艾条灸不包括（　）
A. 实按灸　　B. 回旋灸
C. 雀啄灸　　D. 直接灸
E. 温和灸

6. 下列哪项属于悬起灸（　）
A. 实按灸　　B. 回旋灸
C. 天灸　　D. 直接灸
E. 隔物灸

7. 关于施灸的先后顺序，不正确的是（　）
A. 先上后下
B. 先阳后阴
C. 艾柱先小后大
D. 先阴后阳

E. 特殊情况，酌情施灸

B1 型题

A. 实按灸　　B. 回旋灸
C. 雀啄灸　　D. 瘢痕灸
E. 温和灸

1. 化脓灸又叫（　）
2. 雷火神针属于（　）

A. 温针器灸　　B. 天灸
C. 温针灸　　D. 隔物灸
E. 温和灸

3. 属于艾炷灸的是（　）
4. 属于艾条灸的是（　）

参考答案

A1 型题

1. D；2. D；3. E；4. A；5. D；6. B；7. D

B1 型题

1. D；2. A；3. D；4. E

第三单元　拔罐疗法

A1 型题

1. 不适宜拔罐的疾病是（　）
   A. 高热抽搐
   B. 急性病
   C. 慢性病
   D. 疼痛性疾病
   E. 麻痹性疾病
2. 拔罐时应选择（　）
   A. 肌肉丰满的部位
   B. 大血管分布处
   C. 毛发较多处
   D. 骨骼凹凸不平处
   E. 皮肤溃疡处
3. 不适宜拔罐的部位不包括（　）
   A. 孕妇腹部
   B. 腰背部
   C. 孕妇腰骶部
   D. 皮肤过敏处
   E. 毛发较多处
4. 不适用于人体侧面的拔罐方法是（　）
   A. 架火法　　B. 投火法
   C. 贴棉法　　D. 闪火法
   E. 滴酒法
5. 除留罐外，下列哪项不属于临床常用罐法（　）
   A. 单罐　　B. 多罐
   C. 闪罐　　D. 走罐
   E. 火罐
6. 下列不属于火罐法的是（　）
   A. 架火法　　B. 投火法
   C. 贴棉法　　D. 闪罐法
   E. 闪火法
7. 药罐负压的产生方法是（　）
   A. 闪火法　　B. 投火法
   C. 煮罐法　　D. 抽气罐法
   E. 滴酒法
8. 留罐的时间一般为（　）
   A. 5～10 分钟
   B. 10～20 分钟
   C. 20～30 分钟
   D. 30 分钟
   E. 30～40 分钟

B1 型题

A. 留罐法　　B. 单罐法
C. 贴棉法　　D. 药罐法
E. 刺络罐法

1. 属于拔罐疗法中火罐法的是（　）
2. 属于针罐法的是（　）

参考答案

A1 型题

1. A；2. A；3. B；4. E；5. E；6. D；7. C；8. B

B1 型题

1. C；2. E

第四单元　刮痧疗法

A1 型题

1. 在刮痧时，刮痧板的按压力度大，刮拭的速度快，刮拭的时间相对较短的是（　）
   A. 补法

B. 平补平泻法
C. 其他刮痧手法
D. 泻法
E. 以上都是

2. 在刮痧时一般局部刮痧时间为（　）
A. 5 分钟
B. 10 ~ 15 分钟
C. 20 ~ 30 分钟
D. 40 分钟
E. 60 分钟

3. 刮痧的要求不包含（　）
A. 手法均匀
B. 由轻到重
C. 尽可能拉长距离
D. 先头面后手足
E. 顺着一个方向刮

4. 刮痧后可（　）
A. 洗冷水澡
B. 吹风
C. 喝杯温开水
D. 大量运动
E. 以上都可

5. 刮痧时出现头晕、目眩、心慌、出冷汗、面色苍白、恶心欲吐，甚至神昏仆倒，称之为（　）
A. 晕刮　　B. 晕厥
C. 正常现象　　D. 紧张
E. 昏迷

6. 刮痧时的力度要求不正确的是（　）
A. 由轻到重
B. 均匀适中
C. 忽轻忽重
D. 患者能耐受为度
E. 按压力需深透深层组织

7. 年老体弱、儿童、疼痛敏感者应用（　）
A. 轻刮法　　B. 重刮法
C. 泻刮法　　D. 逆刮法
E. 以上都是

8. 刮痧后多久不宜洗澡（　）
A. 1 小时　　B. 半小时
C. 12 小时　　D. 6 小时
E. 3 小时

9. 刮痧后的全身反应不包括（　）
A. 全身轻松，精神倍增
B. 活动自如，疼痛减轻
C. 思维迟钝，免疫底下
D. 改善胃肠，提高免疫
E. 预防疾病，保健强身

10. 下列哪项不属于刮痧的异常情况（　）
A. 头晕目眩、神昏仆倒
B. 心慌、四肢发冷
C. 面色苍白、汗出
D. 皮肤发热，有红色斑点
E. 神志昏迷，血压下降

11. 不属于产生晕刮的原因有（　）
A. 患者过于了解刮痧。
B. 患者过于紧张、怕痛
C. 患者处于过饥、过度疲劳或大汗后
D. 医者手法过重，刮拭的面积过大
E. 年老体弱者

12. 角刮不适用于以下哪个部位（　）
A. 鼻唇沟　　B. 肘窝
C. 耳屏　　D. 关节处
E. 腹部

13. 刮痧时，刮具一般与皮肤之间的角度为（　）
A. 10°　　B. 15°
C. 25°　　D. 35°
E. 45°

B1 型题

A. 直刮法　　B. 间接刮法
C. 揪痧法　　D. 挤痧法
E. 拍痧法

1. 刮痧工具直接接触患者皮肤的刮痧方法是（　）
2. 用虚掌拍打施术部位的刮痧方法是（　）

A. 平刮　　B. 竖刮
C. 斜刮　　D. 角刮
E. 点刮

3. 适用于较小面积或沟、窝、凹陷地方的刮拭方法是（　）
4. 按一定方向进行大面积的平行刮拭是（　）

参考答案

A1 型题

1. D；2. B；3. D；4. C；5. A；6. C；7. A；8. E；

9. C；10. D；11. A；12. E；13. E

B1 型题

1. A；2. E；3. D；4. A

第五单元　其他针法

A1 型题

1. 三棱针在操作时，右手持针，用拇指、食指捏住针柄，中指指腹紧靠针身下端，针尖露出（　）
   A. 1～3mm　　B. 1～2mm
   C. 2～3mm　　D. 3～5mm
   E. 1～5mm
2. 豹纹刺又称（　）
   A. 点刺法　　B. 散刺法
   C. 刺络法　　D. 挑刺法
   E. 以上都是
3. 三棱针法分为哪几种（　）
   A. 点刺法　　B. 散刺法
   C. 刺络法　　D. 挑刺法
   E. 以上都是
4. 皮肤针叩刺操作的着力点主要在（　）
   A. 肘部　　B. 手指
   C. 手腕　　D. 前臂
   E. 上臂
5. 下列关于皮肤针的说法错误的是（　）
   A. 分为软柄和硬柄两种
   B. 刺激强度分为轻刺、中刺、重刺
   C. 叩刺时针尖与皮肤垂直接触并垂直抬起
   D. 叩刺时主要运用指力
   E. 凝血机制障碍者禁用此法

B1 型题

A. 点刺法　　B. 散刺法
C. 刺络法　　D. 挑刺法
E. 以上都是

1. 由病变外缘呈环形向中心部位进行浅刺的方法是（　）
2. 挑破表皮，挑断皮下纤维组织的方法是（　）

A. 皮肤略见潮红
B. 明显潮红
C. 明显潮红，微有渗血
D. 明显出血
E. 明显潮红，出血

3. 皮肤针轻刺时（　）
4. 皮肤针重刺时（　）

参考答案

A1 型题

1. D；2. B；3. E；4. C；5. D

B1 型题

1. B；2. D；3. A；4. E

第六单元　针灸异常情况处理

A1 型题

1. 关于晕针以下描述不正确的是（　）
   A. 首先将患者置于空气流通处
   B. 立即停止针刺，并将已刺针全部取出
   C. 症状轻者静卧休息，给予温开水或糖水
   D. 症状重者应配合现代急救处理措施
   E. 可刺人中、素髎、涌泉、内关等穴
2. 出现断针时以下说法错误的是（　）
   A. 若有部分针身暴露在外，可用手或镊子取出
   B. 可挪动患者使其处于舒适的体位
   C. 若残端与皮肤面相平，可用手挤压针孔两旁皮肤，使针露于体外，再用镊子取出
   D. 若断针下为软组织，可将该部肌肉捏住，将断针残端向上拖出
   E. 断针完全陷于皮肤下，应手术取出
3. 以下哪种情况不需处理（　）
   A. 微量皮下出血，皮肤小块青紫
   B. 局部肿胀疼痛，青紫面积大，影响活动
   C. 局部出现大水疱
   D. 灸疮脓疱呈黄绿色
   E. 灸疮有渗血现象

B1 型题

A. 晕针　　B. 滞针
C. 弯针　　D. 断针
E. 血肿

1. 行针时或留针期间医者感觉针下涩滞，捻转、提插、出针均感困难，属于（　）

2. 针柄改变了进针时或刺入腧穴时的方向和角度，捻转、提插、出针均感困难，属于（ ）

参考答案

A1 型题

1. A；2. B；3. A

B1 型题

1. B；2. C

第二章 推拿技术

第一单元 基本手法

A1 型题

1. 以拇指指间关节背侧突起处为着力点的手法为( )
   A. 偏锋推法 B. 缠推法
   C. 扫推法 D. 指推法
   E. 跪推法
2. 㨰法动作的运动形式是( )
   A. 一种滚动摩擦的运动形式
   B. 一种平动摩擦的运动形式
   C. 一种可产生内摩擦的运动形式
   D. 一种鞭打样的运动形式
   E. 一种三维力型作用形式的手法
3. 一指禅推法中所谓的"端、平、吸、定"是指( )
   A. 在摆动过程中要求前臂放平，拇指着力点要始终固定，吸定在治疗部位上，不得滑移
   B. 在操作过程中要求头如顶物，拇指在治疗部位上吸定，不得滑动
   C. 在摆动过程中要求双肩放平，上身不得歪斜，拇指吸定
   D. 在操作过程中要求双目平视，意念集中，进入禅定的功法状态
   E. 在操作过程中要求头、肩放平，上身正直，稳定吸定在座位上
4. 手握空拳以中指、无名指、小指近侧指间关节背侧突起部着力的手法是( )
   A. 㨰法 B. 偏锋推法
   C. 揉法 D. 跪推法
   E. 指推法
5. 一指禅推法做走线练习，要求做到( )
   A. 紧推慢移 B. 慢推快移
   C. 快推慢移 D. 慢推慢移
   E. 快推慢移
6. 下列不属于摩擦类手法的是( )
   A. 揉法 B. 平推法
   C. 刮法 D. 弹法
   E. 扫散法
7. 推法的应用范围是( )
   A. 头面部 B. 胸腹部
   C. 四肢部 D. 腰背部
   E. 以上各部
8. 擦法的运动形式是( )
   A. 单向直线 B. 往返直线
   C. 环形 D. 弧形
   E. 不确定
9. 下列有关擦法的说法，错误的是( )
   A. 在治疗部位沿直线做单方向移动摩擦
   B. 包括掌擦法、鱼际擦法、侧擦法
   C. 动作幅度要大，尽量拉长推擦的距离
   D. 操作时术者呼吸自然，切忌屏气
   E. 动作连续，速度均匀且快
10. 与抖法合用作为治疗结束手法的是( )
    A. 搓法 B. 平推法
    C. 扫散法 D. 捻法
    E. 抹法
11. 用指端或屈指的指间关节部着力于施术部位，持续进行点压，称( )
    A. 捏法 B. 点法
    C. 揉法 D. 㨰法
    E. 拿法
12. 用拇指和其他手指在施术部位做对称性挤压，称( )
    A. 推法 B. 挤法
    C. 拍法 D. 捏法
    E. 抖法
13. 捏法主要适用于( )
    A. 头 B. 颈项
    C. 四肢 D. 躯干
    E. A、B、C 均可
14. 拍法的临床应用部位是( )

A. 四肢小关节
B. 肩背、腰骶
C. 肌肉丰厚处
D. 全身各部穴位
E. 胸腹部

15. 捻法主要适用于（　）
A. 四肢小关节
B. 全身各部穴位
C. 头项、四肢部
D. 四肢、胸胁部
E. 耳部、手指部

16. 拍法用力应（　）
A. 先重后轻　B. 重
C. 先轻后重　D. 轻
E. 忽轻忽重

17. 击法包括（　）
A. 拳击法
B. 掌击法
C. 侧击法
D. 指尖击法、棒击法
E. 以上均是

18. 拳击法适用于（　）
A. 四肢小关节
B. 全身各部穴位
C. 头项、四肢部
D. 四肢、胸胁部
E. 腰骶部

19. 擦法分为（　）
A. 侧擦法
B. 掌擦法
C. 大鱼际擦法
D. 小鱼际擦法
E. 以上均是

20. 以下哪项不属于推法（　）
A. 食指分推法
B. 拇指分推法
C. 掌推法
D. 指推法
E. 肘推法

21. 㨰法操作中，手腕关节滚动的幅度为（　）
A. 内 80°，外 40°
B. 内 40°，外 40°
C. 内 80°，外 80°
D. 内 40°，外 80°
E. 以上都不对

22. 主要用于颈项、肩背、腰臀、四肢等肌肉丰厚处的手法是（　）
A. 揉法　B. 摩法
C. 搓法　D. 一指禅推法
E. 㨰法

23. 关于一指禅推法操作的说法，错误的是（　）
A. 沉肩　B. 垂肘
C. 悬腕　D. 指实
E. 掌实

24. 击法分为几种（　）
A. 2 种　B. 3 种
C. 4 种　D. 5 种
E. 6 种

25. 应与抹法相区别的是（　）
A. 击法　B. 按法
C. 搓法　D. 推法
E. 拿法

26. 下列说法不正确的是（　）
A. 㨰法的动作要领包括吸定和移动
B. 㨰法中手掌滚动时手背接触范围以全手背为限
C. 㨰法操作时，跳动是由于前滚时推旋力过大，回滚时旋力过小所致
D. 㨰法操作时，摆动是由于腕关节屈伸幅度过小所致
E. 㨰法适用于颈椎病、肩周炎等

B1 型题

A. 120～160 次/分
B. 80～100 次/分
C. 200～300 次/分
D. 100～120 次/分
E. 60～80 次/分

1. 㨰法的操作频率是（　）
2. 振法的操作频率是（　）

A. 一指禅推法
B. 㨰法
C. 揉法
D. 摩法
E. 擦法

3. 接触面积小，刺激偏弱或中等，渗透性好的推拿手法是（　）
4. 着力面积大，压力也大，刺激平和舒适的推拿手法是（　）

A. 捻法　　B. 拍法
C. 点法　　D. 击法
E. 捏法

5. 用拳背、掌跟、掌侧小鱼际、指尖或桑枝棒击打体表一定部位，称（　）
6. 用虚掌有节奏的拍打体表，称（　）

A. 拍法　　B. 捻法
C. 击法　　D. 拿法
E. 捏法

7. 用拇指和其余手指相对用力，有节律地提捏或揉捏，称为（　）
8. 用拇、食指夹住治疗部位，进行捏揉捻动，称为（　）

参考答案

A1 型题

1. E；2. A；3. A；4. A；5. A；6. E；7. E；8. B；9. A；10. A；11. B；12. D；13. E；14. B；15. E；16. C；17. E；18. E；19. E；20. A；21. D；22. E；23. E；24. D；25. D；26. B

B1 型题

1. A；2. C；3. A；4. B；5. D；6. B；7. D；8. B

第二单元　复合手法

A1 型题

1. 指按揉法需要与以下哪项鉴别（　）
A. 揉法　　B. 按法
C. 拿法　　D. 捏法
E. 拨法
2. 以下不是单掌按揉法适用部位的是（　）
A. 肩部
B. 上肢
C. 脊柱两旁
D. 膀胱经侧线
E. 腧穴
3. 以下关于牵抖法描述错误的是（　）
A. 牵抖法是将牵引力和抖动力有机结合起来，边牵边抖
B. 在持续牵引未减力之前，不可进行抖动
C. 四肢骨质疏松者禁止用此法牵抖肩、髋关节
D. 此法可产生较大幅度的波浪状运动
E. 可用于治疗滑膜嵌顿、腰椎间盘突出症、肩周炎等

参考答案

A1 型题

1. C；2. E；3. A

第三单元　运动关节类手法

A1 型题

1. 以下关于颈部摇法的说法，错误的是（　）
A. 医生可在患者的侧后方或后方进行治疗
B. 摇动时速度宜快不宜慢
C. 摇动幅度不宜过大
D. 眩晕患者慎用
E. 摇动时嘱患者睁开双眼
2. 肩部摇动的方向为（　）
A. 前下 → 前上 → 后上 → 后下 → 前下
B. 前上 → 前下 → 后下 → 后上 → 前上
C. 后上 → 后下 → 前下 → 前上 → 后上
D. 后下 → 后上 → 前上 → 前下 → 后下
E. 以上皆是
3. 以下关于扳法的描述，错误的是（　）
A. 定位要准
B. 用力要稳
C. 在最大限度时发力
D. 以听到弹响声为标准
E. 扳之前使患者充分放松
4. 拔伸法操作时，是沿受术关节的纵轴施加的一种（　）
A. 绕转力　　B. 旋转力
C. 伸展力　　D. 拉伸力
E. 剪切力
5. 颈部扳法主要用于治疗（　）
A. 颈椎前滑脱
B. 后纵韧带骨化

C. 单个颈椎椎体扭转
D. 颈椎间骨桥形成
E. 颈椎小关节紊乱

6. 颈椎定位旋转扳法时，扳动的方向为（ ）
A. 屈向扳动
B. 伸向扳动
C. 左右旋转方向扳动
D. 侧屈方向扳动
E. 纵向拉伸

7. 在做腰部侧板法时，如做右旋板法，受术者的体位是（ ）
A. 侧卧位 B. 俯卧位
C. 坐位 D. 左侧卧位
E. 右侧卧位

8. 腰椎定位旋转扳法操作时，应先使受术者腰椎部从坐位运动到（ ）
A. 后伸位
B. 前屈位
C. 先后伸，再前屈
D. 先前屈，再后伸
E. 最大限度的前俯位

9. 腰部拔伸法操作时，施加的拉伸力是沿腰椎的（ ）
A. 纵轴 B. 横轴
C. 矢状轴 D. 额状轴
E. 中间轴

10. 腰椎缓力拔伸时，术者的用力方法是（ ）
A. 两臂伸直，身体后仰
B. 两臂屈曲，身体后仰
C. 两臂伸直，身体前屈
D. 两臂屈曲，身体前屈
E. 两臂伸直，发力后拉

11. 肩周炎、关节间隙狭窄、运动功能障碍，应首选（ ）
A. 肩关节摇法
B. 肩周软组织按揉法
C. 肩周软组织按擦法
D. 肩关节拔伸法
E. 肩胛骨下插法

B1 型题

A. 摇法 B. 扳法
C. 拔伸法 D. 抻展法
E. 平端法

1. 沿关节纵轴方向施以拉伸力，使相对的关节面做分离运动的手法是（ ）
2. 沿关节运动轴方向施以绕转力，使受术关节从病理位到功能位，或从功能位到生理位的被动运动手法是（ ）

参考答案

A1 型题

1. B；2. A；3. D；4. D；5. E；6. C；7. D；8. E；9. A；10. A；11. D

B1 型题

1. C；2. B

第四单元 小儿推拿手法

A1 型题

1. 小儿推拿的直推法的频率要求是每分钟（ ）
A. 60 ~ 90 次
B. 250 ~ 300 次
C. 80 ~ 120 次
D. 120 ~ 160 次
E. 160 ~ 200 次

2. 小儿推拿中的推法包括（ ）
A. 直推法 B. 分推法
C. 旋推法 D. 合推法
E. 以上都是

3. 小儿推拿的运法频率要求是每分钟（ ）
A. 60 ~ 90 次
B. 250 ~ 300 次
C. 60 ~ 120 次
D. 120 ~ 160 次
E. 160 ~ 200 次

4. 掌摩法一般多用于（ ）
A. 胸腹部 B. 头面部
C. 腰背部 D. 上肢部
E. 下肢部

5. 小儿推拿中切法又称（ ）
A. 掐法 B. 摩法
C. 揉法 D. 推法
E. 运法

6. 以下关于捏脊法的说法，错误的是（ ）

A. 分为二指捏和三指捏
B. 向前推进时，需做直线移动，不可歪斜
C. 捏脊时要用指端着力挤捏
D. 不仅用于儿童，也可用于成人
E. 可调节胃肠功能，提高人体抵抗力

7. 多用于弧线形穴位或圆形面状穴位的小儿推拿手法是（ ）
A. 掐法 B. 摩法
C. 揉法 D. 推法
E. 运法

8. 黄蜂入洞的作用部位在（ ）
A. 手腕处 B. 上肢
C. 指间关节 D. 鼻孔下缘
E. 口唇下缘

9. 下列哪项不是黄蜂入洞可治疗的病证（ ）
A. 感冒 B. 呼吸不畅
C. 慢性鼻炎 D. 鼻塞
E. 腹泻

10. 自总筋至肘部来回揉搓的手法是（ ）
A. 苍龙摆尾 B. 飞经走气
C. 凤凰展翅 D. 二龙戏珠
E. 黄蜂入洞

11. 以下小儿推拿手法不是作用于手臂的是（ ）
A. 打马过天河
B. 飞经走气
C. 凤凰展翅
D. 二龙戏珠
E. 开璇玑

12. 哪种疾病不适合用推七节骨法治疗（ ）
A. 肠热便秘 B. 痢疾
C. 虚寒腹泻 D. 遗尿
E. 小儿疳积

13. 龟尾相当于十四经穴的（ ）
A. 会阳 B. 秩边
C. 长强 D. 承扶
E. 鸠尾

B1 型题

A. 惊风 B. 高热
C. 咳嗽 D. 腹泻
E. 便秘

1. 揉耳摇头用于治疗（ ）
2. 双凤展翅用于治疗（ ）

A. 总筋 B. 大横纹
C. 威灵 D. 小横纹
E. 二扇门

3. 掌后腕横纹中点为（ ）
4. 手背第 2、3 掌骨缝间为（ ）

A. 五指节 B. 二扇门
C. 威灵 D. 二马
E. 精宁

5. 手背第 2、3 掌骨缝间为（ ）
6. 用于急惊风、昏迷不醒时急救的特定穴为（ ）

参考答案

A1 型题

1. B；2. E；3. C；4. A；5. A；6. C；7. E；8. D；9. E；10. A；11. E；12. E；13. C

B1 型题

1. A；2. C；3. A；4. C；5. C；6. C

下篇　临床篇

第一章　常见急症

第一单元　晕厥

A1 型题

1. 治疗晕厥实证可在基础方上再加（　）
   A. 足三里　B. 太白
   C. 太冲　D. 三阴交
   E. 气海
2. 下列各项不能开窍启闭，治疗牙关紧闭的是（　）
   A. 下关　B. 关元
   C. 合谷　D. 百会
   E. 水沟
3. 晕厥虚证的针灸治则是（　）
   A. 针灸并用，用补法
   B. 只针不灸，用泻法
   C. 针灸并用，用泻法
   D. 只灸不针
   E. 三棱针点刺放血
4. 治疗晕厥的针灸基本处方不包括（　）
   A. 中冲　B. 水沟
   C. 涌泉　D. 百会
   E. 筋缩
5. 治疗晕厥应以哪条经的腧穴为主（　）
   A. 督脉和足太阳膀胱经
   B. 督脉和足阳明胃经
   C. 督脉和手厥阴心包经
   D. 督脉和足厥阴肝经
   E. 督脉和任脉

A2 型题

患者，女，48 岁。因与家人争吵后，突然昏倒，不省人事，口噤握拳，呼吸气粗，手足厥冷，脉伏。针刺治疗时应在主穴的基础上加（　）
   A. 水沟、百会
   B. 关元、气海
   C. 关元、足三里
   D. 合谷、太冲
   E. 神阙、涌泉

B1 型题

   A. 行间、太冲
   B. 丰隆、阴陵泉
   C. 关元、足三里
   D. 神阙、关元
   E. 合谷、太冲
1. 治疗晕厥实证可在基础方上再加（　）
2. 治疗晕厥虚证可在基础方上再加（　）

参考答案

A1 型题

1. C；2. A；3. A；4. D；5. C

A2 型题

D

B1 型题

1. E；2. C

第二单元　虚脱

A1 型题

1. 治疗阴脱可在基础方上再加（　）
   A. 足三里　B. 太白
   C. 太冲　D. 风府
   E. 太溪
2. 下列除哪项外，均能治疗虚脱汗出、肢冷（　）
   A. 神阙　B. 关元
   C. 合谷　D. 水沟
   E. 命门
3. 下列除哪项外，均能治疗阳脱（　）
   A. 曲池　B. 关元
   C. 足三里　D. 神阙
   E. 气海
4. 下列除哪项外，均能温阳救逆（　）

A. 下关　B. 关元
C. 命门　D. 百会
E. 气海

5. 下列不属于治疗虚脱基本处方用穴的是（　）
A. 素髎　B. 水沟
C. 神阙　D. 关元
E. 筋缩

6. 下列不属于虚脱针灸治则的是（　）
A. 针灸并用　B. 平补平泻
C. 补法　D. 重灸
E. 温和灸

A2 型题

患者，女，28 岁。因产后大出血，呼吸微弱，面色晦暗，口唇青紫，手足厥冷，舌淡，苔白，脉微细欲绝。针灸治疗时不应选用下列哪组腧穴（　）
A. 神阙、关元
B. 素髎、百会
C. 气海、足三里
D. 水沟、内关
E. 合谷、太冲

B1 型题

A. 复溜　B. 太溪
C. 风府　D. 劳宫
E. 气海

1. 治疗阳脱可在基础方上再加（　）
2. 治疗阴脱可在基础方上再加（　）

参考答案

A1 型题
1. E；2. C；3. A；4. A；5. E；6. B
A2 型题
E
B1 型题
1. E；2. B

第三单元　高热

A1 型题

1. 下列腧穴中能宣散一身阳热之气的是（　）
A. 大椎　B. 曲池
C. 合谷　D. 外关
E. 风池

2. 治疗高热的处方中能宣肺解表、清泄阳明实热的腧穴是（　）
A. 大椎　B. 曲池
C. 内关　D. 外关
E. 风池

3. 下列除哪项外，均能治疗高热（　）
A. 合谷　B. 大椎
C. 外关　D. 内关
E. 曲池

4. 治疗高热，热入营血者，可在基础方上加（　）
A. 风池、风门
B. 尺泽、鱼际
C. 曲泽、委中
D. 内庭、支沟
E. 水沟、素髎

5. 治疗高热的针灸处方不包括（　）
A. 大椎　B. 百会
C. 曲池　D. 合谷
E. 外关

6. 治疗高热、神昏谵语者，可在基础方上加哪组腧穴以开窍泄热（　）
A. 水沟、内关
B. 鱼际、外关
C. 内庭、曲池
D. 膈俞、血海
E. 曲泽、委中

A2 型题

患者，男，26 岁。高热汗出，口渴喜冷饮，腹痛拒按，便秘尿黄，舌红苔黄，脉洪数。辨证属（　）
A. 风寒束表型
B. 风热壅肺型
C. 气分热盛型
D. 热入营血型
E. 疫毒熏蒸型

B1 型题

A. 内庭　B. 鱼际
C. 合谷　D. 太冲
E. 外关

1. 治疗高热因于气分热盛者，可在基础方上再加（ ）
2. 治疗高热抽搐者，可在基础方上再加（ ）

参考答案

A1 型题

1. A；2. B；3. D；4. C；5. B；6. A

A2 型题

C

B1 型题

1. A；2. D

第四单元 抽搐

A1 型题

1. 下列除哪项外，均能治疗抽搐（ ）
A. 水沟 B. 阳辅
C. 合谷 D. 阳陵泉
E. 太冲
2. 下列除哪项外，均能治疗热极生风型抽搐（ ）
A. 曲池 B. 大椎
C. 中冲 D. 阳陵泉
E. 足三里
3. 治疗血虚生风型抽搐，可在基础方上加（ ）
A. 涌泉 B. 风府
C. 劳宫 D. 气海
E. 血海
4. 阳陵泉是（ ）
A. 井穴 B. 荥穴
C. 筋会穴 D. 输穴
E. 合穴
5. 治疗抽搐的基本处方不包括（ ）
A. 水沟 B. 合谷
C. 太冲 D. 阳陵泉
E. 劳宫

A2 型题

患者，女，8 岁。1 天前突然出现高热，神昏谵语，颈项强直，角弓反张。刻下症见：颈项强直，角弓反张，四肢抽搐，壮热，头痛，大汗出，口唇青紫，舌绛，脉洪数。以下关于治则说法不正确的是（ ）
A. 清热凉血
B. 息风止痉
C. 针灸并用
D. 急则治其标
E. 用泻法

B1 型题

A. 涌泉 B. 大椎
C. 丰隆 D. 气海
E. 血海
1. 治疗血虚生风型抽搐，可在基础方上加（ ）
2. 治疗痰热化风型抽搐，可在基础方上加（ ）

参考答案

A1 型题

1. B；2. E；3. E；4. C；5. E

A2 型题

C

B1 型题

1. E；2. C

第五单元 内脏绞痛

A1 型题

1. 治疗心绞痛气滞血瘀者，可在基础方上加（ ）
A. 足三里、脾俞
B. 太白、太冲
C. 太冲、血海
D. 三阴交、合谷
E. 太溪、血海
2. 治疗心绞痛痰湿闭阻者，可在基础方上加（ ）
A. 肾俞、脾俞
B. 丰隆、中脘
C. 风府、风门
D. 劳宫、涌泉
E. 气海、关元
3. 下列除哪项外，均能治疗心绞痛（ ）
A. 内关 B. 郄门
C. 阴郄 D. 命门
E. 膻中
4. 下列除哪项外，均能治疗阳气虚衰型心绞痛（ ）

A. 心俞、至阳
B. 厥阴俞、阴郄
C. 关元、足三里
D. 巨阙、内关
E. 郄门、膻中

5. 治疗心绞痛的针灸基本处方不包括（　）
A. 内关　B. 郄门
C. 阴郄　D. 合谷
E. 膻中

6. 下列除哪项外，均能治疗胆绞痛（　）
A. 太冲　B. 阴陵泉
C. 气海　D. 日月
E. 期门

7. 下列除哪项外，均能疏肝理气（　）
A. 行间　B. 肝俞
C. 日月　D. 太冲
E. 关元

8. 治疗胆绞痛因于蛔虫妄动者，可在基础方上加（　）
A. 太冲、侠溪
B. 三阴交、阴陵泉
C. 内关、足三里
D. 百虫窝、迎香
E. 至阳、阳陵泉

9. 三阴交、阴陵泉可治疗下列哪型胆绞痛（　）
A. 肝胆湿热型
B. 肝胆气滞型
C. 饮食积滞型
D. 蛔虫妄动型
E. 肝血不足型

10. 下列除哪项外，均可清热利湿通淋（　）
A. 三阴交　B. 气海
C. 委阳　D. 肾俞
E. 京门

11. 下列除哪项外，均能治疗肾绞痛（　）
A. 肾俞　B. 膀胱俞
C. 三阴交　D. 梁丘
E. 京门

12. 治疗湿热型肾绞痛，可在基础方上加（　）
A. 命门、气海
B. 内关、足三里
C. 委阳、阴陵泉
D. 水道、次髎
E. 膈俞、血海

13. 治疗肾绞痛伴血尿者，可在基础方上加（　）
A. 命门、气海
B. 地机、血海
C. 委阳、阴陵泉
D. 水分、水道
E. 内关、足三里

14. 治疗肾绞痛伴尿中砂石者，可在基础方上加（　）
A. 命门、气海
B. 地机、血海
C. 委阳、阴陵泉
D. 次髎、水道
E. 内关、足三里

A2 型题

1. 患者，男，68 岁。既往有高血压病史 8 年，经常左侧胸前区疼痛。10 分钟前突然出现心痛彻背，喘不得卧，面色苍白，四肢不温，舌淡红，苔薄白，脉沉迟。辨证属（　）
A. 气滞血瘀型心绞痛
B. 寒邪凝滞型心绞痛
C. 痰湿闭阻型心绞痛
D. 阳气虚衰型心绞痛
E. 心血亏虚型心绞痛

2. 患者，女，54 岁。右胁及胃脘部疼痛 10 余年，曾因胆石症行外科手术取石。术后半年疼痛又作，痛处固定，并向右侧肩背部放射，辗转不安，冷汗淋漓，伴头晕乏力，口苦，咽干，食欲减退，恶心呕吐，小便黄，大便结，舌苔黄腻，脉弦数。辨证属（　）
A. 肝胆湿热型胆绞痛
B. 肝胆气滞型胆绞痛
C. 饮食积滞型胆绞痛
D. 蛔虫妄动型胆绞痛
E. 肝血不足型胆绞痛

3. 患者，男，28 岁。右腰腹部突发剧痛，伴尿频尿急，呕吐，小便红赤，淋沥不畅，舌红，苔黄腻，脉弦紧。针灸治疗时不应选用下列哪组腧穴（　）
A. 中极、京门
B. 三阴交、阴陵泉
C. 膀胱俞、肾俞

D. 委阳、阴陵泉
E. 命门、关元

B1 型题

A. 血海、太冲
B. 神阙、关元
C. 中脘、丰隆
D. 心俞、至阳
E. 劳宫、合谷

1. 治疗寒邪凝滞型心绞痛，可在基础方上加（ ）
2. 治疗阳气虚衰型心绞痛，可在基础方上加（ ）

A. 大椎、曲池
B. 三阴交、阴陵泉
C. 百虫窝、迎香
D. 内关、足三里
E. 至阳、肝俞

3. 治疗胆绞痛伴恶心呕吐者，可在基础方上加（ ）
4. 治疗胆绞痛伴发热寒战者，可在基础方上加（ ）

A. 命门　　B. 阴陵泉
C. 水道　　D. 足三里
E. 天枢

5. 治疗肾绞痛伴肾气不足者，可在基础方上加（ ）
6. 治疗肾绞痛伴恶心呕吐者，可在基础方上加（ ）

参考答案

A1 型题

1. C；2. B；3. D；4. C；5. D；6. C；7. E；8. D；9. A；10. B；11. D；12. C；13. B；14. D

A2 型题

1. B；2. A；3. E

B1 型题

1. B；2. D；3. D；4. A；5. A；6. D

第六单元　痛经

A1 型题

1. 下列除哪项外，均能治疗寒邪凝滞型痛经（ ）
A. 归来　　B. 地机
C. 中极　　D. 合谷
E. 三阴交
2. 治疗气滞血瘀型痛经，可在基础处方上加（ ）
A. 归来、地机
B. 天枢、足三里
C. 太冲、阴陵泉
D. 膻中、内关
E. 支沟、阳陵泉
3. 治疗气血不足型痛经宜选用（ ）
A. 脾俞、胃俞
B. 太冲、阴陵泉
C. 水道、关元
D. 太冲、命门
E. 合谷、次髎

A2 型题

患者，女，26 岁。3 个月前经期不慎淋雨，遂出现经行腹痛，每值经前或经期发作，少腹冷痛拒按，得热痛减，月经量少，色暗有块，畏寒肢冷，面色青白，舌暗，苔白，脉沉紧。针灸治疗时不应选用下列哪个腧穴（ ）
A. 三阴交　　B. 中极
C. 归来　　D. 地机
E. 太冲

B1 型题

A. 太冲、阳陵泉
B. 三阴交、中极
C. 三阴交、足三里
D. 脾俞、胃俞
E. 太溪、肾俞

1. 治疗气滞血瘀型痛经应加（ ）
2. 治疗气血不足型痛经应加（ ）

参考答案

A1 型题

1. D；2. C；3. A

A2 型题

E

B1 型题

1. A；2. D

第七单元　牙痛

A1 型题

1. 下列除哪项外，均能治疗牙痛（　）
   A. 太阳　　B. 下关
   C. 颊车　　D. 内庭
   E. 合谷
2. 胃火牙痛可在基本处方上再加（　）
   A. 合谷　　B. 颊车
   C. 下关　　D. 外关
   E. 内庭
3. 虚火牙痛可在基本处方上再加（　）
   A. 外关　　B. 太溪
   C. 内庭　　D. 风池
   E. 二间
4. 针刺治疗牙痛以哪条经穴为主（　）
   A. 手、足太阳经
   B. 手、足少阳经
   C. 手、足阳明经
   D. 督脉
   E. 手、足太阴经

A2 型题

患者，女，45 岁。下牙隐隐作痛 2 天，时作时止，口不臭，牙龈无红肿，但自觉有浮动感，平素常有头晕目眩、腰酸等症，舌质红，脉细。针刺治疗时不宜选用下列哪个穴位（　）
   A. 太溪　　B. 外关
   C. 合谷　　D. 下关
   E. 颊车

B1 型题

A. 太溪、行间
B. 风池、外关
C. 内庭、二间
D. 尺泽、少商
E. 外关、颊车
1. 治疗风火牙痛可在基本处方上加（　）
2. 治疗虚火牙痛可在基本处方上加（　）

参考答案

A1 型题

1. A；2. E；3. B；4. C

A2 型题

B

B1 型题

1. B；2. A

第二章　中医内科学

第一单元　感冒

A1 型题

1. 感冒的病位在（　）
   A. 脾　B. 肝　C. 心
   D. 大肠　E. 肺卫
2. 感冒的基本病机是（　）
   A. 素体阴虚，卫表失和
   B. 外邪犯肺，肺失清肃
   C. 卫表不和，肺失宣降
   D. 风热犯表，卫表失和
   E. 风寒外束，卫阳郁遏
3. 下列各项，对于鉴别普通感冒与时行感冒无意义的是（　）
   A. 发热轻重
   B. 有无发热
   C. 有无流行性
   D. 病情的轻重
   E. 是否有少数传变
4. 风温早期与感冒的不同点是（　）
   A. 起病急骤，热势鸱张
   B. 热势较轻
   C. 无入里传变
   D. 汗出热退
   E. 病程短
5. 治疗风热犯表的首选方剂是（　）
   A. 银翘散
   B. 加减葳蕤汤
   C. 新加香薷饮
   D. 荆防败毒散
   E. 参苏饮
6. 下列关于阴虚感冒治疗的叙述，正确的是（　）
   A. 用大剂量发汗之品
   B. 用辛温重剂
   C. 用辛凉之品
   D. 用滋阴解表之品
   E. 用苦寒之品

A2 型题

1. 患者恶寒重，发热轻，无汗，鼻流清涕，咳嗽，痰白清稀，头痛，骨节酸痛，体温 38.5℃，舌苔薄白，脉浮紧。诊断为（　）
   A. 风热感冒　B. 风寒感冒
   C. 暑湿感冒　D. 阴虚感冒
   E. 气虚感冒
2. 刘某，女，30 岁，发热 2 天，热重寒轻，微恶风，头胀痛，咳嗽痰黄，咽喉红肿热痛，口干欲饮，舌苔薄而微黄，舌边尖红，脉浮数。其治疗首选方剂是（　）
   A. 银翘散
   B. 加减葳蕤汤
   C. 新加香薷饮
   D. 参苏饮
   E. 荆防败毒散
3. 李某，男，40 岁，发热 2 天，肢体酸重，头昏头胀痛，咳嗽痰黏，鼻流浊涕，脘腹胀满且便溏，舌苔黄微腻，脉濡数。其治疗应首选的方剂是（　）
   A. 银翘散
   B. 加减葳蕤汤
   C. 新加香薷饮
   D. 参苏饮
   E. 荆防败毒散
4. 王某，女，20 岁，恶寒较重，发热无汗，头痛，四肢酸楚疼痛，咳嗽痰白，倦怠乏力，平时恶风汗出，反复易感，舌质淡，脉浮无力。其证候诊断是（　）
   A. 风寒束表证
   B. 暑湿伤表证
   C. 风热犯表证
   D. 气虚感冒
   E. 阴虚感冒

B1 型题

A. 恶寒重，发热轻，痰涕色白清稀，咽喉不痛
B. 身热不扬，恶风少汗，头昏身体酸楚疼痛，脘腹胀满
C. 恶寒轻，发热重，痰涕色黄黏稠，咽喉疼痛
D. 感冒症状伴有倦怠乏力，神疲气短，脉浮无力
E. 感冒症状伴有口渴咽干，干咳少痰，脉细数

1. 平人感冒风寒束表证的主症特点是（　）
2. 平人阴虚感冒的主症特点是（　）

A. 藿香、厚朴
B. 麻黄、桂枝
C. 沙参、天冬
D. 五味子、乌梅
E. 黄芪、炒白术

3. 感冒暑湿伤表证，舌苔厚腻，脘腹胀满明显，应重用（　）
4. 感冒风寒束表证，恶寒重，周身冷痛明显，应重用（　）

参考答案

A1 型题

1. E；2. C；3. B；4. A；5. A；6. D

A2 型题

1. B；2. A；3. C；4. D

B1 型题

1. A；2. E；3. A；4. B

第二单元　咳嗽

A1 型题

1. 咳嗽的基本病机是（　）
A. 邪犯于肺，气逆于上
B. 风热犯肺，肺失清肃
C. 痰热壅肺，肺失肃降
D. 肝郁化火，肺气上逆
E. 肾虚痰犯，气冲于上

2. 以下哪项不属于咳嗽的病因（　）
A. 肺阴亏虚　　B. 痰湿内生
C. 气郁化火　　D. 虚火灼肺
E. 禀赋不足

3. 以下哪项不属于咳嗽的主要病理因素（　）
A. 瘀血　　B. 痰、火
C. 痰、湿　　D. 风、燥
E. 风、寒

4. 下列关于咳嗽的叙述，不正确的是（　）
A. 有声无痰为咳
B. 有痰无声为嗽
C. 咳嗽并见，难以区分
D. 基本病机是邪犯于肺，气逆于上
E. 病位只在肺，与其他脏腑无关

5. 不属外感与内伤咳嗽鉴别要点的是（　）
A. 是否有外感
B. 是否反复发作
C. 痰液的颜色
D. 起病的缓急
E. 病程的长短

6. 治疗咳嗽之痰热郁肺证，应首选的方剂是（　）
A. 清金化痰汤
B. 桑菊饮
C. 桑杏汤
D. 沙参麦冬汤
E. 黄芩泻白散

7. 治疗咳嗽之肝火犯肺证的治法是（　）
A. 清热化痰，肃肺止咳
B. 疏风清肺，润燥止咳
C. 燥湿化痰，理气止咳
D. 清肺泻肝，化痰止咳
E. 滋阴清热，润肺止咳

A2 型题

1. 患者，男，30 岁，咳嗽声重，气急咽痒，流清涕，恶寒发热，舌苔薄白，脉浮紧。其治疗首选方剂是（　）
A. 桑菊饮
B. 三拗汤合止嗽散
C. 桑杏汤
D. 清金化痰汤
E. 沙参麦冬汤

2. 患者，女，23 岁，平素急躁易怒，阵发性咳嗽半个月，口苦咽干，胸胁胀满，干咳少痰，舌

红苔薄黄，脉弦数。其治疗首选方剂是（　）
A. 桑菊饮
B. 桑杏汤
C. 清金化痰汤
D. 加减泻白散合黛蛤散
E. 沙参麦冬汤

3. 患者，女，50岁，干咳，咳声短促，痰少而黏，痰中带血，口燥咽干，舌质红，少苔，脉细数。其证候诊断是（　）
A. 肝火犯肺证
B. 痰湿蕴肺证
C. 肺阴亏耗证
D. 痰热郁肺证
E. 风寒犯肺证

4. 患者反复咳嗽，咳声重浊，痰多色白而黏，痰出则咳缓，脘腹胀满，时便溏，舌苔白腻，脉濡缓。其治疗首选方剂是（　）
A. 二陈汤合三子养亲汤
B. 桑菊饮
C. 桑杏汤
D. 清金化痰汤
E. 沙参麦冬汤

B1型题

A. 干咳无痰，咽喉干痛，鼻唇干燥
B. 咳声重浊，痰多色白，晨间咳痰尤甚
C. 阵发性咳嗽，口苦咽干，胸胁胀满
D. 咳嗽声高气促，痰黄黏腻，舌红苔黄腻
E. 干咳，口干咽燥，痰中带血

1. 咳嗽肺阴亏耗证的主症特点是（　）
2. 咳嗽风燥伤肺证的主症特点是（　）

A. 陈皮、法半夏、厚朴
B. 干姜、细辛、白芥子
C. 沙参、麦冬、天冬
D. 冬瓜子、薏苡仁、南瓜子
E. 款冬花、紫菀、百部

3. 咳嗽痰湿蕴肺证，咳嗽痰多且白黏，应加重（　）
4. 咳嗽肺阴亏耗证，口燥咽干，应加重（　）

参考答案

A1型题

1. A；2. E；3. A；4. E；5. C；6. A；7. D

A2型题

1. B；2. D；3. C；4. A

B1型题

1. E；2. A；3. A；4. C

第三单元　哮病

A1型题

1. 下列不属于哮病发作病因的是（　）
A. 外邪侵袭　B. 饮食不当
C. 病后体虚　D. 咳喘日久
E. 跌仆损伤

2. 哮病的主要病位和涉及脏腑是（　）
A. 肺、脾、肾
B. 心、脾、肾
C. 肺、心、肾
D. 肺、脾、心
E. 肺、肝、脾

3. 哮病的主要治疗原则（　）
A. 发时治其标，平时治其本
B. 标本兼治
C. 治其标
D. 治其本
E. 宣肺，降逆，化痰

4. 治疗哮病发作期热哮证，应首选的方剂是（　）
A. 射干麻黄汤
B. 定喘汤或越婢加半夏汤
C. 小青龙加石膏汤
D. 三子养亲汤
E. 平喘固本汤

5. 治疗哮病缓解期脾肺气虚证，应首选的方剂是（　）
A. 平喘固本汤
B. 三子养亲汤
C. 六君子汤
D. 射干麻黄汤
E. 小青龙汤

A2型题

1. 患者，男，60岁，吸气不利，动则加重，头晕耳鸣，腰膝酸软，五心烦热，口干，舌红少苔，脉细数；或舌质淡，脉沉细，面色苍白。其诊断是（　）

A. 哮病缓解期肺肾两虚证
B. 哮病缓解期脾肺气虚证
C. 哮病发作期风寒犯肺证
D. 喘证肾不摄纳证
E. 哮病发作期风痰哮证

2. 周某，男，45岁，外出着单衣遇冷风后，呼吸急促，喉中痰鸣如水鸡声，色白泡沫多，形寒肢冷，舌苔白滑，脉弦紧。治疗此病的首选方剂是（　）
A. 定喘汤
B. 射干麻黄汤
C. 三子养亲汤
D. 平喘固本汤
E. 苏子降气汤

B1 型题

A. 射干麻黄汤
B. 三子养亲汤
C. 三子养亲汤合苏子降气汤
D. 三子养亲汤合二陈汤
E. 定喘汤

1. 治疗热哮首选的方剂是（　）
2. 治疗冷哮首选的方剂是（　）

A. 葶苈子、苏子
B. 生石膏、芦根
C. 附子、鹿角片
D. 沙参、玉竹
E. 生黄芪、炒白术、白扁豆

3. 哮病发作期冷哮证，痰涌气逆，不得平卧应加（　）
4. 哮病缓解期脾肺气虚证，倦怠乏力应加（　）

参考答案

A1 型题

1. E；2. A；3. A；4. B；5. C

A2 型题

1. A；2. B

B1 型题

1. E；2. A；3. A；4. E

第四单元　喘证

A1 型题

1. 下列哪项不属于喘证的病因（　）
A. 外邪侵袭　B. 饮食不当
C. 情志失调　D. 久病劳欲
E. 跌仆损伤

2. 喘证的主要病位在（　）
A. 心、肝　B. 肝、脾
C. 肺、肾　D. 肺、肝
E. 肺、脾

3. 下列哪项是对哮与喘的正确描述（　）
A. 哮以气息言
B. 喘以声响言
C. 喘必兼哮
D. 哮必兼喘
E. 哮喘相兼

4. 下列哪项不属实喘与虚喘的鉴别点（　）
A. 病程长短　B. 病势急缓
C. 脉势强弱　D. 呼吸深浅
E. 有无外感

5. 治疗实喘痰浊阻肺证首选的方剂是（　）
A. 三子养亲汤
B. 三子养亲汤合二陈汤
C. 三子养亲汤合苏子降气汤
D. 二陈汤
E. 六君子汤

6. 治疗实喘表寒肺热证的首选方剂是（　）
A. 桑白皮汤
B. 定喘汤
C. 越婢加半夏汤
D. 清金化痰汤
E. 麻杏石甘汤

7. 治疗实喘肺气郁痹证的首选方剂是（　）
A. 四磨汤　B. 五磨饮子
C. 六磨汤　D. 四七汤
E. 柴胡疏肝散

8. 下列关于喘证治疗的描述，正确的是（　）
A. 实喘以培补摄纳为主
B. 虚喘以祛邪利气为主
C. 实喘难治，虚喘亦难治
D. 虚喘或宣肺，或活血，或祛痰

E. 实喘可用温化宣肺、清化肃肺、理气化痰之法

A2 型题

1. 刘某，男，28 岁，因与人争吵突发呼吸短促，胸闷疼痛，咽中如窒，平素多抑郁，心悸，舌苔薄白，脉弦。其首选治疗方剂是（　）
   A. 麻黄汤
   B. 四七汤
   C. 柴胡疏肝散
   D. 五磨饮子
   E. 四逆散
2. 刘某，男，28 岁，因与人争吵突发呼吸短促，胸闷疼痛，咽中如窒，平素多抑郁，心悸，舌苔薄白，脉弦。此证的治法是（　）
   A. 开郁降逆平喘
   B. 疏肝解郁平喘
   C. 宣肺散寒平喘
   D. 散寒泄热，宣肺平喘
   E. 化痰降逆平喘
3. 患者喘促短气，气怯声低，咳声低弱，自汗畏风，易感冒，舌淡，脉细弱。其诊断是（　）
   A. 喘证虚喘肺气虚证
   B. 喘证虚喘肾气虚证
   C. 喘证虚喘正虚喘脱证
   D. 喘证实喘肝气犯肺证
   E. 哮病缓解期脾肺气虚证

B1 型题

A. 病势急骤，呼吸深长有余，呼出为快，气粗声高
B. 病势急骤，呼吸短促难续，深吸为快，气粗声高
C. 病势缓慢，呼吸短促难续，吸少呼多，气怯声低
D. 病势缓慢，呼吸深长有余，呼出为快，气怯声低
E. 病势缓慢，呼吸短促难续，吸多呼少，气怯声低

1. 虚喘的特点是（　）
2. 实喘的特点是（　）

A. 木香、乌药、青皮
B. 胡桃肉、紫石英
C. 麦冬、天冬、玉竹
D. 丹参、远志、石菖蒲
E. 百合、合欢皮、酸枣仁

3. 实喘肺气郁痹证，胁肋疼痛应加（　）
4. 虚喘肾气虚证，善后调理应加（　）

参考答案

A1 型题

1. E；2. C；3. D；4. E；5. B；6. E；7. B；8. E

A2 型题

1. D；2. A；3. A

B1 型题

1. C；2. A；3. A；4. B

第五单元　肺痈

A1 型题

1. 下列各项中不属肺痈典型症状的是（　）
   A. 咳而胸满
   B. 振寒、脉数
   C. 时出浊唾腥臭
   D. 发热
   E. 久久吐脓如米粥
2. 肺痈成痈期的治法是（　）
   A. 清热解毒，化瘀消痈
   B. 排脓解毒
   C. 疏风清热，清肺散邪
   D. 清热解毒，排脓祛瘀
   E. 益气养阴清肺
3. 决定肺痈转归的是（　）
   A. 初期　　B. 成痈期
   C. 溃脓期　　D. 恢复期
   E. 消散期
4. 治疗肺痈溃脓期首选的方剂是（　）
   A. 银翘散
   B. 苇茎汤合如金解毒散
   C. 加味桔梗汤
   D. 清金化痰汤
   E. 沙参麦冬汤
5. 治疗肺痈成痈期首选的方剂是（　）
   A. 银翘散

B. 苇茎汤合如意解毒散
C. 加味桔梗汤
D. 沙参麦冬汤
E. 竹叶石膏汤

A2 型题

1. 患者 5 天前因外出淋雨，出现高热，时时振寒，汗出燥热，咳嗽痰多。现胸满作痛，转侧不利，咳吐浊痰，呈黄绿色，自觉喉间有腥味，口干咽燥，舌苔黄腻，脉滑数。首选方剂是（ ）
A. 银翘散
B. 苇茎汤合如意解毒散
C. 加味桔梗汤
D. 沙参麦冬汤
E. 竹叶石膏汤
2. 刘某，女，23 岁，咳吐大量脓痰，痰血相兼，腥臭异常，胸中烦满而痛，身热面赤，烦渴喜饮，舌质红，脉滑数。其诊断是（ ）
A. 肺痈初期
B. 肺痈成痈期
C. 肺痈溃脓期
D. 肺痈恢复期
E. 咳嗽痰热蕴肺证
3. 周某，女，28 岁，咳吐脓痰后，咳吐脓血减少，臭味亦减，潮热，盗汗，心烦，脉细无力。此病证的治法是（ ）
A. 益气养阴清肺
B. 排脓解毒
C. 清热解毒，化瘀消痈
D. 疏散风热，宣肺平喘
E. 疏散风热，清肺散邪

B1 型题

A. 恶寒，发热，咳嗽，痰多
B. 高热，振寒，咳嗽，气急，胸痛，咳痰黄黏有腥味
C. 咳吐大量腥臭脓血痰
D. 身热减退，咳嗽减轻，咳痰减少，臭味亦淡
E. 气短，口咽干燥，面色无华，形体消瘦
1. 肺痈溃脓期的特点（ ）
2. 肺痈成痈期的特点（ ）

参考答案

A1 型题
1. A；2. A；3. C；4. C；5. B
A2 型题
1. B；2. C；3. A
B1 型题
1. C；2. B

第六单元 肺胀

A1 型题

1. 肺胀的病理多属（ ）
A. 标本俱实 B. 标实本虚
C. 标本俱虚 D. 阴盛阳虚
E. 阴平阳秘
2. 肺胀的辨证要点主要是（ ）
A. 辨气血 B. 辨寒热
C. 辨表里 D. 辨标本虚实、脏腑阴阳
E. 辨病情缓急
3. 治疗痰热郁肺型肺胀的首选方剂是（ ）
A. 清金化痰汤
B. 越婢加半夏汤
C. 小青龙加石膏汤
D. 麻杏石甘汤
E. 定喘汤
4. 肺胀痰蒙神窍证，治疗宜选（ ）
A. 导痰汤
B. 礞石滚痰丸
C. 指迷茯苓丸
D. 涤痰汤
E. 顺气导痰汤
5. 肺胀的病理性质为本虚标实，下列哪项不属肺胀标实的内容（ ）
A. 痰浊 B. 水饮
C. 瘀血 D. 气滞
E. 食滞
6. 肺胀痰热郁肺证的治法是（ ）
A. 宣肺化痰，止咳定喘
B. 清热解毒，止咳化痰
C. 宣肺泄热，降逆平喘
D. 辛凉解表，止咳化痰
E. 养阴清肺，化痰降气

A2 型题

1. 患者咳嗽痰多，咳白色泡沫痰，喘息不能平卧，胸部膨满，憋闷如塞，面色紫暗，唇甲发绀，舌质暗，舌下青筋明显，苔白腻，脉弦滑。辨证属肺胀（　）
   A. 痰热郁肺证
   B. 痰瘀阻肺证
   C. 痰蒙神窍证
   D. 肺肾气虚证
   E. 阳虚水泛证
2. 患者咳嗽，胸痛，发热，咯吐腥臭浊痰及脓血，应诊断为（　）
   A. 肺痿　B. 咳嗽
   C. 肺痨　D. 肺痈
   E. 肺胀
3. 肺胀见呼吸浅短难续，咳声低怯，胸满短气，倚息不能平卧，咳嗽，痰白如沫，咳吐不利，心悸，形寒汗出，面色晦暗，舌暗紫，脉沉细无力。当用何法治疗（　）
   A. 温肺散寒，降逆涤痰
   B. 清肺泄热，降逆平喘
   C. 涤痰祛瘀，泻肺平喘
   D. 补肺纳肾，降气平喘
   E. 温阳化饮，宣肺平喘

B1 型题

A. 阴虚
B. 标实本虚
C. 肺气上逆
D. 属热属实
E. 伏痰遇感引触

1. 肺痈的病理性质主要属（　）
2. 肺胀的病理性质主要属（　）

A. 阳虚水泛证
B. 痰蒙神窍证
C. 痰浊壅肺证
D. 肺肾气虚证
E. 外寒内饮证

3. 肺胀宜用真武汤合五苓散治疗的证候是（　）
4. 肺胀宜用苏子降气汤合三子养亲汤治疗的证候是（　）

A. 温肾健脾，化饮利水
B. 清肺化痰，降逆平喘
C. 涤痰开窍，息风止痉
D. 补肺纳肾，降气平喘
E. 化痰降气，健脾益肺

5. 肺胀痰蒙神窍证的治法是（　）
6. 肺胀肺肾气虚证的治法是（　）

参考答案

A1 型题

1. B；2. D；3. B；4. D；5. E；6. C

A2 型题

1. B；2. D；3. D

B1 型题

1. D；2. B；3. A；4. C；5. C；6. D

第七单元　肺痨

A1 型题

1. 肺痨的四大主症是（　）
   A. 咳嗽、胸痛、发热、汗出
   B. 咳嗽、咳血、潮热、盗汗
   C. 咳嗽、消瘦、低热、自汗
   D. 咳嗽、神疲、心悸、盗汗
   E. 干咳、气促、潮热、胸痛
2. 肺痨日久可以进一步影响其他脏腑，其中关系最密切的是（　）
   A. 心、肺　B. 脾、肾
   C. 心、肝　D. 肝、肾
   E. 肝、脾
3. 治疗虚火灼肺型肺痨，应首选（　）
   A. 百合固金汤　B. 月华丸
   C. 保真汤　D. 补肺汤
   E. 知柏地黄丸
4. 补天大造丸治疗的证型是（　）
   A. 肺阴亏虚证　B. 阴阳虚损证
   C. 虚火灼肺证　D. 气阴耗伤证
   E. 肺肾两虚证
5. 虚劳与肺痨的鉴别要点主要在于（　）
   A. 有无咳血、盗汗
   B. 有无肺虚见证
   C. 有无五脏虚损证候
   D. 有无传染性

E. 有无干咳

A2 型题

1. 某女，病起半年，夜间呛咳，痰少质黏，痰中带血，口干咽燥，心烦失眠，盗汗，大便干结，舌质干红，苔薄黄，脉细数。治法宜用（ ）
   A. 滋阴润肺 B. 益气养阴
   C. 滋阴降火 D. 健脾生血
   E. 润燥化痰
2. 李某，男，71 岁。原有“肺痨”，迁延不愈，出现咳吐浊唾涎沫，质黏稠，偶有咳痰带血，咳声不扬，口干咽燥，午后潮热，形体消瘦，舌红而干，脉虚数。其诊断为（ ）
   A. 肺痈初期
   B. 肺痨虚火灼肺证
   C. 肺痿虚热证
   D. 肺痨气阴两虚证
   E. 肺痨肺阴亏虚证
3. 肺痨症见干咳少痰，痰中带血，胸部闷痛，手足心热，口咽干燥，时有盗汗，舌红苔薄，脉细数。此证的最佳治法是（ ）
   A. 滋阴降火 B. 益气养阴
   C. 清肺润燥 D. 滋阴润肺
   E. 滋养肝肾

B1 型题

A. 滋阴止咳 B. 滋阴降火
C. 益气养阴 D. 滋阴补阳
E. 滋阴润肺

1. 气阴耗伤型肺痨的治法是（ ）
2. 肺阴亏虚型肺痨的治法是（ ）

A. 阴虚 B. 标实本虚
C. 肺气上逆 D. 属热属实
E. 伏痰遇感引触

3. 肺痨的病理性质属（ ）
4. 肺痈的病理性质属（ ）

参考答案

A1 型题

1. B；2. B；3. A；4. B；5. D

A2 型题

1. C；2. C；3. D

B1 型题

1. C；2. E；3. A；4. D

第八单元 心悸

A1 型题

1. 下列选项中，不属于心悸病因的是（ ）
   A. 体虚劳倦 B. 七情所伤
   C. 感受外邪 D. 药食不当
   E. 瘀血内阻
2. 下列选项中，不是导致心悸的病理因素是（ ）
   A. 痰浊 B. 水饮
   C. 瘀血 D. 火邪
   E. 气滞
3. 心悸辨证，首先分辨（ ）
   A. 阴阳 B. 虚实
   C. 表里 D. 寒热
   E. 舌象
4. 下列选项中，不是心悸的基本治则的是（ ）
   A. 补气，养血
   B. 滋阴，温阳
   C. 清热，解毒
   D. 祛瘀，化饮
   E. 清火，行瘀
5. 治疗心悸阴虚火旺证，应首选的方剂是（ ）
   A. 归脾汤
   B. 天王补心丹合朱砂安神丸
   C. 苓桂术甘汤
   D. 生脉饮合炙甘草汤
   E. 黄连温胆汤
6. 心悸心阳不振证的基本治则是（ ）
   A. 振奋心阳，化气行水，宁心安神
   B. 活血化瘀，理气通络
   C. 温补心阳，安神定悸
   D. 补养心血，益气安神
   E. 补气养阴，活血通脉

A2 型题

1. 董某，男，50 岁，1 年来心悸不宁，平素善惊易恐，坐卧不安，不寐多梦，食少纳呆，苔薄白，脉细略数或细弦。其诊断是（ ）
   A. 心悸痰湿中阻证
   B. 心悸水饮凌心证

C. 心悸心虚胆怯证
D. 心悸心血不足证
E. 心悸阴虚火旺证

2. 封某，女，46岁，近来时感心悸不安，胸闷不舒，心痛时作，痛如针刺，舌质紫暗，脉涩。治疗应首选的方剂是（　）
A. 桃仁红花煎合桂枝甘草龙骨牡蛎汤
B. 归脾汤
C. 苓桂术甘汤
D. 黄连温胆汤
E. 天王补心丹合朱砂安神丸

3. 邓某，男，38岁，时感心中悸动，动则尤甚，头晕目眩，面色无华，舌淡红，脉细弱。此病证的治法是（　）
A. 镇惊定志，养心安神
B. 滋阴清火，养心安神
C. 温补心阳，安神定悸
D. 补血养心，益气安神
E. 活血化瘀，理气通络

4. 宫某，男，49岁，平素喜饮冷，现感心中剧烈跳动，头晕目眩，渴不欲饮，小便短少，下肢浮肿，形寒肢冷，口角流涎，舌淡胖，脉象沉细而滑。其治疗首选方剂是（　）
A. 归脾汤
B. 苓桂术甘汤
C. 黄连温胆汤
D. 安神定志丸
E. 天王补心丹合朱砂安神丸

B1 型题

A. 黄连温胆汤
B. 归脾汤
C. 生脉饮
D. 天王补心丹
E. 安神定志丸

1. 阴虚火旺心悸者，治疗应选的方剂是（　）
2. 心胆气虚心悸者，治疗应选的方剂是（　）

A. 肉桂、附子
B. 阿胶、龙眼肉
C. 柴胡、郁金
D. 柏子仁、酸枣仁
E. 地骨皮、白薇

3. 治疗心虚胆怯证，若见心阳不振应加（　）
4. 治疗心虚胆怯证，若见心血不足应加（　）

参考答案

A1 型题

1. C；2. D；3. B；4. C；5. B；6. C

A2 型题

1. C；2. A；3. D；4. B

B1 型题

1. D；2. E；3. A；4. B

第九单元　胸痹

A1 型题

1. 下列选项，不是导致胸痹病因的是（　）
A. 瘀血内阻　B. 寒邪内侵
C. 饮食不节　D. 情志失调
E. 劳逸失度

2. 胸痹首辨（　）
A. 气血阴阳　B. 标本虚实
C. 寒热虚实　D. 舌象变化
E. 脉象变化

3. 下列选项中，不属于胸痹病机的是（　）
A. 心脉瘀阻　B. 痰浊瘀阻
C. 寒凝气滞　D. 气血亏虚
E. 热毒壅盛

4.《金匮要略》中强调治疗胸痹以哪种治法为主（　）
A. 活血化瘀　B. 豁痰泄浊
C. 宣痹通阳　D. 温阳散寒
E. 益气温阳

5. 胸痹病机总属本虚标实，下列除哪项外都属于标实（　）
A. 气滞　B. 痰浊
C. 血瘀　D. 火邪
E. 阴寒

6. 胸痛彻背，心悸气促，面色唇甲青紫，大汗淋漓，四肢厥冷，脉微欲绝，其病机是（　）
A. 阴津枯竭，阳气欲脱
B. 阳气虚衰，心阳欲脱
C. 阳虚水泛，上凌心肺
D. 阳气虚衰，水湿内盛
E. 阴津耗竭，虚阳浮越

7. 下列哪项不属于胸痹与胃脘痛的主要鉴别点（　）
   A. 疼痛部位
   B. 疼痛性质
   C. 疼痛时间
   D. 伴随症状
   E. 服用针对药物是否缓解
8. 胸痛彻背，感寒痛甚，伴胸闷心悸，舌苔白腻，脉细，此病的主要治法为（　）
   A. 理气宽胸，通络止痛
   B. 宣痹通阳，行气散寒
   C. 辛温通阳，化湿通络
   D. 活血化瘀，温经止痛
   E. 理气活血，温经散寒

A2 型题

1. 患者为老年男性，胸痛反复发作半年，现心痛彻背，背痛彻心，疼痛剧烈，身寒肢冷，喘不能卧，舌苔白，脉沉紧。此病治疗的首选方剂是（　）
   A. 瓜蒌薤白半夏汤
   B. 参附汤
   C. 丹参饮
   D. 乌头赤石脂丸合苏合香丸
   E. 生脉饮
2. 患者，女，63 岁，胸痛发作 1 小时，心胸闷痛，气短喘促，痰黄且黏，形体肥胖，舌质暗红苔黄腻，脉滑数。治疗此病的首选方剂是（　）
   A. 黄连温胆汤
   B. 小陷胸汤
   C. 瓜蒌薤白白酒汤
   D. 丹参饮
   E. 苏合香丸
3. 李某，女，30 岁，因长期熬夜近来心胸隐痛，时发时止，心悸短气，动则益甚，倦怠乏力，声音低微，舌淡红，胖大边有齿痕，少苔，脉细弱。其治疗的首选方剂是（　）
   A. 参附汤合右归饮
   B. 人参养荣汤合桃红四物汤
   C. 生脉散合人参养荣汤
   D. 天王补心丹合炙甘草汤
   E. 枳实薤白桂枝汤合当归四逆汤
4. 患者近来心痛胸闷，心悸自汗，面色㿠白，腰膝酸软，四肢欠温，舌淡胖，脉沉迟。此病证的治法是（　）
   A. 温补阳气，振奋心阳
   B. 滋阴清火，养心和络
   C. 益气养阴，活血通脉
   D. 宣痹通阳，散寒止痛
   E. 通阳泄浊，豁痰开结

B1 型题

A. 瓜蒌薤白半夏汤
B. 生脉散合人参养荣汤
C. 天王补心丹
D. 失笑散
E. 柴胡疏肝散

1. 治疗胸痹痰浊闭阻证，应选用（　）
2. 治疗胸痹气阴两虚证，应选用（　）

A. 寒凝心脉　　B. 痰浊闭阻
C. 气滞心胸　　D. 心肾阴虚
E. 心肾阳虚

3. 心胸闷痛，疼痛阵发，遇情志不遂易诱发，脉弦细。其证候是（　）
4. 胸闷气短，心悸而痛，面色㿠白，四肢不温，唇甲色淡，舌质淡胖，脉沉细。其证候是（　）

参考答案

A1 型题

1. A；2. B；3. E；4. C；5. D；6. B；7. A；8. C

A2 型题

1. D；2. A；3. C；4. A

B1 型题

1. A；2. B；3. C；4. E

第十单元　不寐

A1 型题

1. 不寐的病机特点是（　）
   A. 阴盛阳衰，阴阳失交
   B. 阳盛阴衰，阴阳失交
   C. 胃气失和，夜卧不安
   D. 阳不交阴，心肾不交
   E. 心脾两虚，心神不安
2. 下列哪项不是不寐的主要病因（　）

A. 思虑劳倦，伤及心脾
B. 心虚胆怯，心神不安
C. 阴虚火旺，肝火扰心
D. 阳不交阴，水火不济
E. 瘀血阻络，心失所养

3. 不寐的治疗原则为（　）
A. 补虚泻实，调整阴阳
B. 益气养血，补益肝肾
C. 补益心脾，养血安神
D. 清热化痰，安神定志
E. 填补肝肾，充髓养脑

4. 虚证不寐的病机，主要与下列哪项有关（　）
A. 气血两虚　B. 脾胃虚弱
C. 阴血不足　D. 胆虚痰热
E. 阳虚内寒

5. 治疗不寐肝火扰心证，首选治疗方剂是（　）
A. 安神定志丸
B. 朱砂安神丸
C. 黄连阿胶汤
D. 龙胆泻肝汤
E. 柴胡疏肝散

A2 型题

1. 患者，女，50 岁，失眠多梦，易醒，心悸健忘，头晕目眩，肢体疲倦，面色少华，舌淡苔薄，脉细弱。首选治疗方剂是（　）
A. 朱砂安神丸
B. 天王补心丹
C. 归脾汤
D. 酸枣仁汤
E. 安神定志丸

2. 患者，男，36 岁，平素急躁易怒，近来因工作不顺心而导致失眠，不思饮食，口渴喜饮，口苦目赤，小便短赤，舌红苔黄，脉象弦数。治疗首选方剂是（　）
A. 柴胡疏肝散
B. 丹栀逍遥散
C. 黄连温胆汤
D. 龙胆泻肝汤
E. 滋水清肝饮

3. 孙某，男，36 岁，近日失眠，心烦不寐，入睡困难，心悸多梦，伴有头晕耳鸣，腰膝酸软，潮热盗汗，五心烦热，舌红少苔，脉细数。其证候诊断是（　）
A. 心肾不交证
B. 心胆气虚证
C. 心脾两虚证
D. 痰热扰心证
E. 肝火扰心证

4. 王某，男，20 岁，进入大学后经常出现虚烦不寐，触事易惊，胆怯心悸，伴有气短自汗，倦怠乏力，舌淡，脉弦细。此病证的治法是（　）
A. 滋阴降火，交通心肾
B. 益气镇惊，安神定志
C. 补益心脾，养血安神
D. 清化热痰，和中安神
E. 疏肝泄热，镇心安神

B1 型题

A. 黄连温胆汤
B. 天王补心丹
C. 六味地黄丸和交泰丸
D. 安神定志丸
E. 归脾汤

1. 不寐痰热扰心证，可用（　）
2. 不寐心肾不交证，可用（　）

参考答案

A1 型题

1. B；2. E；3. A；4. C；5. D

A2 型题

1. C；2. D；3. A；4. B

B1 型题

1. A；2. C

第十一单元　癫狂

A1 型题

1. 首先提出“重阳者狂，重阴者癫”的经典是（　）
A.《黄帝内经》　B.《难经》
C.《金匮要略》　D.《中藏经》
E.《类经》

2. 癫狂的主要病位在（　）
A. 心、脑　B. 心、肝
C. 心、脾　D. 心、肾

E. 心、肺

3. 下列除哪项外，均是癫狂的主要病理因素（ ）

A. 气 B. 火 C. 湿

D. 痰 E. 瘀

4. 癫狂的总体治则是（ ）

A. 疏肝行气 B. 清心降火

C. 健脾化痰 D. 调整阴阳

E. 活血化瘀

5. 下列哪项不是癫狂病的主症（ ）

A. 语无伦次 B. 躁妄打骂

C. 喜怒无常 D. 流涎抽搐

E. 神志痴呆

6. 因精神抑郁，心悸失眠，不思饮食，寡言少动，表情淡漠，时独语，舌苔厚腻，脉弦滑。属于（ ）

A. 郁证 B. 心悸

C. 不寐 D. 脏躁

E. 癫证

7. 下列除哪项外，均为癫证的特点（ ）

A. 沉默痴呆 B. 语无伦次

C. 躁扰不宁 D. 静而寡言

E. 精神抑郁

A2 型题

1. 患者，女，52 岁，因情致不遂导致精神抑郁，表情淡漠，沉默痴呆，时时太息，多疑多虑，不思饮食，大便溏，舌淡红，苔白腻，脉弦滑。治疗此病选择的方剂是（ ）

A. 顺气导痰汤

B. 养心汤

C. 二陈汤

D. 柴胡疏肝散

E. 生铁落饮

2. 患者，男，56 岁。神思恍惚，心悸胆怯，常自觉悲伤欲哭，倦怠乏力，肢体困倦，纳差，舌淡苔白，脉沉细无力。此病证应选的治法是（ ）

A. 理气解郁，化痰醒神

B. 健脾益气，养心安神

C. 补益心脾，养血安神

D. 清心泻火，涤痰醒神

E. 滋阴降火，安神定志

3. 患者，男，40 岁，平素性情急躁易怒，近日工作压力增大，突然头痛，两目怒视，面红耳赤，突然狂乱无知，不避亲疏，不食不眠，舌红绛，苔黄腻，脉弦大滑数。治宜选用的方剂是（ ）

A. 礞石滚痰丸

B. 涤痰汤

C. 生铁落饮

D. 黄连温胆汤

E. 龙胆泻肝汤

4. 患者，男，56 岁，饮酒史 30 年，近 3 个月来急躁易怒，打人怒骂，肆意妄为，不避亲疏，烦躁不眠，面红口干，大便干结，舌尖红而无苔，脉细数。此病宜选用的治法是（ ）

A. 清心泻火，涤痰醒神

B. 清肝泻火，涤痰醒神

C. 健脾化痰，开窍醒神

D. 滋阴降火，安神定志

E. 理气解郁，化痰醒神

B1 型题

A. 二阴煎合琥珀养心丹

B. 朱砂安神丸

C. 癫狂梦醒汤

D. 礞石滚痰丸

E. 安宫牛黄丸

1. 狂病痰热瘀结证，应首选的方剂是（ ）

2. 狂病火盛伤阴证，应首选的方剂是（ ）

A. 二阴煎合琥珀养心丹

B. 逍遥散合顺气导痰汤

C. 癫狂梦醒汤

D. 礞石滚痰丸

E. 养心汤和越鞠丸

3. 癫病心脾两虚证，首选治疗方剂是（ ）

4. 癫病痰气郁结证，首选治疗方剂是（ ）

参考答案

A1 型题

1. B；2. A；3. C；4. D；5. D；6. E；7. C

A2 型题

1. A；2. B；3. C；4. D

B1 型题

1. C；2. A；3. E；4. B

第十二单元　痫病

A1 型题

1. 痫病的病位除脑外，还涉及（　）
   A. 心、脾、肾
   B. 肺、脾、肾
   C. 肝、脾、肾
   D. 心、肝、肺
   E. 心、肝、肾
2. 下列各项病理因素中，对痫病影响最大的是（　）
   A. 风　B. 火　C. 痰
   D. 瘀　E. 气
3. 下列各选项中，不属于痫病病因的是（　）
   A. 禀赋不足　B. 七情所伤
   C. 饮食失节　D. 外伤
   E. 劳欲过度
4. 下列哪项不是痫病发作时的治标之法（　）
   A. 疏肝解郁　B. 平肝息风
   C. 豁痰顺气　D. 安神定惊
   E. 通络镇痉
5. 痫病发作的基本病理因素是（　）
   A. 肝火偏旺，火动生风
   B. 肝气郁结，肝阳上亢
   C. 痰热互阻，腑气不通
   D. 痰气上扰，气血凝滞
   E. 风阳痰浊，蒙闭心窍
6. 下列哪项不是痫病与中风的鉴别要点（　）
   A. 醒后是否半身不遂或口眼歪斜
   B. 发作时是否口吐白沫
   C. 是否有周期性、节律性
   D. 发作时是否口中怪叫有声
   E. 发作持续时间长短
7. 治疗痫病风痰闭阻证，首选的方剂是（　）
   A. 半夏厚朴汤
   B. 定痫丸
   C. 二陈汤
   D. 苏合香丸
   E. 清金化痰汤

A2 型题

1. 孙某，男，30 岁，有痫病病史，痫病频发，神思恍惚，面色晦暗，头晕目眩，两目干涩，耳轮焦枯，失眠健忘，腰膝酸软，大便干燥，舌红，苔薄白少津，脉沉而细数。其治疗的首选方剂是（　）
   A. 定痫丸
   B. 通窍活血汤
   C. 左归丸合天王补心丹
   D. 六君子汤
   E. 龙胆泻肝汤
2. 患者平素喜饮酒且急躁易怒，口苦咽干，今日突然昏倒，不省人事，喉中痰鸣，四肢抽搐，口吐白沫，舌红，苔黄腻，脉数。此病的首选治疗方剂是（　）
   A. 龙胆泻肝汤合涤痰汤
   B. 通窍活血汤
   C. 六君子汤
   D. 大补元煎
   E. 五生饮合二陈汤
3. 患者曾有跌仆外伤史，头偶感刺痛，平素头晕头痛，颜面口唇青紫，舌质暗红，脉涩。此病证的治法是（　）
   A. 健脾化痰
   B. 滋养肝肾
   C. 清肝泻火，化痰宁神
   D. 活血化瘀，息风定痫
   E. 开窍醒神，温化痰涎，顺气定痫
4. 患者痫病发作时突然昏倒，神志不清，抽搐时作，口吐涎沫，两目上视，二便失禁，舌质红，苔白腻，脉弦滑有力。此病证应选用的治疗方剂是（　）
   A. 定痫丸
   B. 龙胆泻肝汤合涤痰汤
   C. 通窍活血汤
   D. 六君子汤
   E. 大补元煎

B1 型题

A. 定痫丸
B. 龙胆泻肝汤合涤痰汤
C. 通窍活血汤
D. 六君子汤合归脾汤
E. 天王补心丹

1. 痫病瘀阻脑络证，首选治疗方剂是（　）

2. 痫病心脾两虚证，首选治疗方剂是（　）
   A. 开窍，醒神，定痫
   B. 祛邪，补虚
   C. 健脾化痰，滋补肝肾
   D. 活血化瘀，宁心安神
   E. 清肝泻火，豁痰息风
3. 痫病急性发作期的治法是（　）
4. 痫病日久休止期的治法是（　）

参考答案

A1 型题

1. C；2. C；3. E；4. A；5. E；6. E；7. B

A2 型题

1. C；2. A；3. D；4. A

B1 型题

1. C；2. D；3. A；4. B

第十三单元　胃痛

A1 型题

1. 下列各项中，不属于导致胃痛病因的是（　）
   A. 外邪犯胃　B. 饮食伤胃
   C. 情志不畅　D. 脾胃素虚
   E. 年老体衰
2. 与胃痛密切相关的脏腑是（　）
   A. 肝、肾　B. 肝、脾
   C. 肝、心　D. 脾、肺
   E. 脾、肾
3. 下列哪项不是胃痛与真心痛的主要鉴别点（　）
   A. 疼痛程度　B. 病变部位
   C. 脉象变化　D. 伴随症状
   E. 疼痛部位
4. 胃痛的辨证要点是（　）
   A. 虚实寒热　B. 表里寒热
   C. 表里阴阳　D. 脏腑阴阳
   E. 气血阴阳
5. 胃痛的基本治疗原则是（　）
   A. 温胃散寒止痛
   B. 理气和胃止痛
   C. 温胃理气止痛
   D. 疏肝理气止痛
   E. 健脾和胃止痛
6. 治疗胃痛饮食伤胃证，首选的方剂是（　）
   A. 香苏散
   B. 良附丸
   C. 柴胡疏肝散
   D. 保和丸
   E. 失笑散
7. 治疗胃痛湿热中阻证，首选的方剂是（　）
   A. 清中汤　B. 香苏散
   C. 良附丸　D. 保和丸
   E. 失笑散

A2 型题

1. 患者冬日外出活动，归家时胃痛暴作，恶寒喜暖，口淡不渴，舌苔薄白，脉弦紧。其诊断是（　）
   A. 胃痛寒邪客胃证
   B. 胃痛肝气犯胃证
   C. 胃痛饮食伤胃证
   D. 胃痛脾胃湿热证
   E. 胃痛脾胃阴虚证
2. 患者就诊前因家庭聚餐，饮食甚多，胃脘疼痛，胀满拒按，口中酸腐，矢气频频，气臭如败卵，舌苔黄腻且厚，脉滑。其首选治疗方剂是（　）
   A. 大承气汤　B. 保和丸
   C. 逍遥散　D. 二陈丸
   E. 清中汤
3. 患者患慢性胃炎 3 年，胃脘反复节律性隐痛，饥不欲食，口燥咽干，喜饮冷，大便干结，小便黄，舌红少苔，脉细数。其主要治法是（　）
   A. 温胃散寒，行气止痛
   B. 消食导滞，和胃止痛
   C. 养阴益胃，和中止痛
   D. 温中健脾，和胃止痛
   E. 疏肝解郁，理气止痛
4. 患者入冬后长期胃痛隐隐，绵绵不休，喜温喜按，空腹痛甚，得食则缓，手足不温，大便溏薄，舌淡苔白，脉虚弱。此病首选的治疗方剂是（　）
   A. 良附丸
   B. 小建中汤
   C. 大建中汤
   D. 黄芪建中汤
   E. 桂枝加芍药汤

B1 型题

A. 失笑散合丹参饮
B. 保和丸
C. 柴胡疏肝散
D. 保和丸
E. 香苏散

1. 胃痛瘀血停胃证，宜选用（　）
2. 胃痛肝气犯胃证，宜选用（　）

A. 石斛、知母、黄连
B. 半夏、茯苓、草豆蔻
C. 枳实、木香、槟榔
D. 神曲、鸡内金、鸡矢藤
E. 延胡索、木香、郁金

3. 胃痛胃阴不足证，若患者口渴、心烦、不寐，可加（　）
4. 胃痛瘀血停胃证，若胃痛强烈，不缓解者，可加（　）

参考答案

A1 型题

1. E；2. B；3. E；4. A；5. B；6. D；7. A

A2 型题

1. A；2. B；3. C；4. D

B1 型题

1. A；2. C；3. A；4. E

第十四单元　呕吐

A1 型题

1. 下列各选项中，不属于呕吐病因的是（　）
A. 外邪犯胃　B. 饮食不节
C. 情志失调　D. 禀赋不足
E. 跌仆损伤
2. 下列选项与呕吐有密切关系的脏腑是（　）
A. 肝、胆、脾
B. 肝、胆、肺
C. 胆、脾、心
D. 胆、脾、肾
E. 肝、胆、心
3. 呕吐发病的基本病机是（　）
A. 气机不利，升降失职
B. 胃失和降，胃气上逆
C. 胃失和降，不通则痛
D. 痰饮内停，胃气上逆
E. 瘀血内停，升降失职
4. 呕吐的治疗原则是（　）
A. 攻逐肠胃　B. 和胃解表
C. 活血和胃　D. 和胃降逆
E. 舒肝和胃
5. 下列不是实证呕吐表现的是（　）
A. 起病急
B. 多由外邪和饮食内伤所致
C. 时发时止
D. 病程较短
E. 有邪实之象
6. 下列除哪项外，都属于胃阴不足呕吐的主症（　）
A. 呕吐反复或时作干呕
B. 饥不欲食
C. 嗳气吞酸
D. 口干咽燥
E. 舌红少津
7. 关于呕吐患者的服药方法正确的是（　）
A. 服药采用量大、少次的方法
B. 采取少量、频服的方式
C. 选择刺激性大、气味浓重的药物
D. 胃中有热者，可应用温燥药物
E. 服药应在饱餐后进行

A2 型题

1. 患者胃病多年，近日呕吐，吐物多为清水样，脘腹满闷，头晕心悸，脉滑，苔白腻。宜选用（　）
A. 藿香正气散
B. 香砂六君子汤
C. 小半夏汤加茯苓汤
D. 小半夏汤合苓桂术甘汤
E. 胃苓汤
2. 青年男性，突发呕吐，伴有发热恶寒，头身疼痛，胸脘满闷，苔白，脉濡。首选治疗方剂是（　）
A. 荆防败毒散
B. 新加香薷饮
C. 藿香正气散

D. 半夏厚朴汤
E. 保和丸

3. 患者，男，40 岁，昨日出现呕吐酸腐，脘腹胀满，嗳气厌食，吐后减轻，大便酸臭，舌苔厚腻，脉滑数。应诊断为（　）
A. 脾胃虚寒型呕吐
B. 饮食停滞型呕吐
C. 痰饮内停型呕吐
D. 肝气犯胃型呕吐
E. 外邪犯胃型呕吐

4. 患者近日反复呕吐，饥不欲食，口燥咽干，舌红少津，脉细数。其治法是（　）
A. 滋养胃阴，降逆止呕
B. 温中健脾，和胃降逆
C. 健脾益气，和胃降逆
D. 疏肝理气，和胃降逆
E. 温中化饮，和胃降逆

B1 型题

A. 六君子汤
B. 麦门冬汤
C. 藿香正气散
D. 理中汤
E. 保和丸

1. 呕吐脾胃阳虚证，宜选用的方剂是（　）
2. 呕吐脾胃气虚证，宜选用的方剂是（　）

参考答案

A1 型题

1. E；2. A；3. B；4. D；5. C；6. C；7. B

A2 型题

1. D；2. C；3. B；4. A

B1 型题

1. D；2. A

第十五单元　腹痛

A1 型题

1. 下列选项中，不属于腹痛病机的是（　）
A. 饮食不节　B. 情志失调
C. 阳气素虚　D. 先天禀赋
E. 外感时邪

2. 下列选项中，不属于腹痛的病因病机的是（　）
A. 寒　B. 热　C. 虚
D. 痰　E. 瘀

3. 下列各项中，不属于慢性腹痛特点的是（　）
A. 腹痛时作时止
B. 起病缓慢，病程长
C. 有明显诱发因素
D. 多由七情所伤、脏腑虚弱等因素引起
E. 痛势不甚，病势缠绵

4. 腹痛发生的基本病机是（　）
A. 外邪入里，阻滞气机
B. 气机郁滞，脉络痹阻，经脉失养
C. 瘀血内停，经脉失养
D. 肝经湿热，脉络失和
E. 饮食内停，阻塞不通

5. 治疗腹痛寒邪内阻证，首选的方剂是（　）
A. 良附丸合天香正气散
B. 小建中汤
C. 枳实导滞丸
D. 柴胡疏肝散
E. 大承气汤

6. 腹痛拘急暴作，痛不间断，遇冷痛剧，多为（　）
A. 热痛　B. 气滞痛
C. 寒痛　D. 瘀血痛
E. 伤食痛

7. 治疗腹痛湿热壅滞证，首选的方剂是（　）
A. 小承气汤
B. 大承气汤
C. 调味承气汤
D. 清中汤
E. 三仁汤

A2 型题

1. 患者，女，42 岁，有腹痛史 3 年，腹痛剧烈，痛处不移，伴有月经不调，舌紫暗，脉涩。宜选用的方剂是（　）
A. 少腹逐瘀汤
B. 血府逐瘀汤
C. 膈下逐瘀汤
D. 身痛逐瘀汤
E. 大黄䗪虫丸

2. 患者腹痛胀闷，痛无定处，连及两胁肋，得嗳气则痛减，舌淡红，苔薄白，脉弦。此病的治

法是（　）

A. 活血化瘀，和络止痛
B. 疏肝解郁，理气止痛
C. 消食导滞，理气止痛
D. 温中补虚，缓急止痛
E. 温里散寒，理气止痛

3. 患者平素心情抑郁，近2月来反复腹痛胀闷，痛无定处，嗳气后则舒，舌淡苔白，脉弦。此病的诊断是（　）

A. 腹痛寒邪内阻证
B. 腹痛湿热壅滞证
C. 腹痛饮食停滞证
D. 腹痛肝气郁滞证
E. 腹痛瘀血阻滞证

4. 患者腹痛绵绵，时作时止，喜温喜按，饥饿、劳累后加重，伴神疲乏力，气短懒言，形寒肢冷，面色无华，纳差，舌淡苔白，脉缓弱。此病的处方是（　）

A. 桂枝加芍药汤
B. 黄芪建中汤
C. 大建中汤
D. 小建中汤
E. 附子理中汤

B1 型题

A. 附子理中汤
B. 良附丸合正气天香散
C. 补中益气汤
D. 桂枝汤
E. 小建中汤

1. 腹痛中虚脏寒证，宜选用的方剂是（　）
2. 腹痛寒邪内侵证，宜选用的方剂是（　）

参考答案

A1 型题

1. D；2. D；3. C；4. B；5. A；6. C；7. B

A2 型题

1. A；2. B；3. D；4. D

B1 型题

1. E；2. B

第十六单元　泄泻

A1 型题

1. 下列各项中，不属于泄泻临床表现的是（　）

A. 排便次数增多
B. 粪质稀薄如水
C. 完谷不化
D. 便下脓血
E. 腹痛

2. 下列各项中，不属于泄泻的病因的是（　）

A. 感受外邪　　B. 饮食所伤
C. 情志失调　　D. 年老体弱
E. 病后体虚

3. 泄泻的主要病理因素是（　）

A. 风　　B. 寒　　C. 暑
D. 湿　　E. 火

4. 泄泻的基本病机是（　）

A. 脾虚湿盛，肠道失司
B. 肝气郁结，横逆犯土
C. 肝脾湿热，下注肠道
D. 气机阻滞，升降失司
E. 气血瘀滞，传化失司

5. 下列哪项不是痢疾与泄泻的鉴别要点（　）

A. 有无里急后重
B. 有无因情志不舒诱发
C. 有无排便次数增多
D. 有无脓血便
E. 有无赤白黏冻

6. 泄泻九法出自（　）

A.《黄帝内经》
B.《医宗必读》
C.《伤寒论》
D.《医贯》
E.《医学三字经》

7. 治疗暴泻寒湿内盛证应首选（　）

A. 藿香正气散
B. 良附丸
C. 天香正气散
D. 附子理中汤
E. 香砂六君子汤

8. 泄泻的治疗大法是（　）

A. 淡渗利湿　　B. 升提祛湿

C. 运脾化湿　　D. 温脾燥湿
E. 收涩燥湿

A2 型题

1. 老年男性，昨日泄泻清稀，甚如水样，肠鸣腹痛，纳少，肢体倦怠，舌苔白腻，脉濡缓。首选的治疗方剂是（　）
A. 葛根芩连汤
B. 藿香正气散
C. 天香正气散
D. 苓桂术甘汤
E. 附子理中丸
2. 患者，女，32 岁，便溏腹痛，泻下不爽，大便黄褐色，臭秽，肛门灼热，舌苔黄腻，脉象濡数。治法应是（　）
A. 消食导滞　　B. 泄热通腑
C. 清热利湿　　D. 清暑化湿
E. 养阴清肠
3. 八旬老人，患五更泻 2 年未痊愈，近 2 月久泻不止，完谷不化，形寒肢冷，腰膝酸软，舌淡苔白，脉沉细。优先使用的方剂是（　）
A. 痛泻药方
B. 胃苓汤
C. 平胃散
D. 藿香正气散
E. 四神丸
4. 患者肠鸣腹痛，泻下臭秽，味如败卵，泻后痛缓，脘腹胀满，嗳腐吞酸，不思饮食，舌苔厚腻，脉滑。首选的治法是（　）
A. 消食导滞　　B. 清肠利湿
C. 散寒化湿　　D. 泻热通腑
E. 养阴清肠

B1 型题

A. 痛泻药方
B. 四神丸
C. 参苓白术散
D. 保和丸
E. 葛根芩连汤
1. 素有胸胁胀闷疼痛，因情绪紧张波动时发生腹泻，应使用（　）
2. 大便时溏时泄，迁延反复不愈，面色萎黄，纳差，舌淡苔白，脉细弱，应使用（　）

A. 胃苓汤
B. 枳实导滞丸
C. 补中益气汤
D. 附子理中丸
E. 乌梅丸
3. 泄泻寒湿内盛证，若湿偏重，腹满肠鸣，小便不利，可用（　）
4. 泄泻食滞肠胃证，若食积较重，脘腹胀满，可用（　）

参考答案

A1 型题

1. D；2. D；3. D；4. A；5. C；6. B；7. A；8. C

A2 型题

1. B；2. C；3. E；4. A

B1 型题

1. A；2. C；3. A；4. B

第十七单元　痢疾

A1 型题

1. 痢疾的病位在（　）
A. 胃　　B. 肠　　C. 脾
D. 肾　　E. 肝
2. 痢疾初起，用药当忌（　）
A. 疏散表邪之品
B. 调气行血之品
C. 收敛止泻之品
D. 清热凉血之品
E. 理气化滞之品
3. 痢疾的主要病理因素是（　）
A. 湿热疫毒　　B. 实火
C. 瘀浊　　D. 痰湿
E. 气滞
4. 下列哪项不是湿热痢疾的主症（　）
A. 腹痛
B. 里急后重
C. 下痢赤白脓血
D. 肛门灼热
E. 神昏
5. 下列哪项不是湿热痢疾的必有症状（　）
A. 里急后重
B. 腹痛

C. 下痢赤白脓血
D. 下痢白冻
E. 肛门灼热

6. 下列除哪项外均为痢疾的治法（　）
A. 湿盛则分利
B. 初痢宜通
C. 久痢宜涩
D. 赤多重用血药
E. 白多重用气药

7. 下列哪项不是寒湿痢疾的主症（　）
A. 痢下白多赤少
B. 胃脘满闷
C. 腰酸怕冷
D. 头身困重
E. 里急后重

A2 型题

1. 患者，男，55 岁，痢疾时发时止，日久不愈，腹胀食少，倦怠嗜卧，脘腹不舒，大便夹有赤白黏冻，舌质淡苔腻，脉濡软。宜选用的方剂是（　）
A. 香连丸　B. 乌梅丸
C. 温脾汤　D. 连理汤
E. 附子理中丸

2. 患者，女，40 岁，下痢赤白脓血，脐腹灼痛，饮食减少，口咽干燥，舌质红少苔，脉细数者。宜选用的方剂是（　）
A. 驻车丸　B. 连理汤
C. 香连丸　D. 芍药汤
E. 桃花汤

3. 患者下痢赤白脓血，白多赤少，腹痛，里急后重，头身困重，舌淡苔白腻，脉濡缓。此证属于（　）
A. 寒湿痢　B. 休息痢
C. 噤口痢　D. 虚寒痢
E. 阴虚痢

4. 患者下痢月余不止，现下痢稀薄，带白冻，甚则滑脱不禁，腹部隐痛，口淡不渴，食少神疲，腰酸肢冷，舌淡苔白，脉沉细微弱。宜选用的方剂是（　）
A. 胃苓汤　B. 理中汤
C. 芍药汤　D. 连理汤
E. 真人养脏汤

B1 型题

A. 白头翁汤
B. 不换金正气散
C. 驻车丸
D. 桃花汤
E. 连理汤

1. 治疗疫毒痢疾的首选方剂是（　）
2. 治疗寒湿痢疾的首选方剂是（　）

A. 清肠导滞，调气行血
B. 温化寒湿，调气和血
C. 养阴清肠
D. 温中清肠，调气化滞
E. 温补脾肾，收涩固脱

3. 虚寒痢的首选治法是（　）
4. 阴虚痢的首选治法是（　）

参考答案

A1 型题

1. B；2. C；3. A；4. E；5. D；6. A；7. C

A2 型题

1. D；2. A；3. A；4. E

B1 型题

1. A；2. B；3. E；4. C

第十八单元　便秘

A1 型题

1. 下列选项中不属于便秘主要病因的是（　）
A. 饮食不节　B. 情志失调
C. 年老体虚　D. 感受外邪
E. 禀赋不足

2. 下列选项不属于便秘病理性质的是（　）
A. 瘀　B. 寒　C. 热
D. 虚　E. 实

3. 便秘的基本病机是（　）
A. 肺失宣降
B. 大肠传导功能失常
C. 脾失健运
D. 肝气郁滞
E. 脾胃不和

4. 下列哪项不是便秘的主要病机（　）

A. 阳虚体寒，阴寒内生
B. 素体阳盛，胃肠积热
C. 情志失调，气机郁滞
D. 肺气不宣，气化不行
E. 气血不足，下元亏虚

5. 用麻子仁丸治疗的是（　）
A. 气秘　　B. 冷秘
C. 热秘　　D. 气虚秘
E. 血虚秘

6. 实热便秘的治法是（　）
A. 清热通便　　B. 清热润肠
C. 养血润肠　　D. 益气润肠
E. 增液通便

A2 型题

1. 患者大便干结，面色苍白，头晕目眩，心悸气短，失眠健忘，或口干，耳鸣，腰膝酸软，舌淡苔白，脉细。其诊断是（　）
A. 冷秘　　B. 热秘
C. 血虚秘　　D. 阴虚秘
E. 阳虚秘

2. 患者反复便秘 1 个月，便不干燥，临厕需用力，难以排出，便后乏力，汗出气短，面白神疲，倦怠乏力懒言，舌淡胖，苔薄白，脉细弱。治宜选用（　）
A. 黄芪汤　　B. 更衣丸
C. 六磨汤　　D. 麻子仁丸
E. 大承气汤

3. 患者反复便秘 2 个月，大便干结，欲便不得出，肠鸣矢气，腹中胀痛，嗳气频作，纳食减少，胁肋胀满，舌苔薄，脉弦。此病的治法是（　）
A. 养血润燥，滋阴通便
B. 顺气导滞，降逆通便
C. 补气健脾，润肠通便
D. 温阳通便
E. 泄热导滞，润肠通便

4. 患者大便排出困难，面色㿠白，四肢不温，喜热怕冷，小便清长，腰膝酸冷，舌淡，脉沉弱。最宜选用的方剂是（　）
A. 润肠丸　　B. 黄芪汤
C. 六磨汤　　D. 济川煎
E. 麻子仁丸

B1 型题

A. 六磨汤　　B. 黄芪汤
C. 增液汤　　D. 济川煎
E. 麻子仁丸

1. 治疗气滞便秘首选（　）
2. 治疗气虚便秘首选

A. 麻子仁丸
B. 补中益气汤
C. 润肠丸
D. 半硫丸
E. 黄芪汤

3. 便秘热秘证，应选（　）
4. 便秘血虚证，应选（　）

参考答案

A1 型题
1. E；2. A；3. B；4. D；5. C；6. B
A2 型题
1. C；2. A；3. B；4. D
B1 型题
1. A；2. B；3. A；4. C

第十九单元　胁痛

A1 型题

1. 下列选项中，不属于胁痛病因的是（　）
A. 情志不遂　　B. 跌仆损伤
C. 饮食所伤　　D. 外感湿热
E. 年老体虚

2. 下列不是胁痛的常见病因的是（　）
A. 肝气郁结　　B. 肝气上逆
C. 瘀血停滞　　D. 肝胆湿热
E. 肝阴不足

3. 胁痛的基本病机是（　）
A. 肝气郁滞　　B. 瘀血停滞
C. 肝络失养　　D. 肝络失和
E. 湿热蕴结

4. 胁痛的辨证要点当首辨（　）
A. 肝胆　　B. 气血
C. 虚实　　D. 表里
E. 阴阳

5. 胁痛的治疗原则是（　）
A. 疏肝和络止痛
B. 疏肝理气止痛
C. 活血化瘀止痛
D. 清热化湿利胆
E. 养血柔肝止痛

6. 下列哪项不是肝阴不足型胁痛的主症（　）
A. 头晕目眩　B. 胁肋隐痛
C. 心中烦热　D. 舌红少苔
E. 胸胁胀痛

7. 下列各项中，属于胁痛日久变证的是（　）
A. 胃痛　B. 眩晕
C. 积聚　D. 中风
E. 血证

A2 型题

1. 患者胁肋胀痛，走窜不定，疼痛因情志变化而减轻，嗳气则胀痛稍舒，胸闷腹胀，纳少口苦，舌苔薄白，脉弦。宜选用的方剂是（　）
A. 柴胡疏肝散
B. 四逆散
C. 龙胆泻肝汤
D. 一贯煎
E. 血府逐瘀汤

2. 患者胁肋刺痛，痛有定处，痛处拒按，入夜痛甚，舌紫暗，脉涩。此病的诊断是（　）
A. 胁痛瘀血阻络证
B. 胁痛肝郁气滞证
C. 胁痛肝胆湿热证
D. 胸痹气滞心胸证
E. 胁痛肝络失养证

3. 患者胁肋隐痛，遇劳加重，头晕目眩，舌红少苔，脉细而弦数。此病证的治法是（　）
A. 疏肝理气　B. 清热利湿
C. 祛瘀通络　D. 养阴柔肝
E. 活血化瘀

4. 患者近来多食油腻，今胁肋疼痛，痛有定处，口苦而黏，纳呆恶心，小便黄赤，舌红苔黄腻，脉弦滑数。此病首选方剂是（　）
A. 一贯煎
B. 龙胆泻肝汤
C. 柴胡疏肝散
D. 左金丸
E. 血府逐瘀汤

B1 型题

A. 隐痛　B. 刺痛
C. 重痛　D. 灼痛
E. 牵掣痛

1. 胁痛瘀血阻络证的疼痛特点是（　）
2. 胁痛肝络失养证的疼痛特点是（　）

A. 玄参、天冬
B. 金钱草、海金沙
C. 柴胡、香附
D. 郁金、姜黄
E. 乳香、没药

3. 胁痛肝胆湿热证，若湿热煎熬，结成砂石，应加（　）
4. 胁痛肝络失养证，若日久伤阴，舌红而干，应加（　）

参考答案

A1 型题

1. E；2. B；3. D；4. B；5. A；6. E；7. C

A2 型题

1. A；2. A；3. D；4. B

B1 型题

1. B；2. A；3. B；4. A

第二十单元　黄疸

A1 型题

1. 下列哪项不属于黄疸的病因（　）
A. 外感湿热疫毒
B. 饮食不节
C. 劳倦伤脾
D. 病后续发
E. 禀赋不足

2. 黄疸辨证当以何为纲（　）
A. 阴阳　B. 肝胆
C. 气血　D. 虚实
E. 表里

3. 下列哪项是诊断黄疸的重要依据（　）
A. 齿垢黄　B. 爪甲黄
C. 小便黄　D. 目黄

E. 身黄

4. 下列何法为治疗黄疸的重要原则（　）

A. 通便泄热

B. 清泻热邪

C. 清热解毒

D. 祛湿邪，利小便

E. 温化寒湿

5. 黄疸的发生，以下列何种邪气为主（　）

A. 风　B. 寒　C. 暑

D. 湿　E. 热

6. 下列哪项不是阴黄与阳黄的鉴别要点（　）

A. 小便黄与不黄

B. 舌苔黄与不黄

C. 黄疸的鲜明与晦暗

D. 热证与寒证

E. 脉象有无数象

7. 黄疸消退后，湿热留恋，余邪未清者，治应选用（　）

A. 小柴胡汤

B. 甘露消毒丹

C. 大柴胡汤

D. 茵陈四苓散

E. 茵陈蒿汤

A2 型题

1. 患者 3 天前身目发黄，其色鲜明，发热口渴，心中懊侬，恶心呕吐，小便短少而黄，大便秘结，舌苔黄腻，脉象弦数。治疗首选方是（　）

A. 茵陈五苓散

B. 茵陈蒿汤

C. 甘露消毒丹

D. 麻黄连翘赤小豆汤

E. 大柴胡汤

2. 患者 3 天前突然身目发黄，黄色鲜明，发热明显，发热口渴，心中烦躁，恶心欲吐，小便短少而黄，大便秘结，脉弦数。诊断为（　）

A. 热重于湿，阳黄

B. 湿重于热，阳黄

C. 寒湿阻遏，阴黄

D. 萎黄

E. 急黄

3. 患者皮肤发黄，黄色晦暗不泽，脘腹痞满，纳食减少，大便溏薄，神疲畏寒，口淡不渴，舌质淡苔腻，脉濡缓。治疗首选方剂是（　）

A. 黄芪建中汤

B. 归芍六君子汤

C. 茵陈术附汤

D. 逍遥散合鳖甲煎丸

E. 茵陈四苓散

B1 型题

A. 清热解毒，凉血开窍

B. 健脾化湿

C. 利湿化浊

D. 逐瘀退黄

E. 清热利湿

1. 阳黄的主要治法（　）

2. 急黄的主要治法（　）

A. 逍遥散合鳖甲煎丸

B. 柴胡疏肝散或归芍六君子汤

C. 茵陈术附汤

D. 大柴胡汤

E. 千金犀角散

3. 黄疸疫毒炽盛证，首选的方剂是（　）

4. 黄疸消退后，若肝脾不调，运化失职，脘腹痞闷，倦怠乏力，胁肋隐痛，饮食欠佳，舌苔薄白，脉弦细。首选的方剂是（　）

参考答案

A1 型题

1. E；2. A；3. D；4. D；5. D；6. A；7. D

A2 型题

1. B；2. A；3. C

B1 型题

1. E；2. A；3. E；4. B

第二十一单元　鼓胀

A1 型题

1. 下列选项中，不是鼓胀病因的是（　）

A. 酒食不节　B. 情志失调

C. 虫毒感染　D. 病后续发

E. 禀赋不足

2. 不属于鼓胀病机的是（　）

A. 气滞湿阻　B. 肝胆湿热

C. 水热蕴结 D. 阳虚水停
E. 水湿困脾

3. 下列哪项不是鼓胀晚期的常见并发症（ ）
A. 吐血 B. 黄疸
C. 昏迷 D. 水肿
E. 中风

4. 鼓胀的主症是（ ）
A. 全身水肿 B. 单腹胀大
C. 四肢水肿 D. 头面水肿
E. 眼睑水肿

5. 下列除哪项外均是鼓胀的主要特征（ ）
A. 腹大如鼓
B. 四肢枯瘦
C. 皮色苍黄
D. 胁下或腹部痞块
E. 下肢水肿

6. 下列关于鼓胀的论述，不正确的是（ ）
A. 鼓胀的临床表现以腹部胀大、皮色苍黄、腹壁经脉暴露为特征
B. 鼓胀可由胁痛、黄疸、积聚等病迁延不愈发展而来
C. 鼓胀是由于各种原因导致肝、脾、肾三脏功能失调，气滞、血瘀、水饮停于腹中而成
D. 根据病程和病势，鼓胀可分为早、中、晚三期
E. 鼓胀一病，总以气血虚为先，当以补益气血为主

7. 治疗鼓胀气滞湿阻证首选的方剂是（ ）
A. 柴胡疏肝散合胃苓汤
B. 实脾饮
C. 中满分消丸
D. 附子理苓汤
E. 济生肾气丸

8. 治疗鼓胀水湿困脾证首选的方剂是（ ）
A. 柴胡疏肝散合胃苓汤
B. 中满分消丸
C. 实脾饮
D. 附子理苓汤
E. 济生肾气丸

A2 型题

1. 患者原有肝硬化病史，近 3 个月来腹大坚满，脘腹胀大，烦热口苦，渴不欲饮，面肤发黄，小便赤涩，大便秘结，舌边尖红，舌苔黄腻，脉象弦数。其诊断是（ ）
A. 鼓胀气滞湿阻证
B. 鼓胀水湿困脾证
C. 鼓胀水热蕴结证
D. 鼓胀瘀结水留证
E. 鼓胀阳虚水盛证

2. 患者诊断为肝癌 2 月余，全腹胀大，青筋显露，胁下坚硬，面色黧黑，可见腹部蜘蛛痣，口干不欲饮，大便色黑，舌质紫暗，脉细涩。此病的首选治法是（ ）
A. 活血化瘀，行气利水
B. 清热利湿，攻下逐水
C. 温补脾肾，化气利水
D. 滋肾柔肝，养阴利水
E. 疏肝理气，运脾利湿

3. 患者，男，80 岁，诊断为肝硬化腹水，腹大胀满，形似蛙腹，面色苍黄，神倦怯寒，肢冷浮肿，小便短少不利，舌体淡胖，脉沉细无力。此病首选的治疗方剂是（ ）
A. 调营饮
B. 附子理苓汤
C. 中满分消丸
D. 六味地黄丸
E. 一贯煎

4. 患者肝癌晚期，腹大胀满，青筋暴露，面色晦暗，唇紫，口干烦躁，心烦失眠，牙龈出血，小便短少，舌质红绛少津，脉细数。首选方剂是（ ）
A. 调营饮
B. 中满分消丸合茵陈蒿汤
C. 实脾饮
D. 六味地黄丸合一贯煎
E. 柴胡疏肝散合胃苓汤

B1 型题

A. 三七、茜草
B. 仙茅根、藕节
C. 益母草、泽兰
D. 栀子炭、血余炭
E. 大蓟、小蓟

1. 鼓胀阴虚水停证，兼有齿衄、鼻衄，可加（ ）

2. 鼓胀瘀结水留证，大便色黑如漆，可加（　）
   A. 气滞湿阻　B. 寒湿困脾
   C. 湿热蕴结　D. 湿毒浸淫
   E. 脾虚湿困
3. 腹满胀大，按之如囊裹水，下肢浮肿，胸满痞闷，得热则舒，身冷怯寒，便溏尿少，舌苔白腻，脉濡者。证属（　）
4. 眼睑浮肿，遍及全身，小便不利，身发疮痍，恶风发热，舌红苔薄黄，脉滑数。证属（　）

参考答案

A1 型题

1. E；2. B；3. E；4. B；5. E；6. E；7. A；8. C

A2 型题

1. C；2. A；3. B；4. D

B1 型题

1. B；2. A；3. E；4. D

第二十二单元　积聚

A1 型题

1. 积聚的病机主要是（　）
   A. 湿痰内聚，气血瘀滞
   B. 虫阻脉道，血络受阻
   C. 气滞血瘀，水停腹中
   D. 气机阻滞，瘀血内结
   E. 痰湿内阻，瘀血内结
2. 腹胀或痛，腹部时有条索状物聚起，按之胀痛更甚，便秘，纳呆，舌苔腻，脉弦滑。治疗方剂宜首选（　）
   A. 六磨汤　B. 逍遥散
   C. 柴胡疏肝散　D. 木香顺气散
   E. 平胃散
3. 腹中结块柔软，时聚时散，攻窜胀痛，脘胁胀闷不适，苔薄，脉弦。治疗方法宜首选（　）
   A. 理气化痰，导滞散结
   B. 补益气血，活血化瘀
   C. 疏肝解郁，行气散结
   D. 理气消积，活血散瘀
   E. 祛瘀软坚，兼调脾胃
4. 柴胡疏肝散合金铃子散加减主要用于（　）
   A. 肝气郁结之郁证
   B. 肝气犯胃之胃痛
   C. 气滞血瘀之腹痛
   D. 肝气犯胃之呕吐
   E. 气滞血阻之积证

A2 型题

1. 患者，女，75 岁。久病体弱，积块坚硬，隐痛，不思饮食，肌肉瘦削，神倦乏力，面色萎黄，面肢浮肿，舌质淡紫，脉弦细。治疗方剂宜首选（　）
   A. 六君子汤合鳖甲煎丸加减
   B. 膈下逐瘀汤合鳖甲煎丸加减
   D. 八珍汤合鳖甲煎丸加减
   C. 八珍汤合化积丸加减
   E. 柴胡疏肝散合金铃子散加减
2. 腹部积块明显，质地较硬，固定不移，隐痛或刺痛，形体消瘦，纳谷减少，面色晦暗，面颈胸臂或有血痣赤缕，女子可见月事不下，舌质紫或有瘀斑瘀点，脉细涩。治疗方法宜首选（　）
   A. 祛瘀软坚，佐以扶正健脾
   B. 理气消积，活血散瘀
   C. 补益气血，活血化瘀
   D. 理气化痰，导滞散结
   E. 疏肝解郁，行气散结

B1 型题

A. 正虚瘀结之积证
B. 气滞血阻之积证
C. 瘀血内结之积证
D. 食滞痰阻之聚证
E. 肝气郁结之聚证

1. 腹部积块质软不坚，固定不移，胀痛不适，舌苔薄，脉弦，证属（　）
2. 腹中结块柔软，时聚时散，攻窜胀痛，脘胁胀闷不适，苔薄，脉弦，证属（　）

参考答案

A1 型题

1. D；2. A；3. C；4. E

A2 型题

1. C；2. A

B1 型题

1. B；2. E

第二十三单元　头痛

A1 型题

1. 下列哪项不属于头痛的病因（　）
   A. 外感六淫　B. 情志失调
   C. 饮食劳倦　D. 头部外伤
   E. 年老体衰
2. 头痛的病理因素是（　）
   A. 痰湿、风火、血瘀
   B. 风毒、水湿、气滞
   C. 气滞、血瘀、痰阻
   D. 血瘀、寒湿、气滞
   E. 风火、水湿、气滞
3. 侧头痛的经络归属于（　）
   A. 阳明经　B. 太阳经
   C. 少阳经　D. 少阴经
   E. 厥阴经
4. 内伤头痛涉及的脏腑有（　）
   A. 心、肝、肾
   B. 肝、脾、肾
   C. 心、脾、肾
   D. 肺、脾、肾
   E. 心、肝、肺
5. 少阳经头痛的引经药是（　）
   A. 白芷、羌活
   B. 柴胡、黄芩
   C. 川芎、吴茱萸
   D. 细辛、葛根
   E. 石膏、知母
6. 治疗风寒头痛，首选的方剂是（　）
   A. 川芎茶调散
   B. 芎芷石膏汤
   C. 半夏白术天麻汤
   D. 通窍活血汤
   E. 羌活胜湿汤
7. 治疗风热头痛，首选的方剂是（　）
   A. 川芎茶调散
   B. 芎芷石膏汤
   C. 半夏白术天麻汤
   D. 通窍活血汤
   E. 羌活胜湿汤

A2 型题

1. 患者时常感到头痛，头痛隐隐，时时眩晕，心悸失眠，面色少华，神疲乏力，遇劳加重，舌淡苔白，脉细弱。最佳治疗方剂是（　）
   A. 川芎茶调散
   B. 芎芷石膏汤
   C. 加味四物汤
   D. 大补元煎
   E. 通窍活血汤
2. 患者头胀头痛，两侧为重，脾气暴躁，心烦不宁，口苦面红，胁肋疼痛，舌红苔黄，脉弦数。其诊断是（　）
   A. 痰浊头痛　B. 瘀血头痛
   C. 肾虚头痛　D. 肝阳头痛
   E. 风寒头痛
3. 患者头痛且空，眩晕耳鸣，腰膝酸软，神疲乏力，滑精，舌红少苔，脉细无力。其最佳治法是（　）
   A. 养阴补肾，填精生髓
   B. 活血化瘀，通窍止痛
   C. 平肝潜阳，息风止痛
   D. 祛风，胜湿，通窍
   E. 益气养血，活络止痛
4. 患者头晕头痛，胸脘满闷，纳呆呕吐，舌苔白腻，脉弦滑。其最佳治法是（　）
   A. 养阴补肾，填精生髓
   B. 活血化瘀，通窍止痛
   C. 平肝潜阳，息风止痛
   D. 健脾燥湿，化痰降逆
   E. 益气养血，活络止痛

B1 型题

A. 头痛且空，腰膝酸软
B. 头痛绵绵，神疲乏力
C. 头痛且胀
D. 头痛如裹
E. 头刺痛，部位固定不移

1. 肾虚头痛的特点是（　）
2. 血虚头痛的特点是（　）

A. 川断、桑寄生
B. 蜈蚣、全蝎

C. 夏枯草、龙胆
D. 山茱萸、枸杞子
E. 炒白术、炙甘草
3. 肝阳头痛，若肝郁化火，肝火上炎，应加（ ）
4. 瘀血头痛，若头痛日久且剧烈，应加（ ）

A. 川芎茶调散
B. 芎芷石膏汤
C. 加味四物汤
D. 大补元煎
E. 通窍活血汤
5. 血瘀头痛的治疗方剂是（ ）
6. 肾虚头痛的治疗方剂是（ ）

参考答案

A1 型题

1. E；2. A；3. C；4. B；5. B；6. A；7. B

A2 型题

1. C；2. D；3. A；4. D

B1 型题

1. A；2. B；3. C；4. B；5. E；6. D

第二十四单元　眩晕

A1 型题

1. 下列选项中，不属于眩晕病因的是（ ）
A. 情志内伤　B. 饮食不节
C. 年高肾亏　D. 跌仆损伤
E. 外感六淫
2. 眩晕的病理因素是（ ）
A. 风、火、痰、虚
B. 风、火、痰、瘀
C. 风、痰、湿、瘀
D. 风、痰、瘀、虚
E. 痰、湿、虚、瘀
3. 眩晕的发生与哪些脏腑有关（ ）
A. 肺、脾、肾
B. 心、肝、肾
C. 肝、肾、脾
D. 肺、胃、肾
E. 心、脾、肾
4. 下列除哪项外，都是眩晕的病机（ ）
A. 肝阳上亢　B. 气血亏虚
C. 肾精不足　D. 痰浊中阻
E. 外邪阻窍
5. 关于眩晕的论述不正确的是（ ）
A. 眩即眼花，晕即头晕
B. 重者如坐车船
C. 轻者闭目即止
D. 甚则晕倒
E. 本病实证为多
6. 眩晕辨证首辨（ ）
A. 寒热虚实　B. 病变脏腑
C. 标本虚实　D. 轻重缓急
E. 外感内伤
7. 治疗眩晕肝阳上亢证的首选方剂是（ ）
A. 左归丸
B. 半夏白术天麻汤
C. 归脾汤
D. 天麻钩藤饮
E. 半夏厚朴汤
8. 治疗眩晕痰浊上扰证的首选方剂是（ ）
A. 左归丸
B. 半夏白术天麻汤
C. 归脾汤
D. 天麻钩藤饮
E. 半夏厚朴汤

A2 型题

1. 患者眩晕耳鸣，头胀且痛，面红潮热，急躁易怒，少寐多梦，目赤口苦，便干溲赤，舌苔黄燥，脉弦。在主方的基础上加（ ）
A. 龙胆、夏枯草
B. 枸杞子、何首乌
C. 羚羊角、石决明
D. 生龙骨、生牡蛎
E. 全蝎、蜈蚣
2. 患者眩晕，精神萎靡，腰膝酸软，四肢不温，形寒怕冷，舌淡脉沉。其主方是（ ）
A. 天麻钩藤饮
B. 归脾汤
C. 补中益气丸
D. 左归丸
E. 右归丸
3. 患者，女，21 岁，崩漏 1 月余，现眩晕，动则加重，面色苍白，唇甲不华，心悸少寐，倦怠

乏力，舌淡，脉细弱。证属（　）
A. 肝阳上亢　B. 气血亏虚
C. 肾精不足　D. 痰浊中阻
E. 外邪阻窍

4. 患者眩晕时作，头重昏蒙，胸闷恶心，呕吐痰涎，食少多寐，舌苔白腻，脉弦滑。其治法是（　）
A. 平肝潜阳，滋养肝肾
B. 燥湿祛痰，健脾和胃
C. 活血化瘀，通窍活络
D. 补气养血，健运脾胃
E. 补肾填精

B1 型题

A. 天麻钩藤饮
B. 半夏白术天麻汤
C. 右归丸
D. 左归丸
E. 通窍活血汤

1. 眩晕证属肝阳上亢，首选（　）
2. 眩晕证属肾精不足，首选（　）

A. 补脾益气，和胃化湿
B. 补脾益肾，益气和营
C. 补养气血，健运脾胃
D. 益气养阴，健脾和胃
E. 补中益气，升清降浊

3. 眩晕动则加剧，面色淡白，唇甲不华，心悸少寐，饮食减少，舌质淡，脉细弱。治法选（　）
4. 时时眩晕，面白少神，便溏下坠，脉细无力。治法选（　）

参考答案

A1 型题

1. E；2. B；3. C；4. E；5. E；6. C；7. D；8. B

A2 型题

1. A；2. E；3. B；4. B

B1 型题

1. A；2. D；3. C；4. E

第二十五单元　中风

A1 型题

1. 下列选项中，不属于中风病因的是（　）
A. 内积损伤　B. 情志过极
C. 禀赋不足　D. 饮食不节
E. 气虚邪中

2. 中风的基本病机是（　）
A. 阴阳失调，气血逆乱
B. 阴阳失调，神机逆乱
C. 瘀血阻络，脑窍失养
D. 脑髓空虚，清窍失养
E. 痰火上扰，扰动清窍

3. 下列属于中风病理因素的是（　）
A. 风、火、痰、气、瘀
B. 风、火、痰、气、湿
C. 风、火、痰、湿、瘀
D. 风、火、痰、湿、毒
E. 风、火、痰、瘀、毒

4. 中风病位在脑，其他相关脏腑是（　）
A. 心、肺、肝、脾
B. 心、脾、肺、肾
C. 肝、脾、肺、肾
D. 心、肝、脾、肾
E. 心、肺、肝、肾

5. 中风闭证的病机是（　）
A. 热入心包　B. 热结肠胃
C. 邪实内闭　D. 热盛动风
E. 痰湿内阻

6. 中风发生的病机复杂，其根本在于（　）
A. 气逆血滞
B. 肝火、心火
C. 肝风、外风
D. 风痰、湿痰
E. 肝肾阴虚

7. 下列不是辨别中风闭证与脱证依据的是（　）
A. 口开目合与口噤不开
B. 手撒肢冷与两手握固
C. 二便自遗与大小便闭
D. 躁动不安与静而不烦
E. 肢体瘫痪与肢体强痉

8. 中风中经络与中脏腑的区别在于（　）
A. 有无神志不清
B. 有无后遗症
C. 外风与内风
D. 夹痰与夹瘀
E. 邪浅与邪深

9. 下列哪项不是中风的主症（ ）
   A. 猝然昏倒，不省人事
   B. 口眼歪斜
   C. 语言不利
   D. 半身不遂
   E. 醒后如常人
10. 中风风阳上扰证首选的方剂是（ ）
   A. 半夏白术天麻汤
   B. 天麻钩藤饮
   C. 星蒌承气汤
   D. 补阳还五汤
   E. 镇肝息风汤

A2 型题

1. 患者突然昏仆，不省人事，口眼歪斜，牙关紧闭，肢体强直而不温，喉中痰声，静卧不烦，苔白腻，脉沉滑。首选方剂是（ ）
   A. 至宝丹
   B. 菖蒲郁金汤
   C. 涤痰汤
   D. 牵正散
   E. 礞石滚痰丸
2. 患者突然昏仆，不省人事，目合口张，手撒肢冷，肢体瘫痪，汗出甚多，二便自遗，脉微欲绝。首选方剂是（ ）
   A. 独参汤
   B. 参附汤
   C. 生脉散
   D. 四味回阳饮
   E. 参附汤合生脉散
3. 患者中风后偏枯不用，肢体乏力，面色萎黄，肢体麻木，舌淡紫，苔白，脉细涩。首选的方剂是（ ）
   A. 桃仁红花煎
   B. 补阳还五汤
   C. 天麻钩藤饮
   D. 当归四逆汤
   E. 黄芪桂枝五物汤
4. 患者昏倒后，半身不遂，口眼歪斜，偏身麻木，腹胀便秘而干，头晕目眩，痰多，舌质紫暗，苔黄腻，脉弦滑而大。证属（ ）
   A. 痰热腑实　　B. 风痰入络
   C. 气虚血瘀　　D. 阴虚风动
   E. 风阳上扰
5. 患者半身不遂日久，口眼歪斜，偏身麻木，面色无华，气短乏力，口角流涎，自汗，心悸，便溏，手肿胀，舌质紫暗，苔薄白，脉沉细。其治法是（ ）
   A. 化痰通腑
   B. 益气养血，燥湿化痰
   C. 息风化痰，活血通络
   D. 益气活血，扶正祛邪
   E. 滋养肝肾，潜阳息风

B1 型题

A. 解语丹
B. 羚角钩藤汤合安宫牛黄丸
C. 天麻钩藤饮
D. 半夏白术天麻汤
E. 补阳还五汤

1. 中风后期，若言语不利，伸舌多偏，脉象多滑，首选（ ）
2. 中风中脏腑阳闭证，首选（ ）

A. 回阳固脱
B. 益气活血
C. 清热化痰，开窍醒神
D. 温阳化痰，开窍醒神
E. 滋养肝肾，潜阳息风

3. 中风中脏腑阴闭证的治法是（ ）
4. 中风中脏腑阳闭证的治法是（ ）

参考答案

A1 型题

1. C；2. A；3. A；4. D；5. C；6. A；7. D；8. A；9. E；10. B

A2 型题

1. C；2. E；3. B；4. A；5. D

B1 型题

1. A；2. B；3. D；4. C

第二十六单元　水肿

A1 型题

1. 下列不属于水肿病因的是（ ）
   A. 风邪袭表　　B. 年老体衰

C. 湿毒内犯　　D. 外感水湿
E. 饮食所伤

2. 水肿的发病病机中，其表在肺，其制在脾，其本在（　）
A. 三焦　B. 膀胱　C. 肾
D. 心　E. 肝

3. 下列不属于水肿的病理因素的是（　）
A. 风邪　B. 水湿
C. 疮毒　D. 瘀血
E. 痰湿

4. 治疗水肿的基本原则（　）
A. 发汗，利小便
B. 发汗，活血
C. 疏风，胜湿
D. 活血，利水
E. 健脾，温肾

5. 下列不是阳水特点的是（　）
A. 皮肤绷急光亮
B. 按之凹陷即起
C. 小便赤涩
D. 大便溏薄
E. 烦渴

6. 水肿证属湿热久羁，化燥伤阴，应加用（　）
A. 白茅根、芦根
B. 石膏、知母
C. 茯苓、猪苓
D. 泽泻、滑石
E. 泽泻、车前子

7. 下列不是湿热壅盛水肿主症的是（　）
A. 皮紧光亮　B. 发热恶风
C. 小便短赤　D. 大便干结
E. 脉濡数

A2 型题

1. 患者遍身浮肿光亮，伴胸腹痞闷，烦热口渴，尿短赤，便干结，脉沉数。应选用（　）
A. 五皮饮合五苓散
B. 疏凿饮子
C. 五皮饮合胃苓汤
D. 猪苓汤
E. 麻黄连翘赤小豆合五苓散

2. 患者身发疮痍，甚者溃烂，患病半年，久治不效，近1周眼睑突然浮肿，遍及全身，伴恶风发热，小便不利，舌质红，苔薄黄，脉浮数。证属（　）
A. 风水相搏证
B. 湿毒浸淫证
C. 水湿浸渍证
D. 湿热壅盛证
E. 脾阳虚衰证

3. 老年患者，水肿10年，反复发作，下肢肿甚，腰膝酸软，畏寒肢冷，呼吸急促，张口抬肩，舌淡胖有齿痕。其治法是（　）
A. 温肾助阳，化气行水
B. 活血祛瘀，化气行水
C. 健脾温阳利水
D. 分利湿热，疏理气机
E. 运脾化湿，通阳利水

4. 患者反复肢体浮肿5年，腰以下为甚，按之凹陷不易恢复，纳少便溏，神疲乏力，四肢倦怠乏力，小便短少，舌苔白腻，脉沉缓。应选用（　）
A. 附子理中丸
B. 真武汤
C. 实脾饮
D. 济生肾气丸
E. 桂附地黄丸

B1 型题

A. 发汗　B. 攻逐
C. 利小便　D. 通腑
E. 涌吐

1. 水肿腰以上肿当（　）
2. 水肿腰以下肿当（　）

A. 越婢加术汤
B. 济生肾气丸合真武汤
C. 实脾饮
D. 疏凿饮子
E. 五皮饮合胃苓汤

3. 治疗水肿风水相搏证首选的方剂是（　）
4. 治疗水肿肾阳衰微证首选的方剂是（　）

参考答案

A1 型题

1. B；2. C；3. E；4. A；5. D；6. A；7. B

A2 型题

1. B；2. B；3. A；4. C

B1 型题

1. A；2. C；3. A；4. B

第二十七单元　淋证

A1 型题

1. 下列选项不属于淋证病因的是（　）
   A. 外感湿热　B. 饮食不节
   C. 情志失调　D. 年老体衰
   E. 禀赋不足
2. 淋证发生的主要病机是（　）
   A. 肝肾阴虚　B. 气机不利
   C. 气滞血瘀　D. 脾肾阳虚
   E. 湿热蕴结下焦，膀胱气化不利
3. 淋证的病位在（　）
   A. 膀胱　B. 肾
   C. 膀胱和肾　D. 肝
   E. 脾
4. 血淋与尿血的鉴别点（　）
   A. 属虚属实
   B. 在表在里
   C. 属寒属热
   D. 尿痛与不痛
   E. 血在尿前、尿后
5. 下列不是淋证主症的是（　）
   A. 小便频数
   B. 小便淋沥不尽
   C. 小便量少或点滴不出
   D. 少腹拘急
   E. 痛引腰腹
6. 尿浊与淋证的区别关键在于（　）
   A. 小便的浑浊程度
   B. 有无发热
   C. 有无腰痛
   D. 有无排尿疼痛
   E. 小便中有无砂石
7. 治疗热淋首选的方剂是（　）
   A. 小蓟饮子
   B. 补中益气汤
   C. 八正散
   D. 石韦散
   E. 程氏萆薢分清饮
8. 淋证石淋首选的方剂是（　）
   A. 小蓟饮子
   B. 补中益气汤
   C. 八正散
   D. 石韦散
   E. 程氏萆薢分清饮

A2 型题

1. 年轻女性，小便热涩刺痛，尿色鲜红，夹有血色，甚则尿急尿痛，舌苔黄，脉滑数。主方选用（　）
   A. 八正散　B. 导赤散
   C. 小蓟饮子　D. 石韦散
   E. 知柏地黄丸
2. 患者尿液浑浊反复发作 3 个月，小便浑浊如米泔水，且尿道热涩疼痛，小便频数，腰腹疼痛，舌红苔黄腻，脉濡数。治疗当用（　）
   A. 膏淋汤
   B. 无比山药丸
   C. 四妙散
   D. 程氏萆薢分清饮
   E. 八正散
3. 患者平素急躁易怒，1 周来自觉胸胁胀满疼痛，小便不畅，尿道热涩疼痛，舌红苔黄，脉弦。首选治法（　）
   A. 疏肝理气，利尿通淋
   B. 清热利湿，分清泌浊
   C. 清热通淋，凉血止血
   D. 清热利湿，排石通淋
   E. 清热利湿通淋
4. 患者小便频数短涩，灼热刺痛，少腹拘急胀痛，口苦，大便秘结，苔黄腻，脉滑数。诊断是（　）
   A. 热淋　B. 石淋
   C. 血淋　D. 膏淋
   E. 气淋

B1 型题

A. 无比山药丸
B. 补中益气汤
C. 程氏萆薢分清饮
D. 沉香散

E. 小蓟饮子

1. 治疗淋证劳淋，最佳方剂是（　）
2. 治疗淋证气淋，若中气下陷者，最佳方剂是（　）

A. 三七、桃仁
B. 青皮、乌药
C. 阿胶、藕节炭
D. 仙鹤草、琥珀粉
E. 川断、桑寄生

3. 若血淋瘀血征象明显者，应加（　）
4. 若血淋出血不止者，应加（　）

参考答案

A1 型题

1. D；2. E；3. C；4. D；5. C；6. D；7. C；8. D

A2 型题

1. C；2. D；3. A；4. A

B1 型题

1. A；2. B；3. A；4. D

第二十八单元　郁证

A1 型题

1. 郁证的主要病因是（　）
A. 正气亏虚　B. 饮食所伤
C. 外感寒湿　D. 情志失调
E. 外感湿热

2. 对郁证影响最大的脏腑是（　）
A. 肝　B. 心　C. 脾
D. 肺　E. 肾

3. 郁证总的治则是（　）
A. 行气化痰　B. 利湿清热
C. 理气开郁　D. 益气养血
E. 消食行气

4. 下列不是郁证的临床特点的是（　）
A. 失眠多梦　B. 情绪不宁
C. 急躁易怒　D. 胸胁胀痛
E. 四肢厥冷

5. 下列不属于六郁的是（　）
A. 气　B. 血　C. 痰
D. 火　E. 寒

6. 治疗郁证肝气郁结证首选的方剂是（　）
A. 柴胡疏肝散
B. 四逆散
C. 丹栀逍遥散
D. 逍遥散
E. 半夏厚朴汤

7. 治疗郁证痰气郁结证首选的方剂是（　）
A. 柴胡疏肝散
B. 四逆散
C. 丹栀逍遥散
D. 逍遥散
E. 半夏厚朴汤

A2 型题

1. 患者神志恍惚，心悸易惊，善悲伤欲哭，肢体困乏，纳食减少，舌淡，脉细。首选方剂是（　）
A. 养心汤
B. 温胆汤
C. 桂枝加龙骨牡蛎汤
D. 甘麦大枣汤
E. 安神定志丸

2. 患者中年女性，生气后咽中不适，如有炙脔，胸中窒闷，舌苔白腻，脉弦滑。治法是（　）
A. 疏肝解郁，理气畅中
B. 行气开郁，化痰散结
C. 疏肝解郁，清肝泻火
D. 甘润缓急，养心安神
E. 健脾养心，补益气血

3. 患者近来情绪低落，心悸胆怯，多思虑，失眠健忘，面色无华，头晕神疲，食欲不振，舌质淡苔薄白，脉细弱。诊断是（　）
A. 郁证心脾两虚
B. 郁证心肾阴虚
C. 郁证心神失养
D. 郁证痰气郁结
E. 郁证肝气郁结

4. 患者精神抑郁，情绪不宁，胸部满闷，胁肋胀痛，痛无定处，不思饮食，大便不调，苔薄腻，脉弦。首选方剂是（　）
A. 归脾汤
B. 酸枣仁汤
C. 柴胡疏肝散
D. 麦味地黄丸

E. 知柏地黄丸

B1 型题

A. 滋养心肾
B. 健脾养心，补益气血
C. 甘润缓急，养心安神
D. 疏肝解郁，理气畅中
E. 行气开郁，化痰散结

1. 郁证肝气郁结证的治法为（　）
2. 郁证心神失养证的治法为（　）

A. 肝气郁结证
B. 心神失养证
C. 痰气郁结证
D. 心脾两虚证
E. 心肾不交证

3.《金匮要略》称为“脏躁”的是（　）
4.《金匮要略》称为“梅核气”的是（　）

参考答案

A1 型题

1. D；2. A；3. C；4. E；5. E；6. A；7. E

A2 型题

1. D；2. B；3. A；4. C

B1 型题

1. D；2. C；3. B；4. C

第二十九单元　血证

A1 型题

1. 下列不属于血证病因的是（　）
A. 感受外邪　　B. 酒食不节
C. 情志过极　　D. 年老体衰
E. 久病热病

2. 下列不是《血证论》治疗出血的大法的是（　）
A. 止血　　B. 宁血
C. 补虚　　D. 凉血
E. 消瘀

3. 尿血与血淋的鉴别点是（　）
A. 尿色深浅
B. 尿中有无血色
C. 排尿是否疼痛
D. 是否发热
E. 是否尿急

4. 下列属于血证治疗原则的是（　）
A. 治气、治火、治瘀
B. 治火、治气、治血
C. 治血、治瘀、治气
D. 补虚、治血、治瘀
E. 治瘀、治血、治气

5. 治疗鼻衄热邪犯肺证首选的方剂是（　）
A. 桑菊饮
B. 龙胆泻肝汤
C. 银翘散
D. 玉女煎
E. 归脾汤

6. 治疗吐血肝火犯胃证的首选方剂是（　）
A. 桑菊饮
B. 龙胆泻肝汤
C. 银翘散
D. 玉女煎
E. 归脾汤

7. 治疗便血肠道湿热证首选的治法是（　）
A. 温阳健脾，养血止血
B. 清肝泻火，凉血止血
C. 清热化湿，凉血止血
D. 清热泻火，凉血止血
E. 益气摄血

8. 治疗尿血下焦湿热证的首选治疗方剂是（　）
A. 四妙散
B. 小蓟饮子
C. 地榆槐角丸
D. 知柏地黄丸
E. 归脾汤

A2 型题

1. 患者高烧后齿衄，齿龈红肿疼痛，头痛，口臭，便秘，舌质红，苔薄黄，脉洪数有力。其主方是（　）
A. 加味清胃散合泻心汤
B. 茜根散
C. 知柏地黄丸
D. 犀角地黄汤
E. 归脾汤

2. 患者近日多食辛辣，现症见尿血，血色鲜红，

心烦口渴，夜寐不安，舌质红，苔黄，脉数。其诊断是（　）

A. 尿血阴虚火旺证
B. 尿血脾不统血证
C. 尿血下焦湿热证
D. 血淋
E. 尿血肾气不固证

3. 患者年轻时曾出现尿血，年事高后偶发，近日来尿血频繁，日久不愈，头晕目眩，腰酸耳鸣，舌淡，脉弱。其治法是（　）

A. 补脾摄血
B. 滋阴降火，凉血止血
C. 补益肾气，固摄止血
D. 清热泻火，凉血止血
E. 清热化湿，凉血止血

B1 型题

A. 补中益气汤
B. 归脾汤
C. 黄土汤
D. 理中汤
E. 四君子汤

1. 便血气虚不摄证，宜选用的方剂是（　）
2. 便血脾胃虚寒证，宜选用的方剂是（　）

A. 清肝泻肝，凉血止血
B. 滋阴润肺，降火止血
C. 清泄胃热，凉血止血
D. 清热化湿，凉血止血
E. 益气摄血

3. 吐血肝火犯胃证的治法是（　）
4. 咳血阴虚肺热证的治法是（　）

参考答案

A1 型题

1. D；2. D；3. C；4. B；5. A；6. B；7. C；8. B

A2 型题

1. A；2. C；3. C

B1 型题

1. B；2. C；3. A；4. B

第三十单元　消渴

A1 型题

1. 下列选项中不属于消渴病因的是（　）

A. 禀赋不足　　B. 饮食失节
C. 情志失调　　D. 劳逸失调
E. 年老体衰

2. 消渴病的主要病位在（　）

A. 肺、脾、肾
B. 肺、胃、肾
C. 肝、脾、肾
D. 肺、心、肾
E. 肺、肝、肾

3. 下列不是消渴病机特点的是（　）

A. 阴虚为本，燥热为标
B. 气阴两虚，阴阳俱损
C. 正气不足，瘀血内生
D. 痰火内阻，湿热瘀阻
E. 脏腑虚损，变证百出

4. 下列不是消渴典型症状的是（　）

A. 多饮
B. 多食
C. 多尿
D. 雀盲、耳聋
E. 身体消瘦

5. 下列不是消渴常见变证的是（　）

A. 肺痨
B. 雀盲、耳聋
C. 疮疖、痈疽
D. 中风偏瘫
E. 黄疸

6. 消渴上消肺热津伤证首选的方剂是（　）

A. 桑菊饮
B. 桑杏汤
C. 消渴方
D. 白虎加人参汤
E. 六味地黄丸

A2 型题

1. 患者多食易饥，口干多饮，尿量增多，形体消瘦，大便干结，苔黄，脉实有力。治疗首选方剂是（　）

A. 消渴方
B. 白虎加人参汤
C. 玉女煎
D. 生脉散
E. 七味白术散

2. 患者有糖尿病史，现症见口渴引饮，精神不振，倦怠乏力，便溏，饮食减少，舌淡苔少而干，脉细弱。诊断是（　）
A. 消渴肺热津伤证
B. 消渴气阴两虚证
C. 消渴胃热炽盛证
D. 消渴肾阴亏虚证
E. 消渴阴阳两虚证

3. 患者消渴日久，尿量频多，浑浊如膏脂，腰膝酸软，乏力，头晕耳鸣，口干咽燥，皮肤干燥，瘙痒，舌红少苔，脉细数。其治法是（　）
A. 滋阴固肾
B. 清热润肺，生津止渴
C. 清泻胃火，养阴增液
D. 健脾益气，生津养胃
E. 温肾助阳

4. 患者，男，80 岁，患糖尿病 30 年，近来小便频数，饮一溲一，浑浊，面容憔悴，耳轮干枯，腰膝酸软，畏寒肢冷，舌淡白而干，脉沉细无力。首选方剂是（　）
A. 六味地黄丸
B. 知柏地黄丸
C. 麦味地黄丸
D. 金匮肾气丸
E. 归芍地黄丸

B1 型题

A. 燥热内结，营阴被灼，脉络瘀阻，蕴毒而成
B. 肾阴亏损，肝失濡养，肝肾精血不足，无以上承
C. 阴虚燥热，肺失滋润
D. 阴虚热炽，炼液为痰，痰阻经络，蒙闭心窍
E. 阴损及阳，脾肾衰败

1. 消渴并发中风偏瘫的机理是（　）
2. 消渴并发白内障的机理是（　）

A. 杞菊地黄丸
B. 五味消毒饮
C. 四物汤
D. 阳和汤
E. 六君子汤

3. 消渴后期出现雀盲、耳聋应使用（　）
4. 消渴晚期，下肢出现痈疮脱疽，热壅血瘀，除滋补肝肾外还应使用（　）

参考答案

A1 型题

1. E；2. B；3. D；4. D；5. E；6. C

A2 型题

1. C；2. B；3. A；4. D

B1 型题

1. D；2. B；3. A；4. B

第三十一单元　汗证

A1 型题

1. 自汗、盗汗的发病机理是（　）
A. 阴阳失调，腠理不固
B. 肺卫不固
C. 营卫不和
D. 心血不足
E. 阴虚火旺

2. 自汗、盗汗的辨证应着重辨（　）
A. 阴阳虚实　　B. 表里
C. 寒热　　D. 气血
E. 营卫

3. 下列除哪项外，都属于生理性出汗的原因（　）
A. 天气炎热　　B. 穿衣过厚
C. 饮用热汤　　D. 劳动奔走
E. 病后体虚

4. 自汗、盗汗的病理性质多属（　）
A. 虚多实少　　B. 实多虚少
C. 皆为实证　　D. 皆为虚证
E. 阴平阳秘

5. 治疗自汗、盗汗邪热郁蒸证的最佳选方是（　）
A. 茵陈蒿汤　　B. 四妙丸
C. 黄连温胆汤　　D. 龙胆泻肝汤
E. 黄连解毒汤

6. 汗是由下列何者化生的（　）

A. 津液　　B. 卫气
C. 水液　　D. 血液
E. 痰浊

A2 型题

1. 患者，女，自汗 1 个月，伴神疲气短，面色无华，舌质淡，脉细。治法为（　）
A. 益气固表　B. 调和营卫
C. 滋阴降火　D. 清肝泄热
E. 补血养心
2. 患者蒸蒸汗出，汗黏，汗液易使衣服黄染，面赤烘热，苔薄黄，脉弦数。辨证应属（　）
A. 肺卫不固证
B. 心血不足证
C. 阴虚火旺证
D. 邪热郁蒸证
E. 中焦湿热证

B1 型题

A. 白昼时时汗出，动辄益甚
B. 寐中汗出，醒来自止
C. 汗出色黄，染衣着色
D. 大汗淋漓，汗出如珠
E. 急性热病中，突然恶寒战栗，全身汗出
1. 自汗的临床特点是（　）
2. 盗汗的临床特点是（　）

A. 归脾汤
B. 当归六黄汤
C. 龙胆泻肝汤
D. 桂枝加黄芪汤
E. 左归丸
3. 治疗自汗、盗汗心血不足证常选用（　）
4. 治疗自汗、盗汗阴虚火旺证常选用（　）

参考答案

A1 型题

1. A；2. A；3. E；4. A；5. D；6. A

A2 型题

1. E；2. D

B1 型题

1. A；2. B；3. A；4. B

第三十二单元　虚劳

A1 型题

1. 虚劳证，心悸，气短，劳则尤甚，自汗，神疲乏力，苔白薄，脉弱。辨证应属（　）
A. 肺阴虚证　C. 心气虚证
B. 肺气虚证　D. 脾气虚证
E. 肾气虚证
2. 虚劳证，饮食减少，食后胃脘不舒，倦怠乏力，大便溏薄，面色萎黄，苔白薄，脉弱。辨证应属（　）
A. 脾胃阴虚证　B. 肺气虚证
C. 脾阳虚证　D. 脾气虚证
E. 肾气虚证
3. 虚劳肺气虚证的治疗主方为（　）
A. 补肺汤　B. 七福饮
C. 四物汤　D. 四君子汤
E. 拯阳理劳汤
4. 虚劳肝血虚证的治疗主方为（　）
A. 补肺汤　B. 七福饮
C. 四物汤　D. 四君子汤
E. 拯阳理劳汤
5. 虚劳证，面色萎黄，食少，形寒，神疲乏力，少气懒言，肠鸣腹痛，大便溏薄，舌质淡，脉弱。辨证应属（　）
A. 脾气虚证　B. 脾阳虚证
C. 脾胃阴虚证　D. 肾阳虚证
E. 肾气虚证

A2 型题

1. 患者心悸，自汗，神倦嗜卧，心胸憋闷疼痛，形寒肢冷，面色苍白，舌质淡，有齿痕，脉弱。辨证应属虚劳（　）
A. 脾阳虚证　B. 心阴虚证
C. 心气虚证　D. 心阳虚证
E. 肾阳虚证
2. 患者心悸，失眠，烦躁，潮热，盗汗，口舌生疮，面色潮红，舌质红，脉细略数。辨证应属虚劳（　）
A. 肝阴虚证　B. 心阴虚证
C. 心气虚证　D. 心血虚证
E. 肾阴虚证

3. 患者头晕，目眩，胁痛，肢体麻木，筋脉拘急，妇女月经不调，面色不华，舌质淡，苔白薄，脉细。辨证应属虚劳（　）
A. 肝阴虚证　B. 肝血虚证
C. 心气虚证　D. 脾气虚证
E. 肾气虚证

B1 型题

A. 养心汤　B. 四物汤
C. 天王补心丹　D. 益胃汤
E. 补肝汤

1. 虚劳肝血证虚，治疗宜选用（　）
2. 虚劳肝阴虚证，治疗宜选用（　）

A. 保元汤　B. 附子理中汤
C. 右归丸　D. 大补元煎
E. 七福饮

3. 虚劳肾阳虚证，治疗宜选用（　）
4. 虚劳肾气虚证，治疗宜选用（　）

参考答案

A1 型题

1. C；2. D；3. A；4. C；5. B

A2 型题

1. D；2. B；3. B

B1 型题

1. B；2. E；3. C；4. D

第三十三单元　痹证

A1 型题

1. 下列不属于痹证病因的是（　）
A. 感受风寒湿邪
B. 感受风湿热邪
C. 劳逸不当
D. 年老久病
E. 饮食不节
2. 下列选项中不属于痹证病理因素的是（　）
A. 风　B. 燥　C. 湿
D. 寒　E. 热
3. 下列是行痹典型症状的是（　）
A. 疼痛游走不定
B. 痛甚，遇寒加重
C. 关节酸楚疼痛
D. 关节肿胀，皮肤色红
E. 关节疼痛反复消长
4. 下列属于痹证与痿证主要鉴别点的是（　）
A. 疼痛　B. 酸楚
C. 重着　D. 萎软无力
E. 麻木
5. 关于痹证症状描述错误的是（　）
A. 关节部位疼痛
B. 痹证日久，关节肿大变形
C. 痹证日久，肢体肌肉消瘦枯萎
D. 痹证日久，肢体抽搐
E. 痹证可出现关节红肿
6. 着痹的首选治疗方剂是（　）
A. 羌活胜湿汤
B. 独活寄生汤
C. 薏苡仁汤
D. 防风汤
E. 当归四逆汤
7. 痹证风寒湿痹之行痹治疗的首选方剂是（　）
A. 乌头汤　B. 四妙散
C. 防风汤　D. 薏苡仁汤
E. 独活寄生汤
8. 痹证风湿热痹的首选治疗方剂是（　）
A. 白虎加人参汤
B. 白虎加桂枝汤
C. 四妙散
D. 蠲痹汤
E. 独活寄生汤

A2 型题

1. 患者近 2 个月来，肢体关节疼痛，痛势剧烈，部位固定，遇寒加重，得热痛缓，关节屈伸不利，恶风寒，肢体沉重，舌淡，脉弦紧。首选治疗方剂是（　）
A. 乌头汤
B. 防风汤
C. 薏苡仁汤
D. 独活寄生汤
E. 蠲痹汤
2. 患者素喜食辛辣，近日左手掌指关节出现红肿热痛，痛不可触，得冷则舒，伴有恶风，发热，汗出，口渴，烦躁，小便黄，舌红苔黄腻，脉

滑数。其诊断是（　）
A. 痹证肝肾两虚
B. 痹证痰瘀痹阻
C. 痹证风寒湿痹
D. 痹证风湿热痹
E. 痹证着痹

3. 患者关节、肌肉疼痛、屈伸不利20年。现症见肌肉关节刺痛，固定不移，夜间痛甚，关节僵硬变形，有硬结，舌质紫暗，舌苔白腻，脉弦涩。此病的治法是（　）
A. 除湿通络，祛风散寒
B. 培补肝肾，舒筋止痛
C. 化痰行瘀，蠲痹通络
D. 清热通络，祛风除湿
E. 散寒通络，祛风除湿

4. 患者痹证日久，关节肿胀畸形，屈伸不利，肌肉消瘦，腰膝酸软，畏寒肢冷，遗精，头晕目眩，舌质淡红，舌苔薄白，脉沉细数。治疗的首选方剂是（　）
A. 双合汤
B. 桂附地黄丸
C. 地黄饮子
D. 独活寄生汤
E. 右归丸

B1 型题

A. 五味消毒饮合犀黄丸
B. 炙甘草汤
C. 蠲痹汤
D. 独活寄生汤
E. 桃仁红花饮

1. 风湿热痹日久，热毒炽盛，化火伤津，当选用（　）
2. 痹证日久，内舍于心，见心悸气短，当选用（　）

A. 桃仁、红花
B. 蜈蚣、全蝎
C. 附子、巴戟天、仙茅
D. 熟地黄、白芍
E. 木瓜、伸筋草

3. 痹证日久，痰瘀交结，痹阻经络，应加（　）
4. 痹证日久，损伤肾阳，畏寒肢冷，腰部尤甚，应加（　）

参考答案

A1 型题

1. E；2. B；3. A；4. A；5. D；6. C；7. C；8. B

A2 型题

1. A；2. D；3. C；4. D

B1 型题

1. A；2. B；3. B；4. C

第三十四单元　腰痛

A1 型题

1. 下列不是外感腰痛致病病邪的是（　）
A. 风　　B. 寒
C. 湿　　D. 热
E. 燥

2. 下列不是内伤腰痛特点的是（　）
A. 腰部隐痛　　B. 病程缠绵
C. 起病缓慢　　D. 腰痛明显
E. 酸软无力

3. 肾虚腰痛，无明显阴阳偏盛者，可服用（　）
A. 河车大造丸　　B. 补髓丹
C. 六味地黄丸　　D. 青娥丸
E. 金匮肾气丸

4. 下列不是湿热腰痛特点的是（　）
A. 腰部重着而热
B. 暑湿阴雨天气加重
C. 身体困重
D. 腰部冷痛
E. 活动后或可减轻

5. 瘀血腰痛，治宜选用何方加减（　）
A. 身痛逐瘀汤　　B. 少腹逐瘀汤
C. 血府逐瘀汤　　D. 膈下逐瘀汤
E. 补阳还五汤

6. 下列不是寒湿腰痛特点的是（　）
A. 腰部冷痛重着
B. 腰痛如刺
C. 静卧痛不减
D. 寒冷或阴雨天气加重
E. 转侧不利，逐渐加重

7. 下列不是腰痛病因的是（　）
A. 居处潮湿

B. 劳作汗出当风
C. 冒雨着凉
D. 年老体衰
E. 饮食不节

A2 型题

1. 患者腰部隐痛，酸软无力，缠绵不愈，心烦少寐，口燥咽干，面色潮红，手足心热，舌红少苔，脉弦细数者，治宜选用（　）
A. 六味地黄丸　B. 右归丸
C. 河车大造丸　D. 清骨散
E. 左归丸
2. 患者腰部疼痛，重着而热，暑湿阴雨天气加重，身体困重，舌苔黄腻，脉濡数或弦数，治宜（　）
A. 清热化痰，舒筋通络
B. 清热利湿，舒筋止痛
C. 利水消肿，舒筋通络
D. 活血化瘀，通络止痛
E. 健脾渗湿，舒筋止痛

B1 型题

A. 腰部疼痛，重着而热
B. 腰痛如刺，痛有定处
C. 腰部冷痛、重着
D. 腰部隐痛
E. 腰部酸软无力
1. 寒湿腰痛的特点是
2. 瘀血腰痛的特点是

A. 甘姜苓术汤
B. 独活寄生汤加附子
C. 四妙丸
D. 身痛逐瘀汤
E. 右归丸
3. 寒湿腰痛日久不愈，兼见腰膝酸软无力，脉沉弱，治宜（　）
4. 腰痛肾阳虚证，治宜（　）

参考答案

A1 型题

1. E；2. D；3. D；4. D；5. A；6. B；7. E

A2 型题

1. E；2. B

B1 型题

1. C；2. B；3. B；4. E

第三十五单元　痿证

A1 型题

1. 下列哪项不是痿证形成的原因（　）
A. 感受温毒　B. 跌仆瘀阻
C. 饮食不节　D. 风寒外袭
E. 涉水冒雨
2. 痿证多属五脏内伤，精血受损，阴虚火旺，临床少见（　）
A. 虚证　B. 实证
C. 虚实错杂　D. 寒证
E. 热证
3. 治痿当慎用（　）
A. 清热药　B. 滋阴药
C. 风药　D. 健脾药
E. 活血药
4. 痿证见手足痿弱、形体瘦削、肌肤甲错者为瘀血久留，可用（　）
A. 补阳还五汤
B. 圣愈汤送服大黄䗪虫丸
C. 身痛逐瘀汤
D. 桃红四物汤
E. 六味地黄丸

A2 型题

1. 患者发病缓慢，渐见肢体痿软无力，以下肢为甚，腰膝酸软，不能久立，甚则步履全废，腿胫大肉渐脱，或伴有眩晕耳鸣，舌咽干燥，遗精或遗尿，或妇女月经不调者，治宜（　）
A. 温肾壮阳，强健筋骨
B. 补益肝肾，滋阴清热
C. 补气活血，滋肾填精
D. 补中益气，健脾升清
E. 益气养营，活血行瘀
2. 患者身热已退，但见肢体痿弱无力，肌肉瘦削，食欲减退，口干、咽干较甚，宜选用（　）
A. 清燥救肺汤
B. 玉女煎
C. 胃苓汤
D. 益胃汤

E. 桑杏汤

B1 型题

A. 益胃汤　　　B. 三仁汤
C. 清燥救肺汤　D. 虎潜丸
E. 加味二妙散

1. 痿证肺热津伤证的代表方是（　）
2. 痿证肝肾亏损证的代表方是（　）

A. 病起发热，皮肤干燥，呛咳少痰
B. 肢体困重，手足麻木，喜凉恶热
C. 神疲肢倦，肌肉萎缩，少气懒言
D. 腰膝酸软，眩晕耳鸣，舌咽干燥
E. 手足麻木不仁，四肢青筋显露，舌痿不能伸缩

3. 痿证湿热浸淫证可见（　）
4. 痿证脉络瘀阻证可见（　）

参考答案

A1 型题

1. D；2. D；3. C；4. B

A2 型题

1. B；2. D

B1 型题

1. C；2. D；3. B；4. E

第三章　中医外科学

第一单元　中医外科学概论

A1 型题

1. “乳痈”体现了中医外科学的哪种命名原则（　）
   A. 以脏腑命名
   B. 以颜色命名
   C. 以形态命名
   D. 以部位命名
   E. 以病因命名
2. “疖”“痈”的命名原则是（　）
   A. 以形态命名
   B. 以范围大小命名
   C. 以病程长短命名
   D. 以传染性命名
   E. 以穴位命名
3. 情志内伤所致外疡的好发部位是（　）
   A. 乳房、胸胁　B. 颜面
   C. 背部　D. 臀部
   E. 手足四肢
4. 下列不属于中医外科学发病机理的是（　）
   A. 邪正盛衰　B. 气血凝滞
   C. 经络阻塞　D. 脏腑失和
   E. 劳伤虚损
5. 由毒致病的特点有（　）
   A. 一般发病迅速，有的可具有传染性
   B. 侵袭人体，易导致局部气血凝滞
   C. 多侵犯人体上部
   D. 易损伤人体阴液
   E. 好发于人体下部
6. 下列辨外疡阴证、阳证的主要依据，不正确的是（　）
   A. 发病的缓急
   B. 温度的高低
   C. 脓液的有无
   D. 病位的深浅
   E. 疼痛的剧缓
7. 外疡发于多血少气之经时，下列说法正确的是（　）
   A. 凝滞必甚，外发较缓
   B. 凝滞必甚，收敛较难
   C. 易溃易敛，实证居多
   D. 注重行气，注重滋养
   E. 注重行气，注重活血
8. “湿肿”的特点是（　）
   A. 肿如结核
   B. 重按如烂棉不起
   C. 肿势软如棉或硬如馒
   D. 皮紧内软，按之内陷
   E. 肿而胀急
9. 脓肿的疼痛表现为（　）
   A. 隐痛、胀痛，皮色暗褐
   B. 痛而酸胀，肢体沉重
   C. 攻痛无常，时感抽掣
   D. 皮色不红不热，酸痛
   E. 剧烈跳痛，按之应指
10. 寒痛的表现为（　）
    A. 皮色不红，不热，酸痛
    B. 皮色焮红，灼热疼痛
    C. 疼痛轻微，或隐隐作痛
    D. 攻痛无常，时感抽掣
    E. 痛无定处，忽彼忽此
11. 石淋发生时多为（　）
    A. 裂痛　B. 酸痛
    C. 啄痛　D. 钝痛
    E. 绞痛
12. 辨疼痛性质，病变在皮肤的多表现为（　）
    A. 灼痛　B. 酸痛
    C. 裂痛　D. 胀痛
    E. 刺痛
13. 下列关于辨脓的方法，错误的是（　）
    A. 点压法　B. 穿刺法
    C. 按触法　D. 切开法

E. 透光法

14. 一切肿疡初起的治法总则为（　）

A. 消法　B. 补法

C. 托法　D. 清法

E. 散法

15. 适用于尚未成脓的初起肿疡和非化脓性肿块性疾病的治法为（　）

A. 补法　B. 托法

C. 消法　D. 下法

E. 和法

16. 下列不是清热法适应证的是（　）

A. 局部红、肿、热、痛

B. 皮肤病之皮损焮红灼热，脓疱，糜烂

C. 皮肤病出现红斑、瘀点、灼热

D. 疮形平塌，根盘散漫不收，难溃难腐

E. 疔疮走黄，疽毒内陷

17. 邪热侵入营血，症见局部焮红灼热的外科疾病，治疗应采用（　）

A. 五味消毒饮　B. 黄连解毒汤

C. 犀角地黄汤　D. 知柏八味丸

E. 清骨散

18. 补托法适用于（　）

A. 肿疡已成，毒盛正气不虚

B. 肿疡毒势方盛，正气已虚

C. 经络阻隔，气血凝滞

D. 烦躁不安，神昏谵语

E. 瘀血凝聚，闭阻经络

19. 疮疡半阴半阳证的外用药物，宜选用（　）

A. 冲和膏　B. 金黄膏

C. 回阳玉龙膏　D. 生肌玉红膏

E. 黄连膏

20. 下列说法错误的是（　）

A. 提脓去腐药是处理溃疡早期的一种基本方法

B. 平胬药能使疮口增生的胬肉回缩

C. 脓毒未清，若早用生肌收口药，不仅无益反增溃烂

D. 凡属于小络损伤出血，都可以使用止血药

E. 清热收涩药多适用于表皮糜烂、渗液较多的皮损处

21. 挂线法常用于治疗（　）

A. 瘘管、窦道

B. 痔、脱疽

C. 瘤、赘疣

D. 疖肿、脱肛

E. 以上都不是

22. 脓腔较深、脓液不易畅流的附骨疽，应采用（　）

A. 药线引流法

B. 导管引流法

C. 扩创引流法

D. 冷冻疗法

E. 激光疗法

23. 下列疾病不适合使用挑治疗法的是（　）

A. 内痔出血

B. 肛裂

C. 肛门瘙痒

D. 颈部多发性疖肿

E. 乳痈

A2 型题

1. 患者，男，32 岁，小腿部皮肉急性化脓，临床诊断为阳证疮疡。表现为初起疮顶平塌，跟脚散漫，不痛不热；脓成疮顶软陷，肿硬紫暗，不脓不腐；溃后皮烂肉坚无脓，时流血水，肿痛不减；收口期脓稀淋漓，新肉不生，色败臭秽，疮口难敛。这种在发展过程中不按顺序出现不良症状的征象称为（　）

A. 七恶　B. 五善

C. 顺证　D. 逆证

E. 坏证

2. 患者，10 岁，右手拇指肿，肿势高突，皮肤光亮，焮红灼热，剧烈跳痛，按之应指。可诊断为（　）

A. 虚肿　B. 脓肿

C. 痰肿　D. 气肿

E. 风肿

3. 患者，76 岁，长期卧病在床，臀部有溃疡，颜色暗黑，脓液有臭味。可诊断为（　）

A. 化脓性溃疡

B. 疮痨性溃疡

C. 岩性溃疡

D. 梅毒性溃疡

E. 压迫性溃疡

4. 患者下颌处有一米粒大小脓包，局部红、肿、热、痛，伴有发热烦躁，口咽干燥，舌红苔黄，

脉数。其治法为（　）

A. 清热解毒
B. 清热利湿，泻下通便
C. 清心开窍，化痰消肿
D. 清热解毒，和营托毒
E. 清热解毒，和营消肿

5. 患者，男，23 岁，溃疡脓出不畅，有袋脓。其治疗宜选用（　）

A. 扩创法　B. 垫棉法
C. 引流法　D. 针灸法
E. 溻渍法

B1 型题

A. 心恶　B. 肝恶
C. 脾恶　D. 肺恶
E. 肾恶

1. 身体强直，目难正视，疮流血水，惊悸时作，属（　）
2. 时渴引饮，面容惨黑，咽喉干燥，阴囊内缩，属（　）

A. 结核　B. 痰
C. 痈　D. 疽
E. 溃疡

3. 一切外科疾病溃破的创面称为（　）
4. 气血被毒邪阻滞而发于皮肉筋骨的疾病是（　）

A. 风肿　B. 痰肿
C. 气肿　D. 热肿
E. 脓肿

5. 肿势软如棉，或硬如馒，大小不一，形态各异，无处不生，不红不热的是（　）
6. 发病急骤，漫肿宣浮，或游走无定，不红微热，或轻微疼痛的是（　）

A. 裂痛　B. 钝痛
C. 酸痛　D. 胀痛
E. 啄痛

7. 病变多在关节间，如鹤膝痰等，多见（　）
8. 病变多在皮肉，如肛裂、手足皲裂较深者，多见（　）

A. 风胜　B. 湿胜
C. 热胜　D. 虫淫
E. 血虚

9. 皮肤瘾疹，焮红灼热作痒，甚则糜烂滋水淋漓，结痂成片，多为（　）
10. 皮肤变厚、干燥、脱屑，很少糜烂流滋水，多为（　）

A. 化脓性溃疡
B. 压迫性溃疡
C. 疮痨性溃疡
D. 岩性溃疡
E. 梅毒性溃疡

11. 疮口多呈凹陷形或潜行空洞或漏管，疮面肉色不鲜，脓水清稀，并夹有败絮状物，多判断为（　）
12. 疮面多呈翻花如岩穴，有的在溃疡底部见有珍珠样结节，内有坏死组织，伴有腥臭味，多判断为（　）

A. 砭镰法　B. 挑治疗法
C. 挂线法　D. 结扎法
E. 引流法

13. 急性阳证疮疡，如下肢丹毒、红丝疔、痔疮肿痛等，宜选用（　）
14. 溃疡疮口过小，脓水不易排出者，宜选用（　）

A. 托里消毒散
B. 神功内托散
C. 仙方活命饮
D. 黄连解毒汤
E. 清肝解郁汤

15. 温阳托毒法的代表方剂是（　）
16. 益气托毒法的代表方剂是（　）

参考答案

A1 型题

1. D；2. B；3. A；4. E；5. A；6. C；7. A；8. B；9. E；10. A；11. E；12. E；13. D；14. A；15. C；16. D；17. C；18. B；19. A；20. E；21. A；22. B；23. E

A2 型题

1. D；2. B；3. E；4. A；5. B

B1 型题

1. B；2. E；3. E；4. D；5. B；6. A；7. C；8. A；9. C；10. E；11. C；12. D；13. A；14. E；15. B；16. A

第二单元　疮疡

A1 型题

1. 下列关于疖的病因病机说法错误的是（　）
   A. 内郁湿火，外感风邪，两相搏结，蕴阻肌肤
   B. 夏秋季节感受暑毒所致
   C. 营卫不和，气血凝滞，经络壅遏，化火成毒
   D. 天气闷热，汗出不畅，暑湿蕴蒸肌肤
   E. 复经搔抓，破伤染毒
2. 皮肤上有一红色结块，范围约 3cm，无脓头，表面灼热，触之疼痛。此疾病为（　）
   A. 有头疖　B. 无头疖
   C. 蝼蛄疖　D. 疖病
   E. 有头疽
3. 治疗热毒蕴结型疖宜选用（　）
   A. 仙方活命饮
   B. 清暑汤
   C. 五神汤
   D. 普济消毒饮
   E. 五味消毒饮
4. 疖病好发于（　）
   A. 项后发际　B. 手足部
   C. 小腿部　D. 儿童头部
   E. 额前
5. 颜面部疖和疔的鉴别要点是（　）
   A. 发病缓急
   B. 红肿的范围
   C. 有无全身症状
   D. 根脚的浅深
   E. 热势的高低
6. 最易引起走黄的疔是（　）
   A. 颜面疔　B. 蛇头疔
   C. 托盘疔　D. 足底疔
   E. 红丝疔
7. 发生“走黄”的主要原因是（　）
   A. 邪盛　B. 正虚
   C. 外感　D. 津伤
   E. 误治
8. 好发于四肢内侧，皮肤呈红丝显露，迅速向上走窜的急性感染性疾病是（　）
   A. 有头疖　B. 蛇头疔
   C. 有头疽　D. 足底疔
   E. 红丝疔
9. 关于痈的病因病机，下列说法错误的是（　）
   A. 皮肤受外来伤害感染毒邪
   B. 过食膏粱厚味，聚湿生痰
   C. 忧思愤怒，肝气郁结
   D. 邪毒湿浊，留阻肌肤，郁结不散
   E. 气血凝滞，经络壅遏，化火成毒
10. 治疗气血两虚型痈宜选用（　）
    A. 仙方活命饮
    B. 五味消毒饮
    C. 黄连解毒汤
    D. 犀角地黄汤
    E. 托里消毒散
11. 相当于西医学颈部急性化脓性淋巴结炎的是（　）
    A. 无头疖　B. 蛇眼疔
    C. 瘰疬　D. 颈痈
    E. 抱头火丹
12. 有头疽的内治分型中不包括（　）
    A. 火毒凝结证
    B. 湿热壅滞证
    C. 阴虚火炽证
    D. 胎火蕴毒证
    E. 气虚毒滞证
13. 湿热蕴毒型有头疽的治疗宜采用（　）
    A. 清热泻火，和营托毒
    B. 清热化湿，和营托毒
    C. 滋阴生津，清热托毒
    D. 补气养血，扶正托毒
    E. 疏肝解郁，清热泻火
14. 脓液畅泄，腐肉逐渐脱落，红肿热痛随之减轻，此为有头疽的（　）
    A. 一、二候　B. 二、三候
    C. 三、四候　D. 四、五候
    E. 五、六候
15. 有头疽初起未溃，外治宜选用（　）
    A. 金黄膏　B. 红油膏

C. 白玉膏　D. 八二丹
E. 九一丹

16. 患部皮肤突然发红成片、色如涂丹的急性感染性疾病是（　）
A. 痈　B. 疽　C. 疔
D. 疡　E. 丹毒

17. 丹毒发于小腿足部者称（　）
A. 内发丹毒　B. 抱头火丹
C. 流火　D. 赤游丹毒
E. 缠腰火丹

18. 丹毒总的病机为（　）
A. 血热火毒　B. 风热蕴结
C. 湿热蕴结　D. 肝胆火旺
E. 气血不和

19. 抱头火丹内治宜选用（　）
A. 化斑解毒汤
B. 黄连解毒汤
C. 普济消毒饮
D. 萆薢渗湿汤
E. 犀角地黄汤

20. 瘰疬初期的临床表现不正确的是（　）
A. 皮色不变
B. 按之坚实，推之能动
C. 不痛不热
D. 颈项耳后肿物如豆，数目不清
E. 破溃后疮面如石榴样

21. 治疗瘰疬的总则是（　）
A. 扶正祛邪　B. 益气养血
C. 滋养降火　D. 疏肝理气
E. 化痰散结

22. 窦道的外治法不包括（　）
A. 腐蚀法　B. 冲洗法
C. 灌注法　D. 外敷法
E. 扩创法

A2 型题

1. 患者，男，18 岁，右上肢红肿疼痛，局部光软无头，结块范围 6 ~ 9cm，发病迅速，易肿、易脓、易溃、易敛，伴有恶寒、发热、口渴等症状。应诊断为（　）
A. 痈　B. 疽　C. 疔
D. 疮　E. 疖

2. 患者，女，32 岁，初起整个手掌肿胀高突，失去正常的掌心凹陷或凸起，然后延及手臂，疼痛剧烈，伴有恶寒、发热、纳呆。应诊断为（　）
A. 蛇眼疔　B. 蛇头疔
C. 蛇肚疔　D. 托盘疔
E. 足底疔

3. 患者皮肤上有一红色结块，范围约 3cm，灼热疼痛，突起根浅，中心有一脓头。应诊断为（　）
A. 有头疖　B. 无头疖
C. 蝼蛄疖　D. 无头疽
E. 有头疽

4. 患者皮肤红热明显，肿势高突，疼痛剧烈，痛如鸡啄，溃后脓出肿痛消退，舌红，苔黄，脉数。诊断为热盛肉腐型痈，治宜（　）
A. 清热解毒，行瘀活血
B. 和营清热，透脓托毒
C. 益气养血，托毒生肌
D. 清热泻火，和营祛湿
E. 滋阴生津，清热托毒

5. 患者，男，23 岁，病起突然，恶寒发热，小腿局部皮肤忽然变赤，色如丹涂，焮热肿胀，边界清楚，迅速扩大。应诊断为（　）
A. 有头疽　B. 痈
C. 丹毒　D. 失荣
E. 烂疔

6. 新生儿患者，臀部皮肤局部红肿灼热，呈游走性，伴有壮热烦躁，神昏谵语，恶心呕吐。治疗宜选用（　）
A. 普济消毒饮
B. 柴胡清肝汤合龙胆泻肝汤
C. 五神汤合萆薢渗湿汤
D. 犀角地黄汤合黄连解毒汤
E. 化斑解毒汤加减

7. 患者，男，68 岁，疖肿泛发全身各处，成脓，收口时间长，脓水稀薄，伴有面色萎黄，神疲乏力，纳少便溏，舌淡，苔白，脉细弱。治宜（　）
A. 清热解毒
B. 清暑化湿解毒
C. 养阴清热解毒
D. 清热解毒，行瘀活血
E. 健脾和胃，清化湿热

8. 患消渴病10年，症见肿势平塌，根脚散漫，皮色紫滞，脓腐难化，疼痛剧烈，伴有发热烦躁，口干唇燥，大便干结，小便短赤，舌红苔黄燥，脉细弦数。其治疗方剂首选（　）
   A. 黄连解毒汤
   B. 仙方活命饮
   C. 竹叶黄芪汤
   D. 八珍汤
   E. 开郁散
9. 患者，女，27岁，来时颈部下结合成串，累累如贯珠状，不红不痛，肿块坚实，无明显全身症状。应诊断为（　）
   A. 颈痈　B. 瘰疬
   C. 失荣　D. 疖病
   E. 发颐

B1型题

A. 疖　B. 疔
C. 痈　D. 有头疽
E. 丹毒

1. 发生在肌肤浅表部位、范围较小的急性化脓性疾病是（　）
2. 发于体表皮肉之间的急性化脓性疾病是（　）

A. 蛇眼疔　B. 蛇头疔
C. 蛇肚疔　D. 托盘疔
E. 足底疔

3. 初起时多局限于指甲一侧边缘的近端处，有轻微红肿疼痛的是（　）
4. 发于指腹部，整个患指红肿疼痛，关节轻度不能伸展的是（　）

A. 内发丹毒　B. 抱头火丹
C. 流火　D. 赤游丹毒
E. 缠腰火丹

5. 丹毒生于躯干部者，多称（　）
6. 丹毒发于头面部者，多称（　）

参考答案

A1型题

1. C；2. B；3. E；4. A；5. D；6. A；7. A；8. E；9. C；10. E；11. D；12. D；13. B；14. B；15. A；16. E；17. C；18. A；19. C；20. E；21. A；22. D

A2型题

1. A；2. D；3. A；4. B；5. C；6. D；7. E；8. C；9. B

B1型题

1. A；2. C；3. A；4. C；5. A；6. B

第三单元　乳房疾病

A1型题

1. 下列关于乳痈的成因，不正确的是（　）
   A. 乳汁淤积，乳络阻塞
   B. 情志不畅，肝气郁结
   C. 产后饮食不节，阳明热壅
   D. 产妇体虚汗出受风，乳络淤滞不通
   E. 产妇乳头皲裂
2. 乳痈初期，皮色不变或微红，肿胀疼痛，治宜（　）
   A. 疏肝清胃，通乳消肿
   B. 清热解毒，托里透脓
   C. 益气和营托毒
   D. 调摄冲任，理气散结
   E. 调补气血，清热解毒
3. 下列关于乳癖说法错误的是（　）
   A. 乳癖是乳腺组织的炎症的良性增生性疾病
   B. 病因多为情志不遂，忧郁不解，久郁伤肝
   C. 乳痛和肿块与月经周期及情志变化密切相关
   D. 好发年龄在25～45岁
   E. 止痛和消块是治疗本病的要点
4. 乳岩肿块的特点是（　）
   A. 焮红灼热　B. 活动度好
   C. 表面光滑　D. 质地坚硬
   E. 红肿疼痛

A2型题

1. 患者，女，30岁，产后1个月乳房胀痛，皮肤焮红灼热，肿块软，有应指感。诊断为乳痈，对其进行切开排脓的治疗，切口应该是（　）
   A. 顺皮纹方向
   B. 循经切开
   C. 纵切口
   D. 横切口
   E. 放射状切口

2. 患者，女，38 岁，右乳房有肿块，质地不硬，推之可移，且月经前加重，经后减缓，月经不调，伴有腰酸乏力，神疲倦怠，舌淡，苔白，脉沉细。其中医诊断及证型考虑为（　）
   A. 乳痈气滞热壅证
   B. 乳癖冲任失调证
   C. 乳核肝气郁结证
   D. 乳岩冲任失调证
   E. 乳痨肝肾不足证
3. 患者，女，25 岁，乳中结核，形如丸卵，质地坚实，边界清楚，表面光滑，推之活动，不红不热，不觉疼痛，伴有胸闷叹息，舌淡，苔白，脉弦。治宜（　）
   A. 二仙汤合四物汤
   B. 透脓散
   C. 逍遥散
   D. 人参养荣汤
   E. 八珍汤
4. 患者，女，48 岁，乳房内有多个肿块，边界不清，质地较硬，表面不光滑，易推动，经事紊乱，平素经前乳房胀痛，舌淡，苔薄，脉弦细。中医诊断为（　）
   A. 乳痈　B. 乳癖
   C. 乳漏　D. 乳岩
   E. 乳核

B1 型题

A. 乳痈　B. 乳癖
C. 乳漏　D. 乳岩
E. 乳核

1. 因肝气郁结而形成的乳腺疾病是（　）
2. 因肝胃壅热而形成的乳腺疾病是（　）

A. 乳腺增生病
B. 乳腺纤维腺瘤
C. 乳腺癌
D. 浆细胞性乳腺炎
E. 乳房结核

3. 中医的乳癖相当于西医的（　）
4. 中医的乳岩相当于西医的（　）

A. 乳痈　B. 乳癖
C. 乳漏　D. 乳岩
E. 乳核

5. 乳房肿块大小不等，形态不一，边界不清，质地不硬，活动度好，常与月经周期变化密切的是（　）
6. 乳房肿块溃烂，疮口边缘不整齐，中央凹陷，外翻似菜花，渗紫红血水，恶臭难闻的是（　）

参考答案

A1 型题

1. D；2. A；3. A；4. D

A2 型题

1. E；2. B；3. C；4. B

B1 型题

1. B；2. A；3. A；4. C；5. B；6. D

第四单元　瘿病

A1 型题

1. 下列不属于瘿病致病因素的是（　）
   A. 气滞　B. 风寒
   C. 痰凝　D. 血瘀
   E. 冲任失调
2. 下列各项中不属于气瘿特点的是（　）
   A. 腺体表面较平坦，质软不痛
   B. 皮色如常
   C. 随喜怒消长
   D. 可呈下垂状，自觉沉重感
   E. 能引起梗阻症状
3. 下列属于肉瘿的特点的是（　）
   A. 柔韧而圆　B. 红肿热痛
   C. 肿块坚硬　D. 高低不平
   E. 漫肿质软

A2 型题

1. 患者，女，26 岁，颈部弥漫性肿大，边缘不清，随喜怒消长，皮色如常，质软无压痛，肿块随吞咽动作上下移动，伴有急躁易怒，善太息，舌淡红，苔薄，脉沉弦。其诊断为（　）
   A. 气瘿　B. 肉瘿
   C. 筋瘿　D. 血瘿
   E. 石瘿
2. 患者，女，46 岁，颈部肿块柔韧，随吞咽动作上下移动，常伴有急躁易怒，汗出心悸，失眠

多梦，消谷善饥，形体消瘦，月经不调，舌红，苔薄，脉弦。辨证为（　）

A. 肝郁气滞证
B. 气滞痰凝证
C. 气阴两虚证
D. 肝肾不足证
E. 冲任失调证

3. 患者，男，68岁，颈部长肉瘤6年，现质地坚硬如石，表面凹凸不平，推之不移，并出现吞咽时移动受限。诊断为（　）

A. 肉瘿　B. 石瘿
C. 失荣　D. 肉瘤
E. 气瘿

B1 型题

A. 肉瘿　B. 石瘿
C. 失荣　D. 肉瘤
E. 气瘿

1. 西医的甲状腺癌相当于中医的（　）
2. 西医的甲状腺瘤或肿囊相当于中医的（　）

A. 情志不畅　B. 脾气虚弱
C. 肾阳亏虚　D. 饮食缺碘
E. 外感风温

3. 引起气瘿的外因主要是（　）
4. 引起气瘿的内因主要是（　）

A. 气瘿肝郁气滞证
B. 肉瘿气滞痰凝证
C. 气瘿脾气亏虚证
D. 肉瘿气阴两虚证
E. 石瘿痰湿凝结证

5. 颈部一侧肿块呈圆形，不红不热，随吞咽动作上下移动，苔薄滑腻，脉弦滑，诊断为（　）
6. 颈部肿块柔韧，伴见急躁易怒，形体消瘦，汗出心悸，五心烦热，舌红苔薄，脉弦，诊断为（　）

A. 内服四海舒郁丸
B. 内服逍遥散
C. 内服生脉饮
D. 内服海藻玉壶汤
E. 早期手术切除

7. 石瘿一旦确诊治疗应（　）
8. 肝郁气滞证的气瘿治疗应（　）

参考答案

A1 型题

1. B；2. E；3. A

A2 型题

1. A；2. C；3. B

B1 型题

1. B；2. A；3. D；4. A；5. B；6. D；7. E；8. A

第五单元　瘤、岩

A1 型题

1. 体表血络扩张，纵横丛集而形成的肿瘤是（　）

A. 血瘤　B. 气瘤
C. 肉瘤　D. 筋瘤
E. 骨瘤

2. 下列关于血瘤的叙述错误的是（　）

A. 可发生于身体任何部位，多数为先天性的
B. 局部色泽鲜红或紫暗
C. 肿块柔软，边界不清，触之如海绵
D. 常见的有毛细血管瘤和海绵状血管瘤
E. 相当于西医的脂肪瘤

3. 属于肉瘤特点的是（　）

A. 软似棉，肿似馒
B. 红肿热痛
C. 橘皮样变
D. 色泽鲜红
E. 高低不平

4. 失荣相当于西医的（　）

A. 脂肪瘤
B. 血管瘤
C. 阴茎癌
D. 颈部淋巴结转移癌
E. 甲状腺癌

5. 血瘤心肾火毒证的治疗应该选用（　）

A. 五味消毒饮合二陈丸加减
B. 丹栀逍遥散合清肝芦荟丸加减
C. 顺气归脾丸加减
D. 芩连二母丸合凉血地黄汤加减
E. 化痰开郁方

A2 型题

1. 患者，男，肿块发于大腿部，呈丘疹状，表面呈红色，易出血，边界不清，触之如海绵状。诊断为（　）
   A. 血瘤　B. 气瘤
   C. 肉瘤　D. 筋瘤
   E. 骨瘤
2. 患者，女，1 岁，面部下颌处有红斑，逐渐长大，界限清楚，大小不等，质软可压缩，色泽鲜红，压之可褪色，抬手复原。诊断为（　）
   A. 毛细血管瘤
   B. 海绵状血管瘤
   C. 蔓状血管瘤
   D. 曲张静脉团
   E. 冠状动脉瘤
3. 患者，男，69 岁，颈部肿块较大聚结成团，与周围组织粘连而固定，有轻度刺痛，活动转侧不利，皮色暗红微热，伴胸闷胁痛，心烦口苦，舌红，苔黄，脉弦滑。辨证为（　）
   A. 阴毒结聚证
   B. 瘀毒化热证
   C. 气郁痰结证
   D. 气血两亏证
   E. 气滞血瘀证
4. 患者，男，72 岁，阴茎发生肿块，结节，结节溃烂，翻花，形如去皮之石榴。诊断为（　）
   A. 失荣　B. 肾岩
   C. 石瘿　D. 肉瘤
   E. 血瘤

B1 型题

A. 肉瘿　B. 石瘿
C. 失荣　D. 肉瘤
E. 气瘿

1. 发生于皮里膜外，由脂肪组织过度增生形成的是（　）
2. 发于颈部及耳之前后的岩肿是（　）

A. 心肾火毒证
B. 肝经火旺证
C. 脾统失司证
D. 气郁痰结证
E. 瘀毒化热证

3. 血瘤，肿瘤体积不大，边界不清，色红，无疼痛，伴肢软乏力，面色萎黄，纳食不佳，舌淡苔白，脉细，其证属（　）
4. 失荣，颈部岩肿迁延日久，肿块迅速增大，溃后渗流血水，状如翻花，伴疼痛，发热，消瘦，舌红，苔黄，脉数，其证为（　）

A. 内服中药　B. 注射治疗
C. 手术疗法　D. 冷冻疗法
E. 放射疗法

5. 浅表较小的血瘤宜采用（　）
6. 范围较大的血瘤宜采用（　）

参考答案

A1 型题

1. A；2. E；3. A；4. D；5. D

A2 型题

1. A；2. A；3. C；4. B

B1 型题

1. D；2. C；3. C；4. E；5. D；6. E

第六单元　皮肤及性传播疾病

A1 型题

1. 下列关于蛇串疮的说法错误的是（　）
   A. 累累如串珠，排列成带状
   B. 痛如火燎的急性疱疹性皮肤病
   C. 相当于西医的带状疱疹
   D. 好发于胸胁部，具有对称性
   E. 又叫缠腰火丹、火带疮、蛇丹等
2. 对于接触性皮炎的认识，正确的是（　）
   A. 中医文献中统一用接触性皮炎这一病名来概括
   B. 一个时期内可以呈现出不同的皮损
   C. 传染性极强，应对患者实行隔离
   D. 本病以清热祛湿止痒为主要治法
   E. 皮损边界不清楚，呈大片状分布
3. 皮损可以发生在任何部位，形态不一，边缘清楚，时隐时现，病程较短，消退后不留痕迹的是（　）
   A. 瘾疹
   B. 接触性皮炎

C. 湿疮
D. 体癣
E. 白疕

4. 白疕的皮损特点为（　）
A. 边界清楚，表面覆盖多层干燥银白色鳞屑
B. 可以挤出白色或淡黄色脂栓
C. 成批出现，时隐时现
D. 稀疏或密集分布，有自上而下的顺序
E. 发病前有明显的接触史

5. 尖锐湿疣湿热毒蕴证的治疗应选用（　）
A. 萆薢化毒汤
B. 黄连解毒汤
C. 犀角地黄汤
D. 瓜蒌贝母散
E. 清骨散

6. 瘾疹血虚风燥证的治疗应选用（　）
A. 麻黄桂枝各半汤
B. 麻黄二桂枝一汤
C. 消风散
D. 防风通圣散
E. 当归饮子

A2 型题

1. 患者，女，23 岁，月经来潮后外阴长疱疹，灼热痛痒，伴有发热，尿赤，尿频，尿痛，苔黄，脉数。诊断为（　）
A. 热疮肺胃热盛证
B. 热疮湿热下注证
C. 热疮阴虚内热证
D. 尖锐湿疣湿毒下注证
E. 尖锐湿疣湿热毒蕴证

2. 患者，男，32 岁，右胁肋部出现成簇水疱，痛如火燎，累累如串珠，排列成带状。诊断为（　）
A. 瘾疹　　B. 白疕
C. 蛇串疮　　D. 热疮
E. 黄水疮

3. 患者湿疹反复发作，皮损潮红，丘疹，瘙痒，抓后糜烂渗出，伴有纳少，腹胀便溏，易疲乏，舌淡胖，苔白腻，脉弦缓。辨证为（　）
A. 湿热蕴肤证
B. 湿热浸淫证
C. 脾虚湿盛证
D. 血虚风燥证
E. 风热蕴肤证

4. 患者，男，1 岁，湿疹，表现为皮肤潮红，红斑水疱，抓痒流滋，黄水淋漓，大便干，小便黄赤，苔黄腻，脉滑数。治疗应选（　）
A. 消风导赤汤
B. 小儿化湿汤
C. 当归饮子
D. 四物消风饮
E. 除湿胃苓汤

5. 患者发疹，发病突然，颜色鲜红，灼热巨痒，遇热加重，得冷则减，伴有恶寒，发热，咽喉肿痛，舌红，苔薄黄，脉浮数。诊断为（　）
A. 瘾疹风寒束表证
B. 瘾疹风热犯表证
C. 瘾疹胃肠湿热证
D. 瘾疹血虚风燥证
E. 瘾疹血热内蕴证

6. 患者白疕，皮损反复不愈，皮疹多呈斑块状，鳞屑较厚，颜色暗红，舌质紫暗，脉涩。治疗应选用（　）
A. 犀角地黄汤
B. 当归饮子
C. 桃红四物汤
D. 萆薢渗湿汤
E. 清瘟败毒饮

7. 患者艾滋病多年，症见发低热，形体极度消瘦，神情倦怠，心悸气短，腰膝酸软，四肢厥逆，腹泻剧烈，面色苍白，毛发枯槁，舌淡，苔白，脉弱。辨证为（　）
A. 肺肾阴虚证
B. 脾胃虚弱证
C. 脾肾亏虚证
D. 气虚血瘀证
E. 窍闭痰蒙证

B1 型题

A. 斑疹　　B. 丘疹
C. 疱疹　　D. 结节
E. 风团

1. 局部皮肤明显的颜色变化，不隆起，也不凹陷，面积较大成片的是（　）
2. 内有腔隙，含有液体，高出皮面的是（　）

A. 蛇串疮　　B. 疣
C. 癣　　D. 疥疮
E. 湿疮

3. 具有极强传染性的是（ ）
4. 属于一种过敏性炎症性皮肤病的是（ ）

A. 麻黄桂枝各半汤
B. 消风散
C. 防风通圣散
D. 当归饮子
E. 犀角地黄汤

5. 瘾疹风寒束表证应该选用（ ）
6. 瘾疹胃肠湿热证应该选用（ ）

A. 麻黄桂枝各半汤
B. 消风散
C. 防风通圣散
D. 当归饮子
E. 犀角地黄汤

7. 瘾疹风热犯表证应该选用（ ）
8. 白疕血热内蕴证应该选用（ ）

A. 龙胆泻肝汤合萆薢渗湿汤
B. 龙胆泻肝汤合五味消毒饮
C. 除湿胃苓汤合参苓白术散
D. 当归饮子合四物消风饮
E. 龙胆泻肝汤合化斑解毒汤

9. 湿疹湿热蕴肤证宜选用（ ）
10. 湿疹湿热浸淫证宜选用（ ）

参考答案

A1 型题

1. D；2. D；3. A；4. A；5. B；6. E

A2 型题

1. B；2. C；3. C；4. A；5. B；6. C；7. C

B1 型题

1. A；2. C；3. D；4. E；5. A；6. C；7. B；8. E；9. A；10. B

第七单元　肛门直肠疾病

A1 型题

1. 血栓外痔好发于（ ）
A. 截石位 3、7、11 点处
B. 截石位 6、12 点处
C. 截石位 3、9 点处
D. 截石位 6、9 点处
E. 截石位 5、11 点处

2. 混合痔好发于（ ）
A. 截石位 3、7、11 点处
B. 截石位 6、12 点处
C. 截石位 3、9 点处
D. 截石位 6、12 点处
E. 截石位 5、11 点处

3. 肛裂好发于（ ）
A. 截石位 3、11 点处
B. 截石位 6、12 点处
C. 截石位 3、9 点处
D. 截石位 6、12 点处
E. 截石位 5、11 点处

4. 下列关于痔的说法错误的是（ ）
A. 是直肠末端黏膜下和肛管皮下的静脉丛发生扩大曲张所成的静脉团
B. 分为内痔、外痔和混合痔
C. 内痔的发生主要是由于先天性静脉壁薄弱
D. 外痔可分为静脉曲张性、血栓性、结缔组织和炎性四种
E. 混合痔多发于截石位 6、12 点处，以 12 点处最为多见

5. 内痔，痔核较大，大便时可脱出肛外，便后自行回纳，便血或多或少处于（ ）
A. 内痔Ⅰ期　　B. 内痔Ⅱ期
C. 内痔Ⅲ期　　D. 内痔Ⅳ期
E. 内痔Ⅴ期

6. 直肠内黏膜上的赘生物，一种常见的直肠良性肿瘤是（ ）
A. 内痔　　B. 息肉痔
C. 肛隐窝炎　　D. 肛痈
E. 锁肛痔

7. 肛裂的疼痛主要是（ ）
A. 周期性疼痛
B. 持续性疼痛
C. 间断性疼痛
D. 反射性疼痛
E. 一过性疼痛

8. 肛漏，漏管在外括约肌深层以下，有两个以上

外口，或两条以上管道，内口在肛窦部位，其类型属于（　）

A. 低位单纯性肛漏
B. 低位复杂性肛漏
C. 高位单纯性肛漏
D. 高位复杂性肛漏
E. 低位多发性肛漏

9. 脱肛，直肠黏膜脱出，脱出物淡红色，长3～5cm，触之柔软，无弹性，不易出血，便后可自行回纳，此为（　）

A. 一度脱垂　B. 二度脱垂
C. 三度脱垂　D. 四度脱垂
E. 五度脱垂

10. 大便出血，同时伴有黏液，呈持续状，肛门坠胀，多为（　）

A. 息肉痔　B. 内痔
C. 混合痔　D. 脱肛
E. 锁肛痔

11. 内痔的主要症状是（　）

A. 脱出、便血、疼痛
B. 便血、脱出
C. 便血、便秘、疼痛
D. 脱出、嵌顿、疼痛
E. 便血、嵌顿、疼痛

12. 混合痔的临床特点是（　）

A. 既有内痔又有外痔
B. 内痔合并外痔
C. 内痔、外痔、肛裂都有
D. 内痔和外痔融为一个整体
E. 三期内痔合并结缔组织外痔

13. 肛管的皮肤全层纵行裂开并形成感染性溃疡者称（　）

A. 肛漏　B. 肛痈
C. 内痔　D. 脱肛
E. 肛裂

14. 治疗内痔风热肠燥证应选用（　）

A. 凉血地黄汤
B. 脏连丸
C. 止痛如神汤
D. 补中益气汤
E. 仙方活命饮

15. 治疗脱肛脾虚气陷证应选用（　）

A. 凉血地黄汤
B. 脏连丸
C. 萆薢渗湿汤
D. 补中益气汤
E. 仙方活命饮

A2型题

1. 患者，男，24岁，肛内肿物脱出，便后可自行回纳，肛管紧缩，坠胀，手纸带血。可能诊断为（　）

A. 内痔　B. 外痔
C. 混合痔　D. 息肉痔
E. 锁肛痔

2. 患者内痔，痔核脱出，不能及时回纳，嵌顿于外，肛缘水肿。诊断为（　）

A. 内痔Ⅰ期　B. 内痔Ⅱ期
C. 内痔Ⅲ期　D. 内痔Ⅳ期
E. 内痔Ⅴ期

3. 患者，男，45岁，肛门周围反复流脓，检查肛周仅有一条漏管，漏管穿过外括约肌深层以上，内口位于肛窦部。诊断为（　）

A. 低位单纯性肛漏
B. 低位复杂性肛漏
C. 高位单纯性肛漏
D. 高位复杂性肛漏
E. 低位多发性肛漏

4. 患者，女，23岁，有习惯性便秘，大便二三日一行，质干硬，便时肛门疼痛，便时滴血或手纸染血，截石位12点位见纵行梭形裂口，边缘整齐无凸起。诊断为（　）

A. 内痔　B. 外痔
C. 混合痔　D. 肛裂
E. 肛漏

5. 患者，男，65岁，便后有黏膜从肛门脱出，便后能自行回纳，色淡红，伴有肛门坠胀，大便带血，神疲乏力，食欲不振，偶尔头昏耳鸣，舌淡，苔白，脉细弱。诊断为（　）

A. 内痔气滞血瘀证
B. 内痔脾虚气陷证
C. 肛裂气滞血瘀证
D. 脱肛脾虚气陷证
E. 脱肛湿热下注证

6. 患者，男，67岁，大便带血，直肠和部分乙状结肠脱出，长达10cm，呈圆柱形，触之很厚，

肛门松弛无力。可能诊断为（ ）

A. 脱肛（一度脱垂）

B. 脱肛（二度脱垂）

C. 脱肛（三度脱垂）

D. 肛漏（单纯性）

E. 肛漏（复杂性）

7. 患者，女，61 岁，大便带血，常伴有黏液，并有特殊臭味，便意频繁，有便不尽感，大便形状变细、变扁。其诊断为（ ）

A. 内痔　　B. 外痔

C. 混合痔　　D. 息肉痔

E. 锁肛痔

8. 患者，女，23 岁，大便出血，便时肛门疼痛，检查仅在肛管皮肤见一个小的溃疡，疮面浅而色鲜红，边缘整齐而有弹性。诊断为（ ）

A. 混合痔

B. 单纯性肛漏

C. 早期肛裂

D. 陈旧性肛裂

E. 一度脱肛

9. 患者，肛周肿痛剧烈，持续加重，痛如鸡啄，难以入眠，伴有恶寒发热，口干便秘，小便困难，肛周红肿，按之有波动感，舌红，苔黄，脉弦滑。诊断为（ ）

A. 内痔风热肠燥证

B. 内痔湿热下注证

C. 肛痈火毒炽盛证

D. 锁肛痔湿热蕴结证

E. 肛痈阴虚毒恋证

10. 患者，男，26 岁，大便秘结，便时带血，滴血或喷射状出血，血色鲜红，肛门瘙痒，舌红，苔薄黄，脉数。诊断为内痔风热肠燥证，治宜（ ）

A. 凉血地黄汤

B. 脏连丸

C. 止痛如神汤

D. 补中益气汤

E. 黄连解毒汤

11. 患者，女，57 岁，肛周肿物隆起，触之坚硬如石，疼痛拒按，大便带血，色紫暗，里急后重，舌紫暗，脉涩。诊断为锁肛痔气滞血瘀证，治宜选用（ ）

A. 六磨汤

B. 补中益气汤

C. 地榆槐角丸

D. 桃红四物汤合失笑散

E. 四君子汤合增液汤

B1 型题

A. 便血，肛门潮湿

B. 便血，肛门脱出

C. 肛周持续流脓

D. 便血，便秘，周期性疼痛

E. 肛门坠胀，疼痛，有异物感

1. 内痔的表现是（ ）

2. 外痔的表现是（ ）

A. 混合痔　　B. 息肉痔

C. 肛裂　　D. 锁肛痔

E. 内痔

3. 便血，排便习惯改变，大便变形的是（ ）

4. 便血，无疼痛感，纸上带血，滴血或喷射状出血的是（ ）

A. 地榆槐角丸

B. 脏连丸

C. 补中益气汤

D. 仙方活命饮

E. 六磨汤

5. 脱肛脾虚气陷证治宜选用（ ）

6. 锁肛痔湿热蕴结证治宜选用（ ）

参考答案

A1 型题

1. C；2. A；3. D；4. E；5. B；6. B；7. A；8. B；9. A；10. E；11. B；12. D；13. E；14. A；15. D

A2 型题

1. A；2. D；3. C；4. D；5. D；6. C；7. E；8. C；9. C；10. A；11. D

B1 型题

1. B；2. E；3. D；4. E；5. C；6. A

第八单元　泌尿男性疾病

A1 型题

1.《外科真诠》中将玉茎（阴茎）划分属（ ）

A. 肝　B. 心　C. 脾
D. 肺　E. 肾

2. 睾丸及附睾的化脓性疾病称为（　）
A. 慢性前列腺炎
B. 前列腺增生症
C. 子痈
D. 子痰
E. 囊痈

3. 下列是尿石症的典型临床特点的是（　）
A. 尿后余沥不尽
B. 疼痛、尿血
C. 尿频、尿急、尿痛
D. 尿线变细
E. 尿频、排尿困难

4. 阴虚火旺型的慢性前列腺炎治宜选用（　）
A. 八正散合龙胆泻肝汤
B. 前列腺汤加减
C. 知柏地黄汤
D. 济生肾气丸
E. 十全大补汤

5. 湿热下注型的前列腺增生症治宜选用（　）
A. 八正散
B. 补中益气汤
C. 沉香散
D. 知柏地黄丸
E. 济生肾气丸

A2 型题

1. 患者，男，27 岁，睾丸和附睾肿大疼痛，阴囊皮肤红肿，焮热疼痛，少腹抽痛，局部触痛明显，伴有恶寒发热，苔黄腻，脉滑数。治疗宜选用（　）
A. 枸橘汤或龙胆泻肝汤
B. 橘核丸
C. 三金排石汤
D. 石韦散
E. 柴胡疏肝散

2. 患者，男，65 岁，结石日久，留滞不去，腰部胀痛，时发时止，遇劳加重，疲乏无力，尿少或频数不爽，舌淡苔薄，脉细无力。治疗宜选用（　）
A. 三金排石汤
B. 金铃子散合石韦散
C. 济生肾气丸
D. 十全大补汤
E. 知柏地黄丸

3. 患者，男，30 岁，近日尿频、尿急、尿痛，尿道有灼热感，自述排尿终末偶有白浊，会阴、腰骶、睾丸、少腹坠胀疼痛，苔黄腻，脉滑数。治宜（　）
A. 清热利湿　B. 活血祛瘀
C. 行气止痛　D. 滋阴降火
E. 补肾助阳

4. 患者，男，72 岁，尿频，滴沥不畅，尿线细甚，夜间遗尿，神疲乏力，纳谷不香，面色无华，舌淡，苔白，脉细无力。治疗宜（　）
A. 清热利湿，消癃通闭
B. 补脾益气，温肾利尿
C. 行气活血，通窍利尿
D. 滋补肾阴，通窍利尿
E. 温补肾阳，通窍利尿

B1 型题

A. 橘核丸
B. 三金排石汤
C. 金匮肾气丸
D. 十全大补汤
E. 沉香散

1. 子痈气滞痰凝证治宜选用（　）
2. 尿石症湿热蕴结证治宜选用（　）

A. 十全大补汤
B. 补中益气汤
C. 龙胆泻肝汤
D. 左归丸
E. 济生肾气丸

3. 慢性前列腺炎，症见排尿淋沥，腰膝酸痛，阳痿早泄，形寒肢冷，舌淡胖，苔白，脉沉细。治宜选用（　）
4. 前列腺增生症，症见小便频数，夜间尤甚，精神萎靡，面色无华，畏寒肢冷，舌淡，苔薄白，脉沉细。治宜选用（　）

A. 肾虚、湿热、瘀滞
B. 湿热、瘀滞、血热
C. 湿热、气滞、痰凝

D. 肾虚、气虚、血虚
E. 劳累、肾虚、湿热
5. 慢性前列腺炎的病机是（ ）
6. 子痈的病机是（ ）

参考答案

A1 型题

1. A；2. C；3. B；4. C；5. A

A2 型题

1. A；2. C；3. A；4. B

B1 型题

1. A；2. B；3. E；4. E；5. A；6. C

第九单元 周围血管疾病

A1 型题

1. 慢性动脉功能不全的重要体征是（ ）
A. 肢端寒冷
B. 运动性疼痛
C. 自觉麻木
D. 萎缩
E. 皮色改变
2. 血液在深静脉血管内发生异常凝固，而引起静脉阻塞、血液回流障碍的疾病是（ ）
A. 血栓性浅静脉炎
B. 筋瘤
C. 臁疮
D. 脱疽
E. 股肿
3. 下列不属于股肿四大症状的是（ ）
A. 肿胀
B. 疼痛
C. 局部皮温升高
D. 有条索状物
E. 浅静脉怒张
4. 筋瘤的临床表现是（ ）
A. 下午自觉患肢沉重作胀
B. 质地柔软或因发炎后硬结
C. 青筋垒垒，盘曲如蚯蚓聚结
D. 有条索状硬结，按之则痛
E. 间歇性跛行
5. 股肿血脉瘀阻证治宜选用（ ）
A. 四妙勇安汤
B. 活血通脉汤
C. 参苓白术散
D. 二妙散
E. 复元活血汤
6. 脱疽寒湿阻络证治宜选用（ ）
A. 阳和汤
B. 桃红四物汤
C. 四妙勇安汤
D. 顾步汤
E. 黄芪鳖甲煎
7. 足趾紫红肿胀，溃烂坏死，发黑干瘪，可能诊断为（ ）
A. 脱疽局部缺血期
B. 脱疽营养障碍期
C. 脱疽坏死期
D. 臁疮初期
E. 臁疮后期

A2 型题

1. 患者，女，32 岁，产后长期卧床，现小腿部肿胀，行走时加重，休息或卧床之后减轻，腓肠肌压痛，无明显全身症状，霍夫曼征阳性。诊断为（ ）
A. 股肿
B. 血栓性浅静脉炎
C. 筋瘤
D. 臁疮
E. 坏疽初期
2. 患者右侧胸腹部出现一条索状硬物，长 10 ~ 15cm，皮肤发红，轻度刺痛，肢体活动时，局部有牵掣痛，用手按压条索两端，皮肤上可出现一条凹陷浅沟，无全身症状。诊断为（ ）
A. 股肿
B. 血栓性浅静脉炎
C. 筋瘤
D. 臁疮
E. 血瘤
3. 患者，男，36 岁，吸烟史 15 年，初期右脚末端发凉、麻木，现患趾酸胀疼痛加重，夜难入寐，步履艰难，皮色暗红，肌肉萎缩，趺阳脉搏动消失，舌暗红有瘀斑，苔薄白，脉弦涩。治宜选用（ ）
A. 阳和汤

B. 桃红四物汤
C. 四妙勇安汤
D. 顾步汤
E. 黄芪鳖甲煎

4. 患者，男，73岁，糖尿病病史30年，现双下肢剧烈疼痛，行走艰难，局部皮色苍白，双膝以下皮温偏低，双下肢股动脉消失。初步诊断为（　）
A. 股肿　B. 臁疮
C. 脱疽　D. 筋瘤
E. 深静脉炎

5. 患者，女，36岁，前台接待人员，小腿筋脉色紫、盘曲10年，现自觉久站久行后加重，伴见气短乏力，脘腹坠胀，腰酸，舌淡，苔薄白，脉细缓无力。治宜选用（　）
A. 补中益气汤
B. 暖肝煎
C. 当归四逆汤
D. 活血散瘀汤
E. 补阳还五汤

6. 患者初起下肢末端发凉、怕冷、麻木，现患趾剧痛，日轻夜重，局部肿胀，皮肤紫暗，浸淫蔓延，溃破腐烂，肉色不鲜，身热口干，便秘溲赤，舌红，苔黄腻，脉弦数。辨证为（　）
A. 股肿湿热下注证
B. 筋瘤寒湿凝筋证
C. 臁疮湿热下注证
D. 脱疽湿热毒盛证
E. 脱疽热毒伤阴证

7. 股肿患者，突然发病，一侧肢体增粗，皮肤发红，自觉患肢肿胀疼痛，活动受限，舌红，苔黄腻，脉弦滑。治宜（　）
A. 清热利湿，活血化瘀
B. 活血化瘀，和营消肿
C. 益气健脾，祛湿通络
D. 暖肝散寒，益气通脉
E. 补中益气，活血舒筋

B1 型题

A. 溃疡流脓　B. 肺栓塞
C. 下肢坏死　D. 患肢色紫
E. 肢体疼痛

1. 深静脉血栓形成的最大危险性是（　）
2. 小腿深静脉血栓形成的主要临床症状是（　）

A. 四妙勇安汤
B. 活血通脉汤
C. 参苓白术散
D. 阳和汤
E. 桃核四物汤

3. 股肿湿热下注证的主方为（　）
4. 脱疽血脉瘀阻证的主方为（　）

A. 创伤或产后长期卧床
B. 外感温毒邪气
C. 久站久行
D. 受冷，嗜烟
E. 多食肥甘厚味

5. 股肿的病因常为（　）
6. 筋瘤的病因常为（　）

A. 四妙勇安汤
B. 补阳还五汤
C. 参苓白术散
D. 阳和汤
E. 桃核四物汤

7. 股肿气虚湿阻证治宜选用（　）
8. 臁疮气虚血瘀证治宜选用（　）

A. 寒湿凝筋证
B. 热毒伤阴证
C. 气阴两虚证
D. 气虚湿阻证
E. 肝郁气滞证

9. 胸腹部有条索状物，胀痛，伴胸闷，嗳气，脉弦，辨证为（　）
10. 下肢肿胀，皮色略暗，倦怠乏力，舌淡，苔白腻，脉沉，辨证为（　）

参考答案

A1 型题

1. D；2. E；3. D；4. C；5. B；6. A；7. C

A2 型题

1. A；2. B；3. B；4. C；5. A；6. D；7. A

B1 型题

1. B；2. E；3. A；4. E；5. A；6. C；7. C；8. B；

9. E；10. D

第十单元　其他外科疾病

A1 型题

1. 深Ⅱ度烧伤的局部损害深达（　）
   A. 表皮角化层
   B. 真皮浅层，部分生发层健在
   C. 真皮深层，有皮肤附件残留
   D. 皮肤全层
   E. 皮下组织层
2. 烧伤深度的计算分为（　）
   A. Ⅰ度、Ⅱ度、Ⅲ度
   B. Ⅰ度、Ⅱ度（浅Ⅱ度、深Ⅱ度）、Ⅲ度
   C. Ⅰ度、Ⅱ度（轻Ⅱ度、重Ⅱ度）、Ⅲ度
   D. Ⅰ度（浅Ⅰ度、深Ⅰ度）、Ⅱ度、Ⅲ度
   E. Ⅰ度、Ⅱ度、Ⅲ度（浅Ⅲ度、深Ⅲ度）
3. 毒蛇咬伤的神经毒表现为中医的（　）
   A. 风火热证　　B. 湿毒证
   C. 热毒证　　D. 火毒证
   E. 风火毒证
4. 对于肠痈病因病机的说法错误的是（　）
   A. 饮食不节
   B. 饱食后急剧奔走或跌仆损伤
   C. 寒温不适
   D. 情志所伤
   E. 外感温热
5. 肠痈常见的重要体征是（　）
   A. 脐周疼痛
   B. 板状腹
   C. 小腹疼痛
   D. 上腹部压痛
   E. 右下腹压痛

A2 型题

1. 患者，转移性右下腹疼痛，呈持续性、进行性加剧，右下腹拒按，伴有恶心、纳差、轻度发热，苔白腻，脉弦滑。治宜选用（　）
   A. 大黄牡丹汤合红藤煎剂
   B. 复方大柴胡汤
   C. 透脓散
   D. 黄连解毒汤
   E. 仙方活命饮
2. 患者，腹痛严重，右下腹压痛明显，皮肤挛急，右下腹可触及包块。诊断为肠痈，其的治疗关键是（　）
   A. 透脓消肿　　B. 清热解毒
   C. 活血化瘀　　D. 行气导滞
   E. 通腑泄热

B1 型题

A. 银环蛇　　B. 竹叶青蛇
C. 眼镜蛇　　D. 水蛇
E. 丝带蛇

1. 主要含有神经毒的蛇是（　）
2. 主要含有混合毒的蛇是（　）

A. 清营汤
B. 犀角地黄汤
C. 大黄牡丹汤合红藤煎剂
D. 复方大柴胡汤
E. 大黄牡丹汤合透脓散

3. 肠痈湿热证治宜选用（　）
4. 肠痈热毒证治宜选用（　）

参考答案

A1 型题

1. C；2. B；3. E；4. E；5. E

A2 型题

1. A；2. E

B1 型题

1. A；2. C；3. D；4. E

第四章　中医妇科学

第一单元　女性的生理特点

A1 型题

1. 下列关于月经初潮错误的是（　）
   A. 初潮年龄多在 13 ~ 14 岁
   B. 早可至 11 ~ 12 岁
   C. 迟可至 16 岁
   D. 最迟不超过 20 岁
   E. 营养不良者，初潮可推迟
2. 下列不是月经形成的机理的是（　）
   A. 脏腑　B. 气血
   C. 天癸　D. 阴阳
   E. 经络
3. 下列不是妊娠期的生理现象的是（　）
   A. 早孕反应　B. 乳房变化
   C. 腹胀便秘　D. 子宫增大
   E. 下腹膨隆
4. 浆液性恶露持续时间为（　）
   A. 3 ~ 4 天　B. 7 ~ 10 天
   C. 1 ~ 2 天　D. 2 ~ 3 周
   E. 1 ~ 2 个月
5. 断乳的最佳时间为（　）
   A. 产后半年
   B. 产后 6 ~ 8 个月
   C. 产后 10 ~ 12 个月
   D. 产后 1 年
   E. 产后 1 年半

A2 型题

患者 2017 年 10 月 1 日于妇科门诊就诊，主诉停经 2 个月，末次月经 2017 年 7 月 20 日，平素月经规律，血 HCG 阳性。该患者预产期为（　）
   A. 2018 年 4 月 27 日
   B. 2018 年 3 月 27 日
   C. 2018 年 4 月 30 日
   D. 2018 年 7 月 8 日
   E. 2018 年 6 月 20 日

B1 型题

A. 心　B. 肝　C. 脾
D. 肾　E. 肺

1. 对月经的产生，起主导作用的是（　）
2. “胃中水谷盛，则冲脉之血盛，月事以时下“说明月经的产生与哪项有关（　）

参考答案

A1 型题

1. D；2. D；3. C；4. B；5. C

A2 型题

A

B1 型题

1. D；2. C

第二单元　妇科疾病的病因病机

A1 型题

1. 六淫中与妇科疾病关系密切的是（　）
   A. 风、暑、湿邪
   B. 寒、热、湿邪
   C. 寒、暑、湿邪
   D. 风、热、湿邪
   E. 寒、热、风邪
2. 情志因素中与妇科病关系尤为密切的是（　）
   A. 怒、思、恐
   B. 怒、思、忧
   C. 怒、思、悲
   D. 怒、思、惊
   E. 喜、思、恐
3. 下列各项中，不属于妇科病因生活失度的是（　）
   A. 房事所伤　B. 饮食失宜
   C. 劳逸失常　D. 跌仆损伤
   E. 情志所伤

4. 女子先天肾气不足，在更年期易出现（ ）
A. 多囊卵巢综合征
B. 月经过少
C. 潮热盗汗
D. 早发绝经
E. 崩漏

5. 下列各项中，与寒邪致病无关的是（ ）
A. 崩漏 B. 痛经
C. 不孕症 D. 月经过少
E. 产后身痛

6. 热邪易导致的病证是（ ）
A. 月经先期 B. 月经后期
C. 月经量少 D. 闭经
E. 痛经

7. 情志因素最易导致哪个脏腑功能失调而发生妇科疾病（ ）
A. 心 B. 肝 C. 脾
D. 肺 E. 肾

8. “逸则气滞”会发生下列哪项病证（ ）
A. 崩漏 B. 月经不调
C. 不孕症 D. 胎动不安
E. 流产

9. 肝郁气滞可导致的妇科疾病是（ ）
A. 月经后期 B. 月经先期
C. 不孕症 D. 胎动不安
E. 闭经

10. 肾阴虚精血不足，冲任血虚，血海不能按时满溢，可致（ ）
A. 不孕症 B. 月经后期
C. 月经先期 D. 月经过多
E. 崩漏

11. 脾失统摄会导致下列哪项妇科病证（ ）
A. 月经量少
B. 闭经
C. 痛经
D. 月经先后无定期
E. 产后恶露不绝

12. 心气不可下通于肾，会导致（ ）
A. 闭经
B. 经间期出血
C. 脏躁
D. 产后抑郁
E. 妊娠心烦

13. 肝阳上亢会导致下列哪项妇科病证（ ）
A. 月经先期 B. 月经后期
C. 子痫 D. 闭经
E. 经间期出血

14. 热病伤阴，肝阴不足，冲任亏虚，血海不盈，会出现哪项妇科病证（ ）
A. 月经过少
B. 月经过多
C. 崩漏
D. 经间期出血
E. 胎动不安

15. 脾虚下陷会导致下列哪项病证（ ）
A. 月经过少
B. 闭经
C. 经间期出血
D. 产后抑郁
E. 阴挺

16. 冲任亏虚会出现下列哪种病证（ ）
A. 月经先期 B. 月经后期
C. 月经过多 D. 崩漏
E. 痛经

17. 督脉阴阳平衡失调可致（ ）
A. 月经先期 B. 月经后期
C. 痛经 D. 不孕症
E. 闭经

18. 带脉失约可致（ ）
A. 带下病 B. 胎漏
C. 月经先期 D. 月经后期
E. 痛经

19. 下列不属于血热所致的病证是（ ）
A. 月经先期 B. 崩漏
C. 月经后期 D. 胎动不安
E. 产后发热

20. 下列不属于血虚所致的病证是（ ）
A. 月经过多 B. 月经后期
C. 不孕症 D. 月经过少
E. 闭经

A2 型题

患者早产，初潮于18岁，平素月经后期，月经量少色淡，舌淡苔白，脉沉细。患者的病因是（ ）
A. 寒、热、湿邪

B. 七情内伤
C. 生活失度
D. 体质因素
E. 冲、任、督、带损伤

B1 型题

A. 崩漏　B. 月经过多
C. 闭经　D. 胎动不安
E. 月经先期

1. 血热不会导致（　）
2. 血瘀不会导致（　）

A. 产后自汗　B. 月经过少
C. 月经后期　D. 胎动不安
E. 不孕症

3. 气虚会导致（　）
4. 气滞会导致（　）

A. 妊娠腹痛
B. 痛经
C. 产后恶露不绝
D. 滑胎
E. 不孕症

5. 血虚不会导致（　）
6. 血热会导致（　）

参考答案

A1 型题

1. B；2. A；3. E；4. D；5. A；6. A；7. B；8. B；9. C；10. B；11. E；12. A；13. C；14. A；15. E；16. B；17. E；18. A；19. C；20. A

A2 型题

D

B1 型题

1. C；2. E；3. A；4. E；5. C；6. C

第三单元　月经病

A1 型题

1. 下列不属于月经病的是（　）
A. 月经先期　B. 月经过多
C. 子痫　D. 崩漏
E. 痛经

2. 下列对于月经病的治疗说法不正确的是（　）
A. 重在治本以调经
B. 调经以补肾为主
C. 急则治其标，缓则治其本
D. 对于先天体质因素导致子宫发育不良的疾病，治当调治冲任
E. 补肾法用药时注意“阴中求阳”“阳中求阴”

3. 月经先期的病因病机是（　）
A. 气虚和阴虚
B. 气虚和阳虚
C. 气虚和血热
D. 血虚和阴虚
E. 血虚和阳虚

4. 下列属于月经先期脾气虚证临床表现的是（　）
A. 经色深红
B. 经量多，色淡红
C. 面色晦暗
D. 腰膝酸软
E. 面红目赤

5. 下列不属于月经先期肾气虚证临床表现的是（　）
A. 月经先期　B. 腰膝酸软
C. 头晕耳鸣　D. 色红质稠
E. 舌淡暗，苔白润

6. 月经先期脾气虚证的首选方剂是（　）
A. 补中益气汤
B. 参苓白术散
C. 四君子汤
D. 大补元煎
E. 举元煎

7. 月经先期肾气虚证的治法是（　）
A. 益气养血，止血调经
B. 补益肾气，固冲调经
C. 补脾益气，摄血调经
D. 补益脾肾，摄血调经
E. 补益肾气，调经止血

8. 月经先期肾气虚证的首选方剂是（　）
A. 固阴煎
B. 举元煎
C. 金匮肾气丸
D. 济生肾气丸
E. 两地汤

9. 月经先期肝郁血热证的首选治疗方剂是（　）
A. 逍遥散
B. 丹栀逍遥散
C. 保阴煎
D. 龙胆泻肝汤
E. 清经散

10. 丹栀逍遥散和清经散相同的药物是（　）
A. 丹皮、栀子
B. 丹皮、地骨皮
C. 丹皮、茯苓
D. 丹皮、熟地黄
E. 丹皮、柴胡

11. 下列不属于月经后期常见病因病机的是（　）
A. 肾虚　B. 血虚
C. 血寒　D. 气滞
E. 脾虚

12. 月经后期肾虚证的首选治疗方剂是（　）
A. 当归地黄饮
B. 金匮肾气丸
C. 六味地黄丸
D. 济生肾气丸
E. 地黄饮子

13. 月经后期血虚证的首选治疗方剂是（　）
A. 四物汤
B. 八珍汤
C. 十全大补汤
D. 大补元煎
E. 温经汤

14. 月经后期气滞证的首选治疗方剂是（　）
A. 乌药汤
B. 吴茱萸汤
C. 天台乌药散
D. 当归四逆汤
E. 四逆汤

15. 下列属于月经后期血虚证临床表现的是（　）
A. 舌淡暗，苔白
B. 月经量少、色暗、有块
C. 小腹绵绵作痛
D. 胸胁乳房胀痛
E. 畏寒肢冷

16. 月经后期虚寒证的经血特点是（　）
A. 色红，质黏稠
B. 色淡，质黏
C. 色淡暗，质清稀
D. 色淡红，质清稀
E. 色暗红，有血块

17. 温经汤（《金匮要略》）治疗月经后期的适应证是（　）
A. 虚寒证　B. 实寒证
C. 肾虚证　D. 血瘀证
E. 气滞证

18. 乌药汤治疗月经后期的适应证是（　）
A. 肾虚证　B. 血虚证
C. 虚寒证　D. 实寒证
E. 气滞证

19. 下列与月经先后无定期发病机理有关的是（　）
A. 心肾不交　B. 阴阳两虚
C. 冲任失调　D. 气血两虚
E. 肝脾不和

20. 下列不属于月经先后无定期肾虚证的主要症状的是（　）
A. 小腹冷痛拒按
B. 月经量少色淡
C. 头晕，腰酸如折
D. 舌质淡，脉沉弱
E. 经行或先或后

21. 治疗月经先后无定期肾虚证，应首选的方剂是（　）
A. 逍遥散
B. 固阴煎
C. 两地汤
D. 六味地黄丸
E. 大补元煎

22. 月经先后无定期，经量或多或少，经前乳房胀痛，舌苔薄白，脉细弦，方选（　）
A. 逍遥散　B. 调肝汤
C. 定经汤　D. 安冲汤
E. 固阴煎

23. 下列不属月经先后无定期肝郁证的主要症状是（　）
A. 色暗红或紫暗
B. 胸胁、乳房、少腹胀痛
C. 脘闷不舒，时叹息
D. 腰骶酸痛
E. 嗳气食少

24. 治疗月经先后无定期肝郁证，应首选的方剂是（　）
A. 逍遥散
B. 丹栀逍遥散
C. 痛泻要方
D. 厚朴半夏汤
E. 麻子仁丸

25. 月经过多的常见病因是（　）
A. 气虚、血热、血瘀
B. 气虚、阴虚、血热
C. 气虚、肾虚、阴虚
D. 气虚、血瘀、肾虚
E. 气虚、肝郁、血热

26. 月经过多血热证的经血特点是（　）
A. 色紫暗，有血块
B. 色淡红，质清稀
C. 色淡暗，质清稀
D. 色深红，有血块
E. 色鲜红，质黏稠

27. 月经过多血热证的治法是（　）
A. 益气养血，清热止血
B. 清热凉血，养血调经
C. 清热凉血，固冲止血
D. 活血化瘀，止血调经
E. 凉血止血，固冲调经

28. 治疗月经过多气虚证，应首选的方剂是（　）
A. 四君子汤
B. 八珍汤
C. 补中益气汤
D. 举元煎
E. 六味地黄丸

29. 治疗月经过多血热证，应首选的方剂是（　）
A. 加味逍遥散
B. 保阴煎
C. 举元煎
D. 清经散
E. 两地汤

30. 治疗月经过多血瘀证，应首选的方剂是（　）
A. 血府逐瘀汤
B. 桃红四物汤
C. 少腹逐瘀汤
D. 失笑散
E. 止痛如神汤

31. 下列属于举元煎的药物组成是（　）
A. 人参、黄芪、白术
B. 人参、黄芪、白芍
C. 人参、升麻、葛根
D. 人参、甘草、茜草
E. 党参、黄芪、甘草

32. 下列不属于保阴煎的药物组成是（　）
A. 生地黄　　B. 熟地黄
C. 干地黄　　D. 黄芩
E. 黄柏

33. 下列关于月经过少说法正确的是（　）
A. 月经周期不正常
B. 月经量少于 30mL
C. 月经量少于 20mL
D. 月经量少于 40mL
E. 经行时间正常

34. 下列各项中，不属于月经过少常见病因病机的是（　）
A. 肾虚　　B. 血瘀
C. 血虚　　D. 痰湿
E. 气虚

35. 月经过少血虚证的经血特点是（　）
A. 色暗红，质黏稠
B. 色淡红，质清稀
C. 色淡暗，质清稀
D. 色淡红，质黏腻
E. 色暗红，有血块

36. 治疗月经过少肾虚证，应首选的方剂是（　）
A. 归肾丸
B. 六味地黄丸
C. 济生肾气丸
D. 补中益气汤
E. 大补元煎

37. 治疗月经过少血虚证，应首选的方剂是（　）
A. 四物汤　　B. 八珍汤
C. 温经汤　　D. 滋血汤
E. 桃红四物汤

38. 治疗月经过少血瘀证，应首选的方剂是（　）
A. 桃红四物汤
B. 少腹逐瘀汤
C. 血府逐瘀汤
D. 通瘀煎
E. 小营煎

39. 治疗月经过少痰湿证，应首选的方剂是（　）
A. 二陈汤
B. 半夏白术天麻汤
C. 开郁二陈汤
D. 苍附导痰丸
E. 越鞠丸
40. 桃红四物汤治疗月经过少的适应证是（　）
A. 血虚证　B. 血瘀证
C. 肾虚证　D. 痰湿证
E. 虚寒证
41. 下列各项，需与经间期出血鉴别的是（　）
A. 月经后期　B. 月经过多
C. 崩漏　D. 赤带
E. 经期延长
42. 下列各项，属于经间期出血常见病因病机的是（　）
A. 气虚　B. 阳虚
C. 血虚　D. 血瘀
E. 气滞
43. 治疗经间期出血肾阴虚证，应首选的方剂是（　）
A. 两地汤
B. 二至丸
C. 两地汤合二至丸
D. 清肝止淋汤
E. 逐瘀止血汤
44. 治疗经间期出血湿热证，应首选的方剂是（　）
A. 两地汤
B. 二至丸
C. 两地汤合二至丸
D. 清肝止淋汤
E. 逐瘀止血汤
45. 治疗经间期出血血瘀证，应首选的方剂是（　）
A. 两地汤
B. 二至丸
C. 两地汤合二至丸
D. 清肝止淋汤
E. 逐瘀止血汤
46. 经间期出血肾阴虚证的治法是（　）
A. 滋肾养阴，固冲止血
B. 清利湿热，固冲止血
C. 补气摄血，固冲止血
D. 补肾益气，固冲止血
E. 养阴清热，固冲止血
47. 崩漏的主要病机是（　）
A. 瘀血内阻，新血不守
B. 冲任损伤，不能制约经血
C. 脾虚气弱，统摄无权
D. 热伤冲任，迫血妄行
E. 肾气亏虚，封藏失职
48. “治崩三法”是指
A. 止血、固脱、调经
B. 调经、固本、善后
C. 补肾、扶脾、调肝
D. 塞流、澄源、复旧
E. 补气、养血、疏肝
49. 崩漏的治疗原则是（　）
A. 固气摄血，调理冲任
B. 求因治本，正本清源
C. 急则治标，缓则治本
D. 益肾固冲，止血调经
E. 辨证论治，止血为先
50. 崩漏的常见病因病机是（　）
A. 脾虚、肾虚、血热、血瘀
B. 脾虚、肾虚、血热、肝郁
C. 脾虚、肾虚、血热、气滞
D. 脾虚、肾虚、血热、气虚
E. 脾虚、肾虚、血热、阴虚
51. 经血非时而下，量多势急，色红质稠，便干溲黄，心烦潮热，舌苔薄黄，脉细数，证属（　）
A. 虚热证
B. 实热证
C. 肾阴虚证
D. 肝郁化火证
E. 湿热证
52. 治疗崩漏肾气虚证，应首选的方剂是（　）
A. 固本止崩汤
B. 加减苁蓉菟丝子丸
C. 右归丸
D. 上下相资汤
E. 清热固经汤
53. 治疗崩漏脾气虚证，应首选的方剂是（　）
A. 固本止崩汤

B. 加减苁蓉菟丝子丸
C. 右归丸
D. 上下相资汤
E. 清热固经汤

54. 治疗崩漏肾阳虚证，应首选的方剂是（　）
A. 固本止崩汤
B. 加减苁蓉菟丝子丸
C. 右归丸
D. 上下相资汤
E. 清热固经汤

55. 治疗崩漏虚热证，应首选的方剂是（　）
A. 加减苁蓉菟丝子丸
B. 固本止崩汤
C. 右归丸
D. 上下相资汤
E. 清热固经汤

56. 下列不属于清热固经汤组成的是（　）
A. 黄芩　B. 黄芪
C. 生地黄　D. 地骨皮
E. 阿胶

57. 下列各项中不属于常见病因病机特点闭经的是（　）
A. 气血虚弱　B. 气滞血瘀
C. 痰湿阻滞　D. 肾气亏虚
E. 跌仆损伤

58. 需与闭经相鉴别的疾病是（　）
A. 月经过少
B. 月经后期
C. 妊娠
D. 月经先后无定期
E. 崩漏

59. 闭经的治疗原则是（　）
A. 急则治其标，缓则治其本
B. 虚者补而通之，实者泻而通之
C. 补肾活血
D. 益气养血
E. 活血化瘀

60. 下列属于闭经气血虚弱证特点的是（　）
A. 月经量少色红，渐至闭经
B. 口干咽燥，五心烦热
C. 潮热汗出，两颧潮红
D. 舌红少苔，脉象细数
E. 月经量少，色淡质稀

61. 治疗闭经阴虚血燥证的治法是（　）
A. 补肾益气调经
B. 养阴清热调经
C. 益气养血调经
D. 理气活血调经
E. 燥湿化痰调经

62. 治疗气血虚弱证的闭经首选方剂是（　）
A. 人参养荣汤
B. 加减苁蓉菟丝子丸
C. 血府逐瘀汤
D. 四君子汤
E. 加减一阴煎

63. 治疗阴虚血燥证的闭经首选方剂是（　）
A. 人参养荣汤
B. 加减苁蓉菟丝子丸
C. 血府逐瘀汤
D. 四君子汤
E. 加减一阴煎

64. 治疗气滞血瘀证的闭经首选方剂是（　）
A. 人参养荣汤
B. 加减苁蓉菟丝子丸
C. 血府逐瘀汤
D. 四君子汤
E. 加减一阴煎

65. 治疗肾气亏损证的闭经首选方剂是（　）
A. 人参养荣汤
B. 加减苁蓉菟丝子丸
C. 血府逐瘀汤
D. 四君子汤
E. 加减一阴煎

66. 治疗痰湿阻滞证的闭经首选方剂是（　）
A. 人参养荣汤
B. 加减苁蓉菟丝子丸
C. 血府逐瘀汤
D. 四君子汤
E. 加减一阴煎

67. 痛经的主要病机是（　）
A. 不通则痛，不荣则痛
B. 气血虚弱，肾气亏虚
C. 肝气郁滞，气滞血瘀
D. 寒邪内犯，寒凝血滞
E. 肾气亏虚，精血不足

68. 下列各项，不属于痛经常见病因病机的是

(　)
A. 气滞血瘀　　B. 寒凝血瘀
C. 湿热瘀阻　　D. 气血虚弱
E. 肝郁气滞
69. 痛经肾气亏损证的腹痛特点是（　）
A. 冷痛拒按　　B. 灼痛不适
C. 隐隐作痛　　D. 胀痛拒按
E. 绵绵作痛
70. 痛经气血虚弱证的腹痛特点是（　）
A. 冷痛拒按　　B. 灼痛不适
C. 隐隐作痛　　D. 胀痛拒按
E. 绵绵作痛
71. 治疗痛经气滞血瘀证，应首选的方剂是（　）
A. 膈下逐瘀汤
B. 少腹逐瘀汤
C. 清热调血汤
D. 圣愈汤
E. 益肾调经汤
72. 治疗痛经寒凝血瘀证，应首选的方剂是（　）
A. 膈下逐瘀汤
B. 少腹逐瘀汤
C. 清热调血汤
D. 圣愈汤
E. 益肾调经汤
73. 治疗痛经湿热瘀阻证，应首选的方剂是（　）
A. 膈下逐瘀汤
B. 少腹逐瘀汤
C. 清热调血汤
D. 圣愈汤
E. 益肾调经汤
74. 治疗痛经气血虚弱证，应首选的方剂是（　）
A. 膈下逐瘀汤
B. 少腹逐瘀汤
C. 清热调血汤
D. 圣愈汤
E. 益肾调经汤
75. 治疗痛经肾气亏损证，应首选的方剂是（　）
A. 膈下逐瘀汤
B. 少腹逐瘀汤
C. 清热调血汤
D. 圣愈汤
E. 益肾调经汤
76. 下列各项，属于痛经肾气亏损证临床表现的是（　）
A. 小腹胀痛拒按
B. 经血量多
C. 血色紫暗，有块
D. 腰膝酸软
E. 舌质淡暗，脉沉细
77. 下列各项，属于经行泄泻常见病因病机的是（　）
A. 脾肾两虚　　B. 气滞血瘀
C. 阴阳两虚　　D. 气血两虚
E. 湿热内蕴
78. 治疗经行泄泻脾虚证的首选方剂是（　）
A. 参苓白术散
B. 健固汤
C. 健脾丸
D. 四物汤
E. 八珍汤
79. 治疗经行泄泻肾虚证的首选方剂是（　）
A. 参苓白术散
B. 健固汤
C. 健脾丸
D. 四物汤
E. 八珍汤
80. 下列各项，属于经行水肿常见病因病机的是（　）
A. 肝肾两虚　　B. 气滞血瘀
C. 阴阳两虚　　D. 气血两虚
E. 湿热内蕴
81. 治疗经行浮肿脾肾阳虚证的首选方剂是（　）
A. 参苓白术散
B. 肾气丸
C. 肾气丸合苓桂术甘汤
D. 四物汤
E. 八珍汤
82. 治疗经行浮肿气滞血瘀证的首选方剂是（　）
A. 参苓白术散
B. 肾气丸
C. 肾气丸合苓桂术甘汤
D. 四物汤
E. 八物汤
83. 下列各项，属于经行吐衄常见病因病机的是（　）
A. 脾肾两虚　　B. 气滞血瘀

C. 阴阳两虚　D. 气血两虚
E. 肺肾阴虚

85. 治疗经行吐衄肝经郁火证的首选方剂是（　）
A. 参苓白术散
B. 肾气丸
C. 清肝引经汤
D. 四物汤
E. 顺经汤

86. 治疗经行吐衄肺肾阴虚证的首选方剂是（　）
A. 参苓白术散
B. 肾气丸
C. 清肝引经汤
D. 四物汤
E. 顺经汤

87. 下列各项，属于顺经汤的药物组成的是（　）
A. 当归、熟地黄、沙参、白芍、茯苓、黑荆芥、丹皮
B. 当归、熟地黄、沙参、白芍、茯苓、黑荆芥、丹参
C. 当归、熟地黄、沙参、白芍、茯苓、黑荆芥、党参
D. 当归、熟地黄、沙参、白芍、茯苓、黑荆芥、玄参
E. 当归、生地黄、沙参、白芍、茯苓、黑荆芥、丹皮

88. 下列各项中，属于绝经前后诸证常见病因病机的是（　）
A. 气血两虚
B. 肾阴阳俱虚
C. 肾精不足
D. 脾肾阴虚
E. 肾阳不足

89. 治疗绝经前后诸证肾阴虚证的首选方剂是（　）
A. 左归丸
B. 左归丸合二至丸
C. 二至丸
D. 右归丸
E. 二仙汤合二至丸

90. 治疗绝经前后诸证肾阳虚证的首选方剂是（　）
A. 左归丸
B. 左归丸合二至丸
C. 二至丸
D. 右归丸
E. 二仙汤合二至丸

91. 治疗绝经前后诸证肾阴阳虚证的首选方剂是（　）
A. 左归丸
B. 左归丸合二至丸
C. 二至丸
D. 右归丸
E. 二仙汤合二至丸

92. 下列各项中，不属于经断复来常见病因病机的是（　）
A. 脾虚肝郁　B. 肾阴虚
C. 肾阳虚　D. 湿热下注
E. 湿毒瘀结

93. 治疗经断复来脾虚肝郁证的方剂是（　）
A. 安老汤
B. 知柏地黄丸
C. 易黄汤
D. 萆薢渗湿汤
E. 萆薢渗湿汤合桂枝茯苓丸

94. 治疗经断复来肾阴虚证的方剂是（　）
A. 安老汤
B. 知柏地黄丸
C. 易黄汤
D. 萆薢渗湿汤
E. 萆薢渗湿汤合桂枝茯苓丸

95. 治疗经断复来湿热下注证的方剂是（　）
A. 安老汤
B. 知柏地黄丸
C. 易黄汤
D. 萆薢渗湿汤
E. 萆薢渗湿汤合桂枝茯苓丸

96. 治疗经断复来湿毒瘀结证的方剂是（　）
A. 安老汤
B. 知柏地黄丸
C. 易黄汤
D. 萆薢渗湿汤
E. 萆薢渗湿汤合桂枝茯苓丸

A2 型题

1. 患者月经提前 8 天，量多色深质稠，有血块，时少腹胀痛，乳房胀痛，口苦咽干，经期烦躁

易怒，舌红，苔薄黄，脉弦数。应首先考虑的诊断是（ ）
A. 经行乳房胀痛
B. 痛经
C. 经行情志异常
D. 月经先期
E. 月经过多
2. 患者月经先期，量多色深质稠，心烦，面红口干，小便黄，大便干，舌红，苔黄，脉数。其证候是（ ）
A. 脾气虚证
B. 肾气虚证
C. 肝郁血热证
D. 阳盛血热证
E. 阴虚血热证
3. 患者月经先期，量多色深质稠，有血块，时少腹胀痛，乳房胀痛，口苦咽干，经期烦躁易怒，舌红，苔薄黄，脉弦数。治疗应首选的方剂是（ ）
A. 丹栀逍遥散
B. 保阴煎
C. 举元煎
D. 龙胆泻肝汤
E. 清经散
4. 患者月经先期，量少色淡暗质稀，腰膝酸软，头晕眼花，面色晦暗，色淡暗，苔白润，脉沉细。其证候是（ ）
A. 脾气虚证
B. 肾气虚证
C. 阳盛血热证
D. 阴虚血热证
E. 肝郁血热证
5. 患者月经50天一行，量少色淡，无块，头晕眼花，心悸少寐，舌淡，脉细弱。治疗应首选的方剂是（ ）
A. 大补元煎 B. 归脾汤
C. 四物汤 D. 八珍汤
E. 十全大补汤
6. 患者月经周期延后，量少色暗有块，小腹冷痛喜暖，畏寒肢冷，舌淡暗，苔白，脉沉紧。证属（ ）
A. 虚寒型 B. 实寒型
C. 血瘀型 D. 气虚型
E. 阳虚型
7. 患者月经每33～35天一行，经期3天，量中，轻微小腹胀痛。诊断为（ ）
A. 月经后期 B. 月经过少
C. 经行腹痛 D. 崩漏
E. 正常生理现象
8. 患者月经周期延后，经色暗红，有血块，小腹胀痛，胸胁乳房胀痛，舌红，苔微黄，脉弦数。治疗应首选的方剂是（ ）
A. 血府逐瘀汤
B. 逍遥散
C. 少腹逐瘀汤
D. 柴胡疏肝散
E. 乌药汤
9. 患者月经20～38天一行，量或多或少，经期4～5天，或有乳房、少腹胀痛。诊断为（ ）
A. 月经过多
B. 崩漏
C. 月经先期
D. 月经先后无定期
E. 经行乳房胀痛
10. 患者月经先后无定期，量少，色淡暗，质清稀，腰骶酸痛，头晕耳鸣，舌淡苔白，脉细弱。其证候是（ ）
A. 气虚证 B. 脾虚证
C. 血虚证 D. 肾虚证
E. 阴虚证
11. 患者月经先后无定期，量少，色淡暗，质清稀，腰骶酸痛，头晕耳鸣，舌淡苔白，脉细弱。治疗首选的方剂是（ ）
A. 肾气丸
B. 六味地黄丸
C. 固阴煎
D. 两地汤
E. 济生肾气丸
12. 患者月经过多，色淡红，质清稀，神疲乏力，少气懒言，小腹空坠，舌淡，苔薄，脉细弱。治疗应首选的方剂是（ ）
A. 肾气丸
B. 补中益气汤
C. 四君子汤
D. 举元煎
E. 大补元煎

13. 患者月经过多，色鲜红，质黏稠，口渴心烦，尿黄便结，舌红，苔黄，脉滑数。其证候是（　）
A. 气滞证　B. 肾虚证
C. 肝郁证　D. 血热证
E. 血瘀证

14. 患者月经量多，色紫暗，有血块，经行腹痛，舌紫暗，脉涩。其证候是（　）
A. 气滞证　B. 肾虚证
C. 肝郁证　D. 血热证
E. 血瘀证

15. 患者月经周期为 24～25 天，经量点滴即净，伴腰膝足跟疼痛，头晕耳鸣，舌淡，脉沉弱。诊断为（　）
A. 月经先期　B. 经行身痛
C. 月经过少　D. 经行眩晕
E. 闭经

16. 患者经量素少，色暗淡，质稀，腰膝酸软，头晕耳鸣，足跟痛，舌淡，脉沉迟。治疗应首选的方剂是（　）
A. 归肾丸
B. 滋血汤
C. 桃红四物汤
D. 六味地黄丸
E. 大补元煎

17. 患者经来血量渐少，色淡，质稀，头晕眼花，心悸，舌淡红，脉细。其证候是（　）
A. 血瘀证　B. 阳虚证
C. 阴虚证　D. 血虚证
E. 气虚证

18. 下列药物不属于归肾丸组成的是（　）
A. 菟丝子　B. 枸杞子
C. 山茱萸　D. 石斛
E. 当归

19. 患者两次月经中间，阴道少量出血，色鲜红，质稍稠，头晕腰酸，夜寐不宁，五心烦热，便干尿黄，舌红，脉细数。其证候是（　）
A. 肾阴虚证　B. 肾气虚证
C. 肝阴虚证　D. 血热证
E. 湿热证

20. 患者经间期出血，色深红，质黏腻，无血块，平时带下量多色黄，小腹时痛，口苦咽干，小便短赤，舌红，苔黄腻，脉细弦。治疗首选的方剂是（　）
A. 两地汤
B. 二至丸
C. 两地汤合二至丸
D. 清肝止淋汤
E. 逐瘀止血汤

21. 患者经间期出血，色紫黑，少腹两侧胀痛，情志抑郁，胸闷烦躁，舌紫，脉细弦。治疗首选的方剂是（　）
A. 两地汤
B. 二至丸
C. 两地汤合二至丸
D. 清肝止淋汤
E. 逐瘀止血汤

22. 患者月经周期先后不定，量多如注，持续 10 余天不净，婚后 1 年半，未避孕未孕，可诊断为（　）
A. 不孕症　B. 崩漏
C. 月经过多　D. 经期延长
E. 月经先后无定期

23. 患者患病初期月经先后无定期，量或多或少，曾停经 3 个半月后突然阴道大量出血，治疗后经量减少，但仍淋漓不净，色紫黑有块，小腹疼痛拒按。诊断为（　）
A. 痛经　B. 崩漏
C. 闭经　D. 崩中
E. 月经先后天定期

24. 患者经乱无期，出血量多，色淡红质稀，肢冷畏寒，腰膝酸软，小便清长，舌淡暗，苔白润，脉沉细无力。治疗应首选的方剂是（　）
A. 固本止崩汤
B. 加减苁蓉菟丝子丸
C. 右归丸
D. 上下相资汤
E. 清热固经汤

25. 患者经来无期，经血突然暴崩如注，血色深红，质稠，口渴烦热，便秘尿黄，舌红，苔黄，脉滑数。其证候是（　）
A. 虚热证
B. 实热证
C. 肾阴虚证
D. 肝郁化火证
E. 湿热证

26. 患者16岁尚未行经，体质虚弱，全身发育欠佳，腰膝酸软，头晕耳鸣，夜尿频多，舌淡暗，苔薄白，脉沉细。治疗首选方剂是（ ）
A. 人参养荣汤
B. 加减苁蓉菟丝子丸
C. 血府逐瘀汤
D. 四君子汤
E. 加减一阴煎

27. 患者未婚，月经9个月未行，心悸气短，头晕眼花，面色萎黄，神疲肢倦，舌淡，苔薄，脉沉缓。治疗应首选的方剂是（ ）
A. 人参养荣汤
B. 加减苁蓉菟丝子丸
C. 血府逐瘀汤
D. 四君子汤
E. 加减一阴煎

28. 患者月经停闭6个月，形体肥胖，胸闷泛恶，纳少痰多，带下量多，色白，苔腻，脉滑。其证候是（ ）
A. 气血虚弱证
B. 肾气亏损证
C. 阴虚血燥证
D. 气滞血瘀证
E. 痰湿阻滞证

29. 患者月经周期延后，经量减少渐至月经停闭，五心烦热，颧红唇干，骨蒸劳热，干咳，舌红苔少，脉细数。治疗应首选的方剂是（ ）
A. 人参养荣汤
B. 加减苁蓉菟丝子丸
C. 血府逐瘀汤
D. 四君子汤
E. 加减一阴煎

30. 患者月经7个月未行，乳房胀痛，精神抑郁，少腹胀痛拒按，烦躁易怒，舌紫暗，有瘀点，脉沉弦。治疗应首选的方剂是（ ）
A. 人参养荣汤
B. 加减苁蓉菟丝子丸
C. 血府逐瘀汤
D. 四君子汤
E. 加减一阴煎

31. 患者经期小腹隐痛，喜温喜按，阴部空坠不适，月经量少，色淡，质清稀，面色无华，头晕心悸，神疲乏力，舌质淡，脉细无力。其证候是（ ）
A. 气滞血瘀证
B. 寒凝血瘀证
C. 湿热瘀阻证
D. 气血虚弱证
E. 肾气亏损证

32. 患者经前小腹胀痛拒按，经血量少，血色紫暗有块，胸胁、乳房胀痛不适，舌质暗，有瘀点，脉弦。治疗应首选的方剂是（ ）
A. 膈下逐瘀汤
B. 少腹逐瘀汤
C. 清热调血汤
D. 圣愈汤
E. 益肾调经汤

33. 患者经后1~2天内小腹绵绵作痛，伴腰骶酸痛，经色暗淡，量少，质稀薄，头晕耳鸣，面色晦暗，健忘失眠，舌质淡红，苔薄，脉沉细。治疗应首选的方剂是（ ）
A. 膈下逐瘀汤
B. 少腹逐瘀汤
C. 清热调血汤
D. 圣愈汤
E. 益肾调经汤

34. 患者经期小腹冷痛拒按，得热痛减，月经量少，经色暗而有瘀块，面色青白，肢冷畏寒，舌暗苔白，脉沉紧。治疗应首选的方剂是（ ）
A. 膈下逐瘀汤
B. 少腹逐瘀汤
C. 清热调血汤
D. 圣愈汤
E. 益肾调经汤

35. 患者经前小腹灼热胀痛不适，时痛连腰骶，经量偏多，血色暗红，质稠黏，平素带下量多，色黄稠有臭气，小便黄热，舌质红，苔黄腻，脉滑数。其治法是（ ）
A. 理气行滞，化瘀止痛
B. 温经散寒，化瘀止痛
C. 清热除湿，化瘀止痛
D. 益气养血，调经止痛
E. 补肾益精，养血止痛

36. 患者每逢月经前后，大便溏泄，经行量多，色淡质薄，脘腹胀满，神疲肢软，舌淡红，苔

白，脉濡缓。其治法是（　）

A. 健脾渗湿，理气调经

B. 疏肝健脾，理气调经

C. 温补脾肾，健脾止泻

D. 温阳补肾，健脾止泻

E. 补益气血，健脾止泻

37. 患者月经期间，大便泄泻，经色淡，质清稀，腰膝酸软，头晕耳鸣，畏寒肢冷，舌淡，苔白，脉沉迟。其治法是（　）

A. 健脾渗湿，理气调经

B. 疏肝健脾，理气调经

C. 温补脾肾，健脾止泻

D. 温阳补肾，健脾止泻

E. 补益气血，健脾止泻

38. 患者经行面浮肢肿，按之没指，晨起头面肿甚，月经推迟，经行量多，色淡质薄，腹胀纳减，腰膝酸软，大便溏薄，舌淡，苔白腻，脉沉缓。其治疗的首选方剂是（　）

A. 参苓白术散

B. 肾气丸

C. 肾气丸合苓桂术甘汤

D. 四物汤

E. 八珍汤

39. 患者经行肢体肿胀，按之随手而起，色暗有块，脘闷胁胀，善叹息，舌紫暗，苔薄白，脉弦涩。其治疗的首选方剂是（　）

A. 参苓白术散

B. 肾气丸

C. 肾气丸合苓桂术甘汤

D. 四物汤

E. 八物汤

40. 患者经前衄血，量较多，色鲜红，月经量少，心烦易怒，两胁胀痛，口苦咽干，头晕耳鸣，尿黄便结，舌红苔黄，脉弦数。其治疗的首选方剂是（　）

A. 参苓白术散

B. 肾气丸

C. 清肝引经汤

D. 四物汤

E. 顺经汤

41. 患者经期衄血，量少，色暗红，月经每先期，量少，平素头晕耳鸣，手足心热，两颧潮红，咽干口渴，舌红，无苔，脉细数。其证候是（　）

A. 脾肾两虚　　B. 气滞血瘀

C. 阴阳两虚　　D. 气血两虚

E. 肺肾阴虚

42. 患者绝经前后，月经紊乱，月经提前量少，经色鲜红，头晕目眩，耳鸣，五心烦热，腰膝酸痛，足跟疼痛，皮肤干燥，口干便结，尿少色黄，舌红少苔，脉细数。其治疗的首选方剂是（　）

A. 左归丸

B. 左归丸合二至丸

C. 二至丸

D. 右归丸

E. 二仙汤合二至丸

43. 患者经断前后，经行量多，经色淡暗，精神萎靡，面色晦暗，腰背冷痛，小便清长，夜尿频数，舌淡，有齿痕，苔薄白，脉沉细弱。其治疗的首选方剂是（　）

A. 左归丸

B. 左归丸合二至丸

C. 二至丸

D. 右归丸

E. 二仙汤合二至丸

44. 患者经断前后，月经紊乱，量多，乍寒乍热，烘热汗出，头晕耳鸣，健忘，腰背冷痛，舌淡，苔薄，脉沉弱。其治疗的首选方剂是（　）

A. 左归丸

B. 左归丸合二至丸

C. 二至丸

D. 右归丸

E. 二仙汤合二至丸

45. 患者经断后阴道出血，量少，色淡，质稀，气短懒言，神疲肢倦，食少腹胀，胁肋胀满，舌苔薄白，脉弦无力。其证候是（　）

A. 脾虚肝郁证

B. 肾阴虚证

C. 肾阳虚证

D. 湿热下注证

E. 湿毒瘀结证

46. 患者经断后阴道出血，量少，色鲜红，质稍稠，腰膝酸软，潮热盗汗，头晕耳鸣，口咽干燥，舌质偏红，苔少，脉细数。其证候是

（　）

A. 脾虚肝郁证
B. 肾阴虚证
C. 肾阳虚证
D. 湿热下注证
E. 湿毒瘀结证

47. 患者绝经后阴道出血，色红，量较多，平时带下色黄有臭气，外因瘙痒，口苦咽干，疲惫无力，纳谷不馨，大便不爽，小便短赤，舌质偏红，苔黄腻，脉弦细数。其治疗的首选方剂是（　）

A. 安老汤
B. 知柏地黄丸
C. 易黄汤
D. 萆薢渗湿汤
E. 萆薢渗湿汤合桂枝茯苓丸

B1 型题

A. 脾气虚证
B. 肾气虚证
C. 阳盛血热证
D. 阴虚血热证
E. 肝郁血热证

1. 患者月经先期，量多色深质稠，心烦，面红口干，小便黄，大便干，舌红，苔黄，脉数。其证候是（　）
2. 患者月经先期，量少色淡暗质稀，腰膝酸软，头晕眼花，面色晦暗，色淡暗，苔白润，脉沉细。其证候是（　）

A. 补中益气汤
B. 固阴煎
C. 保元煎
D. 参苓白术散
E. 丹栀逍遥散

3. 月经先期脾气虚证的首选治疗方剂是（　）
4. 月经先期肝郁血热证的首选治疗方剂是（　）

A. 丹栀逍遥散
B. 当归地黄饮
C. 大补元煎
D. 温经汤（《金匮要略》）
E. 温经汤（《妇人大全良方》）

5. 治疗月经后期虚寒证，应首选的方剂是（　）
6. 治疗月经后期实寒证，应首选的方剂是（　）

A. 丹栀逍遥散
B. 当归地黄饮
C. 大补元煎
D. 温经汤（《金匮要略》）
E. 温经汤（《妇人大全良方》）

7. 治疗月经后期肾虚证，应首选的方剂是（　）
8. 治疗月经后期血虚证，应首选的方剂是（　）

A. 补肾养血调经
B. 补血益气调经
C. 温经散寒调经
D. 扶阳祛寒调经
E. 理气行滞调经

9. 治疗月经后期虚寒证的治法是（　）
10. 治疗月经后期实寒证的治法是（　）

A. 两地汤　　B. 固阴煎
C. 逍遥散　　D. 大补元煎
E. 八珍汤

11. 治疗月经先后无定期肝郁证，应首选的方剂是（　）
12. 治疗月经先后无定期肾虚证，应首选的方剂是（　）

A. 肝郁证　　B. 脾虚证
C. 肾虚证　　D. 气滞证
E. 痰湿证

13. 患者月经先后无定期，量少，色淡暗，质清稀，腰骶酸痛，头晕耳鸣，舌淡苔白，脉细弱。其证候是（　）
14. 患者月经 20～38 天一行，量或多或少，经期 4～5 天，或有乳房、少腹胀痛。其证候是（　）

A. 两地汤　　B. 清经散
C. 保阴煎　　D. 失笑散
E. 少腹逐瘀汤

15. 治疗月经过多血瘀证，应首选的方剂是（　）
16. 治疗月经过多血热证，应首选的方剂是（　）

A. 人参　　B. 白术
C. 熟地黄　　D. 黄芪
E. 甘草

17. 举元煎中没有以上哪味药物（　）
18. 保阴煎中含有以上哪味药物（　）

A. 归肾丸
B. 六味地黄丸
C. 大补元煎
D. 八珍汤
E. 滋血汤

19. 月经过少肾虚证治疗应首选的方剂是（　）
20. 月经过少血虚证治疗应首选的方剂是（　）

A. 肾虚证　　B. 血虚证
C. 血瘀证　　D. 痰湿证
E. 气滞证

21. 患者月经周期为 24～25 天，经量点滴即净，伴腰膝足跟疼痛，头晕耳鸣，舌淡，脉沉弱。其证候是（　）
22. 患者经来血量渐少，色淡，质稀，头晕眼花，心悸，舌淡红，脉细。其证候是（　）

A. 两地汤
B. 二至丸
C. 两地汤合二至丸
D. 清肝止淋汤
E. 逐瘀止血汤

23. 治疗经间期出血肾阴虚证的首选方剂是（　）
24. 治疗经间期出血血瘀证的首选方剂是（　）

A. 妊娠初期
B. 每次性生活后
C. 基础体温高低温交替时
D. 基础体温低高温交替时
E. 基础体温波动时

25. 经间期出血的发生时间（　）
26. 月经先期出血的发生时间（　）

A. 固本止崩汤
B. 加减苁蓉菟丝子丸
C. 右归丸
D. 上下相资汤
E. 清热固经汤

27. 治疗崩漏虚热证的首选方剂是（　）
28. 治疗崩漏肾阳虚证的首选方剂是（　）

A. 固本止崩汤
B. 加减苁蓉菟丝子丸
C. 右归丸
D. 左归丸
E. 逐瘀止血汤

29. 治疗崩漏血瘀证的首选方剂是（　）
30. 治疗崩漏肾阴虚证的首选方剂是（　）

A. 人参养荣汤
B. 加减苁蓉菟丝子丸
C. 加减一阴煎
D. 血府逐瘀汤
E. 四君子汤合苍附导痰丸

31. 治疗闭经气血虚弱证，应首选的方剂是（　）
32. 治疗闭经阴虚血燥证，应首选的方剂是（　）

A. 人参养荣汤
B. 加减苁蓉菟丝子丸
C. 加减一阴煎
D. 血府逐瘀汤
E. 四君子汤合苍附导痰丸

33. 治疗闭经肾气亏虚证，应首选的方剂是（　）
34. 治疗闭经痰湿阻滞证，应首选的方剂是（　）

A. 人参养荣汤
B. 加减苁蓉菟丝子丸
C. 加减一阴煎
D. 血府逐瘀汤
E. 四君子汤合苍附导痰丸

35. 患者 16 岁尚未行经，体质虚弱，全身发育欠佳，腰膝酸软，头晕耳鸣，夜尿频多，舌淡暗，苔薄白，脉沉细。治疗首选方剂是（　）
36. 治疗闭经阴虚血燥证，应首选的方剂是（　）

A. 膈下逐瘀汤
B. 少腹逐瘀汤
C. 清热调血汤
D. 圣愈汤
E. 益肾调经汤

37. 治疗痛经湿热瘀阻证，应首选的方剂是（　）
38. 治疗痛经肾气亏损证，应首选的方剂是（　）

A. 气滞血瘀证
B. 寒凝血瘀证
C. 湿热瘀阻证
D. 气血虚弱证
E. 肾气亏损证

39. 患者经前小腹胀痛拒按，经血量少，血色紫暗有块，胸胁、乳房胀痛不适，舌质暗，有瘀点，脉弦。其证候是（　）
40. 患者经期小腹冷痛拒按，得热痛减，月经量少，经色暗而有瘀块，面色青白，肢冷畏寒，舌暗苔白，脉沉紧。其证候是（　）

A. 参苓白术散
B. 健固汤
C. 健脾丸
D. 四物汤
E. 八珍汤

41. 治疗经行泄泻脾虚证的首选方剂是（　）
42. 治疗经行泄泻肾虚证的首选方剂是（　）

A. 参苓白术散
B. 肾气丸
C. 肾气丸合苓桂术甘汤
D. 四物汤
E. 八物汤

43. 治疗经行浮肿脾肾阳虚证的方剂是（　）
44. 治疗经行浮肿气滞血瘀证的方剂是（　）

A. 脾肾两虚证
B. 气滞血瘀证
C. 肝经郁火证
D. 气血两虚证
E. 肺肾阴虚证

45. 患者经前衄血，量较多，色鲜红，月经量少，心烦易怒，两胁胀痛，口苦咽干，头晕耳鸣，尿黄便结，舌红苔黄，脉弦数。其证候是（　）
46. 患者经期吐血，量少，色暗红，月经每先期，量少，平素头晕耳鸣，手足心热，两颧潮红，咽干口渴，舌红，无苔，脉细数。其证候是（　）

A. 左归丸
B. 左归丸合二至丸
C. 二至丸
D. 右归丸
E. 二仙汤合二至丸

47. 治疗绝经前后诸证肾阴虚证的首选方剂是（　）
48. 治疗绝经前后诸证肾阳虚证的首选方剂是（　）

A. 安老汤
B. 知柏地黄丸
C. 易黄汤
D. 萆薢渗湿汤
E. 萆薢渗湿汤合桂枝茯苓丸

49. 治疗经断复来肾阴虚证的方剂是（　）
50. 治疗经断复来湿热下注证的方剂是（　）

参考答案

A1 型题

1. C；2. D；3. C；4. B；5. D；6. A；7. B；8. A；9. B；10. C；11. E；12. A；13. D；14. A；15. C；16. D；17. A；18. E；19. C；20. A；21. B；22. A；23. D；24. A；25. A；26. E；27. C；28. D；29. B；30. D；31. A；32. C；33. C；34. E；35. B；36. A；37. D；38. A；39. D；40. B；41. D；42. D；43. C；44. D；45. E；46. A；47. B；48. D；49. C；50. A；51. A；52. B；53. A；54. C；55. D；56. B；57. E；58. C；59. B；60. E；61. B；62. A；63. E；64. C；65. B；66. D；67. A；68. E；69. E；70. C；71. A；72. B；73. C；74. D；75. E；76. D；77. A；78. A；79. B；80. B；81. C；82. E；84. E；85. C；86. E；87. A；88. B；89. B；90. D；91. E；92. C；93. A；94. B；95. C；96. E

A2 型题

1. D；2. D；3. A；4. B；5. A；6. B；7. E；8. E；9. D；10. D；11. C；12. D；13. D；14. E；15. C；16. A；17. D；18. D；19. A；20. C；21. E；22. B；23. B；24. C；25. B；26. B；27. A；28. E；29. E；30. C；31. D；32. A；33. E；34. B；35. C；36. A；37. D；38. C；39. E；40. C；41. E；42. B；43. D；

44. E；45. A；46. B；47. C

B1 型题

1. C；2. B；3. A；4. E；5. D；6. E；7. B；8. C；9. D；10. C；11. C；12. B；13. C；14. A；15. D；16. C；17. C；18. E；19. A；20. E；21. A；22. B；23. C；24. E；25. D；26. C；27. D；28. C；29. E；30. D；31. A；32. C；33. B；34. E；35. B；36. C；37. C；38. E；39. A；40. B；41. A；42. B；43. C；44. E；45. C；46. E；47. B；48. D；49. B；50. C

第四单元 带下病

A1 型题

1. 下列不属于带下病常见病因病机的是（ ）
   A. 脾虚　　B. 肾阳虚
   C. 阴虚血燥　　D. 湿热下注
   E. 热毒蕴结
2. 治疗带下病脾虚证的首选方剂是（ ）
   A. 完带汤
   B. 内补丸
   C. 知柏地黄汤
   D. 止带方
   E. 五味消毒饮
3. 治疗带下病阴虚夹湿证的首选方剂是（ ）
   A. 完带汤
   B. 内补丸
   C. 知柏地黄汤
   D. 止带方
   E. 五味消毒饮
4. 治疗带下病肾阳虚证的首选方剂是（ ）
   A. 完带汤
   B. 内补丸
   C. 知柏地黄汤
   D. 止带方
   E. 五味消毒饮
5. 治疗带下病湿热下注证的首选方剂是（ ）
   A. 完带汤
   B. 内补丸
   C. 知柏地黄汤
   D. 止带方
   E. 五味消毒饮
6. 治疗带下病热毒蕴结证的首选方剂是（ ）
   A. 完带汤
   B. 内补丸
   C. 知柏地黄汤
   D. 止带方
   E. 五味消毒饮

A2 型题

1. 患者带下量多，绵绵不断，质清稀如水，腰酸如折，畏寒肢冷，小腹冷感，面色晦暗，小便清长，大便溏薄，舌质淡，苔白润，脉沉迟。其治疗首选的方剂是（ ）
   A. 完带汤
   B. 内补丸
   C. 知柏地黄汤
   D. 止带方
   E. 五味消毒饮
3. 患者带下量多，色黄，质稠，有气味，阴部灼热感，腰酸腿软，头晕耳鸣，五心烦热，咽干口燥，失眠多梦，舌质红，苔少，脉细数。其治疗首选的方剂是（ ）
   A. 完带汤
   B. 内补丸
   C. 知柏地黄汤
   D. 止带方
   E. 五味消毒饮
3. 患者带下量多，黄绿如脓，质黏腻，臭秽难闻，小腹疼痛，腰骶酸痛，烦热头晕，口苦咽干，小便短赤，大便干结，舌红，苔黄，脉滑数。其治疗首选的方剂是（ ）
   A. 完带汤
   B. 内补丸
   C. 知柏地黄汤
   D. 止带方
   E. 五味消毒饮

B1 型题

A. 完带汤
B. 内补丸
C. 知柏地黄汤
D. 止带方
E. 五味消毒饮

1. 治疗带下病脾虚证的首选方剂是（ ）
2. 治疗带下病肾阳虚证的首选方剂是（ ）

参考答案

A1 型题

1. C；2. A；3. C；4. B；5. D；6. E

A2 型题

1. B；2. C；3. D

B1 型题

1. A；2. B

第五单元　妊娠病

A1 型题

1. 下列属于胎元正常之妊娠病治疗原则的是（　）
   A. 治病与安胎并举
   B. 重在治病，病去则胎自安
   C. 重在安胎，胎安则病自愈
   D. 补肾健脾，调理气血
   E. 从速下胎以益母
2. 下列不属于妊娠病常见的病因病机的是（　）
   A. 阴血虚　B. 脾肾虚
   C. 冲气上逆　D. 气滞
   E. 肝肾虚
3. 下列各项，不属于妊娠期间应慎用或禁用药物的是（　）
   A. 峻下药　B. 滑利药
   C. 祛瘀药　D. 活血药
   E. 散气药
4. 下列各项中，属于妊娠恶阻的常见病因病机的是（　）
   A. 肝脾不和　B. 肝胃不和
   C. 心肾不交　D. 脾肾气虚
   E. 心肝血虚
5. 治疗妊娠恶阻脾胃虚弱证的首选方剂是（　）
   A. 参苓白术散
   B. 香砂六君子汤
   C. 四君子汤
   D. 橘皮竹茹汤
   E. 生脉散合增液汤
6. 治疗妊娠恶阻肝胃不和证的首选方剂是（　）
   A. 参苓白术散
   B. 香砂六君子
   C. 四君子汤
   D. 橘皮竹茹汤
   E. 生脉散合增液汤
7. 下列各项中，不属于妊娠腹痛的常见病因病机的是（　）
   A. 血虚　B. 气滞
   C. 气虚　D. 虚寒
   E. 血瘀
8. 凡妊娠 12 周内，胚胎自然殒堕着，称为（　）
   A. 胎漏　B. 胎动不安
   C. 堕胎　D. 小产
   E. 暗产
9. 下列各项中，不属于胎漏、胎动不安常见病因病机的是（　）
   A. 肾虚　B. 血虚
   C. 血热　D. 气血虚弱
   E. 血瘀
10. 下列各项中，不属于胎漏、胎动不安的四大主症是（　）
    A. 阴道出血　B. 腰酸
    C. 腹痛　D. 下坠
    E. 头晕
11. 治疗胎漏、胎动不安肾虚证的首选方剂是（　）
    A. 寿胎丸
    B. 保阴煎
    C. 胎元饮
    D. 桂枝茯苓丸合寿胎丸
    E. 一阴煎
12. 治疗胎漏、胎动不安血热证的首选方剂是（　）
    A. 寿胎丸
    B. 保阴煎
    C. 胎元饮
    D. 桂枝茯苓丸合寿胎丸
    E. 一阴煎
13. 治疗胎漏、胎动不安气血虚弱证的首选方剂是（　）
    A. 寿胎丸
    B. 保阴煎
    C. 胎元饮
    D. 桂枝茯苓丸合寿胎丸
    E. 一阴煎
14. 治疗胎漏、胎动不安血瘀证的首选方剂是（　）

A. 寿胎丸
B. 保阴煎
C. 胎元饮
D. 桂枝茯苓丸合寿胎丸
E. 一阴煎

15. 保阴煎治疗胎漏、胎动不安的证候是（　）
A. 肾虚证
B. 血虚证
C. 血热证
D. 气血虚弱证
E. 血瘀证

16. 下列不属于寿胎丸的药物组成的是（　）
A. 菟丝子　B. 桑寄生
C. 川续断　D. 阿胶
E. 白芍

17. 下列不属于胎元饮的药物组成的是（　）
A. 人参　B. 白术
C. 当归　D. 白芍
E. 生地黄

18. 治疗子肿脾虚证的首选方剂是（　）
A. 白术散
B. 真武汤
C. 参苓白术散
D. 四君子汤
E. 四物汤

19. 治疗子肿肾虚证的首选方剂是（　）
A. 白术散
B. 真武汤
C. 参苓白术散
D. 四君子汤
E. 四物汤

20. 下列各项中，属于妊娠小便淋痛常见病因病机的是（　）
A. 气血两虚　B. 心火偏旺
C. 肝郁气滞　D. 脾肾气虚
E. 脾虚湿盛

21. 治疗妊娠小便淋痛阴虚津亏证的首选方剂是（　）
A. 知柏地黄丸
B. 导赤散
C. 加味五苓散
D. 参苓白术散
E. 增液汤

22. 治疗妊娠小便淋痛心火偏亢证的首选方剂是（　）
A. 知柏地黄丸
B. 导赤散
C. 加味五苓散
D. 参苓白术散
E. 增液汤

23. 治疗妊娠小便淋痛湿热下注证的首选方剂是（　）
A. 知柏地黄丸
B. 导赤散
C. 加味五苓散
D. 参苓白术散
E. 增液汤

24. 妊娠期间，小便不通，甚至小腹胀急疼痛，心烦不得卧，称为（　）
A. 胎漏　B. 胎动不安
C. 堕胎　D. 转胞
E. 暗产

A2 型题

1. 患者，女，妊娠3个月，小腹冷痛，面色苍白，形寒肢冷，舌淡苔薄白，脉细弱。属于（　）
A. 月经病　B. 带下病
C. 妊娠病　D. 产后病
E. 妇科杂病

2. 患者妊娠早期，恶心呕吐不食，甚则食入即吐，呕吐清涎，头晕体倦，脘痞腹胀，舌淡苔白，脉缓滑无力。其治疗的首选方剂是（　）
A. 参苓白术散
B. 香砂六君子汤
C. 四君子汤
D. 橘皮竹茹汤
E. 生脉散合增液汤

3. 患者妊娠早期，恶心，呕吐酸水，恶闻油腻，烦渴，口干口苦，头胀而晕，胸满胁痛，嗳气叹息，舌淡红，苔微黄，脉弦滑。其证候是（　）
A. 肝脾不和证
B. 肝胃不和证
C. 心肾不交证
D. 脾肾气虚证
E. 心肝血虚证

4. 患者妊娠期，小腹时有疼痛。其病属于（ ）
   A. 胎漏　　B. 胎动不安
   C. 胞阻　　D. 恶阻
   E. 漏胎
5. 患者妊娠期阴道少量出血，色淡暗，腰酸，腹痛，下坠，头晕耳鸣，夜尿多，舌淡暗，苔白，脉沉细滑。其治疗的首选方剂是（ ）
   A. 寿胎丸
   B. 保阴煎
   C. 胎元饮
   D. 桂枝茯苓丸合寿胎丸
   E. 一阴煎
6. 患者妊娠期阴道少量出血，色鲜红，质稠，口苦咽干，心烦不安，便结溺黄，舌质红，苔黄，脉滑数。其治疗的首选方剂是（ ）
   A. 寿胎丸
   B. 保阴煎
   C. 胎元饮
   D. 桂枝茯苓丸合寿胎丸
   E. 一阴煎
7. 患者妊娠期阴道少量出血，色淡红，质清稀，小腹空坠而痛，腰酸，面色白，心悸气短，神疲肢倦，舌质淡，苔薄白，脉细弱略滑。其证候是（ ）
   A. 肾虚证
   B. 血虚证
   C. 血热证
   D. 气血虚弱证
   E. 血瘀证
8. 患者妊娠三四月后，肢体肿胀，始于两足，渐延及腿，皮色不变，随按随起，胸闷胁胀，头晕胀痛，苔薄腻，脉弦滑。其治疗的首选方剂是（ ）
   A. 白术散
   B. 真武汤
   C. 参苓白术散
   D. 四君子汤
   E. 天仙藤散
9. 患者妊娠期间，突感尿频、尿急、尿痛，尿意不尽，欲解不能，小便短赤，小腹坠胀，胸闷纳少，带下黄稠量多，舌红苔黄腻，脉弦滑数。其证候是（ ）
   A. 气血两虚证
   B. 心火偏旺证
   C. 肝郁气滞证
   D. 脾肾气虚证
   E. 湿热下注证

B1 型题

A. 治病与安胎并举
B. 重在治病，病去则胎自安
C. 重在安胎，胎安则病自愈
D. 补肾健脾，调理气血
E. 从速下胎以益母

1. 妊娠病之胎不安而致母病的治法是（ ）
2. 妊娠病胎堕难留的治法是（ ）

A. 肝脾不和证
B. 肝胃不和证
C. 心肾不交证
D. 脾胃虚弱证
E. 心肝血虚证

3. 患者妊娠早期，恶心，呕吐酸水，恶闻油腻，烦渴，口干口苦，头胀而晕，胸满胁痛，嗳气叹息，舌淡红，苔微黄，脉弦滑。其证候是（ ）
4. 患者妊娠早期，恶心呕吐不食，甚则食入即吐，呕吐清涎，头晕体倦，脘痞腹胀，舌淡苔白，脉缓滑无力。其证候是（ ）

A. 胎漏　　B. 胎动不安
C. 胞阻　　D. 恶阻
E. 漏胎

5. 患者妊娠期小腹时有疼痛，其病属于（ ）
6. 患者妊娠早期出现恶心呕吐，其病属于（ ）

A. 胎漏　　B. 胎动不安
C. 堕胎　　D. 小产
E. 暗产

7. 妊娠 12～28 周内，胎儿已成形而自然殒堕者，称为（ ）
8. 怀孕 1 个月不知其已受孕而殒堕者，称为（ ）

A. 白术散
B. 真武汤
C. 参苓白术散

D. 四君子汤
E. 天仙藤散

9. 治疗子肿脾虚证的首选方剂是（　）
10. 治疗子肿气滞证的首选方剂是（　）

A. 气血两虚证
B. 心火偏旺证
C. 肝郁气滞证
D. 阴虚津亏证
E. 湿热下注证

11. 知柏地黄丸治疗妊娠小便淋痛的证候是（　）
12. 加味五苓散治疗妊娠小便淋痛的证候是（　）

参考答案

A1 型题

1. A；2. E；3. D；4. B；5. B；6. D；7. C；8. C；9. B；10. E；11. A；12. B；13. C；14. D；15. C；16. E；17. E；18. A；19. B；20. B；21. A；22. B；23. C；24. D

A2 型题

1. C；2. B；3. B；4. C；5. A；6. B；7. D；8. E；9. E

B1 型题

1. C；2. E；3. B；4. D；5. C；6. D；7. D；8. E；9. A；10. E；11. D；12. E

第六单元　产后病

A1 型题

1. 下列各项，属于产后“三病”的是（　）
A. 病痉、病郁冒、大便难
B. 冲心、冲胃、冲肺
C. 呕吐、盗汗、泄泻
D. 产后血晕、产后发热、产后腹痛
E. 产后小便不通、产后恶露不绝、产后小便淋痛

2. 下列各项中，不属于产后病常见病因病机的是（　）
A. 亡血伤津
B. 元气受损
C. 瘀血内阻
D. 外感六淫或饮食房劳所伤
E. 气血两虚

3. 产后病的治疗原则是（　）
A. 补气养血为主
B. 活血化瘀为主
C. 勿拘于产后，勿忘于产后
D. 疏肝健脾为主
E. 滋补肝肾为主

4. 下述不属于产后血晕特点的是（　）
A. 分娩后突然头晕眼花
B. 不能坐起
C. 半身不遂
D. 泛恶欲吐
E. 甚至昏厥不省人事

5. 治疗产后血晕血虚气脱证的首选方剂是（　）
A. 参附汤　B. 夺命散
C. 一阴煎　D. 四物汤
E. 八珍汤

6. 治疗产后血晕瘀阻气闭证的首选方剂是（　）
A. 参附汤　B. 夺命散
C. 一阴煎　D. 四物汤
E. 八珍汤

7. 下列各项中，不属于产后发热常见病因病机的是（　）
A. 感染邪毒　B. 外感
C. 血瘀　D. 血虚
E. 气虚

8. 治疗产后发热感染邪毒证的首选方剂是（　）
A. 五味消毒饮合失笑散
B. 荆穗四物汤
C. 生化汤
D. 补中益气汤
E. 八珍汤

9. 治疗产后发热外感证的首选方剂是（　）
A. 五味消毒饮合失笑散
B. 荆穗四物汤
C. 生化汤
D. 补中益气汤
E. 八珍汤

10. 治疗产后发热血瘀证的首选方剂是（　）
A. 五味消毒饮合失笑散
B. 荆穗四物汤
C. 生化汤
D. 补中益气汤
E. 八珍汤

11. 治疗产后发热血虚证的首选方剂是（　）
A. 五味消毒饮合失笑散
B. 荆穗四物汤
C. 生化汤
D. 补中益气汤
E. 八珍汤

12. 下列属于产后腹痛常见病因病机的是（　）
A. 气血两虚　B. 阴阳两虚
C. 脾肾气虚　D. 肝血不足
E. 肾精不足

13. 治疗产后腹痛气血两虚证的方剂是（　）
A. 肠宁汤
B. 生化汤
C. 温经汤
D. 补中益气汤
E. 八珍汤

14. 治疗产后腹痛瘀滞子宫证的方剂是（　）
A. 肠宁汤
B. 生化汤
C. 温经汤
D. 补中益气汤
E. 八珍汤

15. 产后恶露不绝的发病机制，下列说法错误的是（　）
A. 瘀血内阻，冲任失畅，血不归经
B. 肝郁化热，热扰冲任，迫血妄行
C. 脾虚气陷，冲任不固，不能摄血
D. 阴虚内热，下扰冲任，迫血妄行
E. 阳虚内寒，冲任不固

16. 治疗产后恶露不绝气虚证的方剂是（　）
A. 举元煎
B. 补中益气汤加味
C. 生化汤加味
D. 保阴煎加味
E. 胶艾汤

17. 治疗产后恶露不绝血瘀证的方剂是（　）
A. 举元煎
B. 补中益气汤加味
C. 生化汤加味
D. 保阴煎加味
E. 胶艾汤

18. 治疗产后恶露不绝血热证的方剂是（　）
A. 举元煎
B. 补中益气汤加味
C. 生化汤加味
D. 保阴煎加味
E. 胶艾汤

A2 型题

1. 患者分娩后突感头晕眼花，不能坐起，恶心呕吐，继而神昏，不省人事。诊断为（　）
A. 产后痉证　B. 产后血晕
C. 产后昏迷　D. 产后郁证
E. 以上都不是

2. 患者产后出现恶寒发热，鼻流清涕，头痛，肢体酸痛，无汗，舌苔薄白，脉浮紧。其治疗的首选方剂是（　）
A. 五味消毒饮合失笑散
B. 荆穗四物汤
C. 生化汤
D. 补中益气汤
E. 八珍汤

3. 患者产后低热不退，腹痛绵绵，喜按，恶露量多，色淡质稀，自汗，头晕心悸，舌质淡，苔薄白，脉细数。其治疗的首选方剂是（　）
A. 五味消毒饮合失笑散
B. 荆穗四物汤
C. 生化汤
D. 补中益气汤
E. 八珍汤

4. 患者产后小腹隐隐作痛，数日不止，喜按喜揉，恶露量少，色淡红，质稀无块，面色苍白，头晕眼花，心悸怔忡，大便干结，舌质淡，苔薄白，脉细弱。其治疗的首选方剂是（　）
A. 肠宁汤
B. 生化汤
C. 温经汤
D. 补中益气汤
E. 八珍汤

5. 患者产后小腹疼痛，拒按，得热痛缓，恶露量少，涩滞不畅，色紫暗有块，块下痛减，面色青白，四肢不温，舌质紫暗，脉沉紧。其治疗的首选方剂是（　）
A. 肠宁汤
B. 生化汤
C. 温经汤

D. 补中益气汤

E. 八珍汤

6. 患者产后 28 天，恶露不止，量多，色淡质稀，小腹空坠，神倦面白，舌淡，脉细弱。方选（　）

A. 举元煎

B. 补中益气汤加味

C. 生化汤加味

D. 保阴煎加味

E. 胶艾汤

7. 患者产后 29 天，恶露不止，量较多，色深红，质黏稠有臭味，面色潮红，口燥咽干，舌质红，脉细数。治疗方选（　）

A. 生化汤

B. 保阴煎

C. 五味消毒饮

D. 丹栀逍遥散

E. 以上均不可

8. 患者产后 30 天，恶露淋漓不止，量少色暗有块，小腹疼痛拒按，舌紫暗，脉弦涩。宜选（　）

A. 桃红四物汤

B. 血府逐瘀汤

C. 少腹逐瘀汤

D. 生化汤

E. 膈下逐瘀汤

B1 型题

A. 病痉、病郁冒、大便难

B. 冲心、冲胃、冲肺

C. 呕吐、盗汗、泄泻

D. 产后血晕、产后发热、产后腹痛

E. 产后小便不通、产后恶露不绝、产后小便淋痛

1. 产后“三急”是（　）
2. 产后“三病”是（　）

A. 产后腹痛　B. 产后痉证

C. 产后身痛　D. 产后发热

E. 产后血晕

3. 产妇分娩后，突然头晕眼花，不能坐起，甚至昏厥不省人事，应诊为（　）
4. 新产后，发生手足抽搐，项背强直，甚至口噤，角弓反张，应诊为（　）

A. 月经淋漓不净，腹痛拒按

B. 小腹绵绵作痛，恶露量少

C. 月经将至，小腹胀痛

D. 寒热时作，腹痛拒按，恶露量少

E. 小腹疼痛拒按，恶露量少

5. 产后腹痛血瘀证的主症是（　）
6. 产后发热血瘀证的主症是（　）

A. 外感产后发热

B. 血虚产后发热

C. 血瘀产后发热

D. 感染邪毒产后发热

E. 产后蒸乳发热

7. 产后高热寒战，小腹疼痛拒按，恶露量较多，色紫暗如败酱，有臭味，多属（　）
8. 产后寒热时作，恶露量少，色暗有块，小腹疼痛拒按，多属（　）

A. 肠宁汤

B. 生化汤

C. 温经汤

D. 补中益气汤

E. 八珍汤

9. 治疗产后腹痛气血两虚证的首选方剂是（　）
10. 治疗产后腹痛瘀滞子宫证的首选方剂是（　）

A. 举元煎

B. 补中益气汤加味

C. 生化汤加味

D. 保阴煎加味

E. 胶艾汤

11. 治疗产后恶露不绝气虚证的方剂是（　）
12. 治疗产后恶露不绝血瘀证的方剂是（　）

参考答案

A1 型题

1. A；2. E；3. C；4. C；5. A；6. B；7. E；8. A；9. B；10. C；11. D；12. A；13. A；14. B；15. E；16. B；17. C；18. D

A2 型题

1. B；2. B；3. D；4. A；5. B；6. B；7. B；8. D

B1 型题

1. C；2. A；3. E；4. B；5. E；6. D；7. D；8. C；9. A；10. B；11. B；12. C

第七单元　妇科杂病

A1 型题

1. 下列各项，不属于妇科杂病的是（　）
　A. 盆腔炎　B. 阴挺
　C. 阴痒　D. 阴疮
　E. 转胞

2. 下列不属于癥瘕常见病因病机的是（　）
　A. 气滞血瘀　B. 痰湿瘀结
　C. 湿热瘀阻　D. 肾虚血瘀
　E. 气血两虚

3. 治疗癥瘕气滞血瘀证的代表方剂是（　）
　A. 血府逐瘀汤
　B. 佛手散
　C. 膈下逐瘀汤
　D. 桃红四物汤
　E. 香棱丸

4. 治疗癥瘕痰湿瘀结证的代表方剂是（　）
　A. 血府逐瘀汤
　B. 佛手散
　C. 苍附导痰汤合桂枝茯苓丸
　D. 桃红四物汤
　E. 香棱丸

5. 治疗癥瘕湿热瘀阻证的代表方剂是（　）
　A. 血府逐瘀汤
　B. 佛手散
　C. 苍附导痰汤合桂枝茯苓丸
　D. 大黄牡丹汤
　E. 香棱丸

6. 下列各项中，不属于慢性盆腔炎常见病因病机的是（　）
　A. 湿热瘀结　B. 热毒炽盛
　C. 气滞血瘀　D. 寒湿凝滞
　E. 气虚血瘀

7. 治疗急性盆腔炎热毒炽盛证的首选方剂是（　）
　A. 五味消毒饮合大黄牡丹汤
　B. 仙方活命饮
　C. 银甲丸
　D. 膈下逐瘀汤
　E. 慢盆汤

8. 治疗急性盆腔炎湿热瘀结证的首选方剂是（　）
　A. 五味消毒饮合大黄牡丹汤
　B. 仙方活命饮
　C. 银甲丸
　D. 膈下逐瘀汤
　E. 慢盆汤

9. 治疗慢性盆腔炎湿热瘀结证的首选方剂是（　）
　A. 五味消毒饮合大黄牡丹汤
　B. 仙方活命饮
　C. 银甲丸
　D. 膈下逐瘀汤
　E. 慢盆汤

10. 治疗慢性盆腔炎气滞血瘀证的首选方剂是（　）
　A. 五味消毒饮合大黄牡丹汤
　B. 仙方活命饮
　C. 银甲丸
　D. 膈下逐瘀汤
　E. 慢盆汤

11. 下列不属于不孕症常见病因病机的是（　）
　A. 肾虚　B. 肝气郁结
　C. 瘀滞胞宫　D. 痰湿内阻
　E. 气滞血瘀

12. 治疗不孕症肾气虚证的首选方剂是（　）
　A. 毓麟珠
　B. 温胞饮
　C. 开郁种玉汤
　D. 少腹逐瘀汤
　E. 苍附导痰汤

13. 治疗不孕症肾阳虚证的首选方剂是（　）
　A. 毓麟珠
　B. 温胞饮
　C. 开郁种玉汤
　D. 少腹逐瘀汤
　E. 苍附导痰汤

14. 治疗不孕症肝气郁结证的首选方剂是（　）
　A. 毓麟珠
　B. 温胞饮
　C. 开郁种玉汤
　D. 少腹逐瘀汤
　E. 苍附导痰汤

15. 治疗不孕症瘀阻胞宫证的首选方剂是（　）

A. 毓麟珠
B. 温胞饮
C. 开郁种玉汤
D. 少腹逐瘀汤
E. 苍附导痰汤

16. 治疗不孕症痰湿内阻证的首选方剂是（　）
A. 毓麟珠
B. 温胞饮
C. 开郁种玉汤
D. 少腹逐瘀汤
E. 苍附导痰汤

17. 下列不属于毓麟珠药物组成的是（　）
A. 人参　B. 白术
C. 白芍　D. 生地黄
E. 当归

18. 下列属于阴痒常见病因病机的是（　）
A. 肾虚　B. 肝气郁结
C. 瘀滞胞宫　D. 肝经湿热
E. 气滞血瘀

19. 治疗阴痒肝经湿热证的首选方剂是（　）
A. 龙胆泻肝汤
B. 知柏地黄汤
C. 六味地黄汤
D. 五味消毒饮
E. 苍附导痰汤

20. 治疗阴痒肝肾阴虚证的首选方剂是（　）
A. 龙胆泻肝汤
B. 知柏地黄汤
C. 六味地黄汤
D. 五味消毒饮
E. 苍附导痰汤

21. 下列属于子宫脱垂常见病因病机的是（　）
A. 气虚　B. 血虚
C. 阴虚　D. 阳虚
E. 阴阳两虚

22. 治疗子宫脱垂气虚证的首选方剂是（　）
A. 补中益气汤
B. 大补元煎
C. 四物汤
D. 八珍汤
E. 保元煎

23. 治疗子宫脱垂肾虚证的首选方剂是（　）
A. 补中益气汤
B. 大补元煎
C. 四物汤
D. 八珍汤
E. 保元煎

A2 型题

1. 患者小腹部有一包块，坚硬固定，小腹胀满，月经先后不定，面色晦暗，经量多有块，舌质紫暗，有瘀点，脉沉弦涩。治宜（　）
A. 清热利湿，破瘀消癥
B. 行气活血，化瘀消癥
C. 活血散结，破瘀消癥
D. 理气化痰，破瘀消癥
E. 补肾活血，破瘀消癥

2. 患者小腹部有积块，按之痛或不痛，小腹胀满，胸闷不舒，舌质紫暗，苔薄润，脉沉弦。宜选（　）
A. 香棱丸
B. 开郁二陈汤
C. 加味逍遥丸
D. 大黄牡丹汤
E. 桂枝茯苓丸

3. 患者近1月来下腹部疼痛拒按，热势起伏，寒热往来，带下量多色黄，质稠，气味臭秽，经量增多，经期延长，大便溏，小便短赤，舌红有瘀点，苔黄厚，脉弦滑。其治疗的首选方剂是（　）
A. 五味消毒饮合大黄牡丹汤
B. 仙方活命饮
C. 银甲丸
D. 膈下逐瘀汤
E. 慢盆汤

4. 患者少腹部隐痛，痛连腰骶，低热起伏，劳累时加重，带下量多，色黄，质黏稠，胸闷纳呆，口干不欲饮，大便溏，小便黄赤，舌体胖大，色红，苔黄腻，脉弦数。其治疗的首选方剂是（　）
A. 五味消毒饮合大黄牡丹汤
B. 仙方活命饮
C. 银甲丸
D. 膈下逐瘀汤
E. 慢盆汤

5. 患者，女，结婚3年未孕，月经50～60天一

行，量少色淡，腰酸腿软，性欲淡漠，小便清长，大便不实，舌淡苔白，脉沉细。可诊断为（ ）

A. 血瘀不孕

B. 肾阳虚不孕

C. 肝郁不孕

D. 痰湿不孕

E. 肝肾阴虚不孕

6. 患者，女，结婚7年未孕，月经20天一行，量少色红，无血块，形体消瘦，腰酸软，头晕眼花，心悸失眠，五心烦热。治疗首选（ ）

A. 启宫丸

B. 毓麟珠

C. 开郁种玉汤

D. 少腹逐瘀汤

E. 养精种玉汤

7. 患者阴部瘙痒难忍，坐卧不安，粗糙增厚，有抓痕，黏膜充血破溃，带下量多，色黄如脓，味腥臭，心烦易怒，口苦口腻，小便黄赤，舌体胖大，色红，苔黄腻，脉弦数。其治疗的首选方剂是（ ）

A. 龙胆泻肝汤

B. 知柏地黄汤

C. 六味地黄汤

D. 五味消毒饮

E. 苍附导痰汤

8. 患者阴部瘙痒难忍，干涩灼热，夜间加重，皮肤粗糙，眩晕耳鸣，五心烦热，烘热汗出，腰腿酸软，口干不欲饮，舌红苔少，脉细数无力。其治疗的首选方剂是（ ）

A. 龙胆泻肝汤

B. 知柏地黄汤

C. 六味地黄汤

D. 五味消毒饮

E. 苍附导痰汤

9. 患者子宫下移，阴道壁松弛膨出，劳则加重，小腹下坠，神倦懒言，面色不华，四肢乏力，小便频数，带下量多，质稀色淡，舌淡苔薄，脉缓弱。其治疗的方剂是（ ）

A. 补中益气汤

B. 大补元煎

C. 四物汤

D. 八珍汤

E. 保元煎

10. 患者子宫下脱，日久不愈，头晕耳鸣，腰膝酸软冷痛，小腹下坠，小便频数，入夜尤甚，带下清稀，舌淡红，脉沉弱。其治疗的方剂是（ ）

A. 补中益气汤

B. 大补元煎

C. 四物汤

D. 八珍汤

E. 保元煎

B1 型题

A. 香棱丸

B. 苍附导痰汤合桂枝茯苓丸

C. 大黄牡丹汤

D. 益肾调经汤

E. 补中益气汤

1. 治疗癥瘕湿热瘀阻证的首选方剂是（ ）

2. 治疗癥瘕肾虚血瘀证的首选方剂是（ ）

A. 五味消毒饮合大黄牡丹汤

B. 仙方活命饮

C. 银甲丸

D. 膈下逐瘀汤

E. 慢盆汤

3. 治疗慢性盆腔炎湿热瘀结证的首选方剂是（ ）

4. 治疗急性盆腔炎湿热瘀结证的首选方剂是（ ）

A. 启宫丸

B. 毓麟珠

C. 开郁种玉汤

D. 少腹逐瘀汤

E. 苍附导痰汤

5. 治疗不孕症肝气郁结证的首选方剂是（ ）

6. 治疗不孕症痰湿内阻证的首选方剂是（ ）

A. 龙胆泻肝汤

B. 知柏地黄汤

C. 六味地黄汤

D. 五味消毒饮

E. 苍附导痰汤

7. 治疗阴痒肝经湿热证的方剂是（ ）

8. 治疗阴痒肝肾阴虚证的方剂是（ ）

A. 补中益气汤
B. 大补元煎
C. 四物汤
D. 八珍汤
E. 保元煎

9. 治疗子宫脱垂气虚证的方剂是（ ）
10. 治疗子宫脱垂肾虚证的方剂是（ ）

参考答案

A1 型题

1. E；2. E；3. E；4. C；5. D；6. B；7. A；8. B；9. C；10. D；11. E；12. A；13. B；14. C；15. D；16. E；17. D；18. D；19. A；20. B；21. A；22. A；23. B

A2 型题

1. B；2. A；3. B；4. C；5. B；6. E；7. A；8. B；9. A；10. B

B1 型题

1. C；2. D；3. C；4. B；5. C；6. E；7. A；8. B；9. A；10. B

第五章　中医儿科学

第一单元　小儿生长发育

A1 型题

1. 幼儿期是指（　）
   A. 从出生后脐带结扎到生后 28 天
   B. 出生后 28 天到 1 周岁
   C. 1～3 周岁
   D. 3～7 周岁
   E. 7～12 周岁
2. 正常新生儿出生时的体重约为（　）
   A. 1kg　B. 2kg
   C. 3kg　D. 4kg
   E. 5kg
3. 正常新生儿出生时的身长约为（　）
   A. 40cm　B. 50cm
   C. 55cm　D. 60cm
   E. 65cm
4. 6 个月以内的婴儿平均每月体重增长（　）
   A. 0.2kg　B. 0.4kg
   C. 0.5kg　D. 0.7kg
   E. 1kg
5. 1 周岁以后的小儿平均每年体重增长（　）
   A. 1.0kg　B. 2.0kg
   C. 3.0kg　D. 4.0kg
   E. 5.0kg
6. 小儿营养不良的诊断标准是体重低于正常均值的（　）
   A. 50%　B. 60%
   C. 75%　D. 85%
   E. 90%
7. 按照公式计算，4 岁小儿正常身高是（　）
   A. 80cm　B. 90cm
   C. 98cm　D. 100cm
   E. 108cm
8. 按照公式计算，3 个月婴儿正常体重是（　）
   A. 4.2kg　B. 5.1kg
   C. 6.5kg　D. 7.0kg
   E. 8.5kg
9. 按照公式计算，5 岁小儿正常体重是（　）
   A. 10kg　B. 15kg
   C. 18kg　D. 20kg
   E. 25kg
10. 小儿前囟正常闭合的时间是（　）
   A. 3～6 个月
   B. 6～12 个月
   C. 12～18 个月
   D. 18～22 个月
   E. 22～24 个月
11. 小儿后囟正常的闭合时间是（　）
   A. 2～4 个月
   B. 4～6 个月
   C. 6～8 个月
   D. 8～10 个月
   E. 10～12 个月
12. 前囟的大小是指（　）
   A. 囟门的长边长度
   B. 囟门的短边长度
   C. 囟门长边与短边长度的乘积
   D. 囟门对边中点间连线的距离
   E. 囟门对角连线的距离
13. 小儿乳牙正常萌出的时间（　）
   A. 2～4 个月
   B. 5～6 个月
   C. 4～10 个月
   D. 8～12 个月
   E. 12～18 个月
14. 小儿恒牙正常萌出的时间（　）
   A. 5 岁　B. 6 岁
   C. 7 岁　D. 8 岁
   E. 9 岁
15. 12 个月婴儿正常乳牙的颗数是（　）
   A. 2～4 颗　B. 4～6 颗
   C. 6～8 颗　D. 8～10 颗

E. 10～12 颗

16. 随着年龄的增长，小儿呼吸和脉搏的变化规律为（　）
A. 两者同步减低
B. 两者同步增加
C. 两者基本不变
D. 呼吸减低、脉搏增加
E. 呼吸增加、脉搏减低

17. 新生儿正常的呼吸次数为（　）
A. 20～18 次/分钟
B. 25～20 次/分钟
C. 30～25 次/分钟
D. 40～30 次/分钟
E. 45～40 次/分钟

18. 新生儿正常脉搏为（　）
A. 90～70 次/分钟
B. 100～80 次/分钟
C. 120～100 次/分钟
D. 130～110 次/分钟
E. 140～120 次/分钟

19. 3 岁小儿的正常收缩压是（　）
A. 70mmHg　B. 86mmHg
C. 95mmHg　D. 100mmHg
E. 110mmHg

20. 随着小儿的生长发育，能发出“爸爸”“妈妈”等单词，并且有呼唤亲人之意，最开始的时间约为（　）
A. 第 4 个月　B. 第 7 个月
C. 第 10 个月　D. 第 12 个月
E. 第 15 个月

A2 型题

1. 患儿，女，12 个月，精神萎靡，眼眶微陷，囟门凹陷。诊断为（　）
A. 解颅　B. 佝偻病
C. 失水　D. 小儿痴呆
E. 脑膜炎

2. 患儿，男，5 岁，身高 105cm，体重 14kg，食欲差，挑食，易感冒。以下可首先考虑的诊断是（　）
A. 感冒　B. 营养不良
C. 肥胖症　D. 侏儒症
E. 佝偻病

B1 型题

A. 新生儿期　B. 婴儿期
C. 幼儿期　D. 学龄期
E. 青春期

1. 人的生长发育第一个高峰期是（　）
2. 人的生长发育第二个高峰期是（　）

A. 16　B. 20
C. 24　D. 28
E. 32

3. 小儿乳牙的颗数（　）
4. 小儿恒牙的颗数（　）

A. 扶坐或侧卧时抬头
B. 扶手能坐，能握持玩具
C. 能站立，能爬
D. 能独走，弯腰拾东西
E. 能跑，跳过障碍物或侧卧时抬头

5. 在小儿运动发育的进程中，8 个月时（　）
6. 在小儿运动发育的进程中，12 个月时（　）

参考答案

A1 型题

1. C；2. C；3. B；4. D；5. B；6. D；7. C；8. B；9. C；10. C；11. A；12. D；13. C；14. B；15. C；16. A；17. E；18. E；19. B；20. C

A2 型题

1. C；2. B

B1 型题

1. B；2. E；3. B；4. E；5. C；6. D

第二单元　小儿生理、病因、病理特点

A1 型题

1. 下列不属于小儿的生理特点的是（　）
A. 脏腑娇嫩　B. 形气未充
C. 生机蓬勃　D. 发育迅速
E. 传变迅速

2. 下列不属于小儿的病理特点的是（　）
A. 脏腑娇嫩　B. 脏气清灵

C. 易趋康复　D. 发病容易
E. 传变迅速

3. 清代医家吴鞠通将小儿的生理特点概括为（　）
A. 纯阳之体
B. 稚阳未充，稚阴未长
C. 肝常有余
D. 脾常不足
E. 易虚易实

4. 有关“凡孩子三岁以下，呼为纯阳”中“纯阳”一词，以下说法正确的是（　）
A. 小儿纯阳无阴
B. 小儿脏腑娇嫩，形气未充
C. 小儿生机蓬勃，发育迅速
D. 小儿阳热之体，易患热病
E. 以上说法都正确

5. 小儿常有余的脏腑是（　）
A. 心、肝
B. 心、肺
C. 肺、脾
D. 肝、脾、肾
E. 肺、脾、肾

6. 小儿常不足的脏腑是（　）
A. 心、肝、肺
B. 心、肺、脾
C. 肺、脾、肝
D. 肝、脾、肾
E. 肺、脾、肾

7. 儿科最常见的一类疾病是（　）
A. 肝系疾病　B. 心系疾病
C. 脾系疾病　D. 肺系疾病
E. 肾系疾病

8. 下列不属于小儿脾胃病的发病原因的是（　）
A. 感受外邪　B. 不能自控
C. 喂养不当　D. 饮食不洁
E. 脾胃虚弱

9. 小儿出现先天性疾病，多由于妊娠妇女（　）
A. 饮食失节　B. 情志不调
C. 劳逸过度　D. 感受外邪
E. 以上都是

A2 型题

患儿，女，7 个月。其母诉其因突然听闻爆竹声后，出现夜间啼哭不休、睡眠不实。其病机为（　）
A. 肝风内动　B. 肾气不足
C. 心胆气虚　D. 惊扰心神
E. 忧思伤脾

B1 型题

A. 心常有余　B. 肝常有余
C. 脾常不足　D. 肺常不足
E. 肾常虚

1. 小儿高热易伴随惊风抽搐，其主要病因病机为（　）
2. 小儿在生长发育过程中，可见五迟、五软、解颅等病证，其主要病因病机为（　）

参考答案

A1 型题

1. E；2. A；3. B；4. C；5. A；6. E；7. D；8. A；9. E

A2 型题

D

B1 型题

1. B；2. E

第三单元　四诊概要

A1 型题

1. 古今儿科医家应用小儿四诊时，最重要的诊法是（　）
A. 望诊　B. 闻诊
C. 问诊　D. 脉诊
E. 触诊

2. 下列哪一项不属于健康小儿的神态（　）
A. 精神振作　B. 两目有神
C. 表情呆滞　D. 面色红润
E. 反应敏捷

3. 面呈白色，其证为（　）
A. 热证　B. 虚证
C. 实证　D. 痛证
E. 水饮证

4. 面呈红色，其证为（　）
A. 实证　B. 虚证
C. 热证　D. 寒证
E. 瘀证

5. 小儿面色萎黄，常见于（　）
A. 肺系疾病　B. 脾系疾病
C. 肝系疾病　D. 心系疾病
E. 肾系疾病

6. 下列不属于面色青主证的是（　）
A. 寒证　B. 虚证
C. 痛证　D. 瘀证
E. 惊痫

7. 下列不属于面色黑主证的是（　）
A. 痛证　B. 寒证
C. 热证　D. 瘀证
E. 水饮证

8.《小儿药证直诀·面上证》最早记载了小儿面部“五部配五脏”的望诊方法，以下相关内容错误的是（　）
A. 左腮为肝　B. 右腮为肺
C. 额上为心　D. 鼻为胃
E. 颏为肾

9. 小儿舌红生疮，多为（　）
A. 心火上炎　B. 心阳不足
C. 心阴不足　D. 心血瘀阻
E. 肝阳上亢

10. 小儿舌体胖嫩，舌边齿痕明显，其病机为（　）
A. 心火上炎　B. 心肝血虚
C. 脾肾阳虚　D. 脾胃湿热
E. 肝气郁滞

11. 舌体肿大，板硬麻木，转动不灵，甚则肿塞满口，称为（　）
A. 连舌　B. 重舌
C. 木舌　D. 吐舌
E. 弄舌

12. 小儿舌体上起粗大红刺，状如草莓者，常见于（　）
A. 风疹　B. 麻疹
C. 水痘　D. 猩红热
E. 鹅口疮

13. 舌苔花剥，状如地图，时隐时现，经久不愈，病机多为（　）
A. 饮食内停
B. 脾胃湿热
C. 胃之气阴不足
D. 心之气血两虚
E. 高热阴伤津亏

14. 患儿两目直视，瞪目不能灵活转动，多为（　）
A. 肝风内动　B. 风热上攻
C. 惊风先兆　D. 脾胃气虚
E. 肾精不足

15. 患儿长期鼻流浊涕，气味腥臭，多为（　）
A. 外感风寒　B. 外感风热
C. 肺经郁热　D. 肺气郁闭
E. 肺经燥热

16. 狐疝的表现为（　）
A. 阴囊潮湿
B. 阴囊松弛
C. 阴囊水肿
D. 阴囊中睾丸肿大，透亮不红
E. 阴囊中有物下坠，可移动

17. 小儿指纹色鲜红浮露，多为（　）
A. 外感风寒　B. 外感风热
C. 瘀热内结　D. 气血亏虚
E. 内有虚寒

18. 小儿指纹青紫，多为（　）
A. 外感风寒　B. 外感风热
C. 瘀热内结　D. 气血亏虚
E. 内有虚寒

19. 小儿夜卧啼哭，睡眠不安，白天如常者为（　）
A. 饥饿　B. 困倦
C. 腹痛　D. 夜啼
E. 失眠

20. 咳嗽频频，痰稠难咯，喉中痰鸣，多为（　）
A. 风热犯肺　B. 风寒犯肺
C. 燥邪犯肺　D. 痰热蕴肺
E. 肝气犯肺

21. 以下不属于儿科问诊中个人史内容的是（　）
A. 胎产史　B. 喂养情况
C. 生长发育　D. 预防接种
E. 大便情况

22. 小儿出现弦脉，多为（　）
A. 脾胃虚弱　B. 痰食中阻
C. 心气不调　D. 肝气旺盛
E. 肺气不足

23. 婴幼儿的颅骨按之不坚有弹性感，可见于（　）

A. 囟填
B. 解颅
C. 流行性脑膜炎
D. 乙型脑炎
E. 维生素 D 缺乏性佝偻病

A2 型题

1. 患儿，女，3 岁，发热 2 天，出现以左侧耳垂为中心的腮部漫肿，并伴有局部疼痛。其诊断为（　）
A. 猩红热
B. 鹅口疮
C. 流行性腮腺炎
D. 白喉
E. 马牙
2. 患儿，男，11 个月，发热，啼哭不休，察口时发现咽部微红，有灰白色假膜，不易拭去。其诊断为（　）
A. 猩红热
B. 鹅口疮
C. 流行性腮腺炎
D. 白喉
E. 马牙
3. 患儿，男，4 岁，长期挑食，食量少，形体瘦弱，大便稀溏，含有不消化食物，臭味不明显，舌淡，边有齿痕。其辨证为（　）
A. 饮食积滞　B. 脾胃湿热
C. 胃火炽盛　D. 脾肾虚寒
E. 肾气不固
4. 患儿，女，1 岁，近 3 天来发热，喜凉饮，腹痛腹泻，大便中含有大量赤白黏冻。其诊断为（　）
A. 腹泻　B. 痢疾
C. 肠梗阻　D. 肠套叠
E. 胆道梗阻

B1 型题

A. 脾经伏热　B. 心气不足
C. 心经有热　D. 心气将绝
E. 气血瘀滞
1. 将舌体吐出唇外，又缓缓收回，多为（　）
2. 用舌舔口唇，以致口唇四周色红，或有脱屑、作痒，多因（　）

A. 麻疹　B. 风疹
C. 荨麻疹　D. 猩红热
E. 水痘
3. 患儿皮肤上丘疹、疱疹、结痂并见，疱疹内有水液色清，常见于（　）
4. 患儿皮肤上出现浅红色细小皮疹，身热不甚，常见于（　）

参考答案

A1 型题

1. A；2. C；3. B；4. C；5. B；6. B；7. C；8. D；9. A；10. C；11. C；12. D；13. C；14. A；15. C；16. E；17. A；18. C；19. D；20. D；21. E；22. D；23. E

A2 型题

1. C；2. D；3. D；4. B

B1 型题

1. C；2. A；3. E；4. B

第四单元　儿科治法概要

A1 型题

1. 下列不属于儿科用药原则的是（　）
A. 治疗及时　B. 处方轻灵
C. 顾护脾胃　D. 必投补益
E. 先证而治
2. 下列有关小儿用药剂量说法正确的是（　）
A. 新生儿中药用量是成人量的 1/5
B. 乳婴儿中药用量是成人量的 1/4
C. 幼儿中药用量是成人量的 1/3
D. 学龄儿童中药用量是成人量的 2/3
E. 青春期少年的中药用量是成人量的 1/2
3. 不属于儿科常见内治给药法的是（　）
A. 口服给药法
B. 鼻饲给药法
C. 直肠给药法
D. 吹鼻法
E. 敷贴法
4. 将新鲜马齿苋捣碎，调敷于腮部，治疗流行性腮腺炎的方法属于（　）
A. 敷贴法　B. 熏洗法
C. 罨包法　D. 涂敷法

E. 擦拭法

5. 在儿科外治法中，将丁香、肉桂等药打粉并制作成药饼，再用普通膏药将其贴于肚脐，常用于治疗以下哪种疾病（　）

A. 咳嗽　B. 寒性哮喘

C. 寒证泄泻　D. 便秘

E. 鹅口疮

6. 不属于捏脊疗法治疗的疾病是（　）

A. 食积　B. 厌食

C. 泄泻　D. 痿证

E. 哮喘

7. 下列有关刺四缝疗法操作描述错误的是（　）

A. 选取五指中节横纹中点

B. 皮肤局部消毒

C. 手持三棱针

D. 刺入约1分深

E. 挤出少许黄白色黏液

A2 型题

患儿，女，7岁，外感发热、咳嗽1周，经治疗后无发热，但仍有咳嗽咳痰，甚至喘憋，夜卧不安，伴食少纳呆，形体瘦弱，平素易患感冒。其目前应采取何种治疗方法（　）

A. 疏风解表法

B. 止咳平喘法

C. 消食导滞法

D. 健脾益气法

E. 培元补肾法

B1 型题

A. 口服给药法

B. 鼻饲给药法

C. 直肠给药法

D. 吹鼻法

E. 气雾吸入法

1. 对于昏迷或吞咽困难的患儿，可采用哪种给药方法（　）

2. 对于外感发热伴大便秘结、口服药物困难的患儿，可采用哪种给药方法（　）

A. 涂敷法　B. 熏洗法

C. 擦拭法　D. 热熨法

E. 罨包法

3. 常用于小儿口疮的外治法是（　）

4. 常用于小儿盗汗的外治法是（　）

参考答案

A1 型题

1. D；2. D；3. E；4. D；5. C；6. E；7. A

A2 型题

B

B1 型题

1. B；2. C；3. C；4. E

第五单元　喂养与保健

A1 型题

1. 以下不属于新生儿期保健的主要措施的是（　）

A. 拭口洁眼　B. 断脐护脐

C. 预防缺氧　D. 祛除胎毒

E. 生后开乳

2. 新生儿断脐时不注意消毒与清洁，最容易导致哪种新生儿疾病（　）

A. 脐疮　B. 脐风

C. 脐湿　D. 胎毒

E. 胎黄

3. 不属于新生儿祛除胎毒的传统方法的是（　）

A. 银花甘草法

B. 豆豉法

C. 黄连法

D. 肉桂法

E. 大黄法

4. 一般在小儿10~12个月时断奶，但不适合断奶的时节是（　）

A. 春季　B. 夏季

C. 秋季　D. 冬季

E. 秋、冬季

5. 有关小儿添加辅食的原则，下列说法错误的是（　）

A. 由少到多

B. 由稀到稠

C. 由细到粗

D. 由一种到多种

E. 婴幼儿生病更需添加

6. 关于婴儿喂养与母乳喂养，下列说法错误的是（　）

A. 母乳营养丰富，最适合婴儿的生理需要
B. 母乳易为婴儿消化吸收
C. 母乳含优质蛋白质、必需氨基酸等，有利于婴儿脑的发育
D. 哺乳的妇女发生乳腺癌、卵巢癌的概率较大
E. 因母乳不足而添加牛、羊乳，称为混合喂养

7. 关于母乳喂养的基本方法说法错误的是（ ）
A. 第1、2个月不需定时喂哺
B. 根据不同情况，每次哺乳时间以婴儿吃饱为度
C. 每次哺乳前用温开水拭净乳头
D. 哺乳完毕后，将小儿平卧，轻摩腹部以助消化
E. 母亲患传染病、重症心脏病，不宜哺乳

A2 型题

患儿出生时见面红目赤，啼哭不休，哭声响亮，1天后仍未排出胎便，可诊断为（ ）
A. 脐风　　B. 胎惊
C. 胎毒　　D. 胎黄
E. 胎寒

B1 型题

A. 果汁、青菜水
B. 蛋黄、水果泥
C. 肉末、饼干
D. 稠粥、豆制品
E. 海带、虾

1. 可作为5个月婴儿的辅食是（ ）
2. 可作为12个月婴儿的辅食是（ ）

参考答案

A1 型题
1. C；2. B；3. D；4. B；5. E；6. D；7. D
A2 型题
C
B1 型题
1. B；2. D

第六单元　胎怯

A1 型题

1. 不属于“胎怯”疾病诊断要点的是（ ）
A. 早产
B. 出生身材矮小
C. 出生哭声微弱
D. 出生体重低下
E. 脏腑形气不充实

2. 胎怯的主要病因病机是（ ）
A. 后天失养，肺脾气虚
B. 后天失养，心脾两虚
C. 先天不足，肝肾阴虚
D. 先天不足，肾脾两虚
E. 心肾不交，水火失济

3. 胎怯儿先天不足，各脏腑形态、功能均不成熟，如果出现形体瘦弱矮小、头发稀黄、头大囟张、肌肤不温、指甲软短等，辨为何证（ ）
A. 心气不足　　B. 肺气不足
C. 肝血亏虚　　D. 脾阳不足
E. 肾精薄弱

A2 型题

患儿，早产，出生时2.4kg。现形体羸弱，啼哭无力，吮乳乏力，肌肉单薄，皮肤欠温，腹胀腹泻，指甲软短，指纹淡。辨为胎怯之脾肾两虚证，方用（ ）
A. 六味地黄丸
B. 补肾地黄丸
C. 肾气丸
D. 补中益气汤
E. 保元汤

B1 型题

A. 心气不足　　B. 肺气不足
C. 肝气不足　　D. 脾气不足
E. 肾气不足

1. 胎怯儿出现肌肉不生，手足如削，其病机为（ ）
2. 胎怯儿出现皮薄怯寒，毛发不生，其病机为（ ）

参考答案

A1 型题

1. C；2. D；3. E

A2 型题

E

B1 型题

1. D；2. B

第七单元　胎黄

A1 型题

1. 胎黄的诊断要点是（　）
   A. 发热
   B. 啼哭不休
   C. 皮肤面目发黄
   D. 肚腹鼓胀
   E. 大便干结
2. 生理性胎黄出现的时间一般是在出生后（　）
   A. 1 天之内　B. 2～3 天
   C. 4～6 天　D. 7～8 天
   E. 9～10 天
3. 病理性胎黄出现的时间一般是在出生后（　）
   A. 12 小时内　B. 24 小时内
   C. 36 小时内　D. 48 小时内
   E. 72 小时内
4. 下列有关病理性胎黄的说法错误的是（　）
   A. 常在出生后 24 小时内出现
   B. 黄疸可消退后复出
   C. 足月儿血清总胆红素超过 205.2μmol/L
   D. 早产儿血清总胆红素超过 156.5μmol/L
   E. 患儿出现精神萎靡、发热、皮肤面目发黄等症状
5. 不属于胎黄病因病机的是（　）
   A. 肝失疏泄　B. 胆汁外溢
   C. 脾胃湿热　D. 脾胃虚弱
   E. 气滞血瘀
6. 孕母素体湿热内盛，遗于胎儿，新生儿出现皮肤与双目发黄，鲜黄如橘皮，此为胎黄（　）
   A. 湿热郁蒸证
   B. 寒湿阻滞证
   C. 气滞血瘀证
   D. 肝脾不和证
   E. 脾胃气虚证

A2 型题

1. 患儿出生 24 小时内出现面目周身皮肤发黄，黄色鲜明，哭声响亮，口渴唇干，小便深黄。治疗首选方剂为（　）
   A. 三仁汤
   B. 理中汤
   C. 茵陈蒿汤
   D. 茵陈理中汤
   E. 血府逐瘀汤
2. 患儿出生 3 周出现面目皮肤发黄，色泽晦暗，持久不退，精神萎靡，四肢不温，纳呆，腹泻，舌淡，苔白腻。治疗宜选用（　）
   A. 三仁汤
   B. 理中汤
   C. 茵陈蒿汤
   D. 茵陈理中汤
   E. 小建中汤
3. 患儿，出生 6 周，面目皮肤发黄，颜色逐渐加深，晦暗无华，右胁下按之有痞块，质硬，肚腹鼓胀，其上有青筋、瘀斑，舌暗红，有瘀点，苔薄黄。其治法为（　）
   A. 温中化湿　B. 清热利湿
   C. 清热解毒　D. 行气导滞
   E. 化瘀消积

B1 型题

A. 出生后 2 天内出现
B. 出生后 2～3 天达高峰
C. 足月儿血清总胆红素超过 155.2μmol/L
D. 可引起胆红素脑病
E. 黄疸较轻

1. 属于生理性胎黄的特点是（　）
2. 属于病理性胎黄的特点是（　）

参考答案

A1 型题

1. C；2. B；3. B；4. D；5. D；6. A

A2 型题

1. C；2. D；3. E

B1 型题

1. E；2. D

第八单元　感冒

A1 型题

1. 小儿感冒一年四季均可发病，但最常见于（　）
   A. 春、夏　B. 秋、冬　C. 冬、春　D. 冬、夏　E. 春、秋
2. 小儿感冒时，邪气入侵的脏腑首选是（　）
   A. 肺　B. 肝　C. 心　D. 脾　E. 肾
3. 小儿感冒常常出现的兼证是（　）
   A. 夹风、夹痰、夹食
   B. 夹痰、夹滞、夹惊
   C. 夹火、夹痰、夹瘀
   D. 夹风、夹惊、夹滞
   E. 夹食、夹滞、夹惊
4. 小儿感冒，兼见惊惕哭闹，睡卧不宁，甚至骤然抽风的症状，其证候是（　）
   A. 感冒夹痰　B. 感冒夹湿　C. 感冒夹滞　D. 感冒夹惊　E. 感冒夹风
5. 小儿感冒，兼见脘腹胀满，不思饮食，呕吐酸腐，甚至泄泻的症状，其证候是（　）
   A. 感冒夹痰　B. 感冒夹湿　C. 感冒夹滞　D. 感冒夹惊　E. 感冒夹风
6. 小儿感受邪气后，稍有饮食不节，即导致乳食停积、腹胀便秘等，其病机为（　）
   A. 肺脏娇嫩　B. 心常有余　C. 肝常有余　D. 脾常不足　E. 肾精不足
7. 小儿风寒感冒和风热感冒的鉴别要点是（　）
   A. 恶寒发热　B. 咽红肿痛　C. 咳嗽痰多　D. 头痛无汗　E. 不思饮食
8. 小儿暑邪感冒的治法是（　）
   A. 辛温解表　B. 辛凉解表　C. 清暑解表　D. 清热解毒　E. 清热祛湿
9. 感冒夹滞证的治疗应该在疏风解表的基础上，加上（　）
   A. 二陈汤
   B. 三拗汤
   C. 保和丸
   D. 小儿回春丹
   E. 香砂六君子汤

A2 型题

1. 患儿，2 岁，发热，体温 38.6℃，有汗，头痛，鼻塞，流浊涕，咳嗽，咽喉肿痛，舌尖红，苔薄黄，指纹紫。其辨证为（　）
   A. 风寒感冒　B. 风热感冒　C. 暑邪感冒　D. 时疫感冒　E. 感冒夹惊
2. 患儿，2 岁 6 个月，发热 37.9℃，恶寒重，无汗，头痛，流清涕，鼻塞，打喷嚏，咳嗽，口不渴，舌淡红，苔薄白，指纹浮红。诊断为（　）
   A. 风寒感冒　B. 风热感冒　C. 暑邪感冒　D. 时疫感冒　E. 感冒夹惊
3. 患儿，2 岁 3 个月。发热，体温 39.5℃，恶风，汗出，鼻塞流涕，10 分钟前突起四肢抽搐，舌红，有点刺，脉弦。应诊断为（　）
   A. 风寒感冒　B. 风热感冒　C. 感冒夹痰　D. 感冒夹滞　E. 感冒夹惊
4. 患儿，3 岁，急起高热恶寒，汗出热不解，头痛心烦，目赤咽痛，肌肉酸痛，全身症状重。诊断为（　）
   A. 风寒感冒　B. 风热感冒　C. 暑邪感冒　D. 时疫感冒　E. 感冒夹惊
5. 患儿，2 岁，发热重，体温 38.8℃，少汗，头痛，咳嗽，口干口渴，鼻塞打喷嚏，咽红肿痛，舌质红，苔薄黄，指纹浮紫。治法为（　）
   A. 辛温解表，疏风散热
   B. 辛温解表，宣肺止咳
   C. 辛凉解表，疏风清热
   D. 清暑解表，化湿和中
   E. 清热解毒，凉血活血
6. 患儿，3 岁，发热 1 天，38.3℃，恶寒无汗，头身疼痛，鼻塞，流清涕，咳嗽，舌淡红，苔薄白，指纹浮红。治疗首选方剂为（　）
   A. 桑菊饮

B. 银翘散
C. 新加香薷饮
D. 荆防败毒散
E. 桑杏汤

7. 患儿，5岁，盛夏外出游玩，现高热无汗，头痛胸闷，身重困倦，纳呆，鼻塞流涕，苔白腻，脉数。治疗首选方剂是（　）
A. 荆防败毒散
B. 银翘散
C. 新加香薷饮
D. 杏苏散
E. 桑菊饮

8. 患儿，7岁，发热3天，头痛，咳嗽，咳痰，喉中痰鸣，鼻流清涕，舌淡红，苔薄白，脉浮滑。治疗首选方剂是（　）
A. 葱豉汤　B. 三拗汤
C. 桑杏汤　D. 桑菊饮
E. 荆防败毒散

B1 型题

A. 咳嗽喉痒，喷嚏流涕
B. 咳嗽较剧，声重痰鸣
C. 惊惕啼叫，睡卧不宁
D. 身重困倦，胸闷泛恶
E. 脘腹胀满，不思饮食

1. 感冒夹痰多见（　）
2. 感冒夹滞多见（　）

A. 桑菊饮
B. 银翘散
C. 白虎汤
D. 荆防败毒散
E. 新加香薷饮

3. 小儿风寒感冒首选的方剂是（　）
4. 小儿风热感冒首选的方剂是（　）

参考答案

A1 型题

1. C；2. A；3. B；4. D；5. C；6. D；7. B；8. C；9. C

A2 型题

1. B；2. A；3. E；4. D；5. C；6. D；7. C；8. B

B1 型题

1. B；2. E；3. D；4. B

第九单元　咳嗽

A1 型题

1. 小儿咳嗽发生的主要外因是感受（　）
A. 寒邪　B. 风邪
C. 热邪　D. 湿邪
E. 燥邪

2. 小儿咳嗽发生的主要内因是（　）
A. 心脾两虚　B. 肝肾不足
C. 肺脾两虚　D. 肝肺失调
E. 肺肾两虚

3. 咳嗽的主要病机是（　）
A. 肺失宣肃　B. 肺气不足
C. 肾不纳气　D. 肺脾两虚
E. 肺肾两虚

4. 不属于风寒咳嗽症状的是（　）
A. 咳嗽咳痰　B. 鼻塞流涕
C. 口渴咽痛　D. 发热头痛
E. 全身酸痛

5. 小儿痰热咳嗽的主要特点是（　）
A. 咳声重浊，痰白而稀
B. 咳而无力，痰白清稀
C. 咳嗽不爽，痰黄黏稠
D. 干咳无痰，咽痒声嘶
E. 咳嗽频频，痰中带血

6. 风寒咳嗽的治法是（　）
A. 疏风解热，宣肺止咳
B. 疏风散寒，宣肺止咳
C. 养阴润肺，兼清余热
D. 益气敛肺止咳
E. 清肺化痰止咳

7. 痰热咳嗽的首选方剂是（　）
A. 桑菊饮
B. 二陈汤
C. 清金化痰汤
D. 金沸草散
E. 止嗽散

8. 阴虚咳嗽的首选方剂是（　）
A. 桑菊饮
B. 桑杏汤
C. 沙参麦冬汤
D. 麦门冬汤

E. 百合固金汤

A2 型题

1. 患儿，6 岁，咳嗽 3 天，痰白清稀，咽痒，鼻塞流涕，恶寒无汗，苔薄白，脉浮紧。其诊断为（ ）
   A. 风寒咳嗽　B. 风热咳嗽
   C. 痰热咳嗽　D. 阴虚咳嗽
   E. 肺虚久咳
2. 患儿，6 岁，咳嗽 1 个月，干咳无痰，口干口渴，咽痒声嘶，心烦，手足心热，舌红少苔，脉细数。应诊断为（ ）
   A. 风寒咳嗽　B. 风热咳嗽
   C. 痰热咳嗽　D. 阴虚咳嗽
   E. 肺虚久咳
3. 患儿，5 岁，咳嗽 3 天，发热恶风，微汗，口渴喜冷饮，咽红，舌红，苔薄黄。治疗首选方剂为（ ）
   A. 桑菊饮　B. 银翘散
   C. 杏苏散　D. 止嗽散
   E. 桑杏汤
4. 患儿，2 岁，咳嗽 5 天，咳嗽痰多，色黄黏稠，不易咯出，喉中痰鸣，发热，体温 38.2℃，口渴，烦躁，大便干，舌红，苔黄腻，指纹暗紫。治疗首选方剂为（ ）
   A. 金沸草散
   B. 桑菊饮
   C. 止嗽散
   D. 沙参麦冬汤
   E. 清金化痰汤
5. 患儿，4 岁，咳嗽 3 天，咳声重浊，咳痰色白质稀，咽痒，鼻塞流涕，恶寒无汗，头痛，全身酸痛，舌淡苔薄白，脉浮紧。其治疗方剂首选（ ）
   A. 金沸草散
   B. 桑菊饮
   C. 止嗽散
   D. 沙参麦冬汤
   E. 清金化痰汤
6. 患儿，5 岁，咳嗽 5 天，咳嗽痰多，色黄质稠，鼻塞，流黄稠涕，口渴喜冷饮，烦躁不安，睡眠不实，尿少色黄，大便干结，舌质红，有点刺，苔黄腻，脉弦滑。以下不适合该患儿的药物是（ ）
   A. 黄芩、栀子
   B. 桑白皮、浙贝母
   C. 瓜蒌仁、制大黄
   D. 桑叶、菊花
   E. 前胡、款冬花

B1 型题

A. 宣通肺气　B. 疏风解表
C. 清热解表　D. 清肺化痰
E. 润肺止咳

1. 感冒的治疗原则是（ ）
2. 咳嗽的治疗原则是（ ）

A. 疏风散寒，宣肺止咳
B. 疏风解热，宣肺止咳
C. 燥湿化痰，宣肺止咳
D. 滋阴润燥，养阴清肺
E. 清肺化痰，肃肺止咳

3. 风热咳嗽的治疗方法是（ ）
4. 痰热咳嗽的治疗方法是（ ）

A. 金沸草散
B. 桑菊饮
C. 沙参麦冬汤
D. 清金化痰汤
E. 止嗽散

5. 痰热咳嗽首选方为（ ）
6. 阴虚咳嗽首选方为（ ）

参考答案

A1 型题

1. B；2. C；3. A；4. C；5. C；6. B；7. C；8. C

A2 型题

1. A；2. D；3. A；4. E；5. A；6. D

B1 型题

1. B；2. A；3. B；4. E；5. D；6. C

第十单元　肺炎喘嗽

A1 型题

1. 下列不属于小儿肺炎喘嗽症状的是（ ）
   A. 发热　B. 咳嗽

C. 痰壅　　D. 哮鸣音
E. 鼻扇

2. 小儿肺炎喘嗽的主要外因是（　）
A. 寒邪　　B. 热邪
C. 风邪　　D. 湿邪
E. 燥邪

3. 小儿肺炎喘嗽的主要病位是（　）
A. 心　　B. 肺　　C. 肝
D. 脾　　E. 肾

4. 小儿肺炎喘嗽的主要病机是（　）
A. 心气不足　　B. 肝气郁滞
C. 肺气闭郁　　D. 肺气不降
E. 肾不纳气

5. 小儿肺炎喘嗽的变证是（　）
A. 痰热蕴肺　　B. 热毒闭肺
C. 肺脾气虚　　D. 肺肾两虚
E. 心阳虚衰

6. 不属于肺炎喘嗽的一般治疗方法的是（　）
A. 开肺化痰　　B. 清热涤痰
C. 止咳平喘　　D. 调和肝脾
E. 补肺健脾

7. 下列不属于肺炎喘嗽变证病机的是（　）
A. 邪气壅盛　　B. 正气虚弱
C. 气滞血瘀　　D. 心阳虚衰
E. 肾阳虚衰

8. 痰热闭肺型肺炎喘嗽的首选方是葶苈大枣泻肺汤合（　）
A. 三拗汤
B. 银翘散
C. 桑菊饮
D. 麻杏石甘汤
E. 五虎汤

9. 下列不属于毒热闭肺型肺炎喘嗽症状的是（　）
A. 恶寒发热　　B. 气急鼻扇
C. 胸闷喘憋　　D. 烦躁口渴
E. 溲赤便秘

A2 型题

1. 肺炎喘嗽患儿，现出现呛咳气急，痰黄稠黏，伴燥热、口渴、咽红，苔薄黄，脉浮数。治疗首选方剂为银翘散合（　）
A. 二陈汤
B. 三拗汤
C. 麻杏石甘汤
D. 麻黄汤
E. 葶苈大枣泻肺汤

2. 患儿，7 岁，症见恶寒发热，无汗，呛咳不爽，呼吸气急，痰白而稀，口不渴，舌质淡，苔薄白，脉浮紧，指纹浮红。辨证为（　）
A. 风热郁肺　　B. 风寒郁肺
C. 痰热闭肺　　D. 热毒闭肺
E. 阴虚肺热

3. 患儿，5 岁，诊断为肺炎喘嗽，现高热持续，咳嗽剧烈，气急鼻扇，面赤唇红，涕泪俱无，烦躁口渴，溲赤便秘，舌红干，脉滑数。中医辨证为（　）
A. 风寒闭肺　　B. 风热闭肺
C. 痰热闭肺　　D. 毒热闭肺
E. 邪陷心肝

4. 患儿，4 岁，发热咳嗽 5 天，喘咳持久，现低热盗汗，手足心热，干咳少痰，面色潮红，口干便结，舌红少津，苔少，脉细数。治疗首选方剂为（　）
A. 百合固金汤
B. 沙参麦冬汤
C. 麻杏石甘汤
D. 葶苈大枣泻肺汤
E. 人参五味子汤

5. 患儿，2 岁 5 个月，发热 3 天，体温 38.9℃，现发热烦躁，咳嗽喘促，呼吸困难，气急鼻扇，喉间痰鸣，口唇发绀，面赤口渴，胸部胀满，泛吐痰涎，舌质红，舌苔黄，脉弦滑。其治法为（　）
A. 辛温宣肺，化痰止咳
B. 清热解毒，泻肺开闭
C. 清热涤痰，开肺定喘
D. 养阴清肺，润肺止咳
E. 补肺健脾，益气化痰

6. 患儿，3 岁，发热咳嗽 3 天，症见发热恶风，咳嗽气急，鼻塞流涕，咳痰，痰稠黏黄，口干口渴，咽红，舌红，苔薄黄，脉浮数。辨证为（　）
A. 风热郁肺　　B. 风寒郁肺
C. 痰热闭肺　　D. 阴虚肺热
E. 肺脾气虚

7. 患儿，6 岁，咳嗽胸闷 5 天，咳嗽喘促，咳痰黄

稠，发热烦躁，喉间痰鸣，咽红肿，面色红赤，口渴欲饮，小便短黄，大便干结，舌红有点刺，苔黄腻，脉滑数。其治法为（ ）

A. 辛温宣肺，化痰止咳
B. 辛凉宣肺，化痰止咳
C. 清热涤痰，开肺定喘
D. 清热解毒，泻肺开闭
E. 养阴清肺，润肺止咳

8. 患儿，6岁，发热咳嗽10天，咳喘持久，低热盗汗，手足心热，干咳少痰，面色潮红，口干便秘，舌红少津，舌苔花剥，脉细数。其证候为（ ）

A. 风热郁肺　B. 风寒郁肺
C. 痰热闭肺　D. 阴虚肺热
E. 肺脾气虚

9. 患儿，4岁，胸闷喘憋5天，现咳喘不息，呼吸急促，鼻翼扇动，咳吐大量黄痰，喉间痰鸣，发热烦躁，口唇发绀，面赤口渴，舌红有点刺，苔黄腻，脉弦滑。其治疗宜选用（ ）

A. 白虎汤
B. 苏子降气汤
C. 银翘散合麻杏石甘汤
D. 黄连解毒汤合三拗汤
E. 五虎汤合葶苈大枣泻肺汤

10. 患儿，4岁，低热喘息半月余，现见低热起伏不定，面白少华，动则汗出，咳嗽无力，纳差便溏，神疲乏力，平素易感，舌质淡，苔薄白，脉沉细无力。治疗首选方剂为（ ）

A. 补中益气汤
B. 人参蛤蚧散
C. 人参五味子汤
D. 玉屏风散
E. 百合固金汤

B1 型题

A. 清肺　B. 泻肺
C. 润肺　D. 补肺
E. 肃肺

1. 阴虚肺热型肺炎喘嗽的治疗除养阴清热止咳外，还应（ ）
2. 肺脾气虚型肺炎喘嗽的治疗除健脾益气化痰外，还应（ ）

A. 三拗汤
B. 二陈汤
C. 黄连解毒汤
D. 葶苈大枣泻肺汤
E. 华盖散

3. 痰热闭肺型肺炎喘嗽的首选方是五虎汤合（ ）
4. 毒热闭肺型肺炎喘嗽的首选方是麻杏石甘汤合（ ）

A. 华盖散
B. 麻黄汤
C. 小青龙汤
D. 麻杏石甘汤
E. 金沸草散

5. 治疗咳嗽风寒咳嗽证，首选方剂是（ ）
6. 治疗肺炎喘嗽风寒闭肺证，首选方剂是（ ）

参考答案

A1 型题

1. D；2. C；3. B；4. C；5. E；6. D；7. E；8. E；9. A

A2 型题

1. C；2. B；3. D；4. B；5. C；6. A；7. C；8. D；9. E；10. C

B1 型题

1. C；2. D；3. D；4. A；5. E；6. A

第十一单元　哮喘

1. 哮喘的主要内因是（ ）

A. 感受外邪　B. 接触异物
C. 痰饮留伏　D. 饮食不节
E. 情绪失调

2. 下列不属于哮喘外因的是（ ）

A. 痰饮留伏　B. 感受外邪
C. 接触异物　D. 闻及异味
E. 嗜食咸酸

3. 哮喘发作期的病机是（ ）

A. 肺、脾、肾三脏不足
B. 内有痰饮留伏，外受邪气引动
C. 肺失宣肃，肺气不利
D. 外感病未治愈，邪气遗留
E. 嗜食肥甘厚味

4. 哮喘缓解期的病机是（ ）

A. 肺、脾、肾三脏不足
B. 内有痰饮留伏，外受邪气引动
C. 肺失宣肃，肺气不利
D. 外感病未治愈，邪气遗留
E. 嗜食肥甘厚味

5. 下列不属于儿童哮喘的诊断标准的是（　）
A. 突然发作，发作之前多有喷嚏、咳嗽等先兆
B. 发作时喘促，气急，喉间痰鸣，咳嗽阵作，甚至不能平卧
C. 发作时两肺闻及哮鸣音，呼气时明显，呼气相延长，甚至可闻及湿罗音
D. 多有家族哮喘史
E. 白细胞总数升高

6. 下列不属于热性哮喘的症状表现的是（　）
A. 咳嗽哮鸣　B. 痰稠色黄
C. 形寒肢冷　D. 渴喜冷饮
E. 舌红苔黄

7. 治疗寒性哮喘发作期的首选方剂是（　）
A. 麻黄汤
B. 麻杏石甘汤
C. 大青龙汤
D. 小青龙汤合三子养亲汤
E. 人参五味子汤合玉屏风散

8. 治疗肺肾阴虚型哮喘的首选方剂是（　）
A. 六味地黄丸
B. 杞菊地黄丸
C. 麦味地黄丸
D. 附桂地黄丸
E. 知柏地黄丸

A2 型题

1. 患儿，3 岁，气喘咳嗽，喉中哮鸣有声，痰稀白有泡沫，鼻塞流清涕，形寒肢冷，口唇青，口不渴，小便清长，大便稀溏，舌淡红，苔薄白，脉浮紧。其治法为（　）
A. 清肺涤痰，止咳平喘
B. 温肺散寒，化痰定喘
C. 解表清里，定喘止咳
D. 健脾益气，补肺固表
E. 健脾温肾，固摄纳气

2. 患儿，6 岁，咳嗽喘息，声高息涌，喉间有痰，哮鸣有声，痰稠色黄，发热面红，渴饮便秘，舌红苔黄，脉滑数。治疗首选苏葶丸合（　）
A. 麻杏石甘汤
B. 桑菊饮
C. 清宁散
D. 杏苏散
E. 清气化痰汤

3. 患儿，9 岁，喘促气急，咳嗽痰鸣 3 天，伴鼻塞流涕，打喷嚏，恶寒发热，咯痰黄稠黏，大便干结，尿黄，舌质红，苔白，脉浮紧。辨证应为（　）
A. 寒性哮喘
B. 热性哮喘
C. 外热内寒证
D. 外寒内热证
E. 肺脾气虚证

4. 患儿，10 岁，反复咳喘哮鸣 5 年，动则喘促，面色苍白，形寒肢冷，纳差便溏，舌淡脉弱。治疗首选方剂为（　）
A. 玉屏风散
B. 金匮肾气丸
C. 五子衍宗汤
D. 参附汤
E. 都气丸

5. 患儿，7 岁，症见气喘胸闷，喉中哮鸣有声，咳嗽痰黏，色黄难咯，流清涕，恶寒发热，面红，夜卧不安，无汗，口渴，小便黄赤，大便干，舌红苔薄白，脉浮紧。其治法为（　）
A. 温肺散寒，涤痰定喘
B. 清肺涤痰，止咳平喘
C. 解表清里，止咳定喘
D. 补肺固表，健脾益气
E. 养阴清热，补益肺肾

6. 患儿，6 岁，烦渴、咳嗽喘息 1 年余，现症见喘促乏力，动则气喘，心悸，形体瘦弱，四肢发凉，腰膝酸软，面白少华，夜尿多，大便稀溏，发育迟缓，舌淡白，苔薄白，脉细弱无力。治疗首选方剂为（　）
A. 六味地黄丸
B. 知柏地黄丸
C. 麦味地黄丸
D. 都气丸
E. 金匮肾气丸

7. 患儿，7 岁，反复咳喘 2 年，咳嗽时作，喘促乏

力，咳痰不爽，面色潮红，夜间盗汗，消瘦气短，手足心热，夜尿多，舌质红，苔花剥，脉细数。其治法为（　）

A. 温肺散寒，涤痰定喘

B. 清肺涤痰，止咳平喘

C. 解表清里，止咳定喘

D. 补肺固表，健脾益气

E. 养阴清热，补益肺肾

8. 患儿，4岁，气喘，喉间哮鸣，咳嗽咳痰，痰黄黏稠，量多，胸闷，呼吸困难，流黄稠涕，烦躁不安，咽红，口渴，大便不通，舌红有点刺，苔黄腻，脉滑数。治疗首选方剂为（　）

A. 清金化痰丸

B. 大青龙汤

C. 麻杏石甘汤合苏葶丸

D. 小青龙汤合三子养亲汤

E. 人参五味子汤合玉屏风散

B1 型题

A. 痰稠色黄，舌苔黄腻

B. 痰黄腥臭，舌苔黄厚

C. 干咳无痰，舌红少津

D. 痰黏量少，舌苔厚腻

E. 痰稀色白，舌苔白滑

1. 寒性哮喘的辨证要点是（　）
2. 热性哮喘的辨证要点是（　）

A. 补肺汤

B. 六君子汤

C. 人参五味子汤合玉屏风散

D. 麦味地黄丸

E. 金匮肾气丸

3. 肺脾气虚型哮喘首选方剂为（　）
4. 肺肾阳虚型哮喘首选方剂为（　）

参考答案

A1 型题

1. C；2. A；3. B；4. A；5. E；6. C；7. D；8. C

A2 型题

1. B；2. A；3. D；4. B；5. C；6. E；7. E；8. C

B1 型题

1. E；2. A；3. C；4. E

第十二单元　鹅口疮

A1 型题

1. 关于鹅口疮的概念，说法错误的是（　）

A. 口腔、舌上满布白屑

B. 其状如鹅口

C. 其色白如雪片

D. 其质地黏稠厚重

E. 又名“雪口”

2. 下列不属于鹅口疮发病特点的是（　）

A. 只在春夏发病

B. 多见于新生儿、久病体弱者

C. 可见于长期使用抗生素及激素的患者

D. 轻者治疗得当，预后良好

E. 重者可影响呼吸，危及生命

3. 治疗鹅口疮心脾积热证的首选方剂是（　）

A. 清胃散

B. 泻黄散

C. 清热泻脾散

D. 导赤散

E. 凉膈散

4. 治疗鹅口疮虚火上炎证的首选方剂是（　）

A. 六味地黄丸

B. 知柏地黄丸

C. 桂附地黄丸

D. 麦味地黄丸

E. 杞菊地黄丸

A2 型题

1. 患儿，15天，啼哭不止，不欲吮乳，口舌满布白屑，唇舌俱红，小便短赤。其治疗首选方剂为（　）

A. 导赤散

B. 泻黄散

C. 知柏地黄丸

D. 清热泻脾散

E. 竹叶石膏汤

2. 患儿，10个月，泄泻7天，经数天抗生素治疗，泄泻止，但是口舌出现散在白屑，红晕不显，口干不渴，手足心热，舌红，花剥苔。治疗首选方剂为（　）

A. 导赤散

B. 泻黄散
C. 知柏地黄丸
D. 清热泻脾散
E. 竹叶石膏汤

3. 患儿，3个月，发现口腔黏膜散在白屑，形体怯弱，两颧潮红，口干不渴，脉细。其治法为（ ）
A. 清心泻脾 B. 清热利湿
C. 清热解毒 D. 补脾益肾
E. 滋阴降火

B1 型题

A. 口舌白屑散在
B. 口舌白屑满布
C. 恶寒发热
D. 舌淡苔白
E. 舌起芒刺

1. 属于鹅口疮心脾积热证症状的是（ ）
2. 属于鹅口疮虚火上浮证症状的是（ ）

A. 清泻胃火 B. 清心泻脾
C. 清热解毒 D. 滋阴降火
E. 气阴双补

3. 鹅口疮心脾积热证的治法是（ ）
4. 鹅口疮虚火上浮证的治法是（ ）

参考答案

A1 型题

1. D；2. A；3. C；4. B

A2 型题

1. D；2. C；3. E

B1 型题

1. B；2. A；3. B；4. D

第十三单元 口疮

A1 型题

1. 关于小儿口疮，说法错误的是（ ）
A. 齿龈、舌体、两颊、上颚等处出现白色溃疡
B. 患处疼痛
C. 可伴发热
D. 满口糜烂，色红作痛者，称为口糜
E. 溃疡只发生在口唇中间，称为燕口疮

2. 治疗口疮风热乘脾证，首选方剂为（ ）
A. 银翘散 B. 泻黄散
C. 导赤散 D. 凉膈散
E. 清胃散

3. 治疗口疮心火上炎证，首选方剂为（ ）
A. 清胃散
B. 泻黄散
C. 泻心导赤散
D. 清热泻脾散
E. 黄连解毒汤

4. 治疗口疮虚火上浮证，首选方剂为（ ）
A. 六味地黄丸
B. 知柏地黄丸
C. 杞菊地黄丸
D. 大补阴丸
E. 一贯煎

A2 型题

1. 患儿，4岁，舌边尖溃烂，色红疼痛，饮食困难，心烦不安，口干喜凉饮，小便黄，舌尖红，苔薄黄。其治法为（ ）
A. 疏风散火，清热解毒
B. 清心凉血，泻火解毒
C. 滋阴降火，引火归原
D. 滋阴泻火，交通心肾
E. 消食导滞，调和脾胃

2. 患儿，3岁，发热，口腔溃疡2天，口颊、齿龈多个溃疡点，有红晕，口渴口臭，流涎液，眠不实，舌红，苔黄。辨证为（ ）
A. 心火上炎 B. 胃火炽盛
C. 风热乘脾 D. 心脾积热
E. 虚火上浮

3. 患儿，5岁，昨日外出游玩，今日出现舌上、舌边数个溃疡，色红疼痛，饮食困难，烦躁，口渴，小便短赤，舌尖红，苔薄黄，指纹紫，脉细数。其辨证为（ ）
A. 心火上炎 B. 胃火炽盛
C. 风热乘脾 D. 心脾积热
E. 虚火上浮

4. 患儿，5岁，口舌溃疡反复发作，周围不红，疼痛不甚，口干不渴，伴形体消瘦，神疲乏力，两颧发红，舌红，少苔。辨证为（ ）

A. 心火上炎　B. 胃火炽盛
C. 风热乘脾　D. 心脾积热
E. 虚火上浮

5. 患儿，5岁，口颊、上颚、口角出现溃疡，疼痛糜烂，饮食不下，烦躁不安，口渴口臭，小便短赤，大便秘结，舌红起点刺，舌薄黄，指纹紫，脉浮数。其治疗首选方剂为（　）
A. 清胃散　B. 泻黄散
C. 凉膈散　D. 导赤散
E. 泻心导赤散

B1 型题

A. 疏风散火，清热解毒
B. 疏风解表，泻火解毒
C. 清心凉血，泻火解毒
D. 滋阴降火，引火归原
E. 清热燥湿，解毒消痈

1. 小儿口疮风热乘脾证的治法为（　）
2. 小儿口疮虚火上浮证的治法为（　）

A. 反复发作
B. 满口糜烂
C. 舌上、舌尖溃烂
D. 舌红苔黄
E. 口干口渴

3. 属于心火上炎型口疮表现的是（　）
4. 属于虚火上浮型口疮表现的是（　）

参考答案

A1 型题

1. E；2. D；3. C；4. B

A2 型题

1. B；2. C；3. A；4. E；5. C

B1 型题

1. A；2. D；3. C；4. A

第十四单元　泄泻

A1 型题

1. 有关小儿泄泻，下列说法不正确的是（　）
A. 一年四季均可发生
B. 不同季节发生的小儿泄泻，证候表现相同
C. 2岁以下小儿发病率高
D. 根本原因是小儿脾常不足
E. 小儿易感受外邪、伤于乳食

2. 属于小儿泄泻转化和预后情况的是（　）
A. 痊愈　B. 气阴两伤
C. 阴竭阳脱　D. 疳证
E. 以上都是

3. 不属于小儿泄泻常见病因的是（　）
A. 感受外邪　B. 伤于饮食
C. 内伤情志　D. 脾胃虚弱
E. 脾肾阳虚

4. 小儿泄泻的主要病变部位是（　）
A. 肺、大肠　B. 肝、胆
C. 脾、胃　D. 心、小肠
E. 肾、膀胱

5. 小儿泄泻的主要病机是（　）
A. 肺脾气虚　B. 肝脾不和
C. 脾病湿盛　D. 脾肾阳虚
E. 饮食积滞

6. 小儿泄泻发病率较高的季节是（　）
A. 春、夏　B. 秋、冬
C. 夏、秋　D. 春、冬
E. 四季无差异

7. 小儿伤食泻常用的治疗方剂是（　）
A. 枳术丸
B. 附子理中汤
C. 六君子汤
D. 保和丸
E. 参苓白术散

8. 小儿脾虚泻常用的治疗方剂是（　）
A. 藿香正气散
B. 附子理中汤
C. 四神丸
D. 保和丸
E. 参苓白术散

A2 型题

1. 患儿，5个月，今晨啼哭不止，泻下清稀大便4次，夹有泡沫，臭气不甚，可闻及肠鸣音，舌淡苔白，指纹淡红。其辨证为（　）
A. 伤食泻　B. 湿热泻
C. 风寒泻　D. 脾虚泻
E. 脾肾阳虚泻

2. 患儿，5岁，昨日吃烤鱼半条，夜间呕吐2次，

脘腹疼痛，大便3次，大便稀溏，气味酸臭，便后腹痛减轻，舌淡红，苔黄厚腻，指纹滞。其治法为（　）

A. 疏风散寒，化湿和中
B. 运脾和胃，消食化滞
C. 清肠解毒，化湿止泻
D. 健脾益气，助运止泻
E. 温补脾肾，固涩止泻

3. 患儿，10个月，发热1天，泄泻5次，大便稀薄如水，泻下急迫，恶心呕吐，啼哭不止，小便短黄，舌红苔腻，指纹紫。其治疗首选方剂是（　）

A. 保和丸
B. 藿香正气散
C. 葛根黄芩黄连汤
D. 参苓白术散
E. 附子理中丸

4. 患儿，3岁，腹泻1天，大便清稀，中多泡沫，不甚臭，肠鸣腹痛，恶寒发热，舌质淡，苔白稍腻。其治疗首选方剂应为（　）

A. 保和丸
B. 藿香正气散
C. 葛根黄芩黄连汤
D. 参苓白术散
E. 附子理中丸

5. 患儿，5岁，昨晚进食过多过杂，今早腹泻数次，粪便酸臭，嗳气酸馊，脘腹胀满尤甚，腹痛不明显，舌红，苔厚腻。其治疗宜用保和丸加（　）

A. 木香、槟榔
B. 苍术、厚朴
C. 竹茹、半夏
D. 厚朴、莱菔子
E. 藿香、生姜

6. 患儿，7岁，腹泻2天，泻下如注，粪色黄臭，夹有黏液，发热体倦，口渴喜饮，舌红，苔黄腻，脉滑数，指纹紫。其治法为（　）

A. 疏风散寒，化湿和中
B. 运脾和胃，消食化滞
C. 清肠解毒，化湿止泻
D. 健脾益气，助运止泻
E. 温补脾肾，固涩止泻

7. 患儿，5岁，反复腹泻3个月，稍多进食则腹泻发作，大便稀溏，色淡不臭，形体消瘦，面黄神倦，少气懒言，舌淡苔白，指纹淡。治疗首选（　）

A. 补中益气汤
B. 附子理中丸
C. 黄芪汤
D. 保和丸
E. 参苓白术散

8. 患儿，10个月，腹泻2天，每天大便10余次，质稀如水，尿少渴饮，皮肤干燥，目眶及前囟凹陷，啼哭无泪，舌红少津。应诊断为泄泻之（　）

A. 风寒泻证
B. 湿热泻证
C. 伤食泻证
D. 气阴两伤证
E. 阴竭阳脱证

9. 患儿，2岁，反复泄泻1月余，时轻时重，大便清稀，无臭味，夹有不消化食物，有时便后脱肛，形寒肢冷，精神不振，舌淡苔白，指纹淡。治疗宜选（　）

A. 藿香正气散
B. 人参乌梅丸
C. 附子理中汤合四神丸
D. 金匮肾气丸合二陈汤
E. 生脉散合参附龙牡救逆汤

10. 患儿，6个月，泄泻2个月，日渐消瘦，近2日泻下不知，日行8~9次，精神萎靡，面色青灰，四肢冰凉，脉微细欲绝。治疗用（　）

A. 藿香正气散
B. 人参乌梅丸
C. 附子理中汤合四神丸
D. 金匮肾气丸合二陈汤
E. 生脉散合参附龙牡救逆汤

B1型题

A. 伤食　　B. 风寒
C. 湿热　　D. 脾虚
E. 阳虚

1. 泄泻而舌苔黄腻为（　）
2. 泄泻而舌苔厚腻为（　）

A. 炮姜　　B. 竹茹

C. 藿香　　D. 苏叶

E. 厚朴

3. 湿热泻伴呕吐宜加（　）
4. 伤食泻伴呕吐宜加（　）

参考答案

A1 型题

1. B；2. E；3. C；4. C；5. C；6. C；7. D；8. E

A2 型题

1. C；2. B；3. C；4. B；5. D；6. C；7. E；8. D；9. C；10. E

B1 型题

1. C；2. A；3. B；4. C

第十五单元　厌食

A1 型题

1. 小儿厌食的主要临床特征是（　）

A. 形体消瘦

B. 食少纳呆

C. 长期腹泻

D. 长期厌恶进食，食量减少

E. 情志失调，不思饮食

2. 小儿厌食的主要病机是（　）

A. 脾胃不和，纳化失职

B. 脾失健运，饮食积滞

C. 肝郁气滞，乘脾犯胃

D. 暑湿内伤，脾为湿困

E. 脾胃虚弱，运化无力

3. 下列属于小儿厌食病因的是（　）

A. 喂养不当　　B. 他病伤脾

C. 先天不足　　D. 情志失调

E. 以上都是

4. 治疗小儿厌食脾失健运证的首选方剂是（　）

A. 保和丸

B. 不换金正气散

C. 异功散

D. 健脾丸

E. 枳术丸

5. 针对小儿厌食之脾气虚证的治法是（　）

A. 消食导滞　　B. 补肾健脾

C. 滋脾养胃　　D. 健脾益气

E. 调和肝脾

A2 型题

1. 患儿，2 岁，体重 11kg，近 1 个月来食欲不振，食量减少，进食不化，面色少华，倦怠乏力，平素体虚易感，大便偏稀，夹有不消化食物。其诊断应为（　）

A. 积滞　　B. 泄泻

C. 厌食　　D. 疳证

E. 外感

2. 患儿，7 岁，因不想上学而闷闷不乐，不思饮食，食而不化，大便稀溏，夹有不消化食物，形体偏瘦，精神不振，舌淡，苔薄白，脉缓无力。治疗首选方剂为（　）

A. 枳术丸

B. 异功散

C. 四君子汤

D. 补中益气汤

E. 香砂六君丸

3. 患儿，5 岁，近 2 个月来食欲不振，食而乏味，多食则胃脘满闷不舒，嗳气泛恶，精神如常，大便畅，舌淡红，苔薄腻。其辨证为（　）

A. 饮食积滞证

B. 脾失健运证

C. 脾胃气虚证

D. 脾胃阴虚证

E. 脾肾两虚证

4. 患儿，3 岁，平素偏嗜零食、冷食，近 3 个月来厌恶进食，食量明显减少，食入即吐，皮肤干燥，大便干结，2～3 天一行，舌暗红，苔花剥，脉细数。治疗首选方剂为（　）

A. 保和丸

B. 不换金正气散

C. 异功散

D. 调胃承气汤

E. 养胃增液汤

B1 型题

A. 运脾　　B. 健胃

C. 健脾　　D. 养胃

E. 清胃

1. 脾失健运型厌食的治法重在（　）
2. 脾胃气虚型厌食的治法重在（　）

A. 不思进食，食而不化，形体瘦弱
B. 不思进食，食少饮多，便干烦躁
C. 厌恶进食，多食饱胀，精神尚可
D. 不欲饮食，脘腹胀满，烦躁不安
E. 不欲饮食，大便稀溏，完谷不化

3. 小儿厌食脾胃气虚证可见（　）
4. 小儿厌食脾胃阴虚证可见（　）

参考答案

A1 型题

1. D；2. A；3. E；4. B；5. D

A2 型题

1. C；2. B；3. B；4. E

B1 型题

1. A；2. C；3. A；4. B

第十六单元　积滞

A1 型题

1. 不属于小儿积滞临床表现的是（　）
A. 不思乳食　B. 食而不化
C. 形体消瘦　D. 脘腹胀满
E. 大便稀溏

2. 小儿积滞的主要病位是（　）
A. 胃、大肠　B. 胃、小肠
C. 肝、脾　D. 脾、胃
E. 肝、胃

3. 小儿积滞日久可转化为（　）
A. 厌食　B. 泄泻
C. 吐酸　D. 疳积
E. 胃痛

4. 治疗小儿乳积的首选方剂是（　）
A. 保和丸　B. 消乳丸
C. 健脾丸　D. 肥儿丸
E. 枳术丸

5. 小儿脾虚夹积的治法是（　）
A. 消食导滞，润肠通便
B. 调和脾胃，运脾开胃
C. 健脾助运，消食化滞
D. 健脾益气，涩肠止泻
E. 疏肝健脾，佐以助运

A2 型题

1. 患儿，2 岁，近日不思饮食，嗳腐酸馊，脘腹胀痛，大便酸臭，烦躁不安，夜卧不实，手足心热，舌质红，苔黄厚腻，指纹紫滞。治疗选用（　）
A. 消乳丸　B. 保和丸
C. 健脾丸　D. 四君子汤
E. 补中益气汤

2. 患儿，5 岁，不思饮食，食则饱胀，腹满喜按，面色萎黄，唇舌色淡，神疲乏力，夜寐不安，大便溏薄，气味酸臭，苔白腻，脉细滑。应诊断为（　）
A. 脾失健运型厌食
B. 脾胃阴虚型厌食
C. 脾胃气虚型厌食
D. 乳食内积型积滞
E. 脾虚夹积型积滞

3. 患儿，7 个月，不思乳食，呕吐乳汁，烦躁多啼，夜卧不安，食欲不振，大便酸臭，小便短黄，舌红苔腻，指纹紫滞。诊断为（　）
A. 食积　B. 乳积
C. 厌食　D. 疳积
E. 泄泻

4. 患儿，3 岁 6 个月，食少纳差，近日过食肉食后脘腹胀满，喜揉喜按，大便稀溏，味酸臭，含有不消化食物，形体瘦弱，面色萎黄，舌淡红，苔白腻，指纹淡滞。治疗首选（　）
A. 消乳丸　B. 保和丸
C. 健脾丸　D. 四君子汤
E. 补中益气汤

B1 型题

A. 健脾丸　B. 保和丸
C. 枳术丸　D. 消乳丸
E. 肥儿丸

1. 治疗小儿食积首选（　）
2. 治疗小儿脾虚夹积证首选（　）

A. 神疲乏力，大便秘结
B. 泻下不止，完谷不化
C. 脘腹胀满，舌苔厚腻
D. 多饮多食，舌红少苔
E. 形体消瘦，精神不振

3. 小儿积滞的主要症状有不思乳食，伴见（　）
4. 小儿疳证的主要症状有不思乳食，伴见（　）

参考答案

A1 型题

1. C；2. D；3. D；4. B；5. C

A2 型题

1. B；2. E；3. B；4. C

B1 型题

1. B；2. A；3. C；4. E

第十七单元　疳证

A1 型题

1. 有关疳证临床特征的描述错误的是（　）
   A. 形体消瘦
   B. 面色无华
   C. 毛发干枯
   D. 精神萎靡或烦躁
   E. 饮食如常
2. 疳证的主要病变脏腑是（　）
   A. 脾胃　B. 肝胆
   C. 心脾　D. 肝肾
   E. 肺胃
3. 下列不属于小儿疳证病因的是（　）
   A. 饮食不节　B. 喂养不当
   C. 疾病影响　D. 情志失调
   E. 先天不足
4. 疳证的发病机制是（　）
   A. 脾胃虚损，积滞内停
   B. 脾胃失和，纳化失健
   C. 脾胃受损，津液消亡
   D. 脾胃阴虚，津液内耗
   E. 肝气郁结，脾气虚弱
5. 疳证按病情轻重的发展顺序应为（　）
   A. 疳气→疳积→干疳
   B. 疳积→疳气→干疳
   C. 干疳→疳积→疳气
   D. 疳气→干疳→疳积
   E. 疳积→干疳→疳气
6. 治疗疳积的首选方剂是（　）
   A. 健脾丸　B. 肥儿丸
   C. 枳术丸　D. 保和丸
   E. 资生健脾丸
7. 疳肿胀的治法应是（　）
   A. 清心泻火　B. 清热祛湿
   C. 淡渗利湿　D. 补益脾肾
   E. 温阳利水
8. 干疳的治疗方法是（　）
   A. 调脾健运　B. 补益气血
   C. 消积理脾　D. 养血柔肝
   E. 滋阴生津
9. 治疗小儿口疳的首选方剂是（　）
   A. 导赤散
   B. 泻心导赤散
   C. 泻黄散
   D. 健脾丸
   E. 肥儿丸

A2 型题

1. 患儿，2 岁，体重 11kg，食少纳呆，面色无华，头发稀疏，性情急躁，大便时干时稀，舌质淡，苔薄腻，指纹淡。诊断为（　）
   A. 积滞　B. 厌食
   C. 疳气　D. 疳积
   E. 干疳
2. 患儿，3 岁，极度消瘦，皮肤干瘪起皱，貌似老人，毛发干枯，腹部凹陷，大便时溏时秘，舌淡嫩，苔少，脉细弱。治疗首选方剂为（　）
   A. 肥儿丸　B. 归脾汤
   C. 八珍汤　D. 健脾丸
   E. 资生健脾丸
3. 患儿，1 岁 6 个月，形瘦发枯，精神萎靡，面色无华，目胞及四肢浮肿，小便短少，舌淡嫩，苔薄白。其诊断为（　）
   A. 疳气　B. 疳积
   C. 口疳　D. 眼疳
   E. 疳肿胀
4. 患儿，11 个月，反复腹泻 3 月余，不思乳食，形体日渐消瘦，面色萎黄，毛发稀少，烦躁哭闹，夜卧不安，腹大如鼓，吮指磨牙，舌质淡，苔薄腻，指纹紫滞。治疗首选方剂为（　）
   A. 枳术丸
   B. 肥儿丸
   C. 资生健脾丸
   D. 补中益气汤
   E. 香砂六君丸
5. 患儿，3 岁，近 2 个月来不思饮食，形体消瘦，

精神萎靡，头发稀疏，两目干涩，畏光羞明，眼角赤烂。其治疗方法为（　）

A. 调脾健运，和胃止痛
B. 滋养肝肾，补益气血
C. 健脾温阳，利水消肿
D. 养血柔肝，滋阴明目
E. 清肝泻火，滋阴生津

B1 型题

A. 脾胃气虚，食少体瘦
B. 皮肤干燥，毛发干枯
C. 气液干涸，形体羸瘦
D. 恣食肥甘厚腻，损伤脾胃
E. 脾虚湿盛，口中甘味

1. “疳者甘也”的含义是（　）
2. “疳者干也”的含义是（　）

A. 杞菊地黄丸
B. 资生健脾丸
C. 石斛夜光丸
D. 防已黄芪汤
E. 泻心导赤散

3. 治疗眼疳的首选方剂是（　）
4. 治疗口疳的首选方剂是（　）

A. 食欲不振，厌恶进食
B. 形体消瘦，嗜食异物
C. 不思乳食，脘腹胀满
D. 饮食不下，腹痛腹泻
E. 情绪不佳，食少纳呆

5. 属于疳证的表现是（　）
6. 属于厌食的表现是（　）

参考答案

A1 型题

1. E；2. A；3. D；4. C；5. A；6. B；7. E；8. B；9. B

A2 型题

1. C；2. C；3. E；4. B；5. D

B1 型题

1. D；2. C；3. C；4. E；5. B；6. A

第十八单元　汗证

A1 型题

1. 关于小儿汗证，下列说法错误的是（　）
A. 多见于 5 岁以内的小儿
B. 往往自汗、盗汗并见
C. 自汗多属阳虚
D. 盗汗多属阴虚
E. 不会出现大汗淋漓

2. 不属于小儿汗证病机的是（　）
A. 肺卫不固　B. 营卫失调
C. 气血两虚　D. 气阴亏损
E. 湿热迫蒸

3. 治疗肺卫不固型汗证的首选方剂是玉屏风散合（　）
A. 四君子汤　B. 桂枝汤
C. 牡蛎散　D. 六君子汤
E. 黄芪桂枝五物汤

4. 治疗营卫失调型汗证的方法是（　）
A. 益气固表　B. 调和营卫
C. 益气养阴　D. 敛汗固脱
E. 清热利湿

5. 治疗气阴亏虚型汗证的首选方剂是（　）
A. 玉屏风散　B. 桂枝汤
C. 牡蛎散　D. 生脉散
E. 黄芪桂枝五物汤

A2 型题

1. 患儿，2 岁，近来自汗、盗汗、遍身汗出而不温，恶风畏寒，无发热，精神萎靡，食少纳呆，舌淡红，苔薄白，脉缓。其治疗宜选用（　）
A. 牡蛎散
B. 玉屏风散
C. 当归六黄汤
D. 黄芪桂枝五物汤
E. 补中益气汤

2. 患儿，3 岁，素喜出汗，以头部、肩背部明显，动则益甚，神倦乏力，易于感冒，脉弱。其治法应为（　）
A. 益气固表　B. 调和营卫
C. 益气养阴　D. 滋阴补肾
E. 补益肺脾

3. 患儿，2岁，入睡后汗出较多，心烦少寐，手足心热，哭声无力，体弱神萎，苔少，脉细数。治疗首选（ ）
A. 玉屏风散
B. 百合固金汤
C. 生脉散
D. 泻黄散
E. 黄芪桂枝五物汤
4. 患儿，3岁，平素易患感冒，自汗，偶有盗汗，汗出以头部、肩背部明显，动则尤甚，神疲乏力，少气懒言，面色少华，舌淡，苔薄白，脉细弱。治疗方剂为（ ）
A. 参苓白术散
B. 当归六黄汤
C. 黄芪桂枝五物汤
D. 玉屏风散合牡蛎散
E. 生脉饮合当归六黄汤
5. 患儿，4岁，经常在入睡后出汗，白天也有时出汗，形体瘦弱，神疲乏力，口干口渴，手足心灼热，睡眠不实，口唇淡红，舌质淡，花剥苔，脉细数。其辨证为（ ）
A. 肺卫不固　B. 营卫失调
C. 湿热迫蒸　D. 气阴亏虚
E. 肺脾两虚

B1 型题

A. 恶寒发热，汗出不畅
B. 不分寤寐，无故出汗
C. 潮热汗出，午后尤甚
D. 睡中汗出，醒时汗止
E. 四肢厥冷，大汗淋漓
1. 盗汗的表现是（ ）
2. 自汗的表现是（ ）
A. 自汗　B. 盗汗
C. 热汗　D. 冷汗
E. 黄汗
3. 肺卫不固型汗证的特点之一是（ ）
4. 气阴亏虚型汗证的特点之一是（ ）

参考答案

A1 型题
1. E；2. C；3. C；4. B；5. D
A2 型题
1. D；2. A；3. C；4. D；5. D
B1 型题
1. D；2. B；3. A；4. B

第十九单元　惊风

A1 型题

1. 小儿惊风的临床表现是（ ）
A. 高热、神昏
B. 高热、抽搐
C. 抽搐、昏迷
D. 汗出、肢厥
E. 肢厥、脉微
2. 小儿惊风的发病年龄特点是（ ）
A. 年龄越小发病率越低
B. 年龄越小发病率越高
C. 1~5岁儿童发病率最高
D. 3岁以下儿童发病率最高
E. 发病率与年龄不相关
3. 急惊风的“四证”是（ ）
A. 风、寒、惊、痰
B. 惊、热、痰、火
C. 风、火、积、热
D. 热、痰、惊、风
E. 痰、火、湿、积
4. 下列不属惊风八候的是（ ）
A. 搐　B. 颤　C. 抖
D. 反　E. 视
5. 有关急惊风与慢惊风的区别，下列说法错误的是（ ）
A. 急惊风起病急暴
B. 慢惊风病久中虚
C. 急惊风属阳属实
D. 慢惊风属阴属虚
E. 急惊风不能转化成慢惊风
6. 急惊风的治疗原则不包括（ ）
A. 清热　B. 豁痰
C. 息风　D. 安神
E. 镇惊
7. 属于急惊风病因病机的是（ ）
A. 外感时邪　B. 脾胃虚弱
C. 脾虚肝亢　D. 心脾两虚
E. 肝脾不和
8. 慢惊风患儿多体质羸弱，其主要病变脏腑为

(　)
A. 心、脾、肺
B. 肝、脾、胃
C. 肝、脾、肾
D. 心、肝、肾
E. 肺、脾、肾

A2 型题

1. 患儿，6 岁，突然高热，甚至昏迷，烦躁谵妄，反复抽搐，惊厥不已，呕吐腹痛，大便夹脓血，舌质红，苔黄腻，脉滑数。其诊断为（　）
A. 泄泻　B. 痢疾
C. 惊风　D. 感冒
E. 呕吐
2. 患儿，4 岁，突然出现神昏惊厥，伴发热头痛，咳嗽流涕，咽红疼痛，舌红，苔薄黄，脉浮数，经治疗后热退，抽搐自止。其辨证为急惊风之(　)
A. 热证　B. 风证
C. 惊证　D. 痰证
E. 实证
3. 患儿，3 岁，高热，神志昏迷，喉中痰鸣，谵妄不宁，躁狂不止，大便秘结，舌红起点刺，苔黄厚腻，脉滑数，指纹紫。其辨证为急惊风之(　)
A. 热证　B. 风证
C. 惊证　D. 痰证
E. 实证

B1 型题

A. 表热、里热
B. 痰热、痰火、痰浊
C. 外风、内风
D. 表实、里虚
E. 惊吓、惊恐
1. 急惊风之风证包括（　）
2. 急惊风之惊证的表现（　）

A. 清热　B. 豁痰
C. 滋阴　D. 镇惊
E. 息风
3. 治疗急惊风之痰壅者宜先（　）
4. 治疗急惊风之风盛者宜急（　）

参考答案

A1 型题

1. C；2. C；3. D；4. C；5. E；6. D；7. A；8. C

A2 型题

1. C；2. A；3. D

B1 型题

1. C；2. E；3. B；4. E

第二十单元　水肿

A1 型题

1. 下列不属于急性肾小球肾炎临床表现的是（　）
A. 浮肿　B. 多尿
C. 血尿　D. 蛋白尿
E. 高血压
2. 不属于水肿病因病机的是（　）
A. 感受风邪　B. 疮毒入侵
C. 水湿内侵　D. 心脾两虚
E. 肺脾气虚
3. 水肿的病变部位主要是（　）
A. 心、肝、肾
B. 心、肝、脾
C. 肺、脾、肾
D. 肝、脾、肾
E. 肝、肺、肾
4. 治疗水肿之风水相搏证的首选方剂是（　）
A. 麻黄汤
B. 五苓散
C. 甘露消毒丹
D. 麻黄连翘赤小豆汤合五苓散
E. 苓桂术甘汤合五皮饮
5. 水肿之湿热内侵证的治法是（　）
A. 疏风宣肺，利水消肿
B. 清热解毒，利水消肿
C. 清热利湿，凉血止血
D. 健脾益气，淡渗利水
E. 活血化瘀，利水消肿
6. 小儿湿热内侵之水肿的发生常有的病史是（　）
A. 外感　B. 外伤
C. 食积　D. 受惊
E. 疮毒

A2 型题

1. 患儿，4 岁，恶寒发热 1 天，水肿自眼睑开始迅速波及全身，以头面眼睑肿势为甚，皮色光亮，按之凹陷，随手而起，尿少色赤，咽喉肿痛，肢体酸痛，舌质淡，苔薄白，脉浮。其诊断为（ ）
   A. 感冒　B. 风水
   C. 石水　D. 正水
   E. 皮水
2. 患儿，8 岁，发热 1 天，突然出现头面眼睑浮肿，并迅速波及全身，呈紧张性水肿，尿少，色如浓茶，微恶风寒，咽喉肿痛，肢体酸痛，鼻塞，咳嗽，舌淡红，苔薄黄，脉浮数。治疗首选方剂为（ ）
   A. 真武汤
   B. 五苓散
   C. 银翘散
   D. 苓桂术甘汤合大青龙汤
   E. 麻黄连翘赤小豆汤合五苓散
3. 患儿，5 岁，头面肢体轻度浮肿，小便黄赤而少，尿血，烦热口渴，头身困重，胃脘痞闷，不思饮食，大便黏滞，舌红，苔黄腻，脉滑数。其辨证为（ ）
   A. 风水相搏　B. 湿热内侵
   C. 水气凌心　D. 水毒内闭
   E. 肾虚水停
4. 患儿，7 岁，浮肿 3 天，颜面眼睑为甚，尿少，伴发热恶风，咳嗽流涕，苔薄白，脉浮。其治法应为（ ）
   A. 疏风宣肺，利水消肿
   B. 清热解毒，利水消肿
   C. 清热利湿，凉血止血
   D. 健脾益气，淡渗利水
   E. 活血化瘀，利水消肿
5. 患儿，6 岁，皮肤疮疡 2 周后出现头面肢体浮肿，尿少尿血，烦热口渴，舌红，苔黄腻，脉滑数。治疗首选（ ）
   A. 黄连解毒汤
   B. 麻黄连翘赤小豆汤
   C. 仙方活命饮合四妙丸
   D. 五味消毒饮合小蓟饮子
   E. 苓桂术甘汤合五皮饮

B1 型题

A. 感受风邪　B. 痰湿内蕴
C. 湿热内侵　D. 肾阳不足
E. 肺脾气虚

1. 水肿之风水相搏证的病因病机是（ ）
2. 水肿之湿热内侵证的病因病机是（ ）

参考答案

A1 型题

1. B；2. D；3. C；4. D；5. C；6. E

A2 型题

1. B；2. E；3. B；4. A；5. D

B1 型题

1. A；2. C

第二十一单元　尿频

A1 型题

1. 小儿尿频脾肾气虚证的表现是（ ）
   A. 起病急骤，小便频数短赤，心烦
   B. 起病急骤，小便频数，尿液浑浊
   C. 病程日久，小便频数，滴沥不尽，尿液不清
   D. 病程日久，小便频数，淋沥不尽，小腹坠胀
   E. 病程日久，小便频数，尿液浑浊
2. 小儿尿频脾肾气虚证的治法是（ ）
   A. 清热泻火，固涩小便
   B. 清热利湿，通利膀胱
   C. 健脾益气，淡渗利水
   D. 温补脾肾，升提固摄
   E. 补肾滋阴，固涩小便
3. 小儿尿频之脾肾气虚证的常用方剂是（ ）
   A. 导赤散
   B. 五苓散
   C. 八正散
   D. 金匮肾气丸
   E. 缩泉丸

A2 型题

1. 患儿，4 岁，长期小便频数，滴沥不尽，尿液不清，面色萎黄，精神倦怠，食欲不振，畏寒怕

冷，手足不温，大便稀薄，眼睑轻度浮肿，舌质淡，边有齿痕，苔薄腻，脉细弱。其辨证为（　）

A. 肝经湿热　B. 湿热下注

C. 脾肾气虚　D. 肺脾两虚

E. 肾阳不足

2. 患儿，3岁，尿频日久，夜尿尤多，尿液不清，面色萎黄，食少纳呆，形寒肢冷，眼睑浮肿，大便稀薄，舌淡，苔薄腻，脉沉细弱。其治疗首选方剂为（　）

A. 缩泉丸　B. 五苓散

C. 真武汤　D. 桑螵蛸散

E. 六味地黄丸

参考答案

A1 型题

1. C；2. D；3. E

A2 型题

1. C；2. A

第二十二单元　遗尿

A1 型题

1. 下列关于小儿遗尿，说法不正确的是（　）

A. 又称“尿床”

B. 睡中小便自遗，醒后方觉

C. 一般发生于3周岁以下小儿

D. 发病率男孩高于女孩

E. 部分患儿有明显的家族史

2. 小儿遗尿的主要病因病机是（　）

A. 感受外邪　B. 肾气不固

C. 脾肺气虚　D. 心脾两虚

E. 受到惊恐

3. 遗尿肾气不足证的治法是（　）

A. 清心泻火，固涩小便

B. 滋心清肾，安神固脬

C. 补肺益脾，固涩膀胱

D. 温补肾阳，固涩小便

E. 补肾填精，固涩缩尿

4. 治疗肺脾气虚型遗尿的首选方剂是（　）

A. 菟丝子散

B. 金匮肾气丸

C. 补中益气汤合缩泉丸

D. 桑螵蛸散合缩泉丸

E. 导赤散合交泰丸

5. 遗尿心肾失交证的首选治疗方剂是（　）

A. 菟丝子散

B. 金匮肾气丸

C. 补中益气汤合缩泉丸

D. 桑螵蛸散合缩泉丸

E. 导赤散合交泰丸

A2 型题

1. 患儿，4岁，时有尿频，每晚尿床3次，小便清长，面白少华，神疲乏力，形寒肢冷，智力较同龄儿稍差，舌淡，苔白滑，脉沉无力。其中医诊断与辨证是（　）

A. 尿频，脾肾气虚证

B. 尿频，肾阳不足证

C. 遗尿，肾气不足证

D. 遗尿，肺脾气虚证

E. 遗尿，心肾失交证

2. 患儿，7岁，每晚尿床2次，醒后方觉，小便清长，畏寒肢冷，神疲乏力，面色苍白，形体瘦弱，易患感冒，智力稍弱，舌质淡，苔白滑，脉沉细无力。其治疗首选方剂为（　）

A. 菟丝子散

B. 桑螵蛸散

C. 六味地黄丸

D. 金匮肾气丸

E. 缩泉丸

3. 患儿，5岁，小便频数，夜间尿床2～3次，形体羸弱，头发稀疏，智力较同龄儿差，面色苍白，精神倦怠，肢凉怕冷，小便清长，大便偏稀，舌质淡，苔白滑，脉沉无力。其病机是（　）

A. 心肾失交，水火不济

B. 肺脾气虚，水道失约

C. 肾气不固，膀胱虚寒

D. 脾肾气虚，下元不固

E. 膀胱湿热，湿热下注

B1 型题

A. 清心泻火，固涩小便

B. 滋心清肾，安神固脬

C. 温补肾阳，固涩小便

D. 补肺益脾，固涩膀胱
E. 补肾填精，固涩缩尿
1. 遗尿肺脾气虚证的治法是（　）
2. 遗尿心肾失交证的治法是（　）

参考答案

A1 型题
1. C；2. B；3. D；4. C；5. E
A2 型题
1. C；2. A；3. C
B1 型题
1. D；2. B

第二十三单元　五迟、五软

A1 型题

1. 五迟、五软属于（　）
A. 呼吸系统异常
B. 消化系统异常
C. 生殖系统异常
D. 生长发育障碍
E. 血液障碍
2. 下列不属于五迟的是（　）
A. 立迟　B. 行迟
C. 齿迟　D. 语迟
E. 囟迟
3. 下列不属于五软的是（　）
A. 骨骼软　B. 肌肉软
C. 头项软　D. 口软
E. 手软
4. 属于小儿五迟、五软的先天因素的是（　）
A. 分娩时难产
B. 分娩时产伤
C. 生后护理不当
D. 乳食不足
E. 高年得子
5. 不属于小儿五迟、五软的后天因素的是（　）
A. 分娩时产伤
B. 生产时胎盘早剥
C. 高热导致脑髓受损
D. 父母精血亏虚
E. 喂养失调
6. 小儿五迟、五软的病机可概括为（　）
A. 邪正交争　B. 正虚邪实
C. 阴虚阳亢　D. 阴阳两虚
E. 阴阳失调
7. 下列属于肝肾亏损型五迟、五软临床特征的是（　）
A. 口角流涎，咀嚼无力
B. 头项痿弱，天柱骨倒
C. 食少纳呆，大便秘结
D. 失聪失语，反应迟钝
E. 舌有瘀点，指纹暗滞
8. 治疗五迟、五软心脾两虚证首选（　）
A. 调元散
B. 八珍汤
C. 桂附地黄丸
D. 加味六味地黄丸
E. 五子衍宗丸

A2 型题

1. 患儿，2 岁，筋骨瘦弱，发育迟缓，坐起、站立、行走、生齿等明显迟于正常同龄小儿，头项痿弱，头形方大，目无神采，反应迟钝，囟门宽大，夜卧不安，舌淡，苔少，脉沉细无力，指纹淡。其治疗首选方剂为（　）
A. 调元散
B. 八珍汤
C. 桂附地黄丸
D. 加味六味地黄丸
E. 五子衍宗丸
2. 患儿，2 岁 4 个月，语言发育迟缓，智力低下，神情呆滞，头发稀黄，纳食欠佳，吮吸咀嚼无力，口角流涎，大便秘结，舌质淡胖，苔少，指纹淡。其辨为五迟、五软之（　）
A. 脾肾气虚证
B. 心脾两虚证
C. 肺脾气虚证
D. 肝肾亏虚证
E. 心肾不交证
3. 患儿，2 岁，尚不能行走，才萌牙 8 颗，前囟未闭，头项痿软，目无神采，不思乳食，舌淡，指纹淡。其治法为（　）
A. 健脾养心，补益气血
B. 健脾和胃，消食化积
C. 补肾填髓，养肝强筋

D. 补肾温阳，通经活络

E. 涤痰开窍，活血通络

4. 患儿，5 岁，失聪失语，反应迟钝，意识不清，吞咽困难，喉中痰鸣，时有癫痫发作，肌肉软弱，关节僵硬，舌暗胖，有瘀点，苔腻，脉沉涩，指纹暗滞。其治疗首选方剂是（　）

A. 二妙丸合桃红四物汤

B. 六味地黄丸合调元散

C. 四君子汤合黄芪桂枝五物汤

D. 二陈汤合通窍活血汤

E. 导痰汤合补阳还五汤

B1 型题

A. 1～2 岁还不会说话

B. 2～3 岁还不能站立

C. 2～3 岁还不能行走

D. 手臂不能握举

E. 咀嚼无力，时流清涎

1. 小儿五迟中立迟是指（　）

2. 小儿五软中口软是指（　）

A. 心血不足　　B. 肝血不足

C. 脾气不足　　D. 肺气不足

E. 肾精不足

3. 小儿五迟中发迟是由于（　）

4. 小儿五软中肌肉软是由于（　）

参考答案

A1 型题

1. D；2. E；3. A；4. E；5. D；6. B；7. B；8. A

A2 型题

1. D；2. B；3. C；4. D

B1 型题

1. B；2. E；3. E；4. C

第二十四单元　麻疹

A1 型题

1. 下列不属于麻疹的临床表现的是（　）

A. 发热

B. 咳嗽

C. 眼目发红

D. 麻粒大小红色斑丘疹

E. 糠麸样脱屑

2. 麻疹的好发季节是（　）

A. 春、夏　　B. 冬、春

C. 夏、秋　　D. 秋、冬

E. 春、秋

3. 麻疹的好发年龄是（　）

A. 6 个月～2 岁

B. 6 个月～4 岁

C. 6 个月～5 岁

D. 1～5 岁

E. 1～6 岁

4. 麻疹的证候分类为（　）

A. 寒证、热证

B. 虚证、实证

C. 阳证、阴证

D. 顺证、逆证

E. 表证、里证

5. 关于麻疹预后，说法不正确的是（　）

A. 疹出顺利为顺证

B. 正不胜邪转为逆证

C. 顺证预后良好

D. 逆证不危及生命

E. 患病后可获得终身免疫

6. 麻疹的主要病因是（　）

A. 外感麻毒时邪

B. 外感风痧时邪

C. 外感水痘时邪

D. 外感腮腺炎时邪

E. 外感猩红热时邪

7. 下列有关麻疹顺证的病机，说法错误的是（　）

A. 正邪相争

B. 驱邪外泄

C. 郁阻于肺

D. 麻疹时邪由表入里

E. 邪毒出于肌表而出疹

8. 下列属麻疹收没期临床表现的是（　）

A. 无脱屑，无色素沉着

B. 有脱屑，有色素沉着

C. 有脱屑，无色素沉着

D. 无脱屑，有色素沉着

E. 有脱皮，无色素沉着

9. 下列有关麻疹邪毒闭肺证病机，说法错误的是（　）

A. 麻疹时邪内传
B. 邪毒闭肺
C. 肺失宣肃
D. 肺气郁闭
E. 痰热壅盛

10. 关于麻疹预防措施，说法不正确的是（ ）
A. 接种麻疹减毒活疫苗
B. 未患儿童不去流行区域
C. 易患儿接触传染源后隔离观察 21 天
D. 与麻疹患者接触者隔离观察 7 天
E. 与麻疹患者接触的免疫接种者隔离观察 4 周

11. 关于麻疹患者的护理措施，说法不正确的是（ ）
A. 严关门窗　B. 皮肤清洁
C. 补足水分　D. 饮食清淡
E. 忌食辛辣

A2 型题

1. 患儿，10 个月，发热 2 天，口腔两颊黏膜红赤，臼齿处可见细小白色疹点，周围红晕，累累如麻，伴鼻塞流涕，咳嗽，眼睑红赤，泪水汪汪，小便短黄，舌红，苔薄黄，指纹浮紫。其诊断为（ ）
A. 风疹　B. 麻疹
C. 水痘　D. 紫癜
E. 猩红热

2. 患儿，2 岁，发热 4 天，现壮热如潮，咳嗽，目赤，口渴，烦躁，全身布满麻粒大小红疹，从耳后开始，到头面、颈部、胸腹、四肢蔓延，舌红赤，苔黄腻，脉数有力。其治疗首选方剂为（ ）
A. 黄连解毒汤
B. 麻杏石甘汤
C. 宣毒发表汤
D. 清解透表汤
E. 沙参麦冬汤

3. 麻疹患儿，4 岁，出麻疹 10 天，现疹点出齐，发热渐退，咳嗽渐减，疹点依次减回，皮肤呈糠麸状脱屑，并有色素沉着，胃口好转，精神好转，舌红少津，舌苔少，脉细数。治疗宜用（ ）
A. 宣毒发表汤
B. 清解透表汤
C. 沙参麦冬汤
D. 麻杏石甘汤
E. 百合固金汤

4. 麻疹患儿，5 岁，现皮疹密集色紫，高热不退，咽喉肿痛，吞咽不利，声音嘶哑，咳声重浊，声如犬吠。其治疗首选方剂为（ ）
A. 宣毒发表汤
B. 清解透表汤
C. 清咽下痰汤
D. 麻杏石甘汤
E. 羚角钩藤汤

5. 麻疹患儿，3 岁，先皮肤疹点密集成片，遍及全身，色泽紫暗，神志昏迷，舌红绛，苔黄起刺，脉数有力。其治疗首选方剂为（ ）
A. 宣毒发表汤
B. 清解透表汤
C. 清咽下痰汤
D. 麻杏石甘汤
E. 羚角钩藤汤

B1 型题

A. 邪毒闭肺，肺气郁闭
B. 肺胃邪毒，上攻咽喉
C. 卫表失和，肺气失宣
D. 邪毒内陷，引动肝风
E. 肺胃热盛，阴液耗损

1. 麻疹邪毒攻喉证的病机是（ ）
2. 麻疹邪陷心肝证的病机是（ ）

A. 正胜邪盛　B. 正胜邪却
C. 邪盛正虚　D. 时邪在表
E. 由表入里

3. 辨麻疹顺证，见形期为（ ）
4. 辨麻疹顺证，收没期为（ ）

A. 黄连解毒汤
B. 清解透表汤
C. 凉营清气汤
D. 宣毒发表汤
E. 沙参麦冬汤

5. 治疗麻疹初热期的首选方剂为（ ）
6. 治疗麻疹收没期的首选方剂为（ ）

A. 辛凉透表，清宣肺卫
B. 清凉解毒，透疹达邪
C. 宣肺开闭，清热解毒
D. 清热解毒，利咽消肿
E. 平肝息火，清心开窍
7. 麻疹之邪毒闭肺证的治法是（　）
8. 麻疹之邪陷心肝证的治法是（　）

参考答案

A1 型题

1. C；2. B；3. C；4. D；5. D；6. A；7. C；8. B；9. C；10. D；11. A

A2 型题

1. B；2. D；3. C；4. C；5. E

B1 型题

1. B；2. D；3. E；4. B；5. D；6. E；7. C；8. E

第二十五单元　风疹

A1 型题

1. 下列不属于风疹的临床表现的是（　）
A. 轻度发热
B. 咳嗽
C. 玫瑰色斑丘疹
D. 耳后、枕部臀核肿大
E. 糠麸样脱屑
2. 风疹的好发季节是（　）
A. 春夏　B. 夏秋
C. 冬春　D. 秋冬
E. 春秋
3. 风疹的好发年龄是（　）
A. 1 岁以下
B. 6 个月 ~5 岁
C. 2 ~3 岁
D. 1 ~5 岁
E. 6 ~12 岁
4. 孕妇感染后可导致胎儿畸形的传染病是（　）
A. 麻疹　B. 风疹
C. 水痘　D. 猩红热
E. 腮腺炎
5. 风疹的主要病因是（　）
A. 风热时邪　B. 风疹时邪
C. 风温时邪　D. 麻疹时邪
E. 猩红热时邪
6. 风疹的病变脏腑主要是（　）
A. 肺卫　B. 肺胃
C. 心肺　D. 肺肝
E. 肺肾

A2 型题

1. 患儿，3 岁，发热 1 天，喷嚏流涕，咳嗽轻微，全身出现细小淡红色丘疹，耳后及枕部臀核肿大。应诊断为（　）
A. 麻疹，初热期
B. 麻疹，出疹期
C. 风疹，邪犯肺卫
D. 风疹，邪入气营
E. 猩红热，邪侵肺卫
2. 患儿，5 岁，高热 5 天，全身皮肤猩红，红疹稠密，并且有数处成片紫暗色皮疹，哭闹不休，口渴喜饮，小便黄少，大便秘结，舌红赤，苔黄糙，脉洪数。其治疗首选方剂为（　）
A. 银翘散
B. 清营汤
C. 宣毒发表汤
D. 清解透表汤
E. 透疹凉解汤
3. 患儿，1 岁 4 个月，发热 2 天，全身皮肤出现细沙样玫瑰色斑丘疹，先起于头面、躯干，后遍及全身，耳后及枕部淋巴结肿大，有压痛，伴咳嗽、喷嚏、流涕，舌红，苔薄白，脉浮数。其治疗首选（　）
A. 消风散
B. 银翘散
C. 宣毒发表汤
D. 清解透表汤
E. 透疹凉解汤

B1 型题

A. 疏风解表清热
B. 辛凉宣肺透表
C. 清气凉营解毒
D. 清热解毒养阴
E. 清热凉血活血
1. 风疹之邪犯肺卫证的治法为（　）
2. 风疹之邪入气营证的治法为（　）

参考答案

A1 型题

1. E；2. C；3. D；4. B；5. B；6. A

A2 型题

1. C；2. E；3. B

B1 型题

1. A；2. C

第二十六单元　猩红热

A1 型题

1. 下列不属于猩红热的临床表现的是（　）
   A. 发热
   B. 咽喉肿痛
   C. 玫瑰色斑丘疹
   D. 猩红色皮疹
   E. 脱屑、脱皮
2. 猩红热的好发季节是（　）
   A. 春、夏　B. 夏、秋
   C. 春、秋　D. 秋、冬
   E. 冬、春
3. 猩红热的好发年龄是（　）
   A. 1~3 岁　B. 3~6 岁
   C. 2~8 岁　D. 3~10 岁
   E. 6~12 岁
4. 猩红热的主要病因是（　）
   A. 风温时邪　B. 湿热时邪
   C. 风疹时邪　D. 麻疹时邪
   E. 猩红热时邪
5. 猩红热发病所涉及的脏腑是（　）
   A. 心、肺　B. 心、肝
   C. 肺、胃　D. 肺、脾
   E. 脾、胃
6. 猩红热的血常规检查，其异常为（　）
   A. 白细胞总数下降，中性粒细胞升高
   B. 白细胞总数升高，中性粒细胞升高
   C. 白细胞总数正常，中性粒细胞下降
   D. 白细胞总数升高，淋巴细胞升高
   E. 白细胞总数下降，淋巴细胞升高
7. 下列可并发心悸、痹证、水肿的是（　）
   A. 猩红热　B. 腮腺炎
   C. 水痘　D. 麻疹
   E. 风疹

A2 型题

1. 患儿，2 岁，发热骤起，头痛恶寒，肌肤无汗，咽喉红肿疼痛，影响吞咽，皮肤潮红，痧疹隐隐，舌质红，苔薄黄，脉浮数有力。其治疗首选（　）
   A. 透疹凉解汤
   B. 清解透表汤
   C. 解肌透痧汤
   D. 凉营清气汤
   E. 宣毒发表汤
2. 患儿，3 岁，壮热不解 3 天，烦躁口渴，咽喉肿痛，伴有腐烂白腐物，皮疹密布，色红如丹，疹由颈、胸开始，继而弥漫全身，压之褪色，舌红起刺，苔花剥，脉数有力。其辨证为（　）
   A. 肺胃热盛　B. 邪毒闭肺
   C. 邪侵肺卫　D. 毒炽气营
   E. 疹后阴伤
3. 患儿，2 岁 6 个月，丹痧皮疹布齐，全身皮肤脱屑、脱皮，低热不退，干咳，口燥咽干，食欲不振，舌红少津，苔剥落，脉细数。其治疗首选（　）
   A. 解肌透痧汤
   B. 凉营清气汤
   C. 沙参麦冬汤
   D. 百合地黄汤
   E. 知柏地黄丸

B1 型题

A. 时邪入侵，蕴于肺胃
B. 余邪流窜，经络受阻
C. 热毒炽盛，引动肝风
D. 毒邪炽盛，上犯于心
E. 肺脾肾受损，水湿内停

1. 猩红热并发心悸的病机是（　）
2. 猩红热并发痹证的病机是（　）

A. 金银花、连翘
B. 淡豆豉、浮萍
C. 玄参、板蓝根
D. 蝉蜕、葛根
E. 赤芍、丹皮

3. 治疗猩红热邪侵肺卫证乳蛾红肿者，宜在原方基础上加（ ）
4. 治疗猩红热毒炽气营证疹布不透者，宜在原方基础上加（ ）

A. 发热数小时至1天出疹
B. 发热1~2天出疹
C. 发热3~4天出疹，热甚
D. 发热3~4天出疹，热退
E. 无确定关系

5. 猩红热发热与出疹的关系是（ ）
6. 麻疹发热与出疹的关系是（ ）

A. 玫瑰色斑丘疹
B. 麻疹黏膜斑
C. 糠麸样脱屑
D. 环口苍白圈
E. 无大片脱皮

7. 属于风疹临床特征的是（ ）
8. 属于猩红热临床特征的是（ ）

参考答案

A1 型题

1. C；2. E；3. C；4. E；5. C；6. B；7. A

A2 型题

1. C；2. D；3. C

B1 型题

1. D；2. B；3. C；4. B；5. A；6. C；7. A；8. D

第二十七单元 水痘

A1 型题

1. 水痘的临床表现为（ ）
A. 发热
B. 皮肤瘙痒
C. 大量疱疹
D. 丘疹、疱疹、结痂同时存在
E. 脱屑、脱皮

2. 水痘的好发季节是（ ）
A. 春、夏　B. 夏、秋
C. 冬、春　D. 秋、冬
E. 春、秋

3. 水痘的好发年龄是（ ）
A. 1~3岁　B. 3~6岁
C. 6~9岁　D. 9~12岁
E. 12~15岁

4. 水痘发生的病因是感受（ ）
A. 风热　B. 风寒
C. 风温　D. 湿热
E. 时邪

5. 水痘的主要病变部位是（ ）
A. 肺胃　B. 肺脾
C. 心肝　D. 脾胃
E. 肝肾

6. 水痘的主要病机是（ ）
A. 时邪袭肺
B. 湿热内蕴
C. 外湿与内湿相应
D. 时邪袭肺，内湿相搏
E. 正气亏虚，不能抗邪

7. 治疗水痘之邪炽气营证的首选方剂是（ ）
A. 柴葛解肌汤
B. 清瘟败毒饮
C. 黄连解毒汤
D. 清胃解毒汤
E. 犀角地黄汤

A2 型题

1. 患儿，7岁，轻微发热，鼻塞流涕，喷嚏，咳嗽，起病后2天出现皮疹，疹色红润，疱浆清亮，根盘红晕，皮疹瘙痒，分布稀疏，躯干最多，舌苔薄白，脉浮数。其治疗首选方剂为（ ）
A. 银翘散
B. 白虎汤
C. 三仁汤
D. 甘露消毒丹
E. 清胃解毒汤

2. 患儿，5岁，发热轻微，鼻塞流涕，咳嗽，起病第2天后躯干皮肤出现散在皮疹、疱疹，疹色红润，疱浆清亮，根盘红晕，舌淡红，苔薄白，脉浮数。其证候为（ ）
A. 外感风热　B. 肺卫不固
C. 邪伤肺卫　D. 邪炽气营
E. 湿热内蕴

3. 患儿，10岁，壮热不退，烦躁不安，口渴欲饮，面红目赤，皮疹稠密，疹色紫暗，疱浆浑浊，胸腹部散在出血性皮疹，大便干结，小便短赤，舌质绛，苔黄糙而干，脉数有力。其治疗首选（　）

A. 银翘散
B. 清营汤
C. 宣毒发表汤
D. 清解透表汤
E. 清胃解毒汤

B1 型题

A. 辛凉透表，清宣肺卫
B. 疏风清热，利湿解毒
C. 清凉解毒，透疹达邪
D. 清肺泻火，健脾祛湿
E. 清热凉营，解毒化湿

1. 水痘之邪伤肺卫证的治法为（　）
2. 水痘之邪炽气营证的治法为（　）

参考答案

A1 型题

1. D；2. C；3. C；4. E；5. B；6. D；7. D

A2 型题

1. A；2. C；3. E

B1 型题

1. B；2. E

第二十八单元　流行性腮腺炎

A1 型题

1. 流行性腮腺炎的中医病名为（　）
A. 丹痧　　B. 丹毒
C. 痄腮　　D. 鹅口疮
E. 蛇串疮

2. 流行性腮腺炎的好发季节是（　）
A. 春夏　　B. 夏秋
C. 秋冬　　D. 冬春
E. 不分季节

3. 流行性腮腺炎的好发年龄是（　）
A. 6 个月 ~1 岁
B. 2 岁以下婴幼儿
C. 3 岁以上儿童
D. 12 岁以上青少年
E. 18 岁以上成年人

4. 流行性腮腺炎的主要肿痛部位是（　）
A. 颈前
B. 耳前
C. 耳后
D. 以耳垂为中心
E. 面颊部

5. 流行性腮腺炎的主要病变经脉是（　）
A. 足太阳经脉
B. 足厥阴经脉
C. 足少阳经脉
D. 手阳明经脉
E. 手少阴经脉

6. 治疗热毒壅盛型流行性腮腺炎的首选方剂是（）
A. 银翘散
B. 五味消毒饮
C. 普济消毒饮
D. 清瘟败毒饮
E. 黄连解毒物

7. 治疗流行性腮腺炎毒窜睾腹变证的首选方剂是（　）
A. 一贯煎　　B. 暖肝煎
C. 橘核丸　　D. 金铃子散
E. 龙胆泻肝汤

8. 不属于流行性腮腺炎外治法的是（　）
A. 玉枢丹外敷
B. 鲜仙人掌外敷
C. 如意金黄散外敷
D. 鲜败酱草水熏洗
E. 鲜金银花水熏洗

A2 型题

1. 患儿，6 岁，两侧耳下腮部漫肿疼痛，咀嚼不便，伴低热、头痛，苔薄黄，脉浮数。其治疗首选方剂为（　）
A. 银翘散
B. 白虎汤
C. 小柴胡汤
D. 柴胡葛根汤
E. 柴葛解肌汤

2. 患儿，7 岁，高热 3 天，头痛，两侧腮部胀痛，坚硬拒按，咀嚼困难，苔黄，脉滑数。其治疗首选方剂为（　）

A. 柴葛解肌汤
B. 柴胡葛根汤
C. 黄连解毒汤
D. 普济消毒饮
E. 五味消毒饮

3. 患儿，8岁，腮部肿胀消退后出现一侧睾丸肿胀疼痛，伴少腹疼痛，痛时拒按，舌红，苔黄，脉数。其治法为（　）
A. 疏风清热，散结消肿
B. 清热解毒，息风开窍
C. 清肝泻火，活血止痛
D. 清热凉血，软坚散结
E. 清热解毒，活血化瘀

B1 型题

A. 邪毒壅阻少阳
B. 邪毒移于肝经
C. 邪毒蕴于阳明
D. 邪毒内陷心肝
E. 邪毒兼犯气营

1. 流行性腮腺炎见神昏抽搐的病机是（　）
2. 流行性腮腺炎见睾丸肿痛的病机是（　）

A. 疏风清热，散结消肿
B. 清热凉血，软坚散结
C. 清热解毒，息风开窍
D. 清肝泻火，活血止痛
E. 解表清里，和解少阳

3. 流行性腮腺炎之邪犯少阳证的治法为（　）
4. 流行性腮腺炎之热毒壅盛证的治法为（　）

参考答案

A1 型题

1. C；2. D；3. C；4. D；5. C；6. C；7. E；8. E

A2 型题

1. D；2. D；3. C

B1 型题

1. D；2. B；3. A；4. C

第二十九单元　流行性乙型脑炎

A1 型题

1. 流行性乙型脑炎的主要临床症状为（　）
A. 发热恶寒
B. 寒热往来
C. 低热不退
D. 高热、昏迷、抽搐
E. 头晕、恶心、呕吐

2. 流行性乙型脑炎的好发季节是（　）
A. 3、4、5月
B. 4、5、6月
C. 5、6、7月
D. 7、8、9月
E. 10、11、12月

3. 关于流行性乙型脑炎，下列说法错误的是（　）
A. 2~6岁发病率最高
B. 发病急骤，传变迅速
C. 不会出现内闭外脱、呼吸障碍危象
D. 重症常留下后遗症
E. 接种疫苗能降低发病率

4. 可造成患儿终生残疾的传染病是（　）
A. 风疹
B. 麻疹
C. 水痘
D. 流行性乙型脑炎
E. 流行性腮腺炎

5. 流行性乙型脑炎急性期的病因是感受（　）
A. 风热邪气　　B. 风寒邪气
C. 湿热邪气　　D. 暑温时邪
E. 瘟疫时邪

6. 流行性乙型脑炎恢复期、后遗症期的病机是（　）
A. 邪热入侵，首先犯肺
B. 邪热炽盛，引动肝风
C. 邪毒深入，热入营血
D. 正邪交争，邪炽气营
E. 正气耗伤，余邪留恋

7. 流行性乙型脑炎的一般传变规律是（　）
A. 五脏　　B. 六经
C. 三焦　　D. 气血
E. 卫气营血

8. 预防流行性乙型脑炎的措施之一是（　）
A. 消灭孑孓　　B. 消灭蟑螂
C. 消灭苍蝇　　D. 消灭老鼠
E. 消灭寄生虫

9. 有关流行性乙型脑炎的护理，说法错误的是

( )

A. 保持居室凉爽通风

B. 急性期禁食水

C. 密切观测生命体征

D. 昏迷患儿需常翻身、拍背

E. 恢复期宜早进行功能锻炼

A2 型题

1. 患儿，4 岁，突然发热，微恶风寒，头痛，颈项强硬，无汗，口渴引饮，伴恶心呕吐，舌质红，苔薄黄，脉浮数。其辨证为（ ）

A. 风热犯肺证

B. 邪犯卫气证

C. 邪炽气营证

D. 余热未尽证

E. 痰湿中阻证

2. 患儿，5 岁，壮热不退，头痛剧烈，呕吐频繁，口渴引饮，颈项强直，神昏谵语，四肢抽搐，喉间痰鸣，呼吸不利，大便干结，小便短赤，舌红绛，苔黄腻，脉数有力。其治疗首选方剂为（ ）

A. 清营汤

B. 止痉散

C. 清瘟败毒饮

D. 犀角地黄汤

E. 青蒿鳖甲汤

3. 患儿，3 岁，发热 1 周，热势起伏不退，朝轻暮重，神识昏迷，两目上视，口噤项强，反复抽搐，四肢厥冷，胸腹灼热，二便失禁，舌质紫绛少津，舌苔薄，脉沉细数。其治法为（ ）

A. 辛凉解表，清暑化湿

B. 养阴清热，调和营卫

C. 清气凉营，泻火涤痰

D. 凉血清心，增液潜阳

E. 搜风通络，养阴息风

4. 流行性乙型脑炎恢复期病儿，现发热时高时低，面赤颧红，心烦不宁，口干喜饮，小便短少，偶有惊惕，舌红，苔光净，脉细数。其治疗首选（ ）

A. 清营汤

B. 黄连解毒汤

C. 清瘟败毒饮

D. 犀角地黄汤

E. 青蒿鳖甲汤

5. 流行性乙型脑炎后遗症病儿，现神识不清，语言不利，吞咽困难，喉间痰鸣，舌苔厚腻，脉濡滑。治疗首选（ ）

A. 涤痰汤

B. 导痰汤

C. 二陈汤

D. 礞石滚痰丸

E. 清金化痰丸

6. 流行性乙型脑炎后遗症病儿，肢体强直瘫软，关节僵硬，时有角弓反张，苔薄白，脉细弦。治疗首选（ ）

A. 定痫丸

B. 止痉散

C. 小活络丹

D. 安宫牛黄丸

E. 黄芪桂枝五物汤

B1 型题

A. 桑菊饮

B. 银翘散

C. 白虎汤

D. 新加香薷饮

E. 藿香正气散

1. 治疗流行性乙型脑炎偏卫分证的首选方剂是（ ）

2. 治疗流行性乙型脑炎偏气分证的首选方剂是（ ）

A. 养阴清热，调和营卫

B. 辛凉解表，清暑化湿

C. 清气凉营，泻火涤痰

D. 清热泻火，镇惊安神

E. 搜风通络，养阴息风

3. 流行性乙型脑炎之余热未尽证的治法为（ ）

4. 流行性乙型脑炎之内风扰动证的治法为（ ）

参考答案

A1 型题

1. D；2. D；3. C；4. D；5. D；6. E；7. E；8. A；9. B

A2 型题

1. B；2. C；3. D；4. E；5. A；6. B

B1 型题

1. D；2. C；3. A；4. E

第三十单元　寄生虫病

A1 型题

1. 蛔虫病以腹痛为主要症状，其疼痛部位主要是（　）
   A. 左下腹　B. 右下腹
   C. 胃脘部　D. 脐周部
   E. 全腹部
2. 蛲虫病的主要临床表现是（　）
   A. 夜间磨牙　B. 嗜食异物
   C. 绕脐腹痛　D. 排出蛔虫
   E. 肛周奇痒
3. 蛔厥证的治法是（　）
   A. 驱蛔杀虫，调理脾胃
   B. 安蛔定痛，继之驱虫
   C. 散蛔驱虫，调胃定痛
   D. 行气通腑，散蛔驱虫
   E. 调气活络，驱蛔杀虫
4. 治疗蛔虫病肠虫证的首选方剂为（　）
   A. 乌梅丸　B. 驱虫粉
   C. 化虫丸　D. 追虫丸
   E. 使君子散
5. 用使君子治疗蛔虫病的最大剂量不超过（　）
   A. 10 粒　B. 15 粒
   C. 20 粒　D. 25 粒
   E. 30 粒
6. 下列有关小儿蛲虫病的预防及护理的说法错误的是（　）
   A. 日常食用使君子
   B. 注意小儿卫生，饭前便后洗手
   C. 患儿衣裤勤换洗，并煮沸杀虫
   D. 早晚用温水洗会阴及肛周
   E. 积极治疗患儿

A2 型题

1. 患儿，6 岁，时有绕脐腹痛，食欲不振，日渐消瘦，大便不调，面部白斑，白睛蓝斑，大便下虫。其诊断为（　）
   A. 腹痛　B. 便秘
   C. 蛔厥证　D. 肠虫证
   E. 虫瘕证
2. 患儿，5 岁，突然发生剧烈腹痛，以右胁下及胃脘部疼痛为主，弯腰曲背，辗转不安，肢冷汗出，恶心呕吐，吐出蛔虫，平素腹痛时发时止，发作间歇时，痛止如常人，舌质红，苔厚腻，脉弦数。其治疗首选方剂为（　）
   A. 驱虫粉　B. 使君子散
   C. 乌梅丸　D. 大承气汤
   E. 小承气汤

B1 型题

A. 满腹疼痛，拒按
B. 下腹部疼痛，拒按
C. 绕脐腹痛，乍作乍止
D. 腹痛绵绵，喜温喜按
E. 突然右上腹绞痛伴呕吐

1. 蛔虫病肠虫症的腹痛特点是（　）
2. 蛔虫病蛔厥证的腹痛特点是（　）

参考答案

A1 型题

1. D；2. E；3. B；4. E；5. C；6. A

A2 型题

1. D；2. C

B1 型题

1. C；2. E

第三十一单元　夏季热

A1 型题

1. 下列不属于小儿夏季热的临床表现的是（　）
   A. 长期发热　B. 口渴多饮
   C. 少尿　D. 少汗
   E. 汗闭
2. 小儿夏季热的好发季节是（　）
   A. 4、5、6 月
   B. 5、6、7 月
   C. 6、7、8 月
   D. 7、8 月
   E. 8、9 月
3. 小儿夏季热的好发年龄是（　）
   A. 6 个月 ~1 岁
   B. 6 个月 ~3 岁

C. 3～6 岁
D. 5～10 岁
E. 9～12 岁

4. 小儿夏季热的最主要病因是（ ）
A. 气候炎热　B. 乳食积滞
C. 内蕴湿热　D. 余热稽留
E. 体质虚弱

5. 有关夏季热的病机所涉及的脏腑是（ ）
A. 心、肝、肺
B. 心、肝、肾
C. 肺、脾、胃
D. 肺、胃、肾
E. 肝、脾、肾

6. 小儿夏季热的症状与气温变化的关系为（ ）
A. 气温愈高，体温愈高
B. 气温愈低，体温愈高
C. 气温愈高，体温愈低
D. 气温愈低，体温愈低
E. 无明显相关性

A2 型题

1. 患儿，2 岁，初夏发病，现发热已逾 1 个月，热势多于午后升高，口渴引饮，皮肤干燥，灼热无汗，小便频数清长，苔薄黄，脉数。治疗首选方剂为（ ）
A. 清络饮
B. 新加香薷饮
C. 竹叶石膏汤
D. 白虎加人参汤
E. 王氏清暑益气汤

2. 患儿，1 岁 6 个月，精神萎靡，面色苍白，下肢清冷，小便清长，频繁无度，大便稀溏，身热不退，朝盛暮衰，口渴多饮，舌质淡，苔薄黄，脉细数无力。其首选治疗方剂为（ ）
A. 生脉散
B. 白虎加人参汤
C. 王氏清暑益气汤
D. 温下清上汤
E. 新加香薷饮

B1 型题

A. 胎禀不足，冒受暑气
B. 暑伤脾气，气不化水
C. 暑气熏蒸，真阴不足
D. 暑热炽盛，津液耗伤
E. 暑邪伤肺，开阖失司

1. 夏季热出现少汗或汗闭的病机是（ ）
2. 夏季热出现尿多清长的病机是（ ）

A. 辛凉解表，清热解毒
B. 清暑祛湿，生津止渴
C. 清暑益气，养阴生津
D. 清上温下，交通心肾
E. 温补肾阳，清心护阴

3. 夏季热之暑伤肺胃证的治法是（ ）
4. 夏季热之上盛下虚证的治法是（ ）

参考答案

A1 型题

1. C；2. C；3. B；4. E；5. D；6. A

A2 型题

1. E；2. D

B1 型题

1. E；2. B；3. C；4. E

第三十二单元　紫癜

A1 型题

1. 血液溢于皮肤、黏膜之下，是为（ ）
A. 麻疹　B. 风疹
C. 猩红热　D. 紫癜
E. 水痘

2. 关于紫癜的病因病机，下列说法错误的是（ ）
A. 小儿气血未充，卫外不固
B. 外感时令之邪，直中脏腑
C. 主要是风热之邪与气血相搏
D. 血热妄行，渗于皮肤
E. 迁延日久，气虚血瘀

3. 下列不属于小儿紫癜常见证型的是（ ）
A. 风热伤络证
B. 血热妄行证
C. 脾肾阳虚证
D. 气不摄血证
E. 阴虚火旺证

A2 型题

1. 患儿，5 岁，全身皮肤紫癜散发，尤以下肢及臀

部居多，呈对称分布，色泽鲜红，大小不一，伴有发热、腹痛、尿血，舌质红，苔薄黄，脉浮数。其诊断为（　）

A. 风疹　　B. 麻疹
C. 紫癜　　D. 水痘
E. 猩红热

2. 患儿，7岁，皮肤出现瘀点、瘀斑2天，斑色鲜红，心烦口渴，腹部时痛，便秘，舌红，脉细数有力。治疗首选（　）

A. 连翘败毒散
B. 犀角地黄汤
C. 龙胆泻肝汤
D. 归脾汤
E. 大补阴丸

3. 患儿，10岁，紫癜时发时止，发时多伴鼻衄，血色鲜红，心烦盗汗，小便黄赤，大便干燥，脉细数。治疗首选方剂为（　）

A. 十灰散
B. 小蓟饮子
C. 大补阴丸
D. 六味地黄丸
E. 知柏地黄丸

4. 患儿，6岁，发热2天，全身皮肤散发紫癜，瘙痒，下肢和臀部居多，对称分布，色泽鲜红，大小不一，伴有尿血，舌质红，苔薄黄，脉浮数。其治疗原则为（　）

A. 疏风散邪，清热凉血
B. 清热解毒，凉血止血
C. 健脾养心，益气摄血
D. 滋阴降火，凉血止血
E. 清热利湿，凉血解毒

5. 患儿，10岁，紫癜反复出现，瘀点、瘀斑颜色淡紫，常有鼻衄、齿衄，面色苍黄，神疲乏力，食欲不振，头晕心慌，舌质淡胖，舌苔薄，脉细无力。其治疗方剂首选（　）

A. 四君子汤
B. 补中益气汤
C. 连翘败毒散
D. 归脾汤
E. 大补阴丸

B1 型题

A. 风热伤络　　B. 血热妄行
C. 阴虚火旺　　D. 气不摄血
E. 气滞血瘀

1. 紫癜色淡，病程较长，神疲纳呆，应为（　）
2. 紫癜鲜红，低热盗汗，心烦少寐，应为（　）

A. 疏风散邪，清热凉血
B. 疏风散热，凉血解毒
C. 清热解毒，凉血止血
D. 健脾养心，益气摄血
E. 滋阴降火，凉血止血

3. 紫癜之风热伤络证的治法是（　）
4. 紫癜之血热妄行证的治法是（　）

参考答案

A1 型题

1. D；2. B；3. C

A2 型题

1. C；2. B；3. C；4. A；5. D

B1 型题

1. D；2. C；3. A；4. C

第六章 中医眼科学

第一单元 眼科概论

A1 型题

1. 眼与脏腑和全身其他组织器官保持密切联系依靠的是（ ）
   A. 气血　B. 经络
   C. 神经　D. 先天之精
   E. 后天之精
2. 眼之所以能够明视万物、辨别颜色，有赖于（ ）
   A. 肾精充养　B. 脾气温养
   C. 肝气条达　D. 肝血充足
   E. 五脏六腑精气的滋养
3. 之所以说眼病与肝关系密切，是由于（ ）
   A. 肝主藏血，肝开窍于目，黑睛属肝，足厥阴肝经连目系
   B. 肝肾阴虚、肝火犯肺、肝病传脾等均可造成眼病
   C. 绿风内障、青风内障、凝脂翳等常见致盲眼病均因肝病变所致
   D. 眼病常与气滞血瘀有关
   E. 肝主疏泄，肝郁化火常致眼病
4. 两眦病变常与下列哪项有关（ ）
   A. 脾和胃　B. 心和小肠
   C. 肺和大肠　D. 肝和胆
   E. 肾和膀胱
5. 根据《黄帝内经》五脏化五液的理论，化液为泪的脏是（ ）
   A. 心　B. 肝
   C. 脾　D. 肺
   E. 肾
6. 黑睛在五轮中称为（ ）
   A. 肉轮　B. 血轮
   C. 风轮　D. 气轮
   E. 水轮
7. 根据五轮学说，内外眦属（ ）
   A. 肉轮　B. 血轮
   C. 风轮　D. 气轮
   E. 水轮
8. 根据《黄帝内经》理论，骨之精形成（ ）
   A. 络　B. 约束
   C. 白睛　D. 黑睛
   E. 瞳子
9. 论述有“五轮学说”的医学著作为（ ）
   A.《千金要方》
   B.《太平圣惠方》
   C.《世医得效方》
   D.《普济本事方》
   E.《宣明论方》
10. 起止、交接或循行于目内眦的经脉是（ ）
   A. 足太阳膀胱经
   B. 足少阳胆经
   C. 手少阳三焦经
   D. 手少阴心经
   E. 足厥阴肝经
11. 起止、交接或循行于目外眦的经脉是（ ）
   A. 足太阳膀胱经
   B. 足阳明胃经
   C. 足厥阴肝经
   D. 手阳明大肠经
   E. 足少阳胆经
12. 不是起止、交接或循行于眼内、外眦的经脉是（ ）
   A. 足阳明胃经
   B. 足少阳胆经
   C. 手少阳三焦经
   D. 手太阳小肠经
   E. 足厥阴肝经
13. 直接与目系相连的经脉是（ ）
   A. 足厥阴肝经
   B. 足阳明胃经
   C. 足太阳膀胱经
   D. 手少阴心经

E. 足少阳胆经

14. 以下哪项不是心引起眼病的病机（　）
A. 心火内盛
B. 心阴亏虚
C. 心脉痹阻
D. 心经虚火上炎
E. 心经积热

15. 以下哪项不是脾和胃引起眼病的病机（　）
A. 脾气虚弱
B. 脾肾阳虚
C. 胃热炽盛
D. 胃气上逆
E. 脾胃湿热

16. 以下哪项不是肝引起眼病的病机（　）
A. 肝胆湿热
B. 寒滞肝脉
C. 肝阴不足
D. 肝血不足
E. 肝火上炎

A2 型题

1. 患者胞睑局限性红赤肿胀，如涂丹砂，触之质硬，表皮光亮紧张是（　）
A. 外感风热
B. 邪毒外袭
C. 湿热内蕴
D. 火毒郁于肌肤
E. 外伤血瘀

2. 患者眦部翳肉红赤壅肿，发展迅速，头尖体厚为（　）
A. 肝肺风热
B. 心肺风热
C. 心经虚火上炎
D. 肝火上炎
E. 肺热壅盛

3. 患者瞳神紧小，干缺不圆，抱轮红赤，反复发作，经久不愈，舌红少苔，脉细数，多为（　）
A. 肝肾阴虚
B. 阴虚火旺
C. 肝经风热
D. 肝胆实热
E. 阴虚夹风热

B1 型题

A. 气　　B. 血
C. 津　　D. 液
E. 精

1. 肺与眼的关系主要体现在（　）
2. 心与眼的关系主要体现在（　）

A. 心　　B. 肝
C. 脾　　D. 肺
E. 肾

3. 升举清阳之气至目的脏是（　）
4. 升运清轻之血至目的脏是（　）

A. 肝热上攻
B. 头风攻之，或痰热上扰
C. 阴虚火旺
D. 血热壅滞
E. 风热外袭

5. 瞳神干缺多因（　）
6. 瞳神散大多因（　）

A. 足太阳膀胱经
B. 足少阳胆经
C. 手少阴心经
D. 足厥阴肝经
E. 足太阴脾经

7. 与眼内眦有关的经脉是（　）
8. 与眼外眦有关的经脉是（　）

A. 足太阳膀胱经
B. 足阳明胃经
C. 手少阳三焦经
D. 足厥阴肝经
E. 手太阳小肠经

9. 与眼内、外眦均有关的经脉是（　）
10. 与目系有联系的经脉是（　）

A. 上胞下垂　　B. 两眦赤痛
C. 白睛红赤　　D. 黑睛生翳
E. 瞳神紧小

11. 脾虚气弱引起的眼部症状有（　）
12. 肺经实火引起的眼部症状有（　）

A. 胞睑　　B. 两眦
C. 白睛　　D. 黑睛
E. 瞳神及瞳神内各组织

13. 血轮是指（　）
14. 风轮是指（　）

A. 心、小肠
B. 肺、大肠
C. 肝、胆
D. 脾、胃
E. 肾、膀胱

15. 气轮分属的脏腑为（　）
16. 水轮分属的脏腑为（　）
A. 心火上炎
B. 心火夹湿邪
C. 心经虚火
D. 心经积热
E. 心肺风热

17. 内眦红肿，触之有硬结，疼痛拒按，为（　）
18. 内眦不红不肿，指压泪窍出脓，为（　）

A. 脾肾阳虚，水湿上泛
B. 外感风热
C. 外感风寒
D. 热毒壅盛
E. 肺热伤络

19. 白睛表层红赤浮肿，眵泪俱多，骤然发生，多为（　）
20. 白睛表层水肿，透明发亮，伴眼睑水肿，多为（　）

A. 阴虚阳亢
B. 肝胆风火上扰
C. 肝胆实热
D. 肝郁气滞
E. 阴虚火旺

21. 瞳神紧小，神水混浊，多因（　）
22. 瞳神散大，色呈淡绿，多因（　）

参考答案

A1 型题

1. B；2. E；3. A；4. B；5. B；6. C；7. B；8. E；9. B；10. A；11. E；12. E；13. A；14. C；15. D；16. B

A2 型题

1. D；2. D；3. B；4. B

B1 型题

1. A；2. B；3. C；4. B；5. C；6. B；7. A；8. B；9. E；10. D；11. A；12. C；13. B；14. D；15. B；16. E；17. A；18. D；19. B；20. A；21. C；22. B

第二单元　暴风客热

A1 型题

1. 暴风客热多因（　）
A. 风热之邪外袭
B. 外感疫疠之气
C. 风热湿邪
D. 疫毒之气
E. 痰湿内蕴

2. “红眼病”是指（　）
A. 视瞻昏渺
B. 圆翳内障
C. 视瞻有色
D. 暴风客热
E. 天行赤眼

3. 暴风客热可见（　）
A. 白睛红赤
B. 白睛点状或片状出血
C. 胞轮红赤
D. 白睛表面灰白色小颗粒，周围绕以赤丝血脉
E. 黑睛表面凹陷，羞明流泪

4. 天行赤眼与暴风客热鉴别的关键点是（　）
A. 眵泪之多少
B. 白睛红肿程度
C. 对视力之影响
D. 涩痛之程度
E. 是否引起流行

5. 外感风热，猝然发病，白睛明显红肿热痛的眼病称为（　）
A. 火疳
B. 金疳
C. 天行赤眼
D. 天行赤眼暴翳
E. 暴风客热

6. 暴风客热的外治宜选（　）
   A. 0.5%熊胆眼药水
   B. 1%的阿托品眼药水
   C. 1%匹罗卡品眼药水
   D. 1%强的松龙眼药水
   E. 5%托品卡胺眼药水
7. 暴风客热的病因病机与下述哪项关系最密切（　）
   A. 风热相搏，上攻于目
   B. 肺经燥热或肺阴不足，气血瘀滞
   C. 肺经伏火，复受风邪，风火上攻
   D. 嗜五辛酒浆，脾胃湿热蕴积，邪热壅滞目眦
   E. 脾胃积热，复感风热毒邪
8. 急性卡他性结膜炎相当于中医学的（　）
   A. 白涩症　　B. 暴风客热
   C. 火疳　　D. 金疳
   E. 天行赤眼
9. 暴风客热发病的主要部位在（　）
   A. 胞睑　　B. 两眦
   C. 白睛　　D. 黑睛
   E. 瞳神

A2 型题

某患者胞睑肿胀，白睛红赤，痛痒兼作，羞明泪多，伴头痛鼻塞，恶风发热，舌苔薄黄，脉浮数。
1. 根据其临床表现，可诊断为（　）
   A. 针眼　　B. 椒疮
   C. 胞肿如桃　　D. 暴风客热
   E. 天行赤眼
2. 根据临床症状，判断其证型为（　）
   A. 外感风热　　B. 外感风寒
   C. 风重于热　　D. 热重于风
   E. 风热并重
3. 适宜选用（　）
   A. 银翘散　　B. 泻肺饮
   C. 防风通圣散　　D. 普济消毒饮
   E. 消风散

B1 型题

A. 白睛红赤，水样分泌物
B. 视力骤降
C. 眼前阴影
D. 白睛红赤，脓性分泌物
E. 白睛红赤，黑睛翳障
1. 暴风客热的证候是（　）
2. 天行赤眼的证候是（　）

A. 风热之邪外袭
B. 外感疫疠之气
C. 风热湿邪
D. 疫毒之气
E. 痰湿内蕴
3. 暴风客热的病因是（　）
4. 天行赤眼的病因是（　）

参考答案

A1 型题

1. A；2. D；3. A；4. E；5. E；6. A；7. A；8. B；9. C

A2 型题

1. D；2. C；3. A

B1 型题

1. D；2. E；3. A；4. B

第三单元　圆翳内障

A1 型题

1. 用于肝热上扰所致的圆翳内障的主方是（　）
   A. 加味修肝散
   B. 将军定痛丸
   C. 石决明散
   D. 清气化痰丸
   E. 平肝清火汤
2. 圆翳内障的病因病机主要是（　）
   A. 肝胆风火，上扰清窍
   B. 风痰上扰，闭阻目窍
   C. 肝肾亏损，目窍失养
   D. 肝肾虚寒，痰浊上逆
   E. 肝郁气滞，郁久化火
3. 治疗圆翳内障证属肝肾不足者的主方是（　）
   A. 杞菊地黄丸
   B. 加减驻景丸
   C. 石斛夜光丸
   D. 左归丸
   E. 二至丸

4. 圆翳内障的病变部位在（ ）
   A. 晶珠　　B. 神膏
   C. 黑睛　　D. 目系
   E. 黄仁
5. 圆翳内障的临床特征是（ ）
   A. 视力渐降，晶状体混浊
   B. 眼底黄斑部水肿、渗出，中心凹反光减弱或消失
   C. 眼前阴影飘移，玻璃体混浊
   D. 眼外观正常，视力渐降，视盘色淡
   E. 时有轻度眼胀及视物昏矇，视野渐窄，终致失明
6. 视瞻昏渺和圆翳内障的区别在于（ ）
   A. 视力减退
   B. 失明
   C. 外观是否有异常
   D. 随着年龄增长视力减退
   E. 晶体混浊

A2 型题

患者老年男性，视物昏花，视力减退，晶体混浊，头昏耳鸣，腰膝酸软，口干，舌红少苔，脉细。应选（ ）
   A. 杞菊地黄丸
   B. 石决明散
   C. 石斛夜光丸
   D. 左归丸
   E. 二至丸

B1 型题

   A. 视瞻昏渺　　B. 圆翳内障
   C. 视瞻有色　　D. 暴风客热
   E. 天性赤眼
1. 西医学的年龄相关性黄斑变性属于（ ）
2. 西医学的年龄相关性白内障属于（ ）

参考答案

A1 型题

1. C；2. C；3. A；4. A；5. A；6. C

A2 型题

A

B1 型题

1. A；2. B

第四单元　视瞻昏渺

A1 型题

1. 西医学的年龄相关性黄斑变性属于（ ）
   A. 视瞻昏渺　　B. 圆翳内障
   C. 视瞻有色　　D. 暴风客热
   E. 天行赤眼
2. 视瞻昏渺瘀血阻络证的治疗主方是（ ）
   A. 血府逐瘀汤
   B. 通窍活血汤
   C. 丹栀逍遥散
   D. 除风益损汤
   E. 明目地黄丸
3. 视瞻有色在临床上哪个年龄段多见（ ）
   A. 婴幼儿　　B. 青壮年
   C. 中年　　D. 老年
   E. 学龄期儿童
4. 视瞻昏渺和圆翳内障的区别在于（ ）
   A. 视力减退
   B. 失明
   C. 外观是否有异常
   D. 随着年龄增长视力减退
   E. 晶体混浊
5. 视瞻昏渺肝肾阴虚证的治疗主方是（ ）
   A. 人参养荣丸
   B. 知柏地黄丸
   C. 杞菊地黄丸
   D. 金匮肾气丸
   E. 血府逐瘀汤
6. 视瞻昏渺气血亏虚证的治疗主方是（ ）
   A. 人参养荣丸　　B. 四物汤
   C. 归脾汤　　D. 四君子汤
   E. 八珍汤

A2 型题

患者眼外观无异常，视物昏矇，随年龄增长而视力日渐减退，终致失明的眼病为（ ）
   A. 视瞻昏渺　　B. 高风内障
   C. 青风内障　　D. 青盲
   E. 络阻暴盲

B1 型题

A. 视瞻昏渺　　B. 圆翳内障

C. 视瞻有色　　D. 暴风客热
E. 天行赤眼

1. 西医学的年龄相关性黄斑变性属于（　）
2. 西医学的年龄相关性白内障属于（　）

参考答案

A1 型题

1. A；2. A；3. B；4. C；5. C；6. A

A2 型题

A

B1 型题

1. A；2. B

第五单元　针眼

A1 型题

1. 胞生痰核与针眼的区别在于前者（　）
   A. 胞睑红肿，可扪及局限性硬结，与皮肤粘连
   B. 睑皮肤正常，可扪及核状硬结，与皮肤不粘连
   C. 重者可于睑内形成脓点，脓成破溃，排脓始愈
   D. 患部皮肤红肿，触痛明显
   E. 若病变发生于近眦部者，可引起眦部白睛赤肿
2. 对针眼未成脓者，局部治疗应（　）
   A. 及早切开，使其早愈
   B. 施以挤压，令其消退
   C. 局部湿热敷以助消散
   D. 针挑患部，挤出黏液或血水
   E. 挑开患部皮肤，用紫金锭磨汁频涂
3. 针眼相当于西医学的（　）
   A. 霰粒肿　　B. 麦粒肿
   C. 皮样囊肿　　D. 眶脓肿
   E. 睑脓肿
4. 针眼已成脓者，局部治疗应（　）
   A. 内外兼治，促其消散
   B. 切开排脓
   C. 挤压局部
   D. 用针挑破，挤出血水或黏液
   E. 切开患部，涂抗生素眼膏
5. 麦粒肿热毒壅盛证治疗的主方是（　）
   A. 银翘散加减
   B. 仙方活命饮加减
   C. 化坚二陈汤加减
   D. 清胃汤加减
   E. 普济消毒饮加减
6. 针眼已成脓，脓头位于睑内面者，外治应（　）
   A. 在睑皮肤面切开排脓，切口与睑缘平行
   B. 在睑皮肤面切开排脓，切口与睑缘垂直
   C. 在睑内面切开排脓，切口与睑缘平行
   D. 在睑内面切开排脓，切口与睑缘垂直
   E. 以上操作均可

A2 型题

1. 患者针眼屡发，面色少华，倦怠无力，舌淡苔白，脉细数。内治宜（　）
   A. 银翘散加黄连、黄芩
   B. 泻黄散加天花粉
   C. 内疏黄连汤加石膏、知母
   D. 四君子汤加减
   E. 六味地黄汤加知母、黄柏
2. 针眼肿痛加剧，引发头痛，恶寒发热，便秘溲赤，白睛红赤，肿胀嵌于睑裂，舌红苔黄，脉数。内治宜（　）
   A. 祛风清热，泻火解毒
   B. 清热生津，泻火解毒
   C. 清热解毒，消肿止痛
   D. 健脾益气，托里排脓
   E. 滋补肝肾，养阴清热

B1 型题

A. 普济消毒饮
B. 内疏黄连汤
C. 仙方活命饮
D. 泻肺饮
E. 竹叶泻经汤

1. 治疗针眼证属热毒壅盛者的主方是（　）
2. 治疗天行赤眼证属热毒炽盛者的主方是（　）

参考答案

A1 型题

1. B；2. C；3. B；4. B；5. B；6. D

A2 型题

1. D；2. C

B1 型题

1. C；2. A

第六单元　白睛溢血

A1 型题

1. 下列有关白睛疾病的叙述不正确的是（　）
   A. 风热相搏是白睛病的常见病因
   B. 风为春之主气，火邪多在夏季，故白睛病只发于春夏
   C. 白睛病于四季均可发生
   D. 白睛病不会影响视力
   E. 白睛病邪不解，可使黑睛生翳，影响视力
2. 关于白睛溢血的病因，最恰当的一项是（　）
   A. 热客肺经　B. 阴虚内热
   C. 撞击伤目　D. 妇女逆经
   E. 以上都是
3. 白睛溢血初起时宜冷敷以止血，如无继续出血，多长时间后则改为热敷（　）
   A. 8 小时　B. 12 小时
   C. 24 小时　D. 48 小时
   E. 72 小时
4. 西医学的结膜下出血相当于（　）
   A. 天行赤眼　B. 针眼
   C. 暴风客热　D. 视瞻昏渺
   E. 白睛溢血

A2 型题

1. 患者每于月经之际白睛溢血，头晕面红，心烦易怒，经行不畅，舌质红，苔薄黄，脉弦数。宜选用（　）
   A. 退赤散
   B. 知柏地黄丸
   C. 调经散
   D. 桃红四物汤
   E. 六味地黄丸
2. 患者白睛溢血，血色鲜红，反复发作，或见头晕耳鸣，颧红口干，心烦少寐，舌红少苔，脉细数。内服方宜选
   A. 退赤散
   B. 知柏地黄丸
   C. 调经散
   D. 桃红四物汤
   E. 六味地黄丸

B1 型题

A. 天行赤眼　B. 针眼
C. 暴风客热　D. 视瞻昏渺
E. 白睛溢血

1. 白睛浅层下有出血点，边界清楚，出血可以自行吸收的是（　）
2. 白睛红赤，灼热流泪，眼睑内面红肿，有一定传染性的是（　）

参考答案

A1 型题

1. B；2. E；3. D；4. E

A2 型题

1. C；2. B

B1 型题

1. E；2. C

第七单元　近视

A1 型题

1. 屈光度数大于 6.00D 为（　）
   A. 轻度近视眼
   B. 中度近视眼
   C. 高度近视眼
   D. 重度近视眼
   E. 以上都不是
2. 近视常伴有的症状有（　）
   A. 夜间视力差
   B. 飞蚊症
   C. 闪光感
   D. 视疲劳
   E. 以上都有
3. 屈光度数小于 -3.00D 为（　）
   A. 轻度近视眼
   B. 中度近视眼
   C. 高度近视眼
   D. 重度近视眼
   E. 以上都不是

A2 型题

患者能近怯远，且有眼前黑光飘动，伴有头晕耳

鸣，腰膝酸软，舌质淡，脉细。应选（　）

A. 驻景丸　B. 当归补血汤
C. 定志丸　D. 知柏地黄丸
E. 归脾汤

B1 型题

A. 当归补血汤
B. 杞菊地黄丸
C. 天王补心丹
D. 麦味地黄丸
E. 驻景丸加减

1. 视物昏渺肝肾不足证的主方为（　）
2. 近视肝肾不足证的主方是（　）

参考答案

A1 型题

1. C；2. E；3. A

A2 型题

A

B1 型题

1. B；2. E

第八单元　椒疮

A1 型题

1. 有关眼病病史的问诊，应包括（　）
A. 发病时间　B. 起病情况
C. 目痛　D. 治疗经过
E. 可能引起发病的各种因素
2. 沙眼Ⅲ期指的是（　）
A. 睑结膜严重充血，血管模糊
B. 病变部位大量乳头增生，滤泡形成
C. 大量角膜血管翳，并有明显刺激症状
D. 病变部位瘢痕化，结膜表面光滑
E. 出现睑内翻等严重并发症和后遗症
3. 海螵蛸棒摩擦法适用于（　）
A. 天行赤眼　B. 金疳
C. 火疳　D. 椒疮
E. 聚星障
4. 滤泡压榨术适用于治疗（　）
A. 椒疮　B. 粟疮
C. 聚星障　D. 胞生痰核
E. 针眼
5. 治疗椒疮证属血热瘀滞者的主方是（　）
A. 通窍活血汤
B. 血府逐瘀汤
C. 补阳还五汤
D. 失笑散
E. 归芍红花散
6. 沙眼上睑结膜有活动性病变，同时出现瘢痕，临床分期是（　）
A. Ⅱ期　B. Ⅰ期
C. Ⅲ期　D. Ⅳ期
E. Ⅴ期
7. 沙眼的证候是（　）
A. 患眼干涩不爽，灼热畏光，白睛赤脉隐隐
B. 眼部奇痒难忍，白色黏丝状眼眵
C. 热泪频流，患眼红肿疼痛
D. 患眼涩痛，白睛可见紫红结节
E. 睑内面颗粒丛生，赤脉下垂
8. 治疗沙眼可选用的眼药水为（　）
A. 阿托品眼药水
B. 毛果芸香碱眼药水
C. 利福平眼药水
D. 醋酸可的松眼药水
E. 地卡因眼药水

A2 型题

患者眼内刺痛灼热，沙涩羞明，胞睑厚硬，睑内红赤显著，颗粒累累成片，黑睛赤膜下垂。内治宜（　）

A. 疏风清热，方用银翘散加减
B. 清脾胃、散风邪，方用除风清脾饮加减
C. 凉血散瘀，方用归芍红花散加减
D. 健脾除湿，方用五皮饮加减
E. 清热利湿，方用甘露消毒丹加减

B1 型题

A. Ⅱ期　B. Ⅰ期
C. Ⅲ期　D. Ⅳ期
E. Ⅴ期

1. 上睑结膜有活动性病变，同时出现瘢痕，属沙眼（　）
2. 仅有瘢痕而无活动性改变，属沙眼（　）

参考答案

A1 型题

1. E；2. D；3. D；4. A；5. E；6. A；7. E；8. C

A2 型题

C

B1 型题

1. A；2. C

第九单元　天行赤眼

A1 型题

1. 天行赤眼多因（　）
   A. 风热之邪外袭
   B. 外感疫疠之气
   C. 风热湿邪
   D. 肝肺热盛
   E. 痰湿内蕴
2. 天行赤眼相当于西医学的（　）
   A. 沙眼
   B. 春季结膜炎
   C. 流行性出血性结膜炎
   D. 过敏性结膜炎
   E. 病毒性角膜炎
3. 天行赤眼与暴风客热鉴别的关键点是（　）
   A. 眵泪的多少
   B. 白睛的红肿程度
   C. 对视力的影响
   D. 涩痛之程度
   E. 是否引起流行
4. 治疗天行赤眼热毒炽盛证的主方是（　）
   A. 拨云退翳丸
   B. 石决明散
   C. 菊花决明散
   D. 滋阴退翳汤
   E. 普济消毒饮
5. 下列哪项不是天行赤眼的诊断依据（　）
   A. 双眼同时或先后发病
   B. 白睛溢血成点、片状
   C. 耳前或颌下可扪及肿块
   D. 白睛及睑内面红赤
   E. 不会引起广泛流行
6. 天行赤眼的临床特征是（　）
   A. 患眼碜涩疼痛，畏光多泪，黑睛星点翳障
   B. 眼球胀痛，瞳孔缩小
   C. 患眼涩痛，白睛混赤，黑睛干燥
   D. 瞳孔散大，眼压增高
   E. 患眼灼痛，白睛红赤壅肿
7. 外感疫戾之气，白睛红赤，点片状溢血，常累及双眼，能迅速传染并引起广泛流行的是（　）
   A. 暴风客热
   B. 天行赤眼暴翳
   C. 天行赤眼
   D. 针眼
   E. 椒疮
8. 天行赤眼暴翳的黑睛生翳多位于
   A. 黑睛中央
   B. 黑睛边缘
   C. 黑睛中央和边缘
   D. 黑睛里层
   E. 黑睛外层
9. 下列关于天行赤眼的治疗，错误的是
   A. 用清热解毒之品煎汤清洗患眼
   B. 包扎患眼
   C. 用0.2%的鱼腥草眼药水
   D. 用抗病毒眼药水
   E. 可用针刺放血疗法

A2 型题

1. 患者外感疫疠之气，胞睑红肿，白睛红赤，点片状溢血，黑睛生星翳，常累及双眼，能迅速传染并引起广泛流行的眼病是（　）
   A. 脓漏眼　B. 暴风客热
   C. 天行赤眼　D. 天行赤眼暴翳
   E. 金疳
2. 患者眼部碜涩灼热，羞明流泪，眼眵稀薄，眼睑微红，白睛红赤，点片状溢血，发热，头痛，鼻塞，流清涕，耳前颌下可扪及肿块，舌质红，苔薄黄，脉浮数。内服方剂宜选（　）
   A. 石决明散　B. 内疏黄连汤
   C. 仙方活命饮　D. 泻脾饮
   E. 祛风散热饮子

B1 型题

A. 普济消毒饮
B. 内疏黄连汤

C. 仙方活命饮
D. 泻肺饮
E. 竹叶泻经汤
1. 治疗针眼证属热毒壅盛者的主方是（　）
2. 治疗天行赤眼证属热毒炽盛者的主方是（　）

A. 白涩症　B. 暴风客热
C. 火疳　D. 金疳
E. 天行赤眼
3. 急性卡他性结膜炎相当于中医学的（　）
4. 流行性出血性结膜炎相当于中医学的（　）

A. 白睛红赤，水样分泌物
B. 视力骤降
C. 眼前阴影
D. 白睛红赤，脓性分泌物
E. 白睛红赤，黑睛翳障
5. 暴风客热的临床表现是（　）
6. 天行赤眼的临床表现是（　）

参考答案

A1 型题

1. B；2. C；3. E；4. E；5. E；6. E；7. C；8. A；9. B

A2 型题

1. C；2. E

B1 型题

1. C；2. A；3. B；4. E；5. D；6. A

第十单元　聚星障

A1 型题

1. 聚星障类似于西医学的（　）
A. 细菌性角膜炎
B. 老年性白内障
C. 先天性白内障
D. 病毒性角膜炎
E. 疱性角结膜炎
2. 聚星障的局部治疗可选用（　）
A. 激素类眼药水
B. 抗病毒类眼药水
C. 抗生素类眼药水
D. 抗真菌类眼药水
E. 依地酸二钠眼药水
3. 湿热犯目型聚星障的治疗可选用（　）
A. 龙胆泻肝汤　B. 地黄丸
C. 三仁汤　D. 荆防败毒散
E. 银翘散
4. 黑睛骤生多个细小星翳，其形或联缀，或团聚，伴有砂涩疼痛、羞明流泪的眼病称（　）
A. 混睛障　B. 圆翳内障
C. 椒疮　D. 凝脂翳
E. 聚星障
5. 聚星障的临床表现是（　）
A. 抱轮红赤，瞳神缩小
B. 黑睛生翳，中部凹陷，伴黄液上冲
C. 白睛混赤，黑睛深层呈圆盘状混浊
D. 黑睛生翳，状如豆腐渣样
E. 黑睛翳障，状如秤星，2% 荧光素液染色检查阳性
6. 治疗聚星障属风热客目证的主方是（　）
A. 羌活胜湿汤
B. 地黄丸
C. 龙胆泻肝汤
D. 荆防败毒散
E. 银翘散
7. 聚星翳的常见病证不包括（　）
A. 风热客目证
B. 湿热犯目证
C. 肝胆火炽证
D. 肝肾阴虚证
E. 阴虚夹风证

A2 型题

患者两眼砂涩疼痛，羞明流泪，灼热畏光，黑睛生翳，口苦咽干，尿黄，脉弦。应选（　）
A. 三仁汤
B. 地黄丸
C. 龙胆泻肝汤
D. 荆防败毒散
E. 银翘散

B1 型题

A. 三仁汤
B. 地黄丸
C. 龙胆泻肝汤

D. 荆防败毒散

E. 银翘散

1. 阴虚夹风型聚星障应选（ ）
2. 湿热犯目型聚星障应选（ ）

参考答案

A1 型题

1. D；2. B；3. C；4. E；5. E；6. E；7. D

A2 型题

C

B1 型题

1. B；2. A

第七章　中医耳鼻喉科学

第一单元　耳鼻咽喉科学概论

A1 型题

1. 有关鼻与脏腑的关系，不正确的论述是（　）
   A. 肺主鼻，鼻为肺之窍，又为肺之官
   B. 鼻准属脾土
   C. 心主神明，又主嗅，鼻主嗅觉的功能是在心的主宰之下
   D. 胆通过经络与鼻相联系
   E. 鼻之山根部属肾
2. 鼻为何脏之外窍（　）
   A. 心　B. 肝
   C. 脾　D. 肺
   E. 肾
3. 耳为何脏之外窍（　）
   A. 心　B. 肝
   C. 脾　D. 肺
   E. 肾
4. 下列哪项不属于鼻部闻诊的范畴（　）
   A. 呼吸时的气味
   B. 闭塞性鼻音
   C. 鼻骨骨擦音
   D. 开放性鼻音
   E. 鼾声
5. 宗脉之所聚为（　）
   A. 耳　B. 鼻
   C. 喉　D. 咽
   E. 舌
6. 心肺之门户为（　）
   A. 耳　B. 鼻
   C. 喉　D. 咽
   E. 舌
7. 相交于鼻旁的经脉是（　）
   A. 手阳明大肠经和足阳明胃经
   B. 手太阴肺经和手阳明大肠经
   C. 足阳明胃经和足太阴脾经
   D. 足太阳膀胱经和手阳明大肠经
   E. 足少阳胆经和手少阳三焦经
8. 不直接循行于耳的经脉是（　）
   A. 足少阴肾经
   B. 少太阳小肠经
   C. 足阳明胃经
   D. 足太阳膀胱经
   E. 足少阳胆经
9. 间接通于咽喉的经脉是（　）
   A. 足太阴脾经
   B. 手太阳小肠经
   C. 足阳明胃经
   D. 足太阳膀胱经
   E. 手少阴心经
10. 耳、鼻、咽喉与经脉的关系，不正确的是（　）
    A. 直接循行于耳的经脉多属阴经
    B. 循行鼻旁的经脉多属阳经
    C. 咽喉是经脉循行和交会之处
    D. 耳是经脉聚会之处
    E. 在十二经脉中，除手厥阴心包经和足太阳膀胱经间接通于咽喉外，其余经脉皆直接通达

A2 型题

1. 鼻内干燥疼痛，鼻涕稠浊，量少难擤或结痂，或鼻衄量多、势猛、色深，可辨证为（　）
   A. 肾阴虚证
   B. 肝火上炎证
   C. 脾胃热盛证
   D. 肝胆湿热证
   E. 肺阴不足证
2. 咽喉肿胀疼痛，有异物感，吞咽不利，吞咽时疼痛增剧，口气臭秽，痰多黄稠，可辨证为（　）
   A. 肾阴虚证
   B. 脾胃湿热证

C. 肝火上炎证

D. 肝胆湿热证

E. 肺肾阴虚证

3. 鼻塞不通，呼吸不利，嗅觉障碍，喷嚏时作，清涕如水，遇寒加重，可辨证为（　）

A. 脾气虚弱证

B. 肾气虚弱证

C. 肺气虚弱证

D. 肾阴虚证

E. 肺阴虚证

B1 型题

A. 耳　　B. 鼻

C. 喉　　D. 咽

E. 舌

1. 肾之官为（　）

2. 肺之官为（　）

A. 心　　B. 肝

C. 脾　　D. 肺

E. 肾

3. 鼻尖属（　）

4. 鼻之山根属（　）

参考答案

A1 型题

1. E；2. D；3. E；4. C；5. A；6. B；7. A；8. A；9. D；10. A

A2 型题

1. B；2. B；3. C

B1 型题

1. A；2. B；3. C；4. A

第二单元　脓耳

A1 型题

1. 对于脾虚湿困、湿浊停聚耳窍所致的脓耳，应采用的内治法是（　）

A. 行气通窍　　B. 散瘀排脓

C. 补益肺气　　D. 健脾利湿

E. 清热解毒

2. 对脓耳最具诊断意义的是（　）

A. 耳痒　　B. 耳痛

C. 耳鸣　　D. 耳内流脓、鼓膜穿孔

E. 听力下降

3. 脓耳类似于西医学的（　）

A. 外耳道炎

B. 外耳湿疹

C. 化脓性中耳炎

D. 分泌性中耳炎

E. 耳郭软骨膜炎

4. 关于脓耳，下列哪项说法是错误的（　）

A. 小儿多见　　B. 耳内流脓

C. 鼓膜穿孔　　D. 鼓膜内陷

E. 鼓膜变薄

5. 耳疖多发生于（　）

A. 外耳道　　B. 耳郭

C. 耳周　　D. 鼓膜

E. 耳屏

6. 急性脓耳的病因病机是（　）

A. 肝胆热盛　　B. 脾虚湿困

C. 肾阳亏虚　　D. 肾阴不足

E. 以上都对

7. 脓耳实证的病因病机为（　）

A. 气滞血瘀　　B. 肝胆火盛

C. 脾虚湿困　　D. 肝阴不足

E. 肾元亏损

8. 下列哪项不是脓耳的病因病机（　）

A. 风热外袭　　B. 肝胆火盛

C. 脾虚湿困　　D. 肺阴虚损

E. 肾元亏虚

9. 脓耳发病的外因多见外邪侵袭，以下不包括（　）

A. 风　　B. 热

C. 寒　　D. 湿

E. 火

10. 脓耳的护理要点有（　）

A. 用 3% 双氧水清洗耳内脓液

B. 滴耳时宜将患耳向上

C. 吹药量不宜过多

D. 用芳香通窍的滴鼻剂滴鼻

E. 以上都是

A2 型题

1. 患者耳痛剧烈，口苦咽干，舌质红，苔黄腻，脉弦；局检见耳道红肿。其治疗方剂首选（　）

A. 银翘散　B. 五味消毒饮
C. 龙胆泻肝汤　D. 清胃散
E. 甘露消毒丹

2. 患者左耳反复流脓，清稀，无臭，鼓膜紧张部中央性大穿孔，并见头昏乏力，便溏，舌质淡，苔白腻，脉缓弱。其治疗方剂首选（ ）
A. 耳聋左磁丸
B. 龙胆泻肝汤
C. 托里消毒散
D. 五味消毒饮
E. 肾气丸

3. 患者耳内流脓量多，黄稠或带红色，全身可见发热，口苦咽干。辨证应首先考虑（ ）
A. 风热外侵　B. 肝胆火盛
C. 脾虚湿困　D. 肾元亏损
E. 脾肺亏虚

4. 患者，男，23 岁。挖耳后右耳痛 3 天，伴同侧头痛；检查时有耳郭牵拉痛及耳屏压痛，外耳道后壁局限性红肿。应首先考虑的诊断是（ ）
A. 耳瘘　B. 耳带状疱疹
C. 旋耳疮　D. 断耳疮
E. 耳疖

5. 患者，男，20 岁。左耳突然出现疼痛，耳内流脓 2 天。5 天前患感冒，现仍有鼻塞，鼻流黄涕，舌质红，苔薄黄，脉浮数；检查见鼓膜红赤，紧张部小穿孔及搏动性溢脓。治疗应首选（ ）
A. 蔓荆子散　B. 龙胆泻肝汤
C. 托里消毒散　D. 知柏地黄丸
E. 肾气丸

6. 患者，男，35 岁。双耳疼痛剧烈，耳脓量多、黄稠，全身发热，口苦咽干，小便黄赤，大便干结，舌质红，苔黄，脉弦数有力；检查见鼓膜紧张部穿孔，耳道内有黄脓。治疗应首选（ ）
A. 蔓荆子散　B. 龙胆泻肝汤
C. 托里消毒散　D. 知柏地黄丸
E. 肾气丸

7. 患者脓耳日久，耳脓清稀、量多，缠绵日久，多呈间歇性发作，兼头晕乏力。其治法宜（ ）
A. 利湿通窍，活血排脓
B. 益气养血，活血排脓
C. 健脾渗湿，补托排脓
D. 渗湿解毒，活血排脓
E. 渗湿消肿，活血排脓

8. 患者耳内流脓量多，黄稠或带红色，全身可见发热，口苦咽干。辨证应首先考虑（ ）
A. 风热外侵　B. 肝胆火盛
C. 脾虚湿困　D. 肾元亏损
E. 阴虚火旺

B1 型题

A. 蔓荆子散
B. 阳和汤
C. 附桂八味丸
D. 托里消毒散
E. 龙胆泻肝汤

1. 治疗脓耳脾虚湿盛证的方剂是（ ）
2. 治疗脓耳风热外侵证的方剂是（ ）

A. 耳疮　B. 耳疖
C. 旋耳疮　D. 脓耳
E. 耳鸣

3. 患者耳痛，按压耳屏时痛剧，最可能的诊断是（ ）
4. 患者耳痛，外耳道局限性红肿突起如椒目，最可能的诊断为（ ）

参考答案

A1 型题

1. D；2. D；3. C；4. D；5. A；6. A；7. B；8. D；9. C；10. E

A2 型题

1. C；2. C；3. B；4. E；5. A；6. B；7. C；8. B

B1 型题

1. D；2. A；3. B；4. D

第三单元　耳鸣、耳聋

A1 型题

1. 耳鸣、耳聋每于郁怒后突发加重，多属（ ）
A. 痰火郁结　B. 胆经湿热
C. 肝火上扰　D. 肝肾阴虚
E. 肾精亏虚

2. “耳聋治肺”适用于（ ）
A. 风热侵袭　B. 痰火郁结

C. 痰浊上蒙　　D. 肝火上扰
E. 气滞血瘀

3. 以下哪项不是耳聋左磁丸的药物组成（　）
A. 熟地黄、山茱萸
B. 丹皮、山药
C. 五味子、丹参
D. 磁石、石菖蒲
E. 丹皮、五味子

4. 患者经常耳鸣，遇劳时突发眩晕，伴心悸乏力，治宜（　）
A. 健脾补肾　　B. 健脾益气
C. 健脾祛痰　　D. 健脾养心
E. 活血化瘀

5. 治疗暴聋痰火上扰，壅结耳窍型的代表方剂是（　）
A. 清气化痰丸
B. 半夏白术天麻汤
C. 龙胆泻肝汤
D. 三拗汤
E. 耳聋左磁丸

6. 耳鸣、耳聋的主要证型有（　）
A. 气滞血瘀　　B. 肝火上扰
C. 脾虚湿困　　D. 风热侵袭
E. 以上都是

A2 型题

1. 患者，女，30 岁。左耳突然听力明显减退 1 天，伴耳鸣。3 天前曾患感冒，现仍有轻度咳嗽，鼻流黄涕，舌红，苔薄黄，脉浮数。治疗应首选（　）
A. 银翘散
B. 丹栀逍遥散
C. 清气化痰丸
D. 通窍活血汤
E. 益气聪明汤

2. 患者，男，20 岁。头部受撞击后右耳听力减退 1 天，伴耳鸣，舌稍红，边有瘀点，脉细涩；检查见双耳鼓膜正常，音叉检查右耳为感音神经性聋。治疗应首选（　）
A. 银翘散
B. 丹栀逍遥散
C. 清气化痰丸
D. 通窍活血汤
E. 益气聪明汤

3. 患者耳鸣、耳聋，耳内胀闷感，头晕沉重，口淡无味，大便不畅，舌质红，苔黄腻。应首先考虑的治法是（　）
A. 疏风清热，宣肺通窍
B. 化痰清热，散结通窍
C. 清肝泄热，开瘀通窍
D. 活血化瘀，行气通窍
E. 健脾利湿，升阳通窍

4. 患者，男，25 岁。因汽车爆胎突闻巨响后，左耳鸣 2 天，听力明显减退，伴耳内闭塞感，舌质暗红，边有瘀点，脉弦。辨证应首先考虑（　）
A. 风热侵袭　　B. 肝火上扰
C. 痰火郁结　　D. 气滞血瘀
E. 肾精亏虚

B1 型题

A. 银翘散
B. 丹栀逍遥散
C. 清气化痰丸
D. 通窍活血汤
E. 益气聪明汤

1. 突起耳鸣，昼夜不停，伴有鼻塞、流涕、咳嗽、发热恶寒，应选（　）
2. 耳鸣、耳聋，病程较长，伴有耳周麻木、堵塞感，应选（　）

参考答案

A1 型题

1. C；2. A；3. C；4. D；5. A；6. E

A2 型题

1. A；2. D；3. B；4. D

B1 型题

1. D；2. B

第四单元　鼻窒

A1 型题

1. 鼻窒的病变部位在（　）
A. 外鼻　　B. 鼻前庭
C. 固有鼻腔　　D. 上颌窦
E. 下颌窦

2. 鼻息肉的主要诊断依据是（　）
A. 持续性鼻塞
B. 嗅觉减退
C. 鼻涕多
D. 鼻腔检查发现有光滑柔软、状若葡萄的赘生物
E. 鼻腔大量脓性鼻涕难以排尽

3. 鼻窒的主要症状是（　）
A. 鼻出血　B. 流脓涕
C. 频繁打喷嚏　D. 鼻塞
E. 嗅觉减退

4. 体现芳香通窍治疗原则的代表方剂是（　）
A. 苍耳子散　B. 通窍活血汤
C. 通气散　D. 温肺止流丹
E. 黄芩汤

5. 下列不是鼻窒诊断要点的有（　）
A. 病程较长
B. 间歇性、交替性鼻塞
C. 持续性鼻塞
D. 流大量脓涕
E. 下鼻甲肿胀或肥大

6. 以下不是邪毒久留，血瘀鼻窍型鼻窒的辨证要点有（　）
A. 持续性鼻塞
B. 嗅觉减退
C. 下鼻甲肿胀，有弹性
D. 下鼻甲肥大，质硬
E. 舌质暗红或有瘀点

7. 下列不是鼻窒鼻塞特点的是（　）
A. 交替性　B. 间歇性
C. 阵发性　D. 持续性
E. 以上都是

8. 下面关于鼻息肉的诊断不正确的是（　）
A. 多有鼻鼽或鼻渊病史
B. 主要症状为渐进性鼻塞或嗅觉减退
C. 鼻腔内新生物光滑，触之易出血
D. 鼻腔可发现单个或多个息肉
E. 应注意与鼻腔恶性肿瘤相鉴别

A2 型题

1. 患者，男，30 岁。鼻塞 2 年，呈间歇性和交替性，安静时加重；检查见双下鼻甲肿胀，中鼻道及嗅裂未见分泌物潴留。应首先考虑的诊断是（　）
A. 伤风鼻塞　B. 鼻窒
C. 鼻鼽　D. 鼻渊
E. 鼻息肉

2. 患者持续性鼻塞，鼻涕难以擤出，嗅觉迟钝，鼻音重，口干不欲饮，舌质暗红，边有瘀点，苔薄白，脉弦细；检查见双侧下鼻甲肥厚变硬，对麻黄素无反应。诊断为鼻窒，辨证为（　）
A. 肺脾气虚，邪滞鼻窍
B. 邪毒久留，气滞血瘀
C. 心血不足，清窍失养
D. 肾阳不足，邪滞鼻窍
E. 脾气虚弱，清阳不升

3. 患者左侧渐进性鼻塞 2 年，嗅觉减退；检查见左侧鼻腔有光滑柔软、状若葡萄的赘生物。应诊断为（　）
A. 鼻窒　B. 鼻渊
C. 鼻息肉　D. 鼻槁
E. 鼻鼽

4. 患者鼻塞时轻时重，或呈交替性，鼻涕清稀，遇寒时症状加重，伴咳嗽痰稀，自汗，气短，舌淡红，苔白，脉弱。治宜首选（　）
A. 补中益气汤
B. 参苓白术散
C. 温肺止流丹
D. 附子理中汤
E. 金匮肾气丸

5. 患者鼻塞时轻时重，鼻涕色黄量多，咳嗽痰黄，舌红，苔黄，脉数；局检见双下鼻甲红肿。辨证应首先考虑（　）
A. 肺经蕴热，壅塞鼻窍
B. 肺脾气虚，邪滞鼻窍
C. 邪毒久留，血瘀鼻窍
D. 胆腑郁热，上炎鼻窍
E. 脾肾阴虚，邪壅鼻窍

B1 型题

A. 黄芩汤　B. 通窍活血汤
C. 温肺止流丹　D. 苍耳子散
E. 金匮肾气丸

1. 肺经蕴热型鼻窒宜选（　）
2. 肺脾气虚型鼻窒宜选（　）

参考答案

A1 型题

1. C；2. D；3. D；4. A；5. D；6. C；7. C；8. C

A2 型题

1. B；2. B；3. C；4. C；5. A

B1 型题

1. A；2. C

第五单元　鼻鼽

A1 型题

1. 鼻鼽属以下哪种西医学疾病的范畴（　）
   A. 慢性鼻炎
   B. 萎缩性鼻炎
   C. 变态反应性鼻炎
   D. 鼻窦炎
   E. 鼻疖
2. 鼻鼽的鼻塞特点是（　）
   A. 交替性　B. 间歇性
   C. 进行性　D. 阵发性
   E. 季节性
3. 下列哪项不是鼻鼽的主要症状（　）
   A. 鼻塞　B. 打喷嚏
   C. 鼻痒　D. 流清涕
   E. 流浊涕
4. 鼻痒不适，清涕多，呈阵发性发作，多见于（　）
   A. 鼻渊　B. 鼻鼽
   C. 鼻窒　D. 鼻槁
   E. 鼻疳
5. 不是鼻鼽与伤风鼻塞的共同症状有（　）
   A. 鼻塞　B. 发热
   C. 打喷嚏　D. 流清涕
   E. 以上都是
6. 以下不是鼻鼽局部体征的是（　）
   A. 黏膜苍白
   B. 黏膜水肿
   C. 下鼻道积有清稀分泌物
   D. 鼻甲肿大
   E. 下鼻道积有黄稠分泌物
7. 鼻鼽最突出的症状是（　）
   A. 经常有鼻内干燥感
   B. 反复发作性打喷嚏、流清涕、鼻塞
   C. 经常流大量脓涕
   D. 经常头痛
   E. 经常鼻出血

A2 型题

1. 患者鼻痒，打喷嚏，流清涕，鼻塞反复发作；平时恶风，自汗，气短；检查见鼻黏膜苍白肿胀，舌质淡，苔薄白，脉弱。诊断为鼻鼽，辨证为（　）
   A. 肺气虚弱　B. 脾气虚弱
   C. 心血不足　D. 肝阳上亢
   E. 肾阳不足
2. 患者鼻塞已 3 天，打喷嚏，流黄涕，嗅觉减退，讲话带鼻音；检查见鼻黏膜明显充血，双下鼻甲肿胀。应诊断为（　）
   A. 伤风鼻塞　B. 鼻窒
   C. 鼻鼽　D. 鼻渊
   E. 鼻衄

B2 型题

A. 肺气虚弱　B. 脾气虚弱
C. 心血不足　D. 肝阳上亢
E. 肾阳不足

1. 打喷嚏，流清涕，鼻塞，鼻痒，面色萎黄无华，消瘦倦怠，神疲气短，证属（　）
2. 打喷嚏，鼻痒，鼻涕长流，形寒怕冷，面色苍白，手足不温，证属（　）

参考答案

A1 型题

1. C；2. D；3. E；4. B；5. B；6. E；7. B

A2 型题

1. A；2. C

B2 型题

1. B；2. E

第六单元　鼻衄

A1 型题

1. 鼻出血不止时，最有效的止血方法是（　）
   A. 冷敷　B. 导引
   C. 滴鼻　D. 填塞

E. 以上都是

2. 青少年鼻出血常见的部位是（　）
   A. 鼻中隔前下方
   B. 鼻中隔中上部
   C. 鼻中隔后上方
   D. 下鼻甲前端
   E. 鼻腔后段

3. 鼻衄运用冷敷时，冷敷的部位一般在（　）
   A. 手心　　B. 足底
   C. 前额和颈部　　D. 头顶
   E. 以上都不是

4. 鼻填塞止血的方法有（　）
   A. 鼻腔可吸收性物填塞
   B. 鼻腔水囊填塞
   C. 后鼻孔填塞
   D. 鼻腔气囊填塞
   E. 以上都是

A2 型题

患者，男，24 岁。因反复鼻出血 3 个月就诊，每次出血量较多，有时左鼻，有时右鼻，有时两侧同时出血，无鼻部外伤史，来诊时暂无活动性出血。此时最恰当的处理措施是（　）
   A. 暂不作处理，嘱患者下次出血时再来医院检查
   B. 进行详细的鼻部及鼻咽部检查以寻找可能的出血灶
   C. 行前后鼻孔填塞以防再次出血
   D. 嘱患者经常冷敷前额及颈部以防再次出血
   E. 开一些止血药（中药或西药）服用

B1 型题

A. 肺经风热　　B. 胃热炽盛
C. 肝火上逆　　D. 肝肾阴虚
E. 脾不统血

1. 患者鼻衄渗血而出，色淡红，量多或量少，鼻黏膜色淡，面色无华，神疲懒言，食少便溏，舌淡苔白，脉缓弱。应辨证为（　）

2. 患者鼻衄色鲜红，量多，鼻黏膜色深红而干，口渴引饮，口臭，齿龈红肿，大便秘结，小便短赤，舌质红，苔黄厚而干，脉洪数。应辨证为（　）

参考答案

A1 型题

1. D；2. A；3. C；4. E

A2 型题

B

B1 型题

1. E；2. B

第七单元　喉痹

A1 型题

1. 虚火喉痹相当于西医学的（　）
   A. 慢性喉炎
   B. 慢性咽炎
   C. 急性扁桃体炎
   D. 急性喉炎
   E. 慢性扁桃体炎

2. 喉痹的病位主要在（　）
   A. 喉黏膜　　B. 咽黏膜
   C. 悬雍垂　　D. 喉核
   E. 会厌

3. 慢性咽炎属中医学哪种病的范畴（　）
   A. 喉痹　　B. 喉痈
   C. 喉风　　D. 喉喑
   E. 乳蛾

4. 喉痹的体征不包括（　）
   A. 咽部充血
   B. 咽黏膜肥厚
   C. 咽黏膜干燥
   D. 咽后壁颗粒状突起
   E. 喉核肿大

5. 引起喉痹常见的病因病机不包括（　）
   A. 外邪侵袭　　B. 肺胃热盛
   C. 肺肾阴虚　　D. 脾胃虚弱
   E. 肝郁气滞

6. 喉痹的主要症状不包括（　）
   A. 呼吸困难　　B. 咽痛
   C. 咽干　　D. 咽部灼热感
   E. 咽部异物感

A2 型题

1. 患者咽痛，吞咽困难，发热，口渴引饮，检查

见喉核红肿，治宜（　）

A. 疏风清热　　B. 清胃泻火

C. 解毒利咽　　D. 养阴生津

E. 健脾益气

2. 患者咽干少饮日久，隐隐作痛，咽部异物感，治宜（　）

A. 养阴清热　　B. 清热解毒

C. 生津润燥　　D. 养阴润肺

E. 清肝泻火

3. 患者李某，女，32岁。咽痛2天，吞咽时加重，伴发热（38.5℃）；局检见咽黏膜红肿，喉核无红肿。其诊断应首先考虑（　）

A. 乳蛾　　B. 喉关痈

C. 喉痹　　D. 骨鲠

E. 喉风

4. 患者咽喉肿胀，色淡红，疼痛较轻，伴体倦胸闷，辨证为（　）

A. 风寒侵袭　　B. 肾阳亏虚

C. 肺气虚弱　　D. 脾虚湿困

E. 气滞血瘀

5. 患者，男，24岁。咽痛4天，吞咽困难，痛连同侧耳窍及头部，口臭，便秘，小便黄，局检见喉核红肿，表面有黄白色脓点，舌红，苔黄厚，脉数。其首选方剂是（　）

A. 银翘散　　B. 疏风清热汤

C. 六味地黄汤　　D. 清咽利膈汤

E. 肾气丸

6. 患者，女，30岁。恶风、发热、头痛2天。近1天来咽痛加剧，汤水难下，语言不清，痰涎壅盛，呼吸困难，舌质红，舌苔黄厚。诊断为急喉风，辨证应首先考虑（　）

A. 风热外袭，热毒内困

B. 风热毒邪，上攻咽喉

C. 风寒痰浊，凝聚咽喉

D. 风热侵袭，痰湿内困

E. 热毒熏蒸，痰热壅结

7. 患者，男，32岁。咽喉突然疼痛1天，喉中痰鸣，喘息气粗，声音嘶哑，憎寒壮热，汗出如雨，口干欲饮，大便秘结，舌红绛，苔黄腻，脉数；检查见声门红肿明显，并可见轻度三凹征。诊断为急喉风，辨证应首先考虑（　）

A. 风热外袭，热毒内困

B. 风热毒邪，上攻咽喉

C. 风寒痰浊，凝聚咽喉

D. 风热侵袭，痰湿内困

E. 热毒熏蒸，痰热壅结

B1 型题

A. 急、慢性喉炎

B. 急、慢性咽炎

C. 急性会厌炎

D. 声带息肉

E. 声带炎

1. 喉痹相当于西医学的（　）

2. 喉喑相当于西医学的（　）

参考答案

A1 型题

1. B；2. B；3. A；4. E；5. E；6. A

A2 型题

1. A；2. D；3. C；4. D；5. D；6. A；7. E

B1 型题

1. B；2. A

第八单元　喉喑

A1 型题

1. 喉喑的突出症状是（　）

A. 突发声嘶　　B. 长期声嘶

C. 经常咽痛　　D. 吞咽障碍

E. 呼吸困难

2. 关于喉瘖，下列说法正确的是（　）

A. 可分为虚、实两证

B. 可内服与外治同用

C. 间接喉镜检查不可缺少

D. 可见声嘶

E. 以上都正确

3. 关于喉喑患者声带的表现，不正确的是（　）

A. 声带充血、色鲜红

B. 声带小结

C. 声带息肉

D. 声带肥厚

E. 声带淡红

4. 喉喑最突出的症状是（　）

A. 喉痛　　B. 声嘶

C 发热畏寒　　D. 呼吸困难

E. 吞咽困难

5. 有关慢喉喑的护理与预防，错误的是（　）
   A. 避免大声讲话
   B. 禁食煎、炒、辛热之品
   C. 食用冰冷之品
   D. 忌烟、酒刺激
   E. 以上都是

6. 不可参考喉喑进行辨证施治的疾病有（　）
   A. 急性喉炎　B. 慢性喉炎
   C. 喉肌弱症　D. 喉癌
   E. 声带息肉

7. 下列不属于喉喑常见证型的有（　）
   A. 风寒袭肺　B. 风热犯肺
   C. 肺肾阴虚　D. 心肾阳虚
   E. 肺脾气虚

A2 型题

1. 患者声嘶日久，语音低微，讲话费力，气短乏力，声带松弛，闭合欠佳。诊断为喉喑，辨证应首先考虑（　）
   A. 肺胃热盛　B. 风热犯肺
   C. 肺脾气虚　D. 肺肾阴虚
   E. 气滞血瘀痰凝

2. 患者声嘶日久，咽喉干涩微痛，咽痒干咳，痰黏少，午后尤甚，声带微红肿。诊断为喉喑，辨证应首先考虑（　）
   A. 肺胃热盛　B. 风热犯肺
   C. 肺脾气虚　D. 肺肾阴虚
   E. 气滞血瘀痰凝

3. 患者，女，38 岁。声音嘶哑 1 年余，说话费力，不能持久，劳累后加重；局检见双声带松弛，声门闭合不全，舌淡，苔白，脉缓弱。其辨证应首先考虑（　）
   A. 风热犯肺　B. 风寒犯肺
   C. 肝肾阴虚　D. 脾胃气虚
   E. 脾肾阴虚

4. 患者，女，42 岁。声音嘶哑、讲话费力 2 年，喉内痰黏，常需清嗓，胸闷不舒；检查见双声带肥厚。应首先考虑的诊断是（　）
   A. 喉痹　B. 乳蛾
   C. 喉癣　D. 喉喑
   E. 梅核气

5. 患者，女，50 岁。昨夜猝然咽喉憋闷，声音不扬，吞咽不利并有呼吸困难，恶寒发热，头痛无汗，苔白，脉浮；检查见会厌部肿胀为球形，声门水肿，开合不利。诊断为急喉风。辨证应首先考虑（　）
   A. 风热外袭，热毒内壅
   B. 风热毒邪，上攻咽喉
   C. 风寒痰浊，凝聚咽喉
   D. 风热侵袭，痰湿内困
   E. 热毒熏蒸，痰热壅结

B1 型题

A. 行气活血，化痰开音
B. 滋养肺肾，降火利喉
C. 补益肺脾，益气开音
D. 泄热解毒，祛痰开窍
E. 疏风清热，利咽开音

1. 风热袭肺型喉瘖最适宜的治法是（　）
2. 肺脾气虚型喉喑最适宜的治法是（　）

参考答案

A1 型题

1. B；2. E；3. D；4. B；5. C；6. D；7. D

A2 型题

1. C；2. D；3. D；4. D；5. C

B1 型题

1. E；2. C

第八章　中医骨伤科学

第一单元　骨折概论

A1 型题

1. 肌肉强烈收缩所致的骨折有（　）
   A. 肱骨外科颈骨折
   B. 肱骨干骨折
   C. 肱骨内上髁骨折
   D. 锁骨骨折
   E. 桡骨下端骨折
2. 造成横断骨折或粉碎骨折的暴力多是（　）
   A. 直接暴力　B. 间接暴力
   C. 筋肉牵拉　D. 持续性劳损
   E. 疲劳骨折
3. 下列属于不稳定骨折的是（　）
   A. 裂缝骨折　B. 青枝骨折
   C. 斜形骨折　D. 横断骨折
   E. 嵌插骨折
4. 外伤骨折临床上的移位形式是（　）
   A. 缩补移位　B. 侧方移位
   C. 分离移位　D. 成角移位
   E. 混合型移位
5. 下列属于稳定骨折的是（　）
   A. 嵌插骨折　B. 斜形骨折
   C. 螺旋形骨折　D. 粉碎骨折
   E. 开放骨折
6. 引起椎体压缩性骨折最常见的暴力是（　）
   A. 传达暴力　B. 直接暴力
   C. 肌肉牵拉　D. 持续性劳损
   E. 旋转暴力
7. 引起髌骨粉碎性骨折的暴力是（　）
   A. 股四头肌急骤收缩
   B. 直接暴力
   C. 间接传导暴力
   D. 间接扭转暴力
   E. 间接杠杆力
8. 骨折移位最常见的是（　）
   A. 分离移位　B. 旋转移位
   C. 缩短移位　D. 成角移位
   E. 侧方移位
9. 骨骺骨折多发生于（　）
   A. 老年人　B. 青年人
   C. 壮年人　D. 少年儿童
   E. 任何年龄
10. 因肌肉强烈收缩而致的骨折，如（　）
    A. 肱骨干骨折
    B. 肱骨外髁骨折
    C. 锁骨骨折
    D. 前臂双骨折
    E. 股骨粗隆间骨折
11. 直接暴力造成髌骨骨折，其骨折的类型多为（　）
    A. 斜形骨折　B. 横断骨折
    C. 粉碎骨折　D. 嵌插骨折
    E. 螺旋形骨折
12. 骨肿瘤患者发生的骨折，其类型属（　）
    A. 外伤性骨折　B. 病理性骨折
    C. 开放性骨折　D. 新鲜骨折
    E. 陈旧性骨折
13. 陈旧性骨折是指骨折后多长时间就诊者（　）
    A. 2～3 周　B. 3～4 周
    C. 4～5 周　D. 5～6 周
    E. 7～8 周
14. 新鲜骨折是指骨折后多长时间就诊者（　）
    A. 2～3 周　B. 3～4 周
    C. 4～5 周　D. 5～6 周
    E. 7～9 周
15. 下列哪种类型的骨折多见于儿童（　）
    A. 横断骨折　B. 粉碎骨折
    C. 斜形骨折　D. 裂缝骨折
    E. 骨骺分离
16. 儿童骨折的类型中，多见的是（　）
    A. 粉碎骨折　B. 横断骨折
    C. 斜形骨折　D. 青枝骨折

E. 嵌插骨折

17. 老年人因肝肾不足，筋骨脆弱，故其上肢好发的骨折多见于（　）

A. 锁骨　B. 肱骨干

C. 桡骨干　D. 桡骨下端

E. 肱骨解剖颈

18. 由于持续性劳损造成的疲劳骨折多见于（　）

A. 掌骨　B. 腕骨

C. 股骨下 1/3　D. 胫骨下 1/3

E. 第 2、3 跖骨

19. 造成髌骨横断骨折的暴力是（　）

A. 直接暴力　B. 间接暴力

C. 肌肉牵拉　D. 持续性劳损

E. 疲劳骨折

20. 股骨粗隆间骨折分型中属于稳定骨折的是（　）

A. 顺粗隆间骨折

B. 粗隆间骨折

C. 粗隆下骨折

D. 顺粗隆粉碎性骨折

E. 粗隆上型骨折

21. 下列哪项不是骨折后长期卧床的并发症（　）

A. 创伤性关节炎

B. 坠积性肺炎

C. 褥疮

D. 尿路感染

E. 尿路结石

22. 筋膜间隔区综合征的主要原因是（　）

A. 血管损伤　B. 神经损伤

C. 肌肉挛缩　D. 筋膜间隙内压高

E. 静脉栓塞

23. 下列哪一项不属于损伤性骨折的特点（　）

A. 最常见于肘关节

B. 关节附近软组织广泛骨化

C. 常见于关节扭伤

D. 不影响关节活动功能

E. X 线片可能见到骨化阴影

24. 腕舟骨骨折愈合较慢是因为（　）

A. 附近的主要血管损伤

B. 附近的软组织覆盖较少

C. 骨折断端的血供较差

D. 附近的主要神经损伤

E. 骨块移位无法整复

25. 上臂损伤后出现腕下垂时最有可能的是（　）

A. 桡神经损伤

B. 正中神经损伤

C. 尺神经损伤

D. 臂丛神经损伤

E. 重要血管损伤

26. 上臂创伤后出现腕下垂，最有可能的是（　）

A. 肱骨外科颈骨折

B. 肱骨干骨折

C. 股骨髁上骨折

D. 锁骨骨折

E. 肩关节脱位

27. 下列哪一项不是引起创伤性休克的原因（　）

A. 严重骨折　B. 内脏损伤

C. 严重挤压伤　D. 大出血

E. 感染

28. 桡神经损伤可出现的症状是（　）

A. 爪形手

B. 腕下垂

C. 小指感觉障碍

D. 第 4、5 指屈曲不全

E. 拇指不能对掌

29. 桡神经损伤可出现在（　）

A. 肱骨髁上骨折

B. 肱骨中上 1/3 骨折

C. 肱骨干骨折

D. 肱骨中下 1/3 骨折

E. 肱骨间骨折

30. 胫骨上段骨折，出现小腿冰冷，胫后动脉、足背动脉搏动减弱或消失时应考虑（　）

A. 静脉栓塞

B. 筋膜间隔区综合征

C. 腘动脉损伤

D. 腘静脉损伤

E. 桡神经损伤

31. 骨折愈合过程中，纤维性骨痂出现在（　）

A. 1～2 周　B. 2～3 周

C. 3～4 周　D. 4～6 周

E. 6～8 周

32. 长骨干骨折的临床愈合一般需要（　）

A. 2 周　B. 3 周

C. 4 周　D. 6 周

E. 8 周

33. 骨折愈合至骨痂改造完成，骨髓腔沟通，恢复骨的原形，儿童一般需要（　）
A. 2~3周　B. 4~8周
C. 8~12周　D. 2年
E. 2~4年

34. 骨折后纤维性骨痂的形成大约需要（　）
A. 1周　B. 2~3周
C. 3~4周　D. 4~5周
E. 5周以上

35. 骨折的临床愈合，大约在骨折后的（　）
A. 3周　B. 4~8周
C. 12周　D. 3个月以上
E. 1年

36. 骨折愈合过程中，骨髓腔重新沟通，恢复骨之原形，成人所需的时间为（　）
A. 6个月　B. 1年
C. 1年半　D. 2~4年
E. 4~8周

37. 骨折愈合标准的叙述，错误的是（　）
A. 局部无压痛
B. 无异常活动
C. 连续2周骨折处不变形
D. 骨折已100天
E. X线片显示骨小梁通过骨折线

38. 影响骨折愈合的最重要因素是（　）
A. 固定时间久
B. 骨折端供血不足
C. 曾中风
D. 未服接骨片
E. 年龄过大

39. 下列哪一项不是导致骨折延迟愈合或不愈合的原因（　）
A. 骨折端夹有软组织
B. 感染
C. 反复多次复位
D. 骨缺损
E. 未解剖复位

40. 损伤早期有瘀血、便秘、腹胀、苔黄、脉数的体实患者，可选用（　）
A. 鸡鸣散　B. 复元活血汤
C. 和营止痛汤　D. 活血舒筋汤
E. 大承气汤

41. 骨折经治疗已有骨痂生长，此时宜选用（　）
A. 补中益气汤
B. 桃红四物汤
C. 续骨活血汤
D. 大活络汤
E. 鸡鸣散

42. 下列关于石膏绷带固定的操作中，错误的是（　）
A. 先将石膏绷带放入30~40℃的温水中，待气泡出净后取出，挤去多余的水分
B. 在环绕包扎时，一般由肢体的远侧向近侧缠绕
C. 一圈石膏绷带应盖在下一圈石膏绷带的下1/3，勿形成皱褶
D. 肢体关节必须固定在关节功能位，关节的功能位都是相对的
E. 用掌心托石膏待干

43. 下列关于损伤的中西医结合治疗原则，错误的是（　）
A. 内外兼治　B. 筋骨并重
C. 动静结合　D. 医患合作
E. 仅用内服中药

44. 关于胫骨结节牵引，错误的是（　）
A. 牵引适应证与股骨髁上牵引基本相同
B. 进针点为胫骨结节顶点之下两横指处
C. 牵引重量为体重的1/7~1/8
D. 进针方向由内向外
E. 多用局部麻醉

45. 上止血带后应每隔多长时间放松止血带一次（　）
A. 15分钟　B. 30分钟
C. 45分钟　D. 60分钟
E. 90分钟

46. 关于骨骼牵引，不正确的是（　）
A. 颅骨牵引
B. 股骨髁上牵引
C. 腓骨牵引
D. 跟骨牵引
E. 胫骨结节牵引

47. 关于练功的作用，不正确的是（　）
A. 参与气血运行
B. 防止肌肉萎缩
C. 防止关节强直
D. 加速功能恢复

E. 能够生津止渴

48. 肱骨外科颈骨折整复后，常用的固定垫为（　）

A. 合骨垫　B. 分骨垫
C. 葫芦垫　D. 空心垫
E. 大头垫

49. 骨折固定所使用的材料，不正确的是（　）

A. 竹片　B. 石膏绷带
C. 纸板　D. 杉树皮
E. 棉纱

50. 整复移位骨折的手法，错误的是（　）

A. 拔伸　B. 折顶
C. 斜扳　D. 分骨
E. 纵压

51. 整复移位的骨折，下列手法错误的是（　）

A. 拔伸　B. 折顶
C. 回旋　D. 纵顶
E. 平推

B1 型题

A. 斜形骨折　B. 疲劳骨折
C. 粉碎骨折　D. 横形骨折
E. 嵌插骨折

1. 间接暴力致伤的骨折形态多为（　）
2. 持续劳损致伤的骨折形态多为（　）

A. 骨折断端不与外界交通
B. 骨折皮质完整，仅有小梁断裂
C. 骨折处与外界相通
D. 骨折同时临近皮肤有伤口
E. 骨骺骨折

3. 开放性骨折是指（　）
4. 闭合性骨折是指（　）

A. 伤后 2~3 小时以内就诊者
B. 伤后 2~3 周内就诊者
C. 伤后 2~3 小时以后就诊者
D. 伤后 2~3 周以后就诊者
E. 伤后 2~3 天以后就诊者

5. 新鲜骨折是指（　）
6. 陈旧骨折是指（　）

A. 直接暴力
B. 间接传导暴力
C. 肌肉强烈收缩
D. 扭转暴力
E. 直接 + 间接暴力

7. 桡骨远端横形嵌插骨折的受伤机制是（　）
8. 髌骨横断骨折的损伤机制是（　）

A. 股骨粗隆间骨折
B. 股骨颈基底部骨折
C. 腕舟骨结节部骨折
D. 股骨颈头下型骨折
E. 胫骨上 1/3 骨折

9. 易发生骨折延迟愈合的骨折是（　）
10. 易发生骨折不愈合的骨折是（　）

A. 肘内翻畸形
B. 肘外翻畸形
C. 迟发性尺神经损伤
D. 骨迟缓愈合
E. 骨化性肌炎

11. 腕舟骨骨折易发生（　）
12. 股骨颈骨折易发生（　）

A. 肘外翻畸形
B. 肘内翻畸形
C. 缺血性肌挛缩
D. 损伤性骨化
E. 创伤性关节炎

13. 儿童股骨髁上骨折可能发生（　）
14. 成人股骨髁上骨折可能发生（　）

A. 手指疼痛麻木，苍白或发绀冰冷
B. 手指麻木，上肢感觉减退
C. 第 4、5 指屈曲不全，夹纸试验（+），小指及环指尺侧感觉减退
D. 第 1、2 指屈曲困难，拇指不能对掌
E. 腕下垂，拇指不能外展和或背伸

15. 桡神经损伤的主要表现为（　）
16. 尺神经损伤的主要表现为（　）

A. 肘内翻畸形
B. 肘外翻畸形
C. 桡神经损伤

D. 尺神经损伤
E. 正中神经损伤
17. 肱骨中下 1/3 骨折易发生（ ）
18. 股骨髁上骨折易发生（ ）

A. 0.5cm　　B. 1cm
C. 1.5cm　　D. 2cm
E. 2.5cm
19. 骨折的功能复位，下肢缩短，成人不得超过（ ）
20. 骨折的功能复位，下肢缩短，儿童不得超过（ ）

A. 5°　　B. 10°
C. 15°　　D. 20°
E. 25°
21. 骨折的功能复位，成角移位，成人不宜超过（ ）
22. 骨折的功能复位，成角移位，儿童不宜超过（ ）

A. 拔伸　　B. 端提
C. 捺正　　D. 分骨
E. 侧方
23. 用于矫正侧方移位的手法是（ ）
24. 用于矫正缩短移位的手法是（ ）

A. 屈伸　　B. 旋转
C. 分骨　　D. 折顶
E. 拔伸
25. 矫正骨折旋转移位的手法是（ ）
26. 矫正尺桡、骨折因成角及侧方移位而互相靠拢，采用的手法是（ ）

参考答案

A1 型题

1. C；2. A；3. C；4. E；5. A；6. A；7. A；8. C；9. D；10. B；11. C；12. B；13. A；14. A；15. E；16. D；17. D；18. E；19. C；20. A；21. A；22. D；23. B；24. C；25. A；26. B；27. E；28. B；29. D；30. C；31. B；32. E；33. D；34. B；35. B；36. D；37. D；38. B；39. E；40. A；41. C；42. B；43. E；44. D；45. D；46. C；47. E；48. E；49. E；50. C；51. E

B1 型题

1. D；2. A；3. C；4. A；5. B；6. D；7. B；8. C；9. D；10. D；11. D；12. D；13. B；14. E；15. E；16. C；17. C；18. A；19. B；20. D；21. B；22. C；23. C；24. A；25. B；26. C

第二单元　肱骨干骨折

A1 型题

1. 肱骨干骨折手法整复时，若牵引力过大，容易出现（ ）
A. 血管痉挛
B. 骨折断端分离移位
C. 神经损伤
D. 断端软组织嵌入
E. 肌肉痉挛
2. 肱骨干中段骨折整复前应注意检查哪种并发症（ ）
A. 肘内翻
B. 肘外翻
C. 肱动脉损伤
D. 尺神经损伤
E. 桡神经损伤
3. 肱骨干骨折的夹板固定中错误的是（ ）
A. 上 1/3 超肩固定
B. 下 1/3 超肘固定
C. 中 1/3 不超关节
D. 屈肘 90°位，前臂旋后位
E. 屈肘 90°位，前臂中立位
4. 下列哪项不是导致肱骨干骨折出现分离移位的原因（ ）
A. 多次整复　　B. 过度牵引
C. 难以固定　　D. 肌肉过弱
E. 上肢重量悬垂作用
5. 下列不是防止肱骨干骨折出现分离移位的方法是（ ）
A. 延长固定时间
B. 定期进行 X 线检查
C. 夹板加厚
D. 弹力绷带缠绕肩肘
E. 上臂肌肉舒缩锻炼
6. 肱骨干上 1/3 骨折后，导致骨折远端移位的肌

肉不包括（　）
A. 胸大肌　B. 喙肱肌
C. 三角肌　D. 肱三头肌
E. 肱二头肌
7. 肱骨中下 1/3 交界处骨折移位易伤及（　）
A. 胸大肌　B. 喙肱肌
C. 肱二头肌　D. 桡神经
E. 桡动脉
8. 桡神经损伤后不会出现（　）
A. 腕下垂畸形
B. 掌指关节不能伸直
C. 拇指不能伸展
D. 手背第 1、2 掌骨间皮肤感觉障碍
E. 肩后伸
9. 肱骨干中下段骨折时，最易损伤的神经是（　）
A. 正中神经　B. 尺神经
C. 桡神经　D. 腋神经
E. 肌皮神经

B1 型题

A. 桡神经损伤
B. 正中神经损伤
C. 尺神经损伤
D. 腋神经损伤
E. 臂丛神经损伤
1. 肱骨内上髁骨折可以合并（　）
2. 肱骨干中 1/3 骨折易合并（　）

A. 桡神经损伤
B. 正中神经损伤
C. 尺神经损伤
D. 腋神经损伤
E. 臂丛神经损伤
3. 肱骨外髁骨折晚期可出现（　）
4. 上臂骨折后出现“爪形手”，最有可能是（　）

A. 胸小肌　B. 喙肱肌
C. 三角肌　D. 背阔肌
E. 肱二头肌
5. 肱骨中 1/3 骨折，骨折远端因什么肌肉牵拉而向上移位（　）
6. 肱骨上 1/3 骨折，骨折近端因什么肌肉牵拉而向前、向内移位（　）

参考答案

A1 型题

1. B；2. E；3. D；4. C；5. C；6. A；7. D；8. E；9. C

B1 型题

1. C；2. A；3. C；4. C；5. E；6. D

第三单元　肱骨髁上骨折

A1 型题

1. 上臂与前臂纵轴之间形成的携带角是（　）
A. 10°~15°　B. 15°~25°
C. 20°~25°　D. 25°~35°
E. 30°~50
2. 肱骨纵轴与两髁之间形成的前倾角是（　）
A. 10°~15°　B. 15°~25°
C. 20°~25°　D. 25°~35°
E. 30°~50°
3. 肘内翻多见于哪种骨折畸形愈合后遗症（　）
A. 肱骨内上髁骨折
B. 肱骨干下 1/3 骨折
C. 肱骨髁上骨折
D. 肱骨外髁骨折
E. 肱骨外髁颈骨折
4. 在整复肱骨髁上骨折时，应特别注意纠正（　）
A. 靴状畸形　B. 垂腕畸形
C. 屈曲畸形　D. 尺偏畸形
E. 桡偏畸形
5. 儿童肱骨髁上骨折，早期宜选用的内服药是（　）
A. 活血化瘀　B. 疏肝健脾
C. 健脾补肾　D. 行气止痛
E. 通利关节
6. 肱骨髁上骨折多发生于（　）
A. 老年人　B. 儿童
C. 婴儿　D. 青年人
E. 壮年人
7. 上肢携带角的正常值是（　）
A. 0°~5°　B. 5°~15°
C. 10°~15°　D. 15°~25°
E. 20°~25°
8. 肱骨髁上伸直型骨折的移位方向是（　）

A. 远端向前移位
B. 远端向后移位
C. 近端向桡侧移位
D. 近端向尺侧移位
E. 远端向尺侧移位

9. 成人骨折后用中药熏洗的作用是（ ）
A. 活血化瘀　B. 行气止痛
C. 舒筋活络　D. 滋阴补肾
E. 健脾利湿

10. 肱骨髁上骨折损伤血管，晚期可致（ ）
A. 筋膜间隔区综合征
B. 前臂缺血性肌挛缩
C. 骨折迟缓愈合
D. 骨折不愈合
E. 神经损伤

11. 下列哪项是肱骨髁上骨折的分型（ ）
A. 撕脱型骨折
B. 伸直型骨折
C. 屈曲型骨折
D. 粉碎型骨折
E. 尺偏型骨折

12. 肱骨髁上骨折成人的常见类型是（ ）
A. 伸直型　B. 屈曲型
C. 粉碎型　D. 桡偏型
E. 尺偏型

13. 肱骨髁上骨折的常见并发症不包括（ ）
A. 肘内翻畸形
B. 肘外翻畸形
C. 损伤性骨化
D. 缺血性肌挛缩
E. 正中神经损伤

14. 桡偏型肱骨髁上骨折出现肘外翻时可引起哪条神经麻痹（ ）
A. 桡神经　B. 尺神经
C. 正中神经　D. 肌皮神经
E. 腋神经

15. 可用于鉴别肱骨髁上骨折和肘关节脱位的体征是（ ）
A. 压痛　B. 肿胀
C. 功能障碍　D. 畸形
E. 肘后三角

B1 型题

A. 10°～15°　B. 15°～25°
C. 20°～25°　D. 25°～35°
E. 30°～50°

1. 上臂与前臂纵轴之间形成的携带角是（ ）
2. 桡骨远端关节面的掌倾角是（ ）

A. 伸直型　B. 屈曲型
C. 粉碎型　D. 尺偏型
E. 桡偏型

3. 肱骨髁上骨折远端向前上方移位，骨折线从后下方斜向前上方属于（ ）
4. 肱骨髁上骨折远端向后上方移位，骨折线从前下方斜向后上方属于（ ）

A. 10°～15°　B. 15°～25°
C. 20°～25°　D. 25°～35°
E. 30°～50°

5. 肱骨纵轴与两髁之间形成的前倾角是（ ）
6. 上臂与前臂纵轴之间形成的携带角是（ ）

A. 肘内翻畸形
B. 肘外翻畸形
C. 桡神经损伤
D. 尺神经损伤
E. 正中神经损伤

7. 肱骨中下 1/3 骨折易并发（ ）
8. 肱骨髁上骨折易并发（ ）

A. 锁骨骨折
B. 肱骨髁上骨折
C. 肱骨外髁骨折
D. 尺骨鹰嘴骨折
E. 桡骨头骨折

9. 以下骨折成年人多发的是（ ）
10. 靴状畸形可发生在（ ）

A. 肘外翻畸形
B. 肘内翻畸形
C. 缺血性肌挛缩
D. 损伤性骨化
E. 创伤性关节炎

11. 儿童肱骨髁上骨折可能发生（ ）
12. 成人肱骨髁间骨折可能发生（ ）

A. 肱骨内上髁骨折
B. 肱骨髁上骨折
C. 肱骨外髁骨折
D. 肘关节脱位
E. 尺骨鹰嘴骨折

13. 骨折畸形愈合后遗症以肘内翻多见的是（ ）
14. 骨折晚期可出现进行性肘外翻畸形的是（ ）

参考答案

A1 型题

1. A；2. E；3. C；4. D；5. A；6. B；7. C；8. B；9. C；10. C；11. A；12. C；13. B；14. B；15. E

B1 型题

1. A；2. C；3. B；4. A；5. E；6. A；7. C；8. A；9. D；10. B；11. B；12. E；13. B；14. C

第四单元 尺骨上1/3骨折合并桡骨头脱位

A1 型题

1. 尺骨上1/3骨折合并桡骨头脱位，必须在X线上显示连续性骨痂生长，才能开始的活动是（ ）
   A. 指关节屈伸
   B. 掌关节屈伸
   C. 肘关节屈伸
   D. 前臂的旋转
   E. 肩关节各方向
2. 尺骨上1/3骨折合并桡骨头脱位易合并哪条神经的挫伤（ ）
   A. 尺神经 B. 正中神经
   C. 桡神经 D. 肌皮神经
   E. 骨间背神经
3. 尺骨上1/3伸直型骨折合并桡骨头脱位，整复后应固定（ ）
   A. 屈肘位1~2周
   B. 屈肘位2~3周
   C. 屈肘位3~4周
   D. 屈肘位4~5周
   E. 屈肘位5~6周
4. 关于尺骨上1/3内收型骨折合并桡骨头脱位，下列描述不正确的是（ ）
   A. 多见于幼儿
   B. 肘关节处于内收位受伤
   C. 由直接暴力所致
   D. 尺骨骨折多为青枝骨折
   E. 桡骨头多向外方脱出
5. 对儿童陈旧性尺骨上1/3骨折合并桡骨头脱位，不宜采用下列哪种方法（ ）
   A. 骨头切除术
   B. 桡骨头整复术
   C. 环状韧带重建术
   D. 尺骨骨折切开复位内固定术
   E. 肘关节整复术
6. 根据暴力方向及骨折移位情况，尺骨上1/3骨折合并桡骨头脱位的分型不包括（ ）
   A. 伸直型 B. 屈曲型
   C. 内收型 D. 特殊型
   E. 单纯性

B1 型题

A. 直接暴力
B. 传达暴力
C. 扭转暴力
D. 肌肉收缩暴力
E. 牵拉暴力

1. 尺骨上1/3屈曲型骨折合并桡骨头脱位的受伤机制是（ ）
2. 尺骨上1/3内收型骨折合并桡骨头脱位的受伤机制是（ ）

A. 先伸肘位1~2周，后改屈肘位2周
B. 先伸肘位2~3周，后改屈肘位2周
C. 先伸肘位3~4周，后改屈肘位2周
D. 先伸肘位4~5周，后改屈肘位2周
E. 先伸肘位5~6周，后改屈肘位2周

3. 尺骨上1/3屈曲型骨折合并桡骨头脱位，整复后应固定于（ ）
4. 尺骨上1/3内收型骨折合并桡骨头脱位，整复后应固定于（ ）

参考答案

A1 型题

1. D；2. C；3. D；4. C；5. A；6. E

B1 型题

1. B；2. B；3. B；4. B

第五单元　尺、桡骨干双骨折

A1 型题

1. 尺、桡骨干双骨折固定时，前臂原则上放置于（　）
   A. 旋前位　B. 旋后位
   C. 中立位　D. 极度旋前位
   E. 极度旋后位
2. 尺、桡骨干双骨折端出现“重叠移位”，可选用下列何手法纠正（　）
   A. 回旋手法　B. 折顶手法
   C. 推挤手法　D. 按捺手法
   E. 分骨折法
3. 尺、桡骨干双骨折正常成年人的愈合期为（　）
   A. 2～4 周　B. 4～6 周
   C. 6～8 周　D. 8～10 周
   E. 10～12 周
4. 儿童尺、桡骨干双骨折的愈合期为（　）
   A. 2～3 周　B. 3～4 周
   C. 4～5 周　D. 5～6 周
   E. 6～8 周
5. 尺、桡骨干双骨折断端出现“背向移位”，可选用下列哪种手法纠正（　）
   A. 回旋　B. 折顶
   C. 推挤　D. 按捺
   E. 分骨
6. 尺、桡骨干双骨折的治疗原则是（　）
   A. 恢复肘关节屈曲功能
   B. 恢复前臂旋转功能
   C. 恢复腕关节屈伸功能
   D. 防止创伤性关节炎
   E. 消除血肿
7. 整复尺、桡骨干双骨折时，桡骨骨折线位于旋前圆肌止点以上应取（　）
   A. 前臂旋前位
   B. 前臂旋后位
   C. 肘关节伸直位
   D. 腕关节背伸位
   E. 肘关节弯曲位
8. 尺、桡骨干双骨折练功活动早期，应禁止（　）
   A. 前臂旋转
   B. 握拳
   C. 屈伸腕关节
   D. 上肢肌肉舒缩
   E. 手指屈伸活动
9. 为防止尺、桡骨干双骨折的骨折端互相靠拢，固定时应放置何种压垫（　）
   A. 抱骨垫　B. 分骨垫
   C. 葫芦垫　D. 合骨垫
   E. 梯形垫
10. 尺、桡骨中下 1/3 双骨折整复应取前臂中立位，原因是（　）
    A. 骨折近端基本处于中立位
    B. 骨折远端处于中立位
    C. 为了保持骨间膜松紧一致，增加对骨折端的影响
    D. 为了使骨间膜松弛，有利于骨折复位
    E. 方便医生换药
11. 扭转暴力所致的尺、桡骨干双骨折的特点不包括（　）
    A. 尺骨骨折线在上
    B. 桡、尺骨折线向一侧倾斜
    C. 骨折线以横形多见
    D. 骨折线以螺旋形多见
    E. 多见于儿童

B1 型题

A. 分骨手法　B. 拔伸手法
C. 折顶手法　D. 挤按手法
E. 回旋手法

1. 整复前臂双骨折，为将尺、桡骨间隙最大限度分离，恢复骨间膜的紧张度，常用的手法是（　）
2. 矫正尺、桡骨干双骨折，手法复位后残余重叠畸形，较省力的手法是（　）

参考答案

A1 型题

1. D；2. C；3. A；4. B；5. A；6. B；7. B；8. A；9. B；10. A；11. C

B1 型题

1. A；2. C

第六单元 尺、桡骨干单骨折

A1 型题

1. 下列哪些描述不符合尺、桡骨干单骨折的特点（ ）
   A. 直接暴力与间接暴力均可造成
   B. 一般无严重移位
   C. 如有移位，多合并上下桡、尺关节脱位
   D. 易损伤桡神经
   E. 发生在幼儿多为青枝骨折
2. 尺、桡骨干单骨折多发生于（ ）
   A. 老年人 B. 妇女
   C. 青壮年 D. 青少年
   E. 幼儿
3. 尺、桡骨干单骨折中，骨折整复后，早期练功宜（ ）
   A. 握拳练习 B. 肩关节旋转
   C. 肘屈伸 D. 前臂旋转
   E. 大云手
4. 桡骨中下 1/3 骨折中，造成骨折远段向前旋转移位的肌肉有（ ）
   A. 肱二头肌 B. 肱三头肌
   C. 旋前方肌 D. 旋前圆肌
   E. 肱桡肌

B1 型题

A. 桡骨干单骨折
B. 尺骨干单骨折
C. 尺、桡骨干双骨折
D. 桡骨下端骨折
E. 尺骨鹰嘴骨折

1. 28 岁男性，被木棍击伤右前臂尺侧，伤后局部肿胀、疼痛、压痛，尺侧可扪及骨擦音，前臂旋转功能部分受限，可诊断为（ ）
2. 36 岁男性，不慎从 2 米高处坠下时，左前臂撞击硬物，伤后前臂旋转功能丧失，假关节形成，成角畸形，局部肿胀、疼痛，压痛，可扪及骨擦音，可诊断为（ ）

参考答案

A1 型题

1. D；2. D；3. A；4. C

B1 型题

1. B；2. C

第七单元 桡骨下 1/3 骨折合并桡尺远侧关节脱位

A1 型题

1. 下列哪项不是桡骨下 1/3 骨折合并桡尺远侧关节脱位的临床表现（ ）
   A. 伤后前臂肿胀疼痛
   B. 垂腕畸形
   C. 腕部压痛
   D. 桡骨下段异常活动
   E. 下桡尺关节松弛
2. 下列哪项不是桡骨下 1/3 骨折合并桡尺远侧关节脱位的特点（ ）
   A. 桡骨下 1/3 骨折极不稳定
   B. 整复固定困难
   C. 桡尺远侧关节脱位易漏诊
   D. 常合并正中神经损伤
   E. 第二型骨折最常见
3. 在桡骨下 1/3 骨折合并桡尺远侧关节脱位中，造成桡骨向尺侧移位的肌肉有（ ）
   A. 尺侧腕屈肌 B. 尺侧腕伸肌
   C. 拇长展肌 D. 拇长伸肌
   E. 旋后方肌
4. 桡骨下 1/3 骨折合并桡尺远侧关节脱位对腕关节的损害表现在（ ）
   A. 三角软骨破裂
   B. 桡尺远侧关节脱位
   C. 外展肌受损
   D. 正中神经损伤
   E. 肌腱损伤
5. 下列哪项不符合第三型桡骨下 1/3 骨折合并桡尺远侧关节脱位的特点（ ）
   A. 多为机器绞伤
   B. 多为老年人
   C. 尺骨干骨折
   D. 桡骨干下 1/3 骨折
   E. 桡尺远侧关节脱位

B1 型题

A. 舟骨骨折 B. 三角骨损伤

C. 桡神经损伤 D. 正中神经损伤
E. 腕伸肌损伤

1. 桡骨下1/3骨折合并桡尺远侧关节脱位易合并（ ）
2. 桡骨下端骨折易合并（ ）

A. 斜形骨折 B. 粉碎骨折
C. 青枝骨折 D. 嵌插骨折
E. 疲劳骨折

3. 桡骨下1/3骨折合并桡尺远侧关节脱位第一型桡骨骨折的形态为（ ）
4. 桡骨下1/3骨折合并桡尺远侧关节脱位第二型桡骨骨折的形态为（ ）

参考答案

A1 型题

1. B；2. D；3. E；4. A；5. B

B1 型题

1. B；2. B；3. C；4. A

第八单元 桡骨下端骨折

A1 型题

1. 桡骨下端骨折是指包括桡骨远端多长以内的骨折（ ）
A. 1cm B. 2cm
C. 3cm D. 4cm
E. 5cm
2. 桡骨下端伸直型骨折向背侧移位时，可见（ ）
A. 靴状畸形 B. 餐叉样畸形
C. 刺刀样畸形 D. 垂腕畸形
E. 腕屈曲畸形
3. 桡骨下端伸直型骨折的远端移位是（ ）
A. 向尺侧及掌侧移位
B. 向尺侧及背侧移位
C. 向桡侧及掌侧移位
D. 向桡侧及背侧移位
E. 向肘部移位
4. 桡骨下端伸直型骨折手法整复后，使用小夹板固定时（ ）
A. 桡、掌侧夹板下端应超过腕关节
B. 桡、背侧夹板下端应超过腕关节
C. 尺、掌侧夹板下端应超过腕关节
D. 尺、背侧夹板下端应超过腕关节
E. 桡、尺掌背侧夹板下端均应超过腕关节
5. 桡骨下端骨折手法整复时要注意下列哪项角度的恢复（ ）
A. 前倾角 B. 桡倾角
C. 掌倾角 D. 携带角
E. 扭转角
6. 桡骨下端骨折可合并（ ）
A. 尺骨茎突骨折
B. 肘部损伤
C. 中正神经损伤
D. 尺神经损伤
E. 腕伸肌损伤
7. 桡骨下端伸直型骨折手法整复的步骤包括（ ）
A. 肘部对抗牵引
B. 腕部掌屈
C. 腕部桡偏
D. 腕部背伸
E. 腕部尺偏
8. 桡骨下端骨折屈曲型骨折需要固定（ ）
A. 1～2周 B. 2～3周
C. 3～4周 D. 4～5周
E. 5～6周
9. 桡骨下端骨折无移位时需要固定（ ）
A. 1～2周 B. 2～3周
C. 3～4周 D. 4～5周
E. 5～6周
10. 老年人骨折中后期着重（）
A. 活血祛瘀
B. 消肿止痛
C. 通利关节
D. 养气血，补肝肾
E. 行气止痛

B1 型题

A. 指骨骨折
B. 掌骨基底部骨折
C. 尺、桡骨干双骨折
D. 桡骨下端骨折
E. 腕舟骨骨折

1. 30岁男性，不慎滑倒，右手掌撑地受伤，伤后腕部肿胀、疼痛、压痛，餐叉样畸形，可扪及骨擦音，腕部功能障碍，诊断为（ ）

2. 36 岁男性，不慎跌倒手掌着地，关节强度偏背伸，伤后腕部轻度疼痛，关节活动障碍，阳溪穴部位鼻咽窝处肿胀、压痛，诊断为（　）

参考答案

A1 型题

1. C；2. B；3. D；4. B；5. C；6. A；7. B；8. D；9. B；10. D

B1 型题

1. D；2. E

第九单元　股骨颈骨折

A1 型题

1. 患者，男，65 岁，平地跌倒后右髋疼痛；X 线片提示：右股骨颈嵌插型骨折。以下哪一体征与诊断相符（　）
   A. 右下肢无短缩畸形
   B. 右下肢纵轴叩击痛
   C. 右股骨大粗隆叩击痛
   D. 右下肢无外旋畸形
   E. 右下肢主动直腿抬高能抬离床面
2. 患者，女，46 岁，1 年前车祸导致右股骨颈骨折，行手法复位、加压螺丝钉内固定。1 个月前拔钉后，右髋痛并进行性加重，行走困难；X 线片提示：骨折不愈合，但股骨头外形尚未改变。应首选的治疗方案是（　）
   A. 闭合复位，再次加压螺丝钉内固定
   B. 髋“人”字石膏固定 3 个月
   C. 人工髋关节置换
   D. 闭合复位，外支架固定
   E. 切开复位，加压螺丝钉内固定，加带血管的骨移植
3. 患者，男，58 岁，外伤致右股骨颈骨折，体格检查最可能发现的体征是（　）
   A. 右下肢感觉障碍
   B. 右腹股沟部肿胀、皮下瘀斑
   C. 右下肢活动受限
   D. 右下肢短缩、外旋畸形
   E. 右下肢运动时，腹股沟部出现摩擦音
4. 以下哪一条血管是股骨头、颈的主要血供来源（　）
   A. 下干骺端动脉
   B. 骨干滋养动脉
   C. 上干骺端动脉
   D. 圆韧带动脉
   E. 闭孔动脉
5. 以下哪项不是股骨颈骨折后常见的并发症（　）
   A. 骨不连
   B. 创伤性关节炎
   C. 股骨头坏死
   D. 骨化性肌炎
   E. 畸形愈合
6. 将股骨颈骨折分为囊内骨折与囊外骨折，下面哪项结论是正确的（　）
   A. 仅仅是骨折解剖分类的需要
   B. 对了解受伤机制有帮助
   C. 对选择是否做内固定治疗有帮助
   D. 有助于判断预后
   E. 仅仅是为了方便患者
7. 患者，男，10 岁，3 小时前从单杠上跌落，致右股骨颈错位骨折，应采取（　）
   A. 手法复位后卧床，皮肤牵引
   B. 手法复位后多根细钢针内固定
   C. 三翼钉固定
   D. 滑动加压螺丝钉内固定
   E. 截骨术
8. 股骨颈骨折牵引后，患肢应保持（　）
   A. 内收、内旋　B. 外展、外旋
   C. 内收、中立　D. 外展、中立
   E. 内收、外旋
9. 股骨颈外展型骨折是指骨折线与股骨干纵轴的垂直线所成的倾斜角，应为（　）
   A. <50°　B. <40°
   C. <30°　D. >50°
   E. >30°
10. 成人下肢骨折，允许缩短畸形的长度为（　）
    A. <0.5cm　B. <1cm
    C. <1.5cm　D. <2cm
    E. <2.5cm
11. 股骨颈骨内收型骨折是指骨折线与股骨干纵轴垂直线所成的倾斜角，应为（　）
    A. <50°　B. <40°
    C. <30°　D. >50°
    E. >30°
12. 手掌试验主要用来（　）

A. 区分股骨颈骨折与粗隆间骨折
B. 区分股骨颈囊内骨折与囊外骨折
C. 判断骨干粗隆间骨折是否稳定
D. 判断股骨颈骨折是否复位
E. 区分髋关节前脱位与后脱位

13. 股骨颈骨折后长期卧床，不宜发生（ ）
A. 深静脉血栓　B. 褥疮
C. 坠积性肺炎　D. 尿路感染
E. 糖尿病

14. 股骨颈骨折初期内服药宜选用（ ）
A. 桃红四物汤加减
B. 续骨活血汤
C. 八珍汤
D. 十全大补丸
E. 虎潜丸

B1 型题

A. 127°　B. 151°
C. 120°　D. 132°
E. 125°

1. 成年男性股骨颈颈干角的平均值为（ ）
2. 成年女性股骨颈颈干角的平均值为（ ）

A. 髋内翻　B. 髋外翻
C. 坐骨神经损伤　D. 股骨头坏死
E. 骨化性肌炎

3. 股骨颈骨折最常见的并发症是（ ）
4. 股骨粗隆间骨折最常见的并发症是（ ）

A. CT
B. MRI
C. ECT（同位素骨扫描）
D. X 线片
E. 断层 X 线片

5. 股骨颈骨折行内固定（材料为不锈钢）术后 3 个月，哪项检查能早期发现股骨头坏死（ ）
6. 股骨颈骨折行内固定（材料为不锈钢）术后 1 年，哪项检查能早期发现股骨头坏死后节段性塌陷（ ）

参考答案

A1 型题

1. E；2. E；3. D；4. C；5. D；6. D；7. B；8. D；9. D；10. B；11. E；12. D；13. E；14. A

B1 型题

1. B；2. D；3. A；4. D；5. C；6. D

第十单元　股骨干骨折

A1 型题

1. 股骨干下 1/3 骨折远端向后移位时，骨牵引时肢体应处于（ ）
A. 屈髋屈膝中立位
B. 屈髋内收位
C. 外展中立位
D. 屈髋屈膝外展位
E. 屈髋外展位

2. 股骨干中 1/3 骨折，骨牵引时肢体应处于（ ）
A. 屈髋屈膝中立位
B. 屈髋内收位
C. 外展中立位
D. 屈髋屈膝外展位
E. 屈髋外展位

3. 成人的股骨干骨折，练功活动应从复位后多长时间才能开始（ ）
A. 2 天　B. 3 ~5 天
C. 1 周　D. 2 周
E. 3 周

4. 成人股骨干骨折多为（ ）
A. 稳定性骨折　B. 不稳定性骨折
C. 裂缝骨折　D. 青枝骨折
E. 粗隆下骨折

5. 股骨干下 1/3 骨折，其远端移位方向多为（ ）
A. 向上　B. 向外
C. 向前　D. 向后
E. 向内

6. 股骨干中 1/3 骨折，骨折多有成角畸形，其成角方向多为（ ）
A. 前内　B. 前外
C. 后内　D. 后外
E. 内侧

7. 股骨干骨折重叠位移多，手法牵引未能完全纠正时，可用何种手法矫正（ ）
A. 旋转　B. 折顶
C. 回旋　D. 分骨
E. 端提

8. 儿童股骨干稳定性骨折，用夹板固定的时间为( )

A. 2周 B. 3周
C. 4周 D. 5周
E. 6周

9. 股骨干上1/3骨折，骨牵引时肢体应处于( )

A. 屈髋屈膝中立位
B. 屈髋内收位
C. 外展中立位
D. 屈髋屈膝外展位
E. 屈髋外展位

10. 股骨干斜形、螺旋形骨折背向移位时，可用哪种手法矫正( )

A. 旋转 B. 折顶
C. 回旋 D. 分骨
E. 捺正

11. 股骨干骨折采用垂直悬吊、皮肤牵引，适用于( )

A. 婴幼儿
B. 3岁以下的幼儿
C. 5岁以下的幼儿
D. 7岁以下的幼儿
E. 手术后的维持牵引

12. 股骨干上1/3骨折，骨折近端屈曲、外展、外旋移位的原因不包括( )

A. 髂腰肌的牵拉
B. 臀中肌的牵拉
C. 臀小肌的牵拉
D. 臀大肌的牵拉
E. 外旋肌的牵拉

13. 按骨折三期辨证用药，初期可服用( )

A. 新伤续断汤
B. 血府逐瘀汤
C. 复元活血汤
D. 接骨丸
E. 健步虎潜丸

B1型题

A. 近端的前方，远端的外侧
B. 近端的外侧，远端的前方
C. 近端的前方和外侧
D. 断端的前方和外侧
E. 远端的前方和外侧

1. 股骨干骨折复位后，根据骨折不同部位而放置压垫，中上1/3骨折应放在( )
2. 股骨干骨折复位后，根据骨折不同部位而放置压垫，中1/3骨折应放在( )

A. 屈髋屈膝中立位
B. 屈髋内收位
C. 外展中立位
D. 屈髋屈膝外展位
E. 屈髋外展位

3. 股骨干骨折，骨牵引时肢体放置位置根据骨折部位而定，上1/3骨折应置于( )
4. 股骨干骨折，骨牵引时肢体放置位置根据骨折部位而定，中1/3骨折应置于( )

A. 3周 B. 4~6周
C. 6~8周 D. 8~10周
E. 10~12周

5. 股骨干骨折复位骨牵引的时间，儿童为( )
6. 股骨干骨折复位骨牵引的时间，成人为( )

A. 体重的1/4
B. 体重的1/5
C. 体重的1/6
D. 体重的1/7
E. 体重的1/8

7. 股骨干骨折采用骨牵引，儿童的牵引重量约为( )
8. 股骨干骨折采用骨牵引，成人的牵引重量约为( )

参考答案

A1型题

1. A; 2. C; 3. A; 4. B; 5. D; 6. B; 7. B; 8. B; 9. E; 10. C; 11. B; 12. D; 13. A

B1型题

1. C; 2. D; 3. A; 4. C; 5. A; 6. D; 7. C; 8. D

第十一单元 踝部骨折

A1型题

1. 无移位的踝部骨折固定踝关节的位置应为( )

A. 跖屈位

B. 背伸位
C. 0°中立位
D. 内翻扭伤固定在外翻位，外翻扭伤固定在内翻位
E. 内翻扭伤固定在内翻位，外翻扭伤固定在外翻位

2. 袜套牵引适用于（　）
A. 内踝骨折合并距骨后脱位
B. 外踝骨折合并距骨轻度脱位
C. 后踝骨折合并距骨后脱位
D. 双踝骨折合并距骨后脱位
E. 三踝骨折合并距骨后脱位

3. 踝部外翻骨折外固定的位置是（　）
A. 中立位　B. 跖屈位
C. 背伸位　D. 内翻位
E. 外翻位

4. 踝部内翻骨折外固定的位置是（　）
A. 中立位　B. 跖屈位
C. 背伸位　D. 内翻位
E. 外翻位

5. 踝关节骨折需要固定（　）
A. 1~2 周　B. 2~3 周
C. 3~4 周　D. 4~6 周
E. 5~6 周

6. 踝部骨折最常见的类型是（　）
A. 内翻骨折　B. 外翻骨折
C. 外旋骨折　D. 侧方挤压骨折
E. 背伸骨折

7. 按骨折三期辨证用药，一般中期以后应注意（　）
A. 舒筋活络　B. 行气活血
C. 补肾壮骨　D. 健脾利湿
E. 行气止痛

B1 型题

A. 1~2 周　B. 2~3 周
C. 3~4 周　D. 4~6 周
E. 5~6 周

1. 踝部骨折无移位时需要固定（　）
2. 踝部骨折有移位时需要固定（　）

参考答案

A1 型题

1. C；2. C；3. D；4. E；5. D；6. A；7. A

B1 型题

1. C；2. D

第十二单元　脱位概论

A1 型题

1. 关节脱位的病因中以哪项最为多见（　）
A. 持续劳损
B. 肌肉强烈收缩
C. 直接暴力
D. 间接暴力
E. 感染

2. 从解剖结构分析，容易出现外伤性关节脱位的是（　）
A. 膝关节　B. 髋关节
C. 踝关节　D. 颞颌关节
E. 肩关节

3. 新鲜与陈旧性关节脱位的时间界限是（　）
A. 1 周　B. 2 周
C. 4 周　D. 5 周
E. 6 周

4. 关节脱位的早期并发症不包括下列哪项（　）
A. 血管损伤　B. 感染
C. 韧带撕裂　D. 神经损伤
E. 近关节骨折

5. 关节脱位的常用复位手法是（　）
A. 横挤手法　B. 分骨手法
C. 折顶手法　D. 拔伸手法
E. 回旋手法

6. 关节脱位后一般固定时间为（　）
A. 1~2 周　B. 2~3 周
C. 3~4 周　D. 4~5 周
E. 5~6 周

7. 下列不属于按脱位病因分类的是（　）
A. 外伤性脱位
B. 病理性脱位
C. 习惯性脱位
D. 先天性脱位
E. 中心性脱位

8. 下列不属于按脱位程度分类的是（　）
A. 完全脱位
B. 不完全脱位
C. 单纯性脱位

D. 复杂性脱位
E. 陈旧性脱位

9. 下列不属于脱位特有体征的是（ ）
A. 关节畸形
B. 关节盂空虚
C. 弹性固定
D. 脱出骨端
E. 行走受限

B1 型题

A. 畸形
B. 关节盂空虚
C. 神经损伤
D. 关节僵硬
E. 弹性固定

1. 脱位的早期并发症是（ ）
2. 脱位的晚期并发症的是（ ）

A. 外伤性脱位
B. 中心性脱位
C. 新鲜脱位
D. 开放性脱位
E. 单纯性脱位

3. 属于按关节脱位是否有创口与外界相通分类的是（ ）
4. 属于按脱位的时间分类的是（ ）

参考答案

A1 型题

1. D；2. E；3. B；4. C；5. D；6. B；7. E；8. E；9. E

B1 型题

1. C；2. D；3. D；4. C

第十三单元 肩关节脱位

A1 型题

1. 肩关节脱位时肱骨位置多见于（ ）
A. 前脱位 B. 后脱位
C. 外脱位 D. 上脱位
E. 内脱位

2. 肩关节脱位好发于（ ）
A. 1～3 岁 B. 7～14 岁
C. 15～20 岁 D. 20～50 岁
E. 50～70 岁

3. 肩关节脱位复位后必须固定一段时间的原因是（ ）
A. 使血管损伤得以修复
B. 使神经损伤得以修复
C. 使软组织得以恢复
D. 避免发生骨折
E. 防止发生骨化性肌炎

4. 肩关节脱位后弹性固定于肩外展位（ ）
A. 10° B. 20°
C. 30° D. 40°
E. 50°

5. 肩关节脱位常合并的骨折是（ ）
A. 肱骨头骨折
B. 肱骨解剖颈骨折
C. 肱骨外科颈骨折
D. 肱骨大结节骨折
E. 肱骨小结节骨折

6. 肩关节脱位复位后固定上臂的正确位置是（ ）
A. 内收内旋屈肘
B. 内收外旋屈肘
C. 外展内旋屈肘
D. 外展外旋屈肘
E. 内收外展屈肘

7. 陈旧性肩关节脱位手法复位不当会造成的并发症是（ ）
A. 肱骨大结节骨折
B. 更严重的血肿机化
C. 腋部血管损伤
D. 臂丛神经损伤
E. 骨化性肌炎

8. 肱骨外科颈骨折合并肩关节脱位整复时（ ）
A. 先整复骨折，后整复脱位
B. 先整复脱位，后整复骨折
C. 骨折与脱位同时整复
D. 只整复骨折不整复脱位
E. 只整复脱位不整复骨折

9. 习惯性关节脱位的原因，不包括（ ）
A. 首次脱位后合并骨折畸形愈合
B. 关节囊破裂口未修复
C. 关节盂唇破裂或肱骨头骨折未修复
D. 关节囊松弛

E. 首次脱位复位后未妥善固定

10. 肩关节脱位复位固定后早期功能锻炼的目的是（ ）
A. 防止肌肉萎缩
B. 防止组织粘连
C. 促进韧带修复
D. 促进血管修复
E. 促进神经修复

11. 陈旧性肩关节脱位的主要病理改变，不包括（ ）
A. 血肿机化、瘢痕组织形成
B. 关节囊破裂口被瘢痕组织封闭
C. 血管、神经变性
D. 关节周围肌肉痉挛
E. 周围组织粘连

12. 陈旧性肩关节脱位手法复位不当所造成的并发症有（ ）
A. 肱骨大结节骨折
B. 严重的血肿机化
C. 骨化性肌炎
D. 腋部血管损伤
E. 臂丛神经损伤

B1 型题

A. 外展外旋畸形
B. “方肩”畸形
C. 外展内旋畸形
D. 靴状畸形
E. 短缩畸形

1. 肩关节脱位的特有畸形是（ ）
2. 肘关节脱位的特有畸形是（ ）

A. 软木复位法
B. 针拨复位法
C. 拔伸屈肘法
D. 杠杆支撑法
E. 手牵足蹬法

3. 新鲜肘关节脱位应采用（ ）
4. 新鲜肩关节脱位应采用（ ）

参考答案

A1 型题

1. A；2. D；3. C；4. C；5. D；6. A；7. D；8. B；9. A；10. B；11. C；12. D

B1 型题

1. B；2. D；3. C；4. E

第十四单元 肘关节脱位

A1 型题

1. 肘关节脱位后，肘关节弹性固定于（ ）
A. 30° B. 45°
C. 60° D. 90°
E. 120°

2. 肘关节后脱位的临床表现不包括（ ）
A. 疼痛剧烈 B. 肿胀明显
C. 靴状畸形 D. 肘内翻
E. 弹性固定

3. 肘关节脱位的常见类型是（ ）
A. 前脱位 B. 后脱位
C. 内脱位 D. 外脱位
E. 侧脱位

4. 肘关节后脱位伴有侧方脱位时最常见的合并症是（ ）
A. 尺神经损伤
B. 桡神经损伤
C. 正中神经损伤
D. 尺骨鹰嘴骨折
E. 侧副韧带损伤

5. 肘关节脱位后若不进行固定易导致（ ）
A. 关节粘连 B. 血肿机化
C. 血管损伤 D. 神经损伤
E. 再脱位

6. 肘关节脱位后关节腔积血较多者，可抽去积血，其目的是（ ）
A. 有利于包扎
B. 防止再脱位
C. 防止神经受压
D. 有利于功能锻炼
E. 防止粘连及骨化性肌炎

7. 陈旧性肘关节脱位的病理改变不包括（ ）
A. 血肿机化
B. 瘢痕形成
C. 周围组织萎缩
D. 周围组织粘连
E. 血管、神经变性

8. 在肘关节脱位复位且解除固定后，功能锻炼应避免强力被动运动，其目的是防止（　）
  A. 神经损伤
  B. 血管损伤
  C. 骨化性肌炎
  D. 再脱位
  E. 撕脱骨折
9. 肘关节脱位复位后的正确固定方法是（　）
  A. 固定患肢于伸直位，时间 2 周
  B. 固定患肢于伸直位，时间 4 周
  C. 固定患肢于屈肘 45°位，时间 3 周
  D. 固定患肢于屈肘 45°位，时间 4 周
  E. 固定患肢于屈肘 90°位，时间 2 周
10. 肘关节后脱位可出现的畸形为（　）
  A. 方肩畸形　　B. 枪刺样畸形
  C. 靴状畸形　　D. 驼峰样畸形
  E. 餐叉样畸形
11. 下列哪项不是肘关节后脱位的临床表现（　）
  A. 肘关节疼痛、肿胀、功能障碍
  B. 肘关节明显畸形
  C. 肘后三点骨性标志关系发生变化
  D. 前臂较健侧显长
  E. 肘关节前后径增宽
12. 肘关节脱位常发生于（　）
  A. 儿童　　B. 青壮年
  C. 老年人　　D. 孕妇
  E. 重体力劳动者

B1 型题

  A. 15°～30°　　B. 30°～50°
  C. 90°　　D. 60°～90°
  E. 90°～100°
1. 肘关节脱位整复后固定的位置是屈肘（　）
2. 肩关节脱位整复后固定的位置是屈肘（　）

参考答案

A1 型题

1. B；2. D；3. B；4. E；5. E；6. E；7. E；8. C；9. E；10. C；11. D；12. B

B1 型题

1. C；2. D

第十五单元　小儿桡骨头半脱位

A1 型题

1. 小儿桡骨头半脱位多见于（　）
  A. 2 岁以下幼儿
  B. 3 岁以下幼儿
  C. 4 岁以下幼儿
  D. 5 岁以下幼儿
  E. 6 岁以下幼儿
2. 小儿桡骨头半脱位的临床表现是（　）
  A. 肿痛、功能障碍
  B. 轻度畸形为主
  C. 功能障碍为主
  D. 关节盂空虚为主
  E. 弹性固定为主
3. 下列除哪项外，均为小儿桡骨头半脱位的诊断依据（　）
  A. 有牵拉损伤史
  B. 患肢不能活动
  C. 患肢半屈曲旋前位
  D. 肘外侧压痛
  E. X 线片异常
4. 小儿桡骨头半脱位的治疗方法（　）
  A. 内外用药　　B. 局部按摩
  C. 热敷疗法　　D. 包扎固定
  E. 手法复位
5. 小儿桡骨头半脱位的病因主要是（　）
  A. 前臂被牵拉
  B. 前臂被扭转
  C. 前臂被打击
  D. 前臂被碾压
  E. 前臂跌伤

B1 型题

  A. 牵拉肘　　B. 肘脱环
  C. 落下颏　　D. 不整齐肩
  E. 肘错环
1. 小儿桡骨小头半脱位又称（　）
2. 肩关节脱位又称（　）

参考答案

A1 型题

1. D；2. A；3. E；4. E；5. A

B1 型题

1. A；2. D

第十六单元　筋伤概论

A1 型题

1. 伤筋早期的针刺治疗，应以下列哪种针法为主（　）
   A. 泻法　B. 补法
   C. 先泻后补　D. 先补后泻
   E. 不补不泻
2. 筋伤的范围不包括（　）
   A. 肌腱　B. 韧带
   C. 骨骼　D. 关节软骨
   E. 皮下组织
3. 男性患者，左踝扭伤已有 6 周，现左踝仍疼痛、乏力，治宜（　）
   A. 活血化瘀，消肿止痛
   B. 和血通络，温筋止痛
   C. 益肝补肾，佐以健脾
   D. 和血通络，祛风通痹
   E. 舒筋散寒，祛风止痛
4. 男性患者，下楼时扭伤右踝，X 线片显示未见骨折，现肿痛较甚，瘀聚未化，治宜（　）
   A. 活血化瘀，消肿止痛
   B. 和血通络，温筋止痛
   C. 益肝补肾，佐以健脾
   D. 和血通络，祛风通痹
   E. 舒筋散寒，祛风止痛
5. 伤筋的主要症状是疼痛、瘀肿和（　）
   A. 异常活动　B. 功能障碍
   C. 骨擦音　D. 纵轴叩击痛
   E. 发热
6. 下列哪项病变不属于筋位异常（　）
   A. 筋歪　B. 错缝
   C. 筋走　D. 筋正
   E. 筋翻
7. 下列不属于筋伤常见并发症的是（　）
   A. 神经损伤
   B. 缺血性肌挛缩
   C. 骨性关节炎
   D. 损伤性骨化
   E. 关节内游离体
8. 下列哪项不是筋伤的病因（　）
   A. 直接暴力　B. 慢性劳损
   C. 间接暴力　D. 性别、年龄
   E. 体质强弱
9. 筋伤初期采用内治法，不宜选用（　）
   A. 桃红四物汤
   B. 复元活血汤
   C. 血府逐瘀汤
   D. 云南白药
   E. 补筋丸

B1 型题

A. 四黄散
B. 清营退肿膏
C. 三色敷药
D. 宝珍膏
E. 万花油

1. 筋伤初期及中期外用药物宜消瘀退肿、理气止痛，常用药膏有（　）
2. 筋伤后期及慢性筋伤外用药物宜以活血止痛为主，常用药膏有（　）

A. 舒筋活血汤
B. 血府逐瘀汤
C. 柴胡疏肝散
D. 补肾壮筋汤
E. 云南白药

3. 筋伤中期宜选用（　）
4. 筋伤后期宜选用（　）

参考答案

A1 型题

1. A；2. C；3. B；4. A；5. B；6. D；7. B；8. D；9. E

B1 型题

1. C；2. D；3. A；4. D

第十七单元　落枕

A1 型题

1. 针灸治疗落枕，应（　）
   A. 针患侧，用补法，留针5～10分钟
   B. 针患侧，用泻法，留针5～10分钟
   C. 针对侧，用补法，留针5～10分钟
   D. 针对侧，用泻法，留针5～10分钟
   E. 针双侧，用补法，留针5～10分钟
2. 落枕往往起病较快，病程较短，痊愈时间是（　）
   A. 3天　　B. 1周
   C. 2周　　D. 3周
   E. 4周
3. 落枕多见于（　）
   A. 儿童　　B. 少年
   C. 青壮年　　D. 中年
   E. 老年
4. 落枕的好发季节是（　）
   A. 春夏　　B. 夏秋
   C. 秋冬　　D. 冬春
   E. 无明显季节性
5. 以下不属于落枕压痛点所在位置的是（　）
   A. 乳突
   B. 肩胛骨内上角
   C. 斜方肌
   D. 冈上窝
   E. 冈下窝
6. 患者，女，34岁。睡醒后突然颈部刺痛，痛处固定，转头不利，稍有活动即感疼痛加剧，颈项部压痛点固定，肌肉痉挛，舌质紫暗或有瘀斑，苔薄白，脉弦紧。该患者可诊断为（　）
   A. 风寒浸淫证
   B. 气滞血瘀证
   C. 寒湿痹阻证
   D. 湿热壅盛证
   E. 痰瘀阻滞证

B1 型题

A. 搭肩试验阳性
B. 压痛点仅限于冈上肌附着点
C. 疼痛向颈部或上肢放射
D. 颈部肌肉压痛阳性
E. 压头试验阳性
1. 落枕的阳性体征是（　）
2. 肩关节周围炎的阳性体征是（　）

参考答案

A1 型题

1. B；2. B；3. C；4. D；5. C；6. B

B1 型题

1. D；2. C

第十八单元　颈椎病

A1 型题

1. 神经根型颈椎病体检时发现患侧拇指、示指感觉减退时，常提示其病变部位在（　）
   A. $C_{3\sim4}$　　B. $C_{4\sim5}$
   C. $C_{5\sim6}$　　D. $C_{6\sim7}$
   E. $C_7\sim T_1$
2. 神经根型颈椎病体检时发现患侧示指、中指感觉减退时，常提示其病变部位在（　）
   A. $C_{3\sim4}$　　B. $C_{4\sim5}$
   C. $C_{5\sim6}$　　D. $C_{6\sim7}$
   E. $C_7\sim T_1$
3. 颈椎病的主要治法是（　）
   A. 外用敷药　　B. 内服药
   C. 针灸治疗　　D. 理筋手法
   E. 内科治疗
4. 枕颌带牵引治疗颈椎病，每次牵引时间为（　）
   A. 15～20分钟
   B. 30～40分钟
   C. 50～60分钟
   D. 70～80分钟
   E. 90～100分钟
5. 患者，男，45岁，秘书，因反复眩晕2年来诊。查：颈椎生理弯曲变直，活动颈部时眩晕加剧，压头试验（-），牵拉试验（-）。经颅多普勒超声报告“椎动脉孔狭窄”。血压13.3/9.3kPa（100/70mmHg）。本病可初步诊断为（　）
   A. 颈椎病　　B. 低血压
   C. 贫血　　D. 血管硬化
   E. 落枕
6. 颈椎病的好发人群是（　）

A. 售货员　　B. 厨师
C. 演员　　D. 作家
E. 收银员

7. 神经根型颈椎病的病因是（　）
A. 神经根受压
B. 椎动脉孔狭窄
C. 脊髓受压
D. 交感神经紊乱
E. 骨刺

8. 患者，男，因“左上肢痹痛 3 天”来诊。查：颈椎生理弯曲变直，压头试验（+），臂丛神经牵拉试验（+）。X 线摄片示：椎间孔变窄，诊为“颈椎病”。请问其分型属（　）
A. 颈型　　B. 脊髓型
C. 神经根型　　D. 椎动脉型
E. 混合型

9. 椎动脉型颈椎病，其受压部位是（　）
A. 神经　　B. 血管
C. 韧带　　D. 脊髓
E. 肌肉

10. 旋颈诱发试验阳性的颈椎病类型是（　）
A. 颈型　　B. 脊髓型
C. 神经根型　　D. 椎动脉型
E. 混合型

11. 对椎动脉造成挤压和刺激引起脑供血不足的主要原因是（　）
A. 颈椎间盘退化
B. 颈部韧带肥厚、钙化
C. 钩椎关节增生
D. 椎间孔变窄
E. 椎体后缘骨赘形成

12. 下列不属于颈椎病病机的是（　）
A. 风寒湿阻　　B. 气滞血瘀
C. 痰湿阻络　　D. 气血亏虚
E. 先天不足

13. 患者，男，34 岁。症见颈肩部、上肢刺痛，痛处固定，伴有肢体麻木，舌质暗红，脉弦。该患者可诊断为（　）
A. 风寒湿阻证
B. 血瘀气滞证
C. 痰湿阻络证
D. 气血亏虚证
E. 肝肾不足证

B1 型题

A. 神经根型颈椎病
B. 脊髓型颈椎病
C. 椎动脉型颈椎病
D. 交感神经型颈椎病
E. 混合型颈椎病

1. 通常用牵引法治疗效果较好的是（　）
2. 绝对禁用强烈的旋转手法的是（　）

参考答案

A1 型题

1. C；2. D；3. D；4. B；5. A；6. D；7. A；8. C；9. B；10. D；11. C；12. E；13. B

B1 型题

1. A；2. C

第十九单元　肩关节周围炎

A1 型题

1. 以下哪项不属于肩关节周围炎的病名（　）
A. 漏肩风　　B. 露肩风
C. 肩凝风　　D. 肩痹
E. 肩凝症

2. 重型肩周炎患者肩臂肌肉萎缩，尤以哪个肌肉更明显（　）
A. 冈上肌　　B. 胸大肌
C. 背阔肌　　D. 肱二头肌
E. 三角肌

3. 肩周炎有自愈倾向的，一般病程是（　）
A. 3 个月　　B. 6 个月
C. 1 年　　D. 2 年
E. 3 年

4. 肩关节周围炎的好发年龄是（　）
A. 20 岁以下　　B. 30 岁
C. 40 岁　　D. 50 岁
E. 60 岁

5. 肩关节周围炎，关节活动受限最明显的方向是（　）
A. 前屈　　B. 内收
C. 后伸　　D. 外展
E. 内旋

B1 型题

A. 直尺试验阳性
B. 搭肩试验阳性
C. 耸肩试验阳性
D. “疼痛弧”征阳性
E. 臂丛牵拉试验阳性

1. 肩关节周围炎可出现的阳性体征是（　）
2. 颈椎病可出现的阳性体征是（　）

参考答案

A1 型题

1. D；2. E；3. C；4. D；5. D

B1 型题

1. C；2. E

第二十单元　踝关节扭挫伤

A1 型题

1. 踝关节跖屈内翻时，容易损伤（　）
A. 腓距前韧带
B. 腓跟韧带
C. 腓距后韧带
D. 下胫腓韧带
E. 三角韧带

2. 踝关节内、外侧副韧带撕裂者，应用管型石膏固定（　）
A. 3 周　B. 4 周
C. 5 周　D. 6 周
E. 7 周

3. 踝关节韧带完全断裂的固定时间为（　）
A. 1～2 周　B. 2～3 周
C. 3～4 周　D. 4～6 周
E. 6～8 周

4. 踝关节扭伤常见的类型是（　）
A. 内翻扭伤　B. 外翻扭伤
C. 背伸扭伤　D. 纵向挤压伤
E. 跖屈扭伤

5. 踝关节扭挫伤患者的 X 线检查显示内、外踝间隙增宽，提示损伤的组织是（　）
A. 三角韧带　B. 下胫腓韧带
C. 腓距前韧带　D. 腓跟韧带
E. 腓距后韧带

B1 型题

A. 距腓前韧带
B. 距腓后韧带
C. 跟腓韧带
D. 三角韧带
E. 下胫腓韧带

1. 踝关节单纯内翻损伤（　）
2. 踝关节跖屈内翻损伤（　）

A. 内翻位　B. 外翻位
C. 背伸位　D. 跖屈位
E. 中立位

3. 内翻型踝关节扭挫伤早期绷带固定关节的体位是（　）
4. 外翻型踝关节扭挫伤早期绷带固定关节的体位是（　）

参考答案

A1 型题

1. A；2. D；3. D；4. A；5. B

B1 型题

1. C；2. A；3. B；4. A

第二十一单元　腰部扭挫伤

A1 型题

1. 腰部挫伤的常见受伤外力是（　）
A. 直接暴力　B. 间接暴力
C. 肌肉收缩力　D. 慢性劳损
E. 他人撞击

2. 腰部扭挫伤多发于（　）
A. 儿童　B. 青壮年
C. 老年人　D. 孕妇
E. 司机

3. 腰部扭伤遭受间接暴力容易导致的后果是（　）
A. 腰肌筋膜损伤
B. 剧烈疼痛
C. 大关节错缝
D. 肾脏损伤
E. 血脉破损

4. 腰部扭挫伤初期，内服药物宜选（　）
A. 活血化瘀　B. 理气止痛

C. 疏肝健脾　　D. 补肾健脾
E. 疏肝理气

B1 型题

A. 急性腰扭伤
B. 急性腰椎滑膜嵌顿
C. 腰椎间盘突出症
D. 骨质疏松性腰椎骨折
E. 腰椎转移性肿瘤

1. 一运动员在投掷标枪时，突觉腰痛难忍，休息片刻仍未解除，用两手撑腰来门诊求治，首先考虑（　）
2. 一中年体胖患者晨起后如厕，蹲下后即觉腰部剧痛，不能活动，不能行走，用板床抬到急诊求治，首先考虑（　）

参考答案

A1 型题

1. B；2. B；3. A；4. A

B1 型题

1. A；2. B

第二十二单元　腰椎间盘突出症

A1 型题

1. 腰椎间盘突出症发生的内因是（　）
A. 骨质疏松　　B. 椎间盘退变
C. 体质较弱　　D. 孕妇
E. 解剖异常
2. 腰椎间盘突出症多发生于（　）
A. 10～30 岁　　B. 10～50 岁
C. 20～50 岁　　D. 30～50 岁
E. 50 岁以上
3. 椎间盘突出症，发生脊柱侧弯，多突向（　）
A. 健侧　　B. 患侧
C. 前侧　　D. 后侧
E. 右侧
4. 腰椎间盘突出症急性期应严格卧床（　）
A. 1 周　　B. 2 周
C. 3 周　　D. 4 周
E. 5 周
5. 腰椎间盘突出症初期，药物治疗的原则是（　）
A. 活血舒筋
B. 温筋通络
C. 补肝肾，活气血
D. 祛风散寒除湿
E. 和营生新
6. 腰椎间盘突出症，按摩推拿后一般卧床多长时间（　）
A. 3 天　　B. 1 周
C. 2 周　　D. 3 周
E. 无须卧床
7. 腰部疼痛剧烈，夜间尤甚，进行性加重，多考虑（　）
A. 急性腰椎小关节滑膜嵌顿
B. 腰椎结核
C. 急性腰椎间盘突出症
D. 腰椎转移性肿瘤
E. 骨质疏松性腰椎骨折
8. 腰痛，有时晚上痛醒，活动后加重，伴全身乏力，体重减轻，低热，盗汗，常见于（　）
A. 腰部劳损
B. 腰椎结核
C. 类风湿关节炎
D. 老年骨质疏松
E. 脊柱转移性肿瘤
9. 在小腿下端以胫骨为界，胫骨前皮肤感觉过敏、迟钝或痛觉丧失，表明为（　）
A. $L_{2\sim4}$椎间盘突出
B. $L_{2\sim3}$椎间盘突出
C. $L_{3\sim4}$椎间盘突出
D. $L_{4\sim5}$椎间盘突出
E. $L_5\sim S_1$椎间盘突出
10. 跟腱反射减弱或消失常见于（　）
A. $L_{1\sim2}$椎间盘突出
C. $L_{3\sim4}$椎间盘突出
B. $L_{2\sim3}$椎间盘突出
D. $L_{4\sim5}$椎间盘突出
E. $L_5\sim S_1$椎间盘突出

B1 型题

A. $L_{1\sim2}$　　B. $L_{2\sim3}$
C. $L_{4\sim5}$　　D. $L_5\sim S_1$
E. $L_{3\sim4}$

1. 胫骨前皮肤感觉过敏、迟钝，表示突出节段为（　）

2. 胫骨后皮肤感觉障碍，表明突出节段为（　）

A. 腰椎间盘突出症
B. 腰椎结核
C. 增生性脊柱炎
D. 脊柱转移性肿瘤
E. 老年性骨质疏松症

3. 某男，38 岁，腰痛和放射性腿痛，大便、咳嗽时加剧，休息后减轻，首先考虑（　）
4. 某女，61 岁，腰部剧痛，活动受限，圆背畸形，首先考虑（　）

A. 卧床牵引 + 斜扳手法 + 补肝肾、活气血中药
B. 卧床牵引 + 俯卧理腰手法 + 针刺阿是穴 + 活筋中药
C. 卧床牵引 + 斜扳法 + 温筋散寒通络中药
D. 仰卧对抗拔伸 + 弹拔 + 当归水针 + 活血化瘀消肿中药
E. 仰卧拔伸牵引 + 俯卧对抗拔伸 + 定位脊柱旋转 + 补肝肾中药

5. 一腰椎间盘突出症患者，发作 1 周，哪种处理最适宜（　）
6. 一腰椎间盘突出症患者，病程 3 月余，哪种处理最适宜（　）

A. 体格检查
B. 腰椎上侧位 X 线片
C. 脊髓造影
D. 硬膜外碘造影
E. 腰椎 CT

7. 诊断腰椎间盘突出症的主要方法是（　）
8. 腰椎间盘突出症和其他骨病鉴别的主要方法是（　）

参考答案

A1 型题

1. B；2. C；3. B；4. C；5. A；6. C；7. D；8. B；9. D；10. E

B1 型题

1. C；2. D；3. A；4. E；5. B；6. E；7. A；8. B

第二十三单元　骨性关节炎

A1 型题

1. 原发性骨性关节炎多见于（　）
A. 幼儿　B. 少年
C. 青年　D. 青少年
E. 中年以后
2. 骨性关节炎关节疼痛的特点是（　）
A. 晨起即痛，活动后稍轻，久动痛剧
B. 晨起不痛，活动后即痛，久动痛减
C. 晨起即痛，活动后加重，久动痛减
D. 晨起不痛，活动后即痛，久动痛剧
E. 晨起即痛，活动后加重，久动痛剧
3. 骨性关节炎的主要症状为（　）
A. 关节肿胀
B. 关节疼痛
C. 关节活动障碍
D. 关节皮肤发红
E. 关节表面皮温增高
4. 治疗肝肾亏损型骨性关节炎，宜选用（　）
A. 左归丸　B. 右归丸
C. 大补阴丸　D. 六味地黄丸
E. 济生肾气丸
5. 治疗慢性劳损型骨性关节炎，宜选用（　）
A. 归脾丸　B. 十全大补汤
C. 炙甘草汤　D. 四物汤
E. 六君子汤

B1 型题

A. 单纯性骨结核
B. 急性血源性骨髓炎早期
C. 骨性关节炎
D. 肩关节周围炎
E. 慢性骨髓炎

1. X 线片示：关节间隙狭窄，关节边缘骨刺形成。考虑为（　）
2. X 线片示：死骨，骨增生，包壳形成。考虑为（　）

A. 强直性脊柱炎
B. 类风湿关节炎
C. 骨性关节炎

D. 化脓性关节炎

E. 风湿性关节炎

3. 关节软骨的退行性变和继发性骨质增生发生于（ ）

4. 关节肿痛，伴高热、白细胞增高多发生于（ ）

参考答案

A1 型题

1. E；2. A；3. B；4. A；5. B

B1 型题

1. C；2. E；3. C；4. D

第二十四单元 强直性脊柱炎

A1 型题

1. 强直性脊柱炎多发于（ ）

A. 幼儿 B. 少年

C. 青年 D. 女性

E. 男性

2. 强直性脊柱炎的病因不包括（ ）

A. 感受外邪 B. 脏腑失养

C. 跌打损伤 D. 先天不足

E. 他人传染

3. 脊柱关节炎的初期表现不包括（ ）

A. 下腰部、臀部疼痛

B. 走路正常

C. 伴有坐骨神经放射性疼痛

D. 间歇性隐痛

E. 下腰部有僵硬感

4. 寒湿痹阻型强直性脊柱炎的治疗宜选用（ ）

A. 蠲痹汤 B. 薏苡仁汤

C. 乌头汤 D. 附子汤

E. 白虎汤

5. 患者腰背、腰骶酸痛，痛连颈项，伴有僵直和沉痛感、转侧不利，肢节游走性疼痛或僵硬弯曲，背冷恶寒，得温痛减，舌质淡，苔薄白腻，脉沉迟。此患者属于（ ）

A. 肾虚督空 B. 寒湿痹阻

C. 肝肾阴虚 D. 痰瘀阻络

E. 脾肾两虚

B1 型题

A. 骶髂关节炎及脊柱关节炎

B. 骨质疏松症

C. 骨骺炎

D. 周围关节炎

E. 骨肿瘤

1. 患者下腰部、臀部疼痛、僵硬感，行走不适，起病时为间歇性，后逐渐发展为持续性。考虑诊断为（ ）

2. 患者，67 岁，驼背，此次因外力推搡倒地发生骨折。考虑诊断为（ ）

参考答案

A1 型题

1. E；2. E；3. B；4. A；5. B

B1 型题

1. A；2. B

第二十五单元 骨质疏松症

A1 型题

1. 女性绝经期后骨质疏松的主要原因是（ ）

A. 钙摄入量不足

B. 小肠对钙的吸收不良

C. 骨钙的溶解

D. 雌激素水平降低

E. 维生素 D_3 缺乏

2. 骨质疏松症疼痛的部位多见于（ ）

A. 颈部 B. 胸部

C. 腰背部 D. 腰骶部

E. 筋部

3. 骨质疏松症最常见、最主要的症状是（ ）

A. 疼痛 B. 异常活动

C. 功能障碍 D. 肿胀

E. 局部压痛

4. 根据骨质疏松症的临床表现，该病属于中医学的（ ）

A. 痿证 B. 痹证

C. 腰痛 D. 血证

E. 虚劳

5. 治疗肾虚精亏型骨质疏松症，宜选用（ ）

A. 鹿角胶丸

B. 龟鹿二仙汤

C. 右归丸加减

D. 左归丸加减

E. 归脾汤加减

6. 患者，男，67岁，腰背疼痛，腰膝酸软，易发生骨折，常有手足心热，咽干舌燥。该患者可诊断为（　）
   A. 肾阳虚证
   B. 肾阴虚证
   C. 心肾两虚证
   D. 心脾两虚证
   E. 肝肾阴虚证

B1 型题

A. 8～14岁　B. 25～35岁
C. 35～45岁　D. 50～60岁
E. 65岁以上

1. 老年骨质疏松症一般发生在（　）
2. 特发性骨质疏松症多见于（　）

A. 减少1%～12%
B. 减少13%～24%
C. 减少25%以上
D. 减少37%以上
E. 减少37%以下

3. 骨密度值与当地同性别的峰值骨密度相比，基本正常的标准为（　）
4. 骨质疏松症的骨密度值与当地同性别的峰值骨密度相比为（　）

参考答案

A1 型题

1. D；2. C；3. A；4. A；5. D；6. B

B1 型题

1. E；2. A；3. A；4. C